북조선 보건의료체계 구축사 I

(1945~1970)

현대사 총서 061

북조선 보건의료체계 구축사 Ⅰ
(1945~1970)

초판 1쇄 발행 2021년 3월 31일
초판 2쇄 발행 2021년 5월 20일

지은이   엄주현
펴낸이   윤관백
펴낸곳   ▨ 도서출판 선인
등 록   제5-77호(1998.11.4)
주 소   서울시 마포구 마포대로 4다길 4 곳마루빌딩 1층
전 화   02)718-6252/6257
팩 스   02)718-6253
E-mail   sunin72@chol.com

정가 50,000원
ISBN 979-11-6068-466-7 93510

북조선 보건의료체계 구축사 Ⅰ
(1945~1970)

도서출판 선인

일러두기

- 『로동신문』의 기사 제목은 띄어쓰기를 포함해 당시 표기를 그대로 썼다. 또한 북조선에서 주로 사용하는 용어도 가능한 그대로 사용했다. 북조선식 언어를 사용함으로써 당시의 현장감을 그대로 옮길 수 있다고 판단했다.
- 북조선은 법령이나 규정, 회의 및 대회 명칭, 고유명사 등이 긴 경우가 많았다. 이에 문장 혼란의 방지를 위해 〈 〉, [ ]를 이용해 표시했다.

🖊 책을 내며

삶을 이어갈 수 있는 힘을 제공하는 점열과 지산,
가사노동을 대신한 전경자, 백예현 님께
감사드립니다.

30대, 40대를 남북 보건의료 교류협력 활동가로 보냈다. 그 시간 속에서 한반도의 평화와 남북의 통일을 위한 방안으로 교류협력의 중요성을 깊게 깨달았다. 동시에 분단의 고착과 대결의 강화를 바라는 공고한 세력의 존재도 확인했다.

본 저서의 출판을 준비하면서 2021년 1월 개최한 제8차 당대회를 지켜보았다. 안타깝게도 이전과 같은 활발한 교류협력의 시대가 다시 올 수 있을지 우려스러운 결과였다.

1950년대와 1960년대에는 북에서 남측을 향해 인도지원을 활발히 제안했다. 하지만 1990년대, 북은 세계를 향해 인도지원을 요청했고 남측의 지원을 수용할 수밖에 없었다.

2012년 김정은의 집권 이후 북은 인도적 지원이 아닌 남북의 공동번영을 향한 교류협력을 요구하고 있다. 하지만 남측은 여전히 인도지원을 열심히 제안하고 있다.

북의 인도지원 강요가 성사되지 않았듯이 남측의 강요도 성공하지 못할 것이다.

제8차 당대회의 메시지가 우려스럽게 다가온 이유는 20년 이상의 교류협력 시간을 지나 다시 군비 경쟁의 시대로 회귀할 가능성을 봤기 때문이다. 한반도가 지향할 방향은 아니다.

2020년 코로나19 사태를 겪으며 인간 이기심의 결과를 맛보았다. 잠깐 멈춘 이 시간에 경쟁과 파괴가 아닌 함께 동행하며 나아갈 수 있는 방법을 찾아야 한다. 그래야 건강한 미래가 있다.

2018년 4·27 및 9·19 공동선언의 정신으로 돌아가 평화와 동반을 향한 미래로 나아가길 진심으로 희망한다. 그리고 한 단계 도약하며 다시 시작할 남북의 교류협력을 준비하며 본 저서가 조금이나마 일조하길 기대한다.

마지막으로 추천사를 흔쾌히 보내주신 네 분 교수님께 감사함을 전한다.

2021년 2월
원주에서 엄주현

차 례

책을 내며   5

제1장 서론

제1절 북조선 보건의료체계의 원형을 찾아서   17

제2절 원형 검토의 방법과 범위   22

제2장 북조선 보건의료체계 구축사 이해의 전제

제1절 사회주의 보건의료제도의 역사   37

제2절 소련과 북조선 보건의료제도의 상관관계   50

제3절 당대회를 통해 본 북조선 보건의료   62

제4절 최고인민회를 통해 본 북조선 보건의료   74

제5절 『로동신문』의 보건의료 관련 기사 개요   89

제3장 민주적 보건의료제도 구축기(1945~1953년)

제1절 보건의료자원의 개발   101

  1. 인력   102

  2. 시설   127

  3. 물자   154

  4. 의학지식   160

제2절 보건의료자원의 배치   173

  1. 정부기구   173

  2. 사회단체   202

  3. 개별 보건 및 생산기관   214

제3절 보건의료서비스의 제공   219

  1. 무상치료 혜택   219

  2. 예방의학 혜택   229

  3. 정양·요양·휴양 혜택   234

제4절 보건의료의 재정적 지원   244

  1. 국가예산   245

  2. 수출입   253

  3. 대외원조   254

  4. 민간후원금   260

제5절 보건의료 정책 및 관리   263

  1. 의사결정   263

  2. 평가 및 비판   272

제6절 소결   284

제4장 사회주의 보건의료제도 구축기(1954~1960년)

제1절 보건의료자원의 개발   290

  1. 인력   290

  2. 시설   317

  3. 물자   339

  4. 의학지식   348

제2절 보건의료자원의 배치   362

  1. 정부기구   362

  2. 사회단체   386

  3. 개별 보건 및 생산기관   388

제3절 보건의료서비스의 제공   391

  1. 무상치료 혜택   391

  2. 예방의학 혜택   401

  3. 정양·요양·휴양 혜택   409

제4절 보건의료의 재정적 지원   414

  1. 국가예산   414

  2. 수출입   421

  3. 대외원조   425

제5절 보건의료 정책 및 관리   431

  1. 의사결정   431

  2. 평가 및 비판   437

제6절 소결   454

제5장 사회주의 보건의료제도 완성기(1961~1970년)

제1절 보건의료자원의 개발   463

  1. 인력   463

  2. 시설   476

  3. 물자   486

  4. 의학지식   496

제2절 보건의료자원의 배치   512

1. 정부기구   512

2. 사회단체   528

3. 개별 보건 및 생산기관   530

제3절 보건의료서비스의 제공   536

1. 무상치료 혜택   536

2. 예방의학 혜택   552

3. 정양·요양·휴양 혜택   554

제4절 보건의료의 재정적 지원   558

1. 국가예산   558

2. 수출입   561

제5절 보건의료 정책 및 관리   562

1. 의사결정   562

2. 평가 및 비판   565

제6절 소결   572

제6장 결론

결론   579

부록 및 참고문헌

[부록 1] 1946년 소련 방문 의사 유학단 명단   594

[부록 2] 당대회의 보건의료 관련 성과 및 향후 계획 개요   595

[부록 3] 최고인민회의 보고 및 토론에 나타난 보건의료 관련

        성과 및 향후 계획   598

[부록 4] 사회주의 국가 적십자 의료단의 활동 개요   615

[부록 5] 대학 신입생 모집 요강에 나타난 대학 개요   616

[부록 6] 학위 및 학직 수여 내역   619

[부록 7] 나라별 체결 상품 유통 및 지불에 관한 협정 내용   622

[부록 8] 보건의료 관련 의사결정 내역   626

[부록 9] 보건의료인 대상 훈장 및 메달 수여 현황   635

[부록 10] 보건의료와 관련해 『로동신문』에 게재한 비판 내용   638

참고문헌   642

표 목차

<표 1-1> 국가 보건의료체계 구성요소의 주제어 및 분류표　　27

<표 1-2> 당대회와 인민경제발전계획 현황　　30

<표 2-1> 당대회 사업총결보고에 나타난 국가 보건의료체계 구성요소　　63

<표 2-2> 제1기 최고인민회의에 나타난 국가 보건의료체계 구성요소　　76

<표 2-3> 제2기 최고인민회의에 나타난 국가 보건의료체계 구성요소　　81

<표 2-4> 제3·4기 최고인민회의에 나타난 국가 보건의료체계 구성요소　86

<표 2-5> 매해 보건의료 관련 기사 현황　　93

<표 2-6> 시기 분류에 따른 보건의료 관련 기사 개요　　95

<표 2-7> 시기 분류에 따른 보건의료체계 구성요소 기사 개요　　96

<표 2-8> 보건의료체계 구성요소 세부 분류 개요　　97

<표 3-1> 1947년 휴양소 현황　　152

<표 3-2> 보건국 회의 개최 내역　　180

<표 3-3> 『로동신문』에 게재한 사회보험법 수혜자 개요　　236

<표 3-4> 세입·세출 예산(1945.11.01~1946.03.31)　　245

<표 3-5> 세입·세출 예산표(1946.04.01~1946.12.31)　　246

<표 3-6> 1950년 국가종합예산에 관한 법령　　250

<표 3-7> 1951~1960년 사회문화시책비 및 보건비 내역　　251

<표 3-8> <시기 I > 세출총액 중 보건비 비율(%)　　252

<표 3-9> 사회주의 국가들의 보건의료 관련 대외원조 개요　　255

<표 3-10> 1953년 합의된 국가별 원조 내역　　259

<표 4-1> 의료단 파견 국가들의 역할 분담 내용　　321

<표 4-2> 1954-1955학년도 기술전문학교 신입생 모집 개요　　332

<표 4-3> 1955-1956학년도 기술전문학교 신입생 모집 개요　　332

<표 4-4> 1956-1957학년도 고등 및 중등기술전문학교 학생 모집 개요   333

<표 4-5> 의학대학 및 의학전문학교 학생 수 현황   334

<표 4-6> 양성 보건의료인의 유형 및 증가 비율   335

<표 4-7> 정양·휴양소 증대 내역   339

<표 4-8> <시기Ⅱ> 진행한 학회(콘퍼런스) 개요   349

<표 4-9> 사회문화비의 변화 개요   415

<표 4-10> 1957년 국가예산 계획 및 결산 내역 비교   416

<표 4-11> 1946~1960년 사회문화시책비 및 보건비 내역   417

<표 4-12> 약초 수출과 수입 물자 대비 개요   422

<표 4-13> 사회주의 국가들의 의료시설 무상 이관 개요   431

<표 5-1> 의학대학 구축 현황   482

<표 5-2> <시기Ⅲ> 언급한 의료기구 및 장비 현황   486

<표 5-3> 중앙위생지도위원회 회의 개최 현황   523

<표 5-4> 1961~1971년 사회문화시책비 및 보건비 내역   558

<표 5-5> 부문별 세출 구성비(1960~1971년)   559

<표 6-1> 경제수준과 국가 보건의료체계 조직화 수준에 의한 분류   589

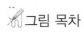 그림 목차

[그림 1-1] 국가 보건의료체계 모형의 구성요소   26

[그림 1-2] 연구 체계도   31

제1장

서론

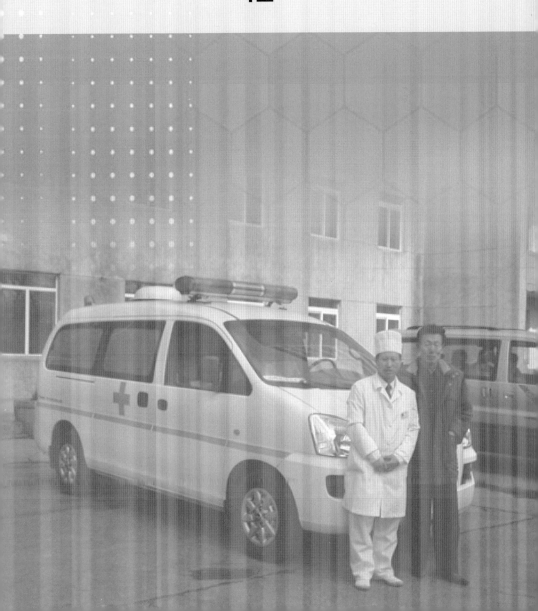

제1절 북조선 보건의료체계의 원형을 찾아서

본 저자는 2002년 3월부터 남북 보건의료 교류협력 활동가로 대북사업에 참여했다. 2004년 12월 처음으로 북조선 사람을 중국 심양에서 만났고 2005년 7월 평양에 방문했다. 1995년 북조선이 국제사회에 인도적 지원을 공식적으로 요청한 이후 국내 시민사회는 이미 1996년부터 대북지원을 진행하고 있었다. 그리고 1998년부터는 대한민국 여권으로 평양 방문이 가능했으니, 나의 첫 방북은 한참 뒤늦은 출발이었다.

(사)어린이의약품지원본부(이하 지원본부) 활동을 시작했을 때, 북조선에 대한 관심이 전혀 없었다. 대학 때 노동야학을, 졸업 이후에는 인권운동사랑방에서 인권운동을 했기 때문에 민족문제는 관심 밖이었다. 당시 남한에도 해결해야 할 문제가 너무 많았다. 게다가 지원본부는 보건의료인들의 전문단체로 보건의료인이 아닌 저자로서는 장기적인 전망으로 지원본부 활동을 시작한 것이 아니었다. 운동의 방향성과 사업의 전문성에서 남북 보건의료 교류협력 활동가는 새로운 경험 이상의 의미를 갖지 않았다. 그러나 시간이 흘러 2021년 현재, 20년 가까이 이곳 지원본부에서 활동하고 있다. 그 계기는 2005년 첫 평양 방문 당시 직접 확인한 북조선에 대한 궁금증에서 비롯됐다.

2005년 만난 북조선 인사들은 '고난의 행군'[1]을 극복했다고 스치듯 언급했다. 그러나 방북을 통해 확인한 현실은 수도인 평양조차 눈에 확연히 드러날 정도로 어려움에 처해 있었다. 그렇지만 북조선은 다른 사

---

[1] 1994년 김일성 사망부터 시작한 위기극복의 비상체제로 1994~1997년까지의 기간을 말한다. 1998년 김정일이 당·정·군의 명실상부한 최고 권력에 오른 이후 1999년부터 '구보의 행군'으로 다소 완화했다. 박후건, 『북한 경제의 재구성』, 도서출판 선인, 2015, 136쪽.

회주의 국가들처럼 체제 전환의 기미 없이 사회주의를 고수하고 있었다. 자신들의 체제를 유지하며 심각한 상황을 견디는 중이었다. 저자는 그 현실의 이면이 대북사업을 진행하는 내내 궁금했다.

그 궁금증을 해소할 수 있는 기간은 아이러니하게도 10여 년 동안 교류협력을 중단한 보수정권이 부여했다. 남북관계의 악화로 몸이 묶이는 대신, 북조선의 보건의료체제에 대해 체계적으로 고민할 수 있는 시간이 주어졌다. 그 결과, 2020년 7월 「북한 보건의료체계 구축 과정 연구」로 박사학위 논문을 제출할 수 있었다.

본 저서는 이 학위 논문을 기반으로 서술했다. 북조선의 역사나 남북 보건의료 교류협력에 관심 있는 전문가와 활동가, 그리고 남북문제를 고민하는 독자들에게 그간의 연구 결과를 공유하는 데에 출간 목적을 두었다. 학위 논문의 특성상 담지 못했던 내용을 충실히 보충해 1945년부터 1970년까지 북조선 보건의료 구축 과정의 원형을 확인했다. 그 과정에서 보건의료의 창을 통해 북조선을 본질적으로 이해하고 민족의 화해와 평화에 좀 더 가까이 다가가고자 했다.

1989년 체제 전환 전의 현실 사회주의 국가들은 자신들의 대표적인 시혜정책으로 무료교육과 무상치료를 내세웠다. 이는 북조선도 마찬가지로, 전 인민을 대상으로 무상치료제를 제공하고 있음을 선전했다. 대북 보건의료 교류협력 활동가로서 북조선 병원의 의료인들과 교류하며 그 현실을 일부 접할 수 있었다. 이는 북조선 보건의료제도의 붕괴를 기정사실로 그리는 남한의 정보와는 사뭇 다른 모습이었다.

북조선의 보건의료체계라는 하나의 대상에 대해 완전한 구현과 완벽한 붕괴를 상정하는 인식의 간극은 정상이라고 할 수 없다. 이 간극은 남북 교류협력을 중단한 10여 년간 더욱 확대됐다. 그 결과, 북조선에 대한 우리의 인식 역시 북조선의 '고난의 행군' 당시로 후퇴했다.

이러한 간극의 원인은 우선 20여 년 전 남한 사람들이 직접 목격한 북조선의 보건의료 현실이 충격적으로 각인된 결과였다. 소독을 이유로 쑥을 태워 연기가 가득한 수술실과 몇 번을 사용했는지 확인할 수 없는 이 빠진 뭉툭한 수술용 칼, 1970년대에나 사용했을 법한 의료장비 등은 완벽하게 붕괴한 보건의료 현장이었다. 그 충격은 20년 이상 시간이 경과했음에도 북조선의 변화를 수용할 수 없게 만드는 주요한 이유이다.

또한 북조선의 보건의료체계에 대한 정확한 인식을 방해하는 요소로 남북 보건지표의 격차를 들 수 있다. 북조선의 보건지표가 조금씩 향상해 왔으나 남한과 비교하면 그 속도는 매우 더디고 그 차이는 너무 크다. 게다가 국제제재 속에서 의약품을 약초에 의지하는 현실은 남한 의료 상황과 대비해 그 열악함을 더욱 부각했다. 더불어 보건의료서비스[2]가 이미 민간시장으로 이전했다는 탈북자들의 증언도 영향을 미쳤다. 국내의 정치적 이해에 따라 그들의 증언이 부정적으로 확대 재생산되며 북조선 보건의료 현실의 변화 및 보건의료제도의 객관적 이해를 어렵게 했다.

사실 남북 보건의료 교류협력이 활발했던 시기에는 북조선의 사회주의 보건의료가 무엇인지 이해할 필요가 없었다. 사회주의 보건의료는 동구 사회주의 국가들의 붕괴와 함께 이미 실패한 제도로 규정됐다. 그

---

2 북조선에서 서비스에 대응하는 용어는 혜택과 봉사다. 혜택은 은혜롭게 베풀어지는 고마움이나 덕택으로 정의한다. 보통 무상치료 혜택이라고 한다. 봉사는 물질적 부를 생산하지는 않으나 주민들의 물질문화생활에 필요한 사회적 노동, 즉 보건의료를 비롯해 상품공급, 사회급양, 여객운수, 체신 등 생활편의를 위해 제공하는 노동을 의미한다. 본 저서에서는 서비스와 혜택, 봉사를 문맥에 맞게 함께 사용했다. 「조선말대사전」(우라일) 검색일 : 2020.06.20.

리고 직접 확인한 북조선 보건의료 현장은 실패한 제도의 확실한 결과물이었다. 물론 남한의 보건의료인들 중에는 북조선의 보건의료제도와 체계를 존중해야 한다는 견해도 있다. 그러나 이는 국내 비용 부담을 염려한 경제적 주장의 일환이었다. 결국 북조선의 보건의료체계 복구는 불가능한 것으로 받아들여졌고 궁극적으로 북조선식 제도의 복구가 아닌 남한 보건의료체계의 이식을 당연시하는 결과를 낳았다.

하지만 2012년 김정은 집권과 2016년 제7차 당대회, 2018년 남북 정상회담으로 이어지는 과정에서 남북 및 국제 환경에는 많은 변화가 있었다. 그 변화의 중요한 지점은 남북이 대등함을 강조하며 서로의 이익에 기반한 교류협력 지향이 확실시되고 있다. 이는 북조선에 대한 인식과 사업 방법의 변화를 요구하고 있다.

북조선은 김정은 집권 5년 차에 들어선 2016년 5월 제7차 당대회를 개최했다. 1980년 제6차 당대회 이후 36년만의 일이었다. 3일 동안 진행한 당대회에서 "준엄한 정세 속에서도 주체사상의 기치 아래 사회주의를 수호했다."고 평가하며 사회주의 강성국가 건설 지속을 결의했다. 그리고 향후 나아갈 방향으로 사회주의제도의 복구 및 정상화를 청사진으로 내놓았다.[3]

사회주의 국가의 대표적인 특징으로 당이 주도하는 당–국가체제와 계획경제를 꼽는다. 이에 일정 시기마다 개최하는 당대회는 그 어떠한 국가 행사보다 중요한 의미와 메시지를 담았다. 당대회는 총결기간의 평가, 정세에 따른 노선 및 분석, 향후 추진계획 등에 대한 설계도를 논의하고 당을 중심으로 국가를 어떻게 이끌어갈 것인가 하는 청사진

---

3 "조선로동당 제7차대회에서 한 당중앙위원회 사업총화보고", 『로동신문』, 2016.05.08.

을 제시한다. 더불어 당대회에서 결정한 목표를 세부적으로 수행하기 위해 인민경제발전계획을 시행하는데, 이 계획의 과정과 결과는 차기 당대회 개최 여부에도 영향을 미친다. 그러나 북조선은 1980년 이후 이렇게 중요한 의미를 담고 있는 당대회를 개최하지 않았다. 이는 그만큼 북조선이 비정상적인 상황에 직면해 있었음을 암시한다. 즉 당대회를 '개최할 수 없었다'는 의미가 보다 정확하다. 한편 2016년 당대회를 개최했다는 사실은 정상화 시사를 의미한다.

북조선은 제7차 당대회에서 보건의료와 관련한 평가로 김정은 집권 5년 동안 새롭게 건설한 평양의 주요 병원과 WHO가 협력해 추진한 '먼거리의료봉사체계' 수립 등 단 두 가지만을 언급했다. 이는 36년간의 평가로는 초라한 성적으로 보건의료 환경이 거의 붕괴상태에 있었다는 고백이었다. 또한 향후 보건의료 발전 방향으로 1980년대까지 추진한 보건의료 정책기조를 다시 열거하며, 2020년까지 '국가발전 5개년 전략'을 제시했다. 이를 통해 양적 및 질적 성장을 동시에 추구해 잃어버린 36년의 역사를 최대한 빨리 복원하고자 하는 의지를 강력하게 피력했다. 이렇듯 북조선은 여러 변화의 조짐을 보이고 있다. 그렇지만 우리는 북조선의 보건의료에 대한 표면적 현황에 대한 이해 외에는 김정은 정권이 복구하고자 하는 북조선식 사회주의 보건의료제도에 대해 아는 바가 거의 없다.

2018년 남북은 3차례의 정상회담과 2건의 공동선언을 채택하며 교류협력 추진에 시동을 걸었다. 그러나 2019년 2월 북미 정상회담 결렬 이후 현재까지 교류협력이 중단된 상태에 있다. 이러한 정세 속에서 북조선이 구축한 보건의료체계의 원형을 연구해 피상적 이해를 극복하고, 왜 현재와 같은 보건의료체계를 구축했으며, 그 구축을 통해 궁극적으로 목표한 바가 무엇이었는지에 대해 좀 더 명확히 파악할 필요가 있다. 이는 김정은 집권 이후에도 북조선은 여전히 주체 사회주의 또는 우리식 사회주의라는 내재적 요구의 실현을 그 사회의 핵심적 문제로 제기하고 있기 때문이다.[4]

북조선의 보건의료 원형에 대한 이해는 곧 본격화할 남북 보건의료 교류협력의 성공과 질적 발전을 위한 필수적 과정이다. 또한 북조선 보건의료제도를 바라보는 남북의 간극을 좁히는 출발점이 될 수 있다. 이를 통해 궁극적으로 질 낮은 보건의료서비스를 받는 사람이나 의료비 부담으로 인해 치료를 포기하거나 과잉진료를 염려하는 사람이 없는, 한반도 전체 주민들의 건강권 확보에 미약하게나마 기여할 수 있길 희망한다.

제2절 원형 검토의 방법과 범위

북조선 보건의료에 대한 우리의 연구는 그동안 평면적 설명에 그치는 개괄서 형식의 연구가 주를 이루었다. 부연하자면, 북조선의 보건의료서비스 제공 체계가 1차에서 4차급 병원으로 이송한다는 사실은 설명하지만, 어떻게 또는 왜 그러한 체계로 구축했는지는 언급하지 않는다. 또한 국내 보건의료체계를 바탕으로 북조선의 체계를 검토했기 때문에 사회주의 보건의료의 가장 큰 특징인 예방의학적 방침과 서비스의 보편성, 공공성을 중요하게 고려하지 않았다. 그 결과 주로 병원과 의사, 치료를 중심으로 다룬 서술이 대부분이었다. 결국 오랫동안 북조선 보건의료체계의 지엽적 이해에서 벗어나지 못했다.

---

4 송두율, 『역사는 끝났는가』, 당대, 1995, 19~20쪽.

물론 2000년 이후부터 북조선의 보건의료와 관련한 다양한 세부 주제와 특정 시기에 초점을 맞춘 구축사 성격의 연구를 시도하기도 했다. 이는 노획(鹵獲)문서[5]의 적극적인 활용과 구사회주의 국가들의 기밀문서 공개 등으로 새로운 자료들을 확보하면서 가능했다. 그러나 이 역시 특정 주제와 기간에 한정한 연구로 북조선의 보건의료 구축사 전체를 조망하기에는 역부족이었다.

더불어 북조선이 자체적으로 발행한 구축사 성격의 원전자료들도 통일부가 운영하는 북한자료센터에서 확보할 수 있었다. 관련 문헌으로는 『조선보건사』, 『인민보건사업경험』, 『위대한 수령 김일성동지의 보건령도사』, 『인민의 건강을 념려하시여』 등이 있다.[6] 그러나 이 저작물들의 기본 기능은 체제 선전과 인민들을 대상으로 한 교양서적의 역할로 그 구축 과정 및 결과를 모두 '지도자의 은혜'로 수렴해 북조선의 보건의료 실체에 접근하는 것은 더욱 불가능했다.

이러한 한계에도 불구하고 남북은 20년 이상의 교류협력 역사를 공유하며 그 과정에서 보건의료와 관련한 새로운 자료의 발굴과 함께 북조선을 직접 경험하며 확인한 자료를 통한 연구가 꽤 많이 축적된 상태이다. 그리고 2012년 김정은 집권 이후 남북관계 및 교류협력이 새로운 차원에서 전개할 개연성은 분명하다. 이러한 현황과 정세 속에서 이제 북조선 보건의료체계 구축의 역사를 전반적으로 이해하는 연구가

---

5 미국이 패전국에서 전리품으로 확보한 자료들로 6·25전쟁 때 북조선에서 미군이 확보한 문서들을 일컫는다. 이 문서들은 미국 국립문서기록관리청에 소장돼 있다.

6 홍순원, 『조선보건사』, 과학·백과사전출판사, 1981; 승창호, 『인민보건사업경험』, 사회과학출판사, 1986; 보건부 김일성동지보건사상연구실, 『위대한 수령 김일성동지의 보건령도사』, 과학백과사전종합출판사, 1990; 과학·백과사전출판사, 『인민의 건강을 념려하시여 2』, 과학·백과사전종합출판사, 1979; 과학·백과사전출판사, 『인민의 건강을 념려하시여 3』, 과학·백과사전종합출판사, 1981.

절실히 필요했다.

본 저서가 상정한 북조선 보건의료체계 구축사의 시작은 일제 식민지에서 해방된 1945년 8월이다. 그리고 그 원형을 구축했다고 판단한 마지막 시기는 제5차 당대회를 개최했던 1970년까지로 25년간이다.

북조선은 1953년 1월 1일부터 전체 주민들을 대상으로 〈전반적 무상치료제〉를 실시했다. 그리고 1960년 2월 최고인민회의를 통해 〈완전하고 전반적인 무상치료제〉 실시를 결정했다. 이를 통해 북조선은 해방부터 1950년대까지 보건의료 부문에서 양적 발전을 도모했고 1960년대에는 질적 발전을 추구했다는 사실을 짐작할 수 있다. 자신들의 보건의료 구축사를 서술한 『조선보건사』에도 사회주의 보건의료제도의 공고한 발전을 이룬 시기로 1965년을 들고 있다. 그리고 1970년 제5차 당대회에서 보건의료와 관련한 향후 계획으로 해방 이후 구축한 보건의료 정책 기조를 그대로 유지했다. 따라서 북조선 보건의료체계의 원형은 1960년대에 구축했다고 판단하는 것이 합리적이다.

북조선의 보건의료체계 구축의 원형을 확인하는 방법으로 다음과 같은 네 가지 분석방법을 활용했다. 첫째는 내재적 접근법이다. 보건의료체계의 구축사는 북조선 스스로 설정한 국가발전 이념과 전략이 무엇인지 파악하는 것이 우선이다. 그렇기 때문에 이 접근법의 고려는 필수적이다.[7] 그러나 보건의료 분야에서 이 접근법은 여전히 초보적인 단계에 있다. 이를 상쇄하기 위해 북조선이 직접 생산한 1차 자료를 최대한 많이 수집하기 위해 노력했다. 특히 『로동신문』에 주목했다. 『로동신문』은 신문이라는 특성으로 거의 매일 발행됐다. 그리고 다양한 지역

---

7   서동만저작집간행위원회, 『북조선 연구 서동만 저작집 』, 창비, 2010, 101쪽.

과 단위에서 벌어지는 보건의료의 구체적 소식을 가장 많이 담은 자료였다. 또한 매일 발행했기 때문에 다른 원전자료들과 달리 개작(改作)이 불가능하다는 점에서 당시의 실제 상황에 가장 근접할 수 있는 자료라 할 수 있다. 게다가 1959년까지는 신문의 비판기능이 살아있어 보건의료기관이나 관련 인사들의 행태를 직접 비판한 기사들을 다수 게재해 당시의 시행착오를 확인할 수 있었다.

『로동신문』 외에도 당대회와 최고인민회의 때의 발표 및 토론 자료들을 수집했다. 당대회와 최고인민회의는 보건의료 정책 결정의 대표적인 단위로 정책 결정의 공식 배경을 확인할 수 있는 주요한 통로이다. 또한 『로동신문』과 동일하게 개작이 불가능하다는 점에서 중요한 검토 자료였다. 북조선의 문헌들은 시간의 경과에 따라 정책이나 제도 등에 대한 설명과 해석을 계속 가미해 정제하는 특징이 있다. 그렇기 때문에 당시의 원형을 확인하지 않으면 제도 구축의 배경이나 현실이 왜곡될 수 있다. 그러나 당대회 및 최고인민회의 자료들은 행사 당시의 발표문들이기 때문에 소급해 각색하는 것이 불가능하다. 이와 함께 최고 지도자 외에 당시 지도급 인사들의 발언을 확인할 수 있어 집권세력의 인식을 엿볼 수 있는 장점이 있다.

또한 북조선의 1차 자료의 검토가 중요한 이유는 그 집권세력이 70년 넘게 권력의 교체 없이 이어져 왔기 때문이다. 이에 당과 국가의 정책을 보여주는 자료들을 시계열적으로 정리해 북조선 당국이 제시한 방향과 계획 대비 집행 현황, 차기 계획 등을 분석하면 그들의 지향과 시기별 변화를 읽을 수 있다. 아울러 정책이 실패한 경우 수행하지 못한 연유를 일부 확인할 수도 있었다.

두 번째 연구방법은 북조선의 보건의료체계를 국제적 기준에 맞춰 일반성을 도출하고자 했다. 내재적 접근법은 기본적으로 특수성을 강조하는 방법론이기 때문에 그 편향을 좁혀 보편성을 확보하는 연구방법을 병행해야 한다.

보편성을 담보할 국제적 기준은 'WHO 국가 보건의료체계의 구성요소 모형'을 근간으로 했다. WHO가 1984년 발표한 이 모형은 Kleczkowski(클레츠코스키) 등이 설계한 모델로 사회주의와 자본주의라는 국가 정체성을 넘어 전 세계 국가들이 구축했던 건강권 확보의 역사를 내포하고 있다. 그렇기 때문에 각국의 보건의료체계 분석에 가장 널리 활용하는 분석틀이기도 하다. 북조선의 보건의료제도 역시 세계적 보건의료 구축사의 일부분이고 다양한 제도 중 하나이므로 이 모형에 대비해 그 국제적 위치를 확인하고자 했다.

[그림 1–1] 국가 보건의료체계 모형의 구성요소

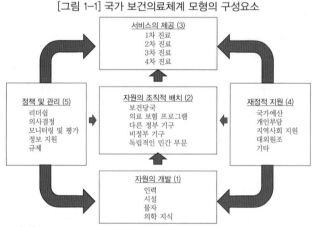

출처 : Kleczkowski BM, Roemer MI, van der Werff A., "National health systems and their reorientation towards health for all: guidance for policy-making," World Health Organization, 1984, p.15.

WHO 국가 보건의료체계 구성요소는 [그림 1–1]과 같이 보건의료자원의 개발, 자원의 조직적 배치, 서비스 제공, 그리고 이를 뒷받침하는 재정적 지원과 정책 및 관리 등을 포함해 5가지로 분류한다. 이 모형은 국가가 국민의 건강권 확보를 위해 관련 자원을 개발하고 이를 조직적으로 배치해 구체적인 보건의료서비스를 제공하는 흐름과 함께 이를 활성화하기 위한 재정적 지원과 정책 및 관리를 뒷받침하는 전체적 메커니즘을 보여준다.

이 요소를 세부적으로 살펴보면, 첫째, 보건의료자원의 개발은 인력과 시설, 물자, 의학지식 등 국민건강 담보에 활용할 수 있는 물적 및 인적 토대를 포함한다. 두 번째, 자원의 조직적 배치는 보건의료자원을 구체적인 활동으로 전환하고 적절히 기능하게 하는 활동이다. 세 번째는 보건의료서비스의 제공으로 국민들의 건강 보호와 개선을 위한 의료전달체계를 포괄한다. 넷째, 재정적 지원은 보건의료체계를 제공하고 운영하기 위한 자금의 활용으로 국가예산을 포함해 이를 담보하는 다양한 재정 지원 방안 등을 내포한다. 마지막 다섯 번째인 보건의료 정책 및 관리는 전체적 체계가 원활히 기능하기 위한 활동으로 국가의 지도, 의사결정, 감시 및 평가, 규제 등을 담고 있다. 이렇게 개괄한 구성요소를 북조선에 적용할 수 있도록 〈표 1-1〉과 같이 주제어를 선정해 분류했고 이를 분석에 활용했다.

〈표 1-1〉 국가 보건의료체계 구성요소의 주제어 및 분류표

대분류	소분류	세부 분류
자원의 개발	인력	의사, 간호사, 약제사, 해외 의료단, 연구원 등
	시설	진료소, 병원, 교육시설, 연구소, 요양시설 등
	물자	약초, 의약품, 의료기구, 의료장비 등
	의학지식	학회(콘퍼런스), 학위, 서적 출판, 연구사업 등

자원의 배치	중앙정부	당조직, 내각, 최고인민위원회 등
	지방정부	지방 인민위원회 등
	사회단체	청년동맹, 여성동맹, 농업근로자동맹, 직업총동맹
	생산기업소	공장, 기업소
	보건기관	병원 등의 기관 및 의료인의 열성자대회 등
서비스 제공	치료	1차~4차급 보건의료시설의 치료
	예방의학	방역(전염병), 위생선전(선전, 교양), 환경문화(청소)
	정양·요양·휴양	사회보험 및 사회보장에 규정된 정양, 요양, 휴양
재정적 지원	국가예산	최고인민회의에서 결정된 국가예산
	수출입	의료기구 및 의약품, 약초 등의 수입과 수출
	원조 등	사회주의 국가들의 원조 및 지원, 설비 등의 이관
정책 및 관리	의사결정	명령, 결정, 규정, 승인, 지시 등 결정사항
	지도	의사결정에 대한 당국 차원의 지도
	평가	훈장 수여, 선물 제공 등
	비판	규제, 비판

세 번째 연구방법은 통계적 방법으로 『로동신문』의 보건의료 관련 기사와 당대회 및 최고인민회의 발표 자료 등을 국가 보건의료체계 구성요소에 대입해 그 언급 여부와 빈도수를 확인했다. 빈도수는 관심도와 밀접히 연계되는 항목으로 시기마다의 변화를 살펴보았다.

네 번째의 방법은 25년간이라는 비교적 긴 연구 기간으로 인해 일정한 시기 구분이 필요했다. 시기 구분의 기준은 당대회와 인민경제발전계획, 그리고 북조선 스스로 설정한 구분 등을 참조했다. 북조선은 2020년까지 총 7차례의 당대회를 개최했다. 1946년 제1차 당대회를[8]

---

8 북조선은 2016년 5월 제7차 당대회 전인 1월과 4월에 과거 6차례의 당대회를 돌아보는 기사를 게재했다. 제1차 당대회 관련 기사에서 1945년 10월 10일 개최한 [북조선공산당 중앙조직위원회 창립대회], 즉 [북조선 5도당 책임자 및 열성자대회]를 제1차 당대회로 소개했다. 하지만 그 전까지는 1946년 북조선공산당과 조선신민당이 합당한 회의를 제1차 당대회로 간주했다. 김정은 집권 이후 당대회의 역사를 개작한 것이다. 본 저서는 오랜 기간 제1차 당대회로 기록했던 1946년의 회의를 1차당대회로 보았다. "당대회의 나날을 더듬어, 영광스러운 우리 당력사에 길이 빛날

시작으로 1948년(제2차), 1956년(제3차), 1961년(제4차), 1970년(제5차), 1980년(제6차), 2016년(제7차)까지였다. 인민경제발전계획의 경우 1947년과 1948년에 각각 1개년계획을 추진했고 1949~1950년까지 2개년계획을 진행했다. 전쟁 기간 3년 동안에는 매년 전시인민경제계획을, 전쟁 후 3년 동안은 전후인민경제복구건설계획(1954~1956년)을 이어갔다. 전후인민경제복구건설계획 기간이던 1955년에는 전쟁 전에 달성했던 지표를 회복했고 이러한 자신감을 바탕으로 1956년 제3차 당대회를 개최했다.

1957년부터 시작한 제1차 5개년계획은 첫 중장기계획으로, 목표로 설정한 1961년보다 2년 앞당긴 1959년에 계획을 완수했다. 이렇게 빠른 계획 완수는 필연적으로 각 부문 간 불균형을 초래했는데 이를 수정하기 위한 완충기를 1960년에 설정했다. 그리고 1961년 제4차 당대회를 개최했다. 완충기의 중심 과제는 "일부 경제 부문에 조성된 긴장을 풀고 약한 고리를 추켜세우며 인민 생활을 더욱 향상하는 것"이었다.[9] 특히 목표 완수를 위해 달려온 노동자들의 건강과 생활 형편을 돌아보면서 역량을 재편성했다. 즉, 다시 사업을 강하게 추진할 수 있는 준비 기간이었다. 북조선은 제4차 당대회를 '승리자의 대회'로 명명하며 자신들이 해방 이후 수립한 체제에 대한 자신감과 만족감을 드러냈다.[10]

북조선은 1961년부터 1967년까지 제1차 7개년계획을 수립해 추진했다. 그러나 1950년대와 같은 급속한 성장을 담보할 수 없는 국내외적 정세가 기다리고 있었다. 이러한 어려운 환경으로 인해 목표 달성을 3

첫 당대회", 『로동신문』, 2016.01.23.

9 한대영, "우리 나라 경제 발전에서의 완충기", 『근로자』, 1959년 12호, 1959, 9쪽.

10 김일성, "해군의 전투력을 더욱 강화하며 조국의 령해를 튼튼히 지키자", 『김일성저작집 15』, 조선로동당출판사, 1981, 316~324쪽.

년이나 연장했고 1970년에야 제5차 당대회를 개최할 수 있었다.

북조선의 당대회와 인민경제발전계획을 정리하면 〈표 1-2〉와 같다.

〈표 1-2〉 당대회와 인민경제발전계획 현황

당대회 차수	당대회 시작일	인민경제발전계획
제1차	1946.08.30	-
제2차	1948.03.27	1947년과 1948년 각 1개년계획
제3차	1956.04.23	2개년계획(1949~1950) / 1951~1953년 각 1개년전시계획 / 전후복구 3개년계획(1954~1956)
제4차	1961.09.11	제1차 5개년계획(1957~1961) 1959년 목표 완수, 1960년 완충기 설정
제5차	1970.11.02	제1차 7개년계획(1961~1967), 1970년 3년 연장

출처 : 이창희, "제7차 조선로동당 대회로 살펴본 북한 경제정책의 변화", 『현대북한연구』, 19권 3호, 2016, 100~111쪽.

한편 북조선이 스스로 설정한 시기 구분을 살펴보면, 2010년에 발행한 『광명백과사전 5』 경제 편에는 경제건설 시기를 다음과 같이 구분했다. 새 조국 건설기(1945.8.~1950.6.), 조국 해방 전쟁기(1950.6.~1953.7.), 전후인민경제 복구건설과 사회주의 기초 건설기(1953.7.~1960.), 사회주의 전면적 건설기(1961.~1974.2.), 온 사회의 주체사상화를 위한 시기(1974.2.~1989.) 등이다.[11]

『조선보건사』에서는 1970년까지 8단계로 시기를 분류했다. 민주보건제도 수립(1945.~1946.), 민주보건제도 공고발전을 위한 투쟁(1947.~1950.6.), 조국해방전쟁시기 보건(1950.6.~1953.7.), 전쟁이 인민들의 건강에 남긴 후과의 청산과 인민보건사업의 가일층의 발전(1953.8.~1956.), 사회주의보건제도 수립 및 전 인민적 위생문화운동과 정성운동의 발단(1957.~1960.), 완전하고 전반적인 무상치료제의 실시

---

11 백과사전출판사, 『광명백과사전 5』, 백과사전출판사, 2010, 6~7쪽.

및 사회주의보건제도의 공고발전(1961.~1965.), 조성된 정세의 요구에 맞게 보건사업을 개선·강화하기 위한 투쟁(1966.~1970.) 등이었다.[12]

앞서 제시한 당대회 및 인민경제발전계획과 북조선의 경제건설 시기 및 보건의료 발전 구분 등을 검토한 결과, 북조선은 사회주의 혁명 건설 단계와 더불어 이를 성취하기 위한 정치, 경제, 사상적 운동을 배합해 시기를 구분하고 있었다. 이를 참조해 본 저서는 1945년부터 1953년까지를 민주적 보건의료제도 구축기(시기 I)로, 1954년부터 1960년까지를 사회주의 보건의료제도 구축기(시기 II), 마지막으로 1961년부터 1970년까지를 사회주의 보건의료제도 완성기(시기 III)로 분류해 서술했다. 이 시기 구분은 연구와 서술의 효율성을 위한 분류로 북조선이 주장하는 시기가 유의미한 분류인지 또는 당시의 현실을 반영한 새로운 시기 구분이 필요한지 확인하고자 했다.

이렇게 네 가지의 연구방법을 종합해 북조선 보건의료체계 구축사를 검토했고 이를 체계도로 정리하면 [그림 1-2]와 같다.

[그림 1-2] 연구 체계도

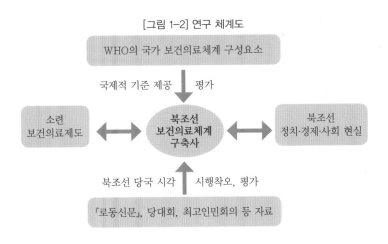

---

12 홍순원, 『조선보건사』, 5~9쪽.

본 저서의 목차는 총 6장으로 구성했다. 제1장의 서문을 시작으로 제2장은 북조선 보건의료체계 구축사를 이해하기 위한 기본적 개요들을 담았다. 1절에는 사회주의 보건의료제도 탄생의 역사를 고찰했다. 2절은 소련 보건의료제도가 초기 북조선의 보건의료 구축에 미친 영향을 검토했다. 이는 해방 이후 북조선의 정체성 확립에 기본적 토대가 된 사회주의 보건의료 이념을 이해하기 위한 것이었다. 3절과 4절은 당대회와 최고인민회의의 발표 및 토론을 시계열적으로 정리했다. 동시에 국가 보건의료체계 구성요소들을 어떻게 언급하고 있는지 확인했다. 5절은 『로동신문』을 분석했다. 수집한 기사를 대상으로 국가 보건의료체계 구성요소들의 빈도수와 매해의 변화를 검토했다. 이렇게 제2장에는 북조선 보건의료체계를 이해하기 위한 사전 개요와 기본적 자료 분석을 제시해 더욱 세부적 내용을 담은 본문 제3~5장을 이해하는데 도움이 되도록 구성했다.

제3장부터 제5장까지는 설정한 시기 구분에 따라 WHO의 국가 보건의료체계의 5가지 구성요소를 구체적으로 어떻게 구현했는지 살펴보았다. 1절은 보건의료자원의 개발로 인력, 시설, 물자, 의학지식 등을 확보하는 과정을 먼저 검토했다. 2절에는 이렇게 확보한 자원을 어떻게 배치했는지를, 그리고 3절은 어떠한 보건의료서비스를 제공했는지를 확인했다. 특히 현재와 같은 1차에서 4차급 보건의료시설로의 환자이송체계를 수립한 경로를 추적했다. 4절과 5절은 보건의료체계를 정상적으로 운영할 수 있는 분야인 재정적 지원과 정책 및 관리를 서술했다. 특히 제4절의 재정적 지원은 다른 분야보다 자료가 부족해 그 실체 확인이 어려운 항목으로 보건의료서비스 제공을 위해 어떠한 재정적 투여와 방법을 활용했는지 파악하는 데 주력했다. 마지막 5절에서는 북조선 원전자료에서 확인할 수 있는 의사결정 내용을 확보해 제시했

다. 더불어 보건의료서비스를 제공하는 의료인들을 추동하는 평가방법과 함께 이들의 잘못을 시정하기 위한 비판 내용도 검토했다.

　해방을 기점으로 25년이라는 긴 시간 동안 북조선 보건의료체계 구축의 기원을 찾는 시도는 본 연구가 처음이다. 해방부터 1970년까지 북조선의 정치·경제·사회적 환경과 국제적 영향이 북조선식 보건의료제도 구축에 어떠한 영향을 주고받아 현재에 이르렀는지를 다각도로 확인해 더욱 생동감 있는 보건의료 구축사에 일조하고자 했다. 그러나 첫 시도인 만큼 메워야 할 공백이 많다. 특히 해방 전 시기와 1970년 이후 시기는 포함하지 못했다. 이는 향후 연구 과제로 남겨두면서 남북을 함께 아우르는 남북 보건의료 구축사 연구에 조금이나마 도움이 될 수 있길 기대한다.

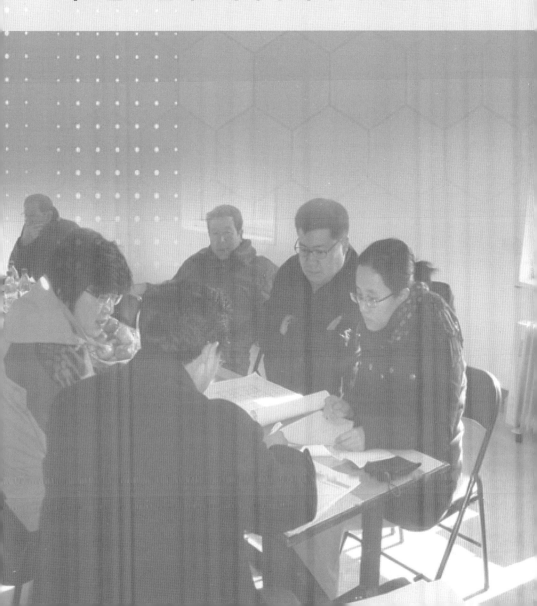

제2장

북조선 보건의료체계 구축사 이해의 전제

제1절 사회주의 보건의료제도의 역사

북조선 발행 문헌들에 의하면 북조선의 보건의료체계는 김일성에 의해 탄생한 세상에서 가장 인민적이고 새로운 제도였다.

'우리가 세워야 할 국가는 인민의 복리증진을 위해 투쟁하는 민주주의자주독립국가이며 마땅히 우리가 세워야 할 보건도 인민을 위한 민주주의보건제도'라는 수령님의 그 말씀을 깊이 새겨보았다. 당시 해방된 우리 나라가 어느 길로 나가야 하며 어떤 국가를 세워야 하는지 **더욱이 어떤 보건제도를 실시해야 하는지 뚜렷한 표상이 없었다.** 하지만 어둠의 장막을 가시고 떠오르는 아침해와도 같이 눈앞이 번쩍 트이는 그 말씀에서 우리 조국과 인민의 밝은 앞날을 내다보았다.1

그러나 북조선 역사에 대한 개작이 없거나 어려웠던 초기 문헌들에는 "어떤 보건제도를 실시해야 하는지 뚜렷한 표상이 없었던" 해방 직후에 사회주의 모국인 소련의 영향이 곳곳에 묻어 있었다.

1945년 9월 19일 김일성은 소련군 대위 계급으로 리동화2와 함께 원

---

1 편집위원회, 『조선약학 2014년 제2호』, 의학과학출판사, 2014, 3쪽. 저자 강조.

2 리동화의 소련 이름은 리 와씰리 페도로위치이다. 1901년 연해주 유태인 자치주 블라고베셴스크군(현 러시아 아무르주의 주도)에서 태어났다. 1926년 의학전문학교를 졸업했다. 졸업 후 소련군 군의로 복무하며 1931년부터 1936년까지 이르쿠츠크시 의학대학에서 내과를 전공했다. 1941년 소련이 제2차 세계대전에 참전하면서 리동화는 연해주 제일전선 사령부 산하 제88여단 군의로 배치됐다. 88여단에는 김일성 등 빨치산 대원들이 소속돼 있었고 1945년 해방 직후 이들과 함께 입북했다. 1948년 북조선 국가 수립 이후 조선인민군 군의총국장을 맡았고 6·25전쟁에도 참전했다. 1956년 8월 종파사건 당시 소련가족주의, 소련사대주의, 소련식 관료주의 등으로 비판받았고, 특히 조선말을 못하고 문건 작성도 어려워한다는 죄를 더해 지방의 보통 의사로 강등 및 철직 당했다. 평양 주재 소련대사관에 소련국적 회복과 귀환 허가를 요청했고 1960년 10월 모스크바로 전 가족이 귀환해 1980년 소련에서 사망했다. 출처 : The Library of Congress, Biographies of Soviet Korean Leaders "피와 눈물로써 씌여진 유리들의 력사"주 리동하 약력 참조; 북조선인민

산에 입국했다. 리동화는 고려인으로 소련에서 의학을 전공한 소련군 군의였다.[3] 1945년 10월 조선공산당 북부조선분국의 조직부장과 1945년 11월 설립한 조소문화협회 부위원장을 맡아 소련과의 교류에 가교 역할을 담당했다.[4] 특히 1946년 9월에는 북조선 의사(醫師) 29명을 소련에 직접 인솔해 약 반년 동안 소련의 보건의료를 배우고 접할 기회를 제공했다. 1947년에는 북조선인민위원회 보건국 부국장과 김일성대학[5] 공중위생 초빙교수를 역임했다.[6] 따라서 리동화는 초기 북조선 보건 의료체계 구축에 영향을 미친 주요 인물로 평가할 수 있다.

리동화와 같은 소련계 한인인 고려인들은 1945년 8·15해방 직후부터 북조선에 진주한 소련군의 통역을 맡았다. 그리고 이들은 북조선 초기의 정치·경제·사회·문화 등 주요 분야에서 실무를 담당했다. 1945년 8월 하순부터 1946년 9월까지 총 5차례에 걸쳐 200여 명이 입북했다.[7] 이후 북조선의 주요 정치 계파 중 하나인 소련파로[8] 지칭될 정도

위원회보건국, 『쏘련參觀記(3) 쏘련의保健』, 조소문화협회중앙본부, 1947, 7쪽에는 리동화가 1925년 이르쿠츠크 의대를 졸업했다고 게재했다.

3 중앙일보 특별취재반, 『비록 조선민주주의인민공화국』, 중앙일보사, 1992, 72~73쪽.

4 서동만, 『북조선사회주의 체제성립사 1945~1961』, 선인, 2005, 73쪽.

5 1946년 9월 개교했을 때에는 종합대학이 아닌 김일성대학으로 명명, 1948년 9월 국가 창립과 함께 김일성종합대학으로 승격했다.

6 김광운, 『북한 정치사 연구 I 』, 선인, 2003, 500쪽.

7 이종석, 『조선로동당연구』, 역사비평사, 1997, 163~164쪽.

8 해방 직후 북조선의 주요 정치계파로는 빨치산파, 연안파, 소련파가 있었다. 빨치산 파는 1930년대 만주에서 김일성을 중심으로 항일무장투쟁을 전개한 세력으로 해방과 함께 소련군과 입북해 최종 집권한 정치 집단이다. 연안파는 중국 연안을 중심으로 항일투쟁을 하다가 해방 후 입북한 조선의용군 출신의 정치 집단이다. 소련파는 해방 이후 소련군과 함께 또는 북조선의 국가 건설 조력을 위해 입북한 전문가들이다. 「한국민족문화대백과」(온라인) 검색일 : 2020.01.02.

로 세력을 형성해 정치적 영향력을 과시했다. 특히 이들은 내각의 상(相)보다는 부상(副相) 등을 맡아 실무를 담당하며 소련을 대리했다.[9]

리동화와 함께 소련을 방문한 '의사 유학단'은 1946년 9월 26일부터 1947년 3월 27일까지 유학했다. 이들은 소련중앙의사강습원, 모스크바시(市)보건부, 중앙말라리아연구소, 중앙결핵연구소, 중앙부인과치료소 등 12개 기관에서 하루 4시간씩 공부했다. 당시 유학단에 참가한 의사 명단은 〈부록 1〉에 첨부했다.

유학단은 1947년 3월 북조선에 돌아와 같은 해 12월, 『쏘련參觀記(3) 쏘련의保健』이라는 방문보고서를 발표했다. 보고서에는 소련 의사유학생단 귀환 총결보고(류채룡)[10], 소련 보건사업개관(김일선)[11], 소련의의학연구·의학교육(강원욱)[12], 소련의 의료사업제도로 본 디스판셀(로백

---

9 중앙일보 특별취재반, 『비록 조선민주주의인민공화국⑭』, 중앙일보사, 1992, 406쪽.

10 류채룡은 함경북도 청진 출신으로 평양의학전문학교(이하 평의전) 11회 졸업생이다. 1945년 평의전 외과학 조수, 김일성종합대학 의학부 교원을 역임했다. 이후 흥남질소부속병원과 교통성중앙병원 외과의사, 인민군 군의관으로 활동했다. 보건성 기관지 『인민보건』에 소련 의학자들의 논문을 번역해 게재했다. 1949년에는 保健省衛生防疫局衛生宣傳部에서 발행한 보건문고 제10권 『코레라의 防疫 및 生物學』의 번역서를 발간하기도 했다. 박형우, "해방 직후 북한의 의학교육에 관한 연구: 평양의학대학을 중심으로", 『남북한 보건의료 3』, 아주남북한보건의료연구소, 2003, 72쪽; 보건성, 『인민보건 2』, 인민보건사, 1949, 58쪽.

11 김일선은 방문보고서에 소련 보건사업개관을 작성했으나 유학단 명단에는 누락된 인물이다. 글에는 '제1차 방(訪)쏘 사절단 보건대표'로 소개하고 있어 유학단 방문 전에 소련을 방문했던 인물로 보인다.

12 강원욱은 1924년 평안북도 창성군 태생으로 1945년 5월 평의전을 졸업하고 11월에 같은 학교에서 조수로 있다가 1946년 의사 유학단에 선발됐다. 모스크바에서는 치이두의과대학에서 공부했다. 1948년에 김일성종합대학 의학부 조교수로 임명됐다. 1955년에는 평양의학대학(이하 평의대) 상급교원의 직책으로 [두묘 접종에 대한 면역학적 반응성의 변화에 있어서의 신경 계통의 의의] 논문으로 학사학위를 받았다. 1957년 8월에 발행한 『인민보건』에 편의대 미생무학 강좌 외하하산 지해으ㄹ [헤방

희)[13], 소련의 외래진료제도에 관해(조련순)[14], 소련 의학의 비약적 진보
(현병근)[15], 소련 임산부의 보호(리구섭), 파블로브와 소련생리학 학파(현
병근), 나의 입원기(리룡삼)[16], 인민의 적 결핵과의 투쟁(리원조), 제2차
세계대전 후의 수혈학의 발달(오천근)[17], 급성전염병(정창선)[18] 등의 목차
로 6개월 동안 보고 배운 사항을 도표나 그림을 통해 자세히 소개했다.

　　후 12년간의 나의 과학 연구 사업] 제목의 글을 게재했다. 이를 통해 계속 의학대학
　　교수로 활동한 것으로 보인다. "학사 학위 론문 공개 심사 회의 공시", 『로동신문』,
　　1955.09.22; 보건성, 『인민보건 8』, 조선의학사, 1957, 71쪽; 국사편찬위원회, 『평
　　양의학대학 교직원리력서』 참조.

13　로백희는 1949년 발행을 시작한 보건성 기관지 『인민보건』에 [驅梅療法의 最近의
　　趨勢 特히 「마화르센」 및 「페니실린」 療法에 관해]를 게재했는데 북조선중앙피부성
　　병전문진료소 소속으로 표기돼 있다. 보건성, 『인민보건 3』, 인민보건사, 1949,
　　19쪽.

14　조련순은 평의대 교원명단 내과학과에 이름을 올렸다. 박형우, "해방 직후 북한의
　　의학교육에 관한 연구: 평양의학대학을 중심으로", 84쪽.

15　현병근은 1922년 12월 평안남도 안주군 태생으로 1945년 평의전(14회)을 졸업했
　　다. 해방 이후 현병근의 입학 동기 30명 중 15명은 월남했고 15명은 북조선에 남았
　　다. 북조선에 남았던 현병근은 1948년 10월 평의대 생리학과 조교수로 임명됐다.
　　1949년 발행한 『인민보건』에 [神經系의 榮養의影響] 제목의 글을 실었는데 평의대
　　생리학교실 소속으로 표기돼 있다. 박형우, "해방 직후 북한의 의학교육에 관한 연
　　구: 평양의학대학을 중심으로", 87쪽; 보건성, 『인민보건 2』, 31쪽; 국사편찬위원회,
　　『평양의학대학 교직원리력서』 참조.

16　리용삼은 1943년 평의전을 졸업했다. 김일성종합대학 의학부 교원명단에 이름을
　　올렸는데 소아과 조수로 게재돼 있다. 박형우, "해방 직후 북한의 의학교육에 관한
　　연구: 평양의학대학을 중심으로", 79쪽.

17　오천근은 1955년에 평의대 상급교원 겸 과학원 의학연구소 연구사로 활동했고 같
　　은 해 [조선 민주주의 인민 공화국 법전에 지적된 년령들에서의 조선인 발육 상태에
　　관한 연구]로 학사학위를 받았다. 1961년에는 함흥의학대학 과학연구부장으로 재
　　직 중이었다. "학사 학위 론문 공개 심사 회의 공시", 『로동신문』, 1955.09.19; "함흥
　　의학 대학 교직원들에게 공화국 훈장 및 메달을 수여함에 관해", 『로동신문』,
　　1961.10.17.

18　정창선은 『인민보건』에 소련의 희곡 ['外科醫 크레젝트'를 관람하고 쓴 감상평]을 게
　　재했다. 보건성, 『인민보건 2』, 65쪽.

리동화는 보고서 머리글에서 "소련이 제2차 세계대전 직후 어려운 상황이었음에도 북조선의 보건의료사업 발전을 위해 막대한 원조를 아끼지 않았다."며 북조선의 보건 간부 양성에 큰 기회를 제공했음을 강조했다. 그리고 "유학에서 돌아온 의료인들이 선진적이며 민주적인 소련의 보건사업을 체득해 낙후한 북조선의 보건 조직 개편과 치료기술 앙양, 선진 예방사업의 거장으로 투쟁을 하고 있다."며 유학단의 역할을 명확히 밝혔다.[19]

당시 유학단 선발에서 우선적으로 고려한 사항은 러시아어 활용 가능 여부였다. 이는 소련의 보건의료기관에서 교육을 받았기 때문으로 김병일[20], 류채롱, 김락제[21] 등은 귀국 후 소련 의학자들의 의학서적을 번역해 의대 교과서로 출판하거나 의학지에 게재했다. 박주상[22]의 경우 함흥의과대학에 1948년 11월 제출한 자서전에 "유학 이후 러시아어 공부에 몰두했으나 그다지 성과를 보지 못했다."며 러시아어의 부족함을 드러냈다. 그러나 러시아 전문서적은 읽을 수 있다고 언급한 점으로 볼

---

19 북조선인민위원회보건국, 『쏘련參觀記(3) 쏘련의保建』, 2~3쪽.

20 김병일은 평의전 14회 졸업생으로 평의전의 교원명단에 조수의 직책으로 표시돼 있다. 평의대 교원명단에도 이름을 올렸는데 외과학 의사로 게재돼 있다. 김병일은 1·4후퇴 때 월남했다. 또한 『인민보건』에 [積極的創傷排膿法] 소련 한림원 명예박사 이.베비취네브스키의 글을 번역해 게재했다. 박형우, "해방 직후 북한의 의학교육에 관한 연구: 평양의학대학을 중심으로", 84쪽; 보건성, 『인민보건 2』, 54쪽.

21 김락제는 『인민보건 2』에 소련 의학자들의 글을 번역해 게재했으며 교육성에서 발간한 『병리 해부학 총론 (의대용 하)』와 『디프테리아 및 성홍열의 역학(보건 문고 13집)』을 번역해 출판했다. 이 서적은 그라마쉐브쓰끼 에르 웨와 몰챠노브 웨 등 소련 의학자들이 집필했다. 보건성, 『인민보건 2』, 76쪽.

22 박주상은 1920년 1월 함경남도 함주군 태생으로 1946년 8월 노동당에 입당했다. 1942년 일본 동경의학전문학교를 졸업하고 1943년 고향에 돌아와 개원한 뒤 1944년 함흥의전 외과 교수로 활동했다. 김근배, "북한 함흥의과대학 교수진의 구성, 1946-48: 사상성과 전문성의 불안한 공존", 『의학사』, 제24권 제3호, 2015, 726·735쪽. 함흥의과대학 職員履歴書綴 참고.

때, 유학단에 선정되기 위해서는 유창하지는 않아도 일정 정도의 러시아어 구사 능력이 필요했음을 짐작할 수 있었다.

또한 유학단은 북조선 각 도(道)에서 다양한 전공자들을 선발해 지역과 전공과목을 안배했다. 1937년에 졸업한 리익환[23]을 제외하고 모두 1940년 이후 의대를 졸업한 인사들이었다. 북조선은 젊은 의학도를 대상으로 빠른 시간 내 소련 의학기술과 제도를 배워 북조선에 확산하도록 유학단을 구성했던 것이다.

유학단은 유학 기간이 6개월로 짧았다. 그러나 선진적인 소련의 보건의료 전반을 보고 배울 수 있는 공식적인 기회였으므로 유학단에 속한 개인의 성장은 물론이고 초기 북조선 보건의료제도 구축에 일정 부분 영향을 미친 것은 자명했다.

1946년 북조선의 신진 보건의료인들이 배운 소련의 보건의료제도는 1917년 러시아 혁명 이후 30여 년간 실험으로 실현한 사회주의 보건의료체계의 생생한 현장이었다. 특히 1918년부터 1930년까지 소련의 공중보건 인민위원장(People's Commissar of Public Health)이었던 세마쉬코[24]의 이름을 딴 '세마쉬코 모델'은 소련의 보건의료제도뿐 아니라 이

---

23 리익환은 평안북도 정주 출신으로 1937년에 평의전을 5회로 졸업했다. 1939년 6월 만주 열하성립병원 이비과 과장, 1943년 6월 만주의대 이비과 연구생을 역임했으며 1945년 6월 평북도립신의주병원 이비과 과장으로 해방을 맞았다. 1946년 9월 소련 모스크바의 중앙의사훈련대학에서 교육을 받고 1947년 5월 함흥의과대학 이비과 교수 겸 과장을 지냈다. 1947년 10월 김일성대학 의학부병원 이비과에 부임해 12월에 과장으로 임명됐다. 1948년 3월에는 김일성종합대학 의학부병원 간호원학교 교장도 역임했고 9월 평의대 종합진료소 이비과 과장에 임명됐다. 국사편찬위원회, 『평양의학대학 교직원리력서』참조.

24 세마쉬코(Nikolai AleksandrovichSemashko, 1874~1949)는 소련의 의사이자 정치가. 레닌과 함께 러시아 혁명에 참여했고 10월 혁명 직후에는 모스크바시의 보건부장을 역임했다. 1918년부터 1930년까지 소련 공중보건 인민위원회 초대위원장이었다. 소련 보건의료체계를 설계, 운영한 인물이다. N.A. 세마쉬코, 신영전·신나

후 사회주의 국가들의 보건의료제도에 거의 비슷한 특징을 제공했다.[25]

세마쉬코 모델의 특징은 보건의료서비스에 대한 강한 국가 통제와 중앙집중성, 단일하고 평등한 혜택, 보편적인 일반의(general practitioners: GP)서비스라고 할 수 있다. 이와 함께 무상치료제와 예방의학을 중심으로 한 주치의제도를 들 수 있다. 그러나 사회주의 경제의 저발전으로 완벽한 구현은 어려웠다. 만연한 '부족경제'로 인해 의약품 등을 충분히 공급하지 못해 인민들은 정상적인 치료를 받지 못했다. 특히 대기 기간을 앞당기기 위한 뇌물이 일상적인 부정적 측면도 공존했다.[26] 이렇듯 이론을 현실로 구현하는 과정은 쉽지 않았다.

레닌 집권 시기였던 소련 초기에는 산업노동자들, 특히 국영기업의 노동자들에게 먼저 의료 혜택을 제공했다. 스탈린 집권 때는 중공업 우선 및 국유화 강화 정책으로 국영 부문 노동력의 비중이 높아지면서 그 적용대상이 대폭 늘었다. 그러나 농촌의 경우에는 의료서비스 보장이 어려웠는데, 심지어 집단농장의 농부조차 1960년대까지도 충분한 혜택을 보장받지 못했다. 그러던 것이 1975년 코메콘[27] 건강상임위원회

희 옮김, 『소련의 건강 보장』, 건강미디어협동조합, 2017, 17쪽 재인용.

25 Grielen, S. J., Boerma, W. G. W., & Groenewegen, P. P., "Unity or Diversity? Task profiles of general practitioners in Central and Eastern Europe", European Journal of Public Health, 10(4), pp.249~254.

26 민기채, "북한 복지체제의 성격 변화에 관한 연구—김일성, 김정일, 김정은 시대 비교", 『비판과 대안을 위한 사회복지학회 학술대회 발표논문집』, 사회복지학회, 2014, 880쪽 각주 2 재인용.

27 코메콘(COMECON) 동유럽상호경제원조회의(The Council for Mutual Economic Assistance)의 약칭. 1949년 소련, 동독, 불가리아, 헝가리, 폴란드, 체코, 루마니아 등 동유럽 7개국이 경제협력과 부흥을 목적으로 창설. 이후 몽골, 베트남, 쿠바 등 비동구권 국가들도 받아들였다. 1991년 소련 붕괴로 해체했다. 하태규, "참여계획경제의 대외경제관계 모델 연구", 『한국사회경제학회 학술대회 자료집』, Vol.2014 No 봄 2014 13쪽

의 첫 회의에서 "코메콘 소속 국가 국민(3억 6천만 명)을 '요람에서 무덤까지' 보장하는 종합의료서비스의 상황을 당당히 조사할 수 있었다."고 밝혀 소련도 1970년대 중반에서야 보건의료서비스의 보편성을 획득했음을 보여준다.[28]

그러나 이 역시 소련 국민 전체를 대상으로 무상치료 혜택을 제공했다는 의미는 아니었다. 소련은 1985년 고르바초프 집권 당시, 국영 부문 노동력이 93%에 이르면서 비로소 보편적인 단일체계의 무상치료를 시행할 수 있었다. 그리고 이는 완전한 국가보장이 아닌 사회보장제도의 일환으로 추진했다.[29] 결국 체제 전환을 겪기 직전까지 사회주의 보건의료체계를 계속 시험하며 확대하기 위한 노력의 과정에 있었다.

1991년 소련이 해체하면서 역사학자 프랜시스 후쿠야마는 "경제에 있어 시장경제를 넘어설 제도와 정치에서 자유민주주의보다 나은 대안이 없다."며 "앞으로의 과제는 시장경제와 자유민주주의를 더 세련되게 하는 일뿐"이라고 단언했다.[30] 이를 방증하기라도 하듯 사회주의 국가들은 체제 전환과 함께 사회주의 보건의료제도의 부정적 측면을 부각하며 많은 변화를 겪었다. 하지만 변화의 지점은 체계 전반이 아닌 보건의료서비스의 질적 차원이었다. 즉, 인류를 질병으로부터 보호하고 개선하려는 노력과 열정이 만들어낸 사회주의 보건의료제도의 역사를 부정한 것은 아니었다.

이렇듯 인간이 만들어낸 사상이나 체계 및 정책은 단순히 그 시대만

28 Michael Kaser, *HEALTH CARE IN THE SOVIET UNION AND EASTERN EUROPE*, U.S.A.: WESTVIEW PRESS, 1976, p.3.

29 문경태, "체제전환에 따른 러시아와 중국의 의료보장 개혁 비교", 숭실대학교대학원 사회복지학과, 박사학위논문, 2010, 27쪽.

30 프란시스 후쿠야마, 이상훈 역, 『역사의 종말 – 역사의 종점에 선 최후의 인간』, 한마음사, 1997, 7~8쪽.

의 유산이 아니라 마치 지질층을 형성하는 것처럼 쌓여가며 굳어진 결과이다.[31] 사회주의 보건의료제도 또한 소련 혁명 이전에 다양한 보건의료와 관련한 이론들이 등장한 결과였다. 특히 사회의학은 사회주의 이론과 연동하며 직·간접적인 영향을 주고받았다. 사회의학의 관점에서 인간의 건강상태는 그 사회가 처한 역사적 현실에 기초한 총체적인 결과였다. 따라서 질병의 원인 또한 한 개인이 속한 정치, 경제 등의 전체적 환경을 파악해 이를 근본적으로 해결해야 함을 역설했다.[32]

사회의학의 기원으로는 독일의 병리학자 비르효(Rudolf Virchow, 1821~1902)의 발진티푸스 연구보고서를 꼽는다.[33] 비르효는 1848년 프로이센(독일) 북부 슐레지엔 지방에서 유행한 발진티푸스에 대한 연구보고서를 발표했다. 보고서의 결론으로 질병의 원인을 세균과 더불어 개인의 주거, 작업환경, 식생활과 같은 사회적 요인이 결정한다고 분석했다.

> 이 지방에서 앞으로 발생할지도 모를 전염병을 어떻게 막을 수 있을 것인가에 대한 해답은 매우 간단하다. 여성들까지도 그 대상에 포함시키는 교육, 자유와 복지가 그것이다. …(중략)… 우리에게 발진티푸스에 걸린 개개인에 대한 의학적 치료와 보살핌은 더 이상 문제가 아니며, 오히려 도덕적·육체적으로 극히 쇠약해져 있는 150만 주민의 복지가 더 큰 문제이다. …(중략)… 미봉책이 아닌 근본적인 개선책을 찾아야만 할 것이다. …(중략)… 모든 개인들은 생존권과 건강권을 가지고 있으며, 국가는 이를 보장해줄 책임이 있다.[34]

31 Kornai Janos, *The Socialist System : the political economy of communism*, U.S.A.: Princeton University Press, 1992, p.49.
32 최규진, 『한국 보건의료운동의 궤적과 사회의학연구회』, 한울엠플러스, 2016, 42쪽.
33 김태훈, "의학 이데올로기에 맞선 사회의학의 도전 : 질병의 책임, 자본주의에 묻다", 『오늘보다』, 제16호, 2016, 33쪽.
34 이종찬, 『서양의학의 두 얼굴』, 도서출판 한울, 1992, 195~201쪽.

비르효의 보고서가 발표된 1848년은 맑스와 엥겔스가『공산당 선언』을 발간했고 독일에서는 독일혁명이라고 일컫는 대중봉기와 베를린 시가전이 있었던 해였다. 비르효는 독일혁명에 동참해 동료들과 함께 바리케이드에 합세했고 정치집회에서 연설을 하기도 했다.[35] 독일혁명은 1844년 발생한 슐레지엔 지방 노동자들의 폭동과 이를 폭력적으로 진압한 당국의 태도를 목격한 양심적 지식인들을 각성하게 한 계기였다.

그러나 1848년 사회의학이 대두하기까지는 1789년 프랑스혁명 전부터 시작된 산업혁명과 이로 인해 급속히 전개된 자본주의 생산방식의 반인간성이 주요한 원인을 제공했다. 자본주의의 심각한 폐해는 "세상이 무너지고 있다."는 당시 언론의 표현에서도 드러나듯 같은 세대를 살아가는 지식인들에게 엄청난 충격으로 다가왔다. 노동자들과 지식인들은 당시 상황에 반응과 대응하며 비판의 목소리와 함께 다양한 해결책과 대안을 모색했다.[36]

1845년 엥겔스는 노동자들의 심각한 상태를 기록한『영국 노동계급의 상황』이라는 저서를 독일어로 집필해 독일에서 출판했다. 이 저서가 비르효의 1848년 보고서에 영향을 미쳤을 개연성이 높다. 그리고 1867년 맑스의『자본론』출판으로 노동자들이 해방되는 길, 즉 자본가들이 독점적으로 소유한 생산수단의 사적 소유 철폐를 제시한 마르크스주의가 19세기 후반 사회운동으로 확산됐다. 당시 마르크스주의자들은 이론과 실천의 통합을 주장하며 이론을 현실화하는 구체적 실천을 모토로 했다. 이 구호는 한 사람의 이윤과 안락, 사치가 다른 사람의 손실과 비참함, 빈곤의 대가라는 비판으로 이어졌고 이를 타개하기 위

---

35 이종찬,『서양의학의 두 얼굴』, 189쪽.

36 노경덕, "유럽 역사의 맥락과 러시아 혁명: 100주년을 맞아 러시아 혁명 다시 보기",『시대』, 제53호, 2017, 36~37쪽.

해 지식인들에게 직접 행동에 나설 것을 촉구했다.[37]

당시 노동자와 사회주의자들의 투쟁은 독일의 건강보험과 사회보험 입법에 영향을 미쳤다.[38] 1883년 독일은 유럽에서 가장 먼저 건강보험법을 채택했고, 이어 1887년 오스트리아, 1902년 노르웨이, 1910년 영국, 1921년 프랑스가 뒤를 이었다. 그리고 1930년대 초반까지 유럽 대부분의 국가에서 사회보험 형태의 건강보장제도를 도입했다.[39]

사회주의 및 사회의학의 영향력은 20세기에도 이어졌다. 20세기 초 사회주의 국가는 소련과 몽골 2개 국가에 불과했다. 제2차 세계대전 종전 직후에는 소련, 알바니아, 유고슬라비아, 몽골, 북베트남 등 5개국으로 증가했다. 이후 계속 확대해 불가리아, 루마니아, 폴란드, 체코슬로바키아, 헝가리, 북조선, 동독, 쿠바, 중국, 라오스 등이 사회주의 체제를 선택해 국가를 수립했다. 1980년대 말에는 16개국으로 늘었는데, 당시 세계 인구의 1/3, 그리고 산업생산량의 40%를 보유하는 세력으로 성장했다.[40]

20세기 초부터 시작한 사회주의 국가의 탄생과 확산은 위협적이었다. 그리고 두 차례의 세계대전을 거치며 발전한 의료기술과 이와 비례해 높아지는 의료비 부담으로 인해 의료서비스를 사회적 재화, 즉 수요

---

37 C.W. 밀스, 김홍명 역, 『마르크스주의자들』, 한길사, 1982, 35~37쪽.

38 독일에서 이러한 입법을 추진했던 이유는 무산계급의 등장으로 야기한 정치, 사회적 질서의 불안을 예방하기 위한 목적이었다. 이를 추진한 독일 수상 비스마르크는 사회보험법의 실시를 사회주의 탄압법을 적극적으로 보충한 기능이라고 공공연히 강조했다. Gerhard A. Ritter, 전광석 역, 『복지국가의 기원』, 법문사, 2005, 24·37쪽.

39 김창엽, 『건강보장의 이론』, 도서출판 한울, 2009, 47쪽.

40 Stephen White, John Gardner, George Schopflin, and Tony Saich, *Communist and Postcommunist Political Systems: An Introduction*, London: Macmillan, 1990, p.1.

(demand)가 아닌 인간의 보편적 필요(need)로 간주해야 한다는 주장이 제기됐다. 이는 1942년의 비버리지(William Beveridge, 1879~1963) 보고서 작성에 직접적인 계기를 제공했다. 이 보고서는 의료서비스에 대한 지불능력과 관계없이 예방에서부터 재활에 이르기까지 국가는 포괄적 서비스를 제공해야 함을 강조했다. 영국은 이 보고서를 토대로 1948년 사회보험 방식의 의료서비스를 국민보건서비스(National Health Service, NHS)제도로 변경해 실시했다.[41]

제2차 세계대전 이후 국제사회는 좌우를 가르는 냉전을 본격화했다. 동시에 더 이상의 파괴는 공멸이라는 인식을 확산하며 1945년 10월 제2차 세계대전의 종전과 함께 유엔을 창설했다. 1948년에는 전 세계 시민의 건강문제를 논의하는 국제기구 WHO(World Health Organization) 를 창립했다. WHO 헌장에는 "인종, 종교, 정치적 신념, 경제적 혹은 사회적 조건에 따른 차별 없이 최상의 건강 수준을 유지하는 것은 인간의 기본권 중 하나"이며 "정부는 국가의 건강에 대한 책임을 다하기 위해 적절한 보건 및 사회제도를 마련할 것"을 국가의 의무로 명확히 밝혔다.[42] 물론 WHO에 대해 소련 등 사회주의 국가들은 "미제의 침략도구"라며 탈퇴하는 등[43] 냉전으로 인한 부침을 겪기도 했다. 그러나 현재에는 WHO의 역할과 대표성을 인정하고 있다. 북조선의 경우도 1973년에 이 기구에 가입했다. 북조선은 WHO를 "모든 사람의 건강을 보호하고 개선하기 위한 보편적이며 인도주의의 목적 실현을 위한 조

---

41 이규식, "의료에 대한 이념과 정책", 『보건행정학회지』, 제17권 제3호, 2007, 111~112쪽.
42 http://www.who.int/about/mission/en/ 검색일 : 2018.09.05.
43 "소위 세계보건기구는 미제의 침략도구이다", 『로동신문』, 1952.04.24.

직"이라며 긍정적으로 평가하고 있다.[44]

2020년 현재 WHO 회원국은 북조선을 포함해 194개국이다. 이는 WHO의 보건의료 이념이 보편성을 획득했다는 의미이다. 다만 각 국가의 경제상황과 조직화 수준의 차이로 체현되는 현실은 다를 수 있고 이점은 풀어야 할 과제이다. 그러나 이 또한 옳고 그름의 가치판단을 피해야 할 것을 권고하고 있다.[45]

18세기 산업혁명은 인류에게 엄청난 부와 혁신을 제공함과 동시에 부의 편중에 따른 불평등과 착취에 의한 고통을 동반했다. 19세기에는 이를 해결하기 위한 이론과 실천들이 백가쟁명으로 나타나 다듬어졌으며 사회주의와 사회의학으로 수렴됐다. 이 이론을 현실에 투영하며 20세기 들어서 이를 전면적으로 구현한 국가들이 탄생했다. 물론 이 실험은 1세기를 넘기지 못했지만, 자본주의 체제에 미친 영향은 지대했다. 자본주의 체제가 지금까지 건재한 현실은 역설적으로 이를 타도해 없애고자 한 마르크스주의자들의 비판 때문이었다.[46] 이러한 과정을 거치며 각 국가의 보건의료 정책은 사회주의와 자본주의라는 정치, 경제적 이데올로기를 넘는 일류 보편의 건강권으로 인식을 확대했다. 그리고 국가의 책임적 역할을 강하게 요구하고 있다. 이는 인류 공생을 위한 오랜 역사적 노력의 산물로 그 기본권 확대를 위한 노력은 여전히 필요하며 지속해야 할 과제이다.

---

44 "세계보건기구란 어떤 조직인가?", 『로동신문』, 1973.05.18.

45 Kleczkowski BM, Roemer MI, van der Werff A, *"National health systems and their reorientation towards health for all: guidance for policy-making"*, p.36.

46 이재봉, 『이재봉의 법정증언』, 도서출판 들녘, 2015, 38쪽.

제2절 소련과 북조선 보건의료제도의 상관관계

1946년 미군정이 실시한 여론조사에 의하면 해방을 전후해 사회주의에 대한 기대는 한반도 전역에서 나타난 현상이었다. 미군정 여론국은 해방 1주년을 앞두고 8,453명을 대상으로 당시 찬성하는 국가체제 등에 대한 여론조사를 실시했다. 그 결과, 선호하는 국가체제로 자본주의 1,189명(14%), 사회주의 6,037명(70%), 공산주의 574명(7%)로 나타났다.[47] 물론 사회주의를 "남한테 굴하지 않는 사상"이라며 피상적으로 이해하는 사람들이 많았다.[48] 그러나 이와 같은 결과는 해방 1년 뒤에 실시한 조사였고 남한 지역에서 미군이 실시했다는 점을 감안하면 북조선 주민들의 경우 사회주의에 대한 기대가 더 컸으리라 짐작할 수 있다.

실제로 1945년 8·15해방 직후 일본이 떠나간 공백을 자체로 조직한 인민위원회들이 빠르게 채워갔다. 당시 평양의 유일한 의학 교육기관이었던 평양의학전문학교(이하 평의전)[49]에서도 좌익계열 인사들이 학원을 접수했다. 8·15해방 2~3일 후에 최창석[50] 등은 붉은 색의 적위대

---

[47] "정치자유를 요구", 『동아일보』, 1946.08.13.

[48] "수준이 낮은 당원들의 학습 지도를 어떻게 하고 있는가", 『로동신문』, 1956.12.16.

[49] 1933년 3월 8일 평양의학강습소가 평의전으로 승격해 같은 해 1회 졸업생을 배출했고 1945년 8월 14회 졸업생까지 배출했다. 해방 이후 평의전 졸업생을 중심으로 교원을 꾸려 교육을 지속하다가 1946년 9월 창설한 김일성대학 의학부로 편입했다. 1948년 9월 김일성종합대학 의학부를 평양의학대학으로 독립시켰다. 박형우, "해방 직후 북한의 의학교육에 관한 연구: 평양의학대학을 중심으로", 66·70쪽.

[50] 최창석(1916~1998)은 평의전 제8회 졸업생이다. 1946년 평안남도인민위원회는 새로운 지도부를 구성해 공산당이었던 최창석을 보건위원으로 선임하고 보건부장을 맡겼다. 1948년에는 보건성 의무국장을 역임했다. 1960년 2월 개최한 제2기 제7차 최고인민회의 때는 보건성 부상 직책으로 토론했다. 초대 보건상 리병남 후임으

(赤衛隊) 완장을 두르고 나타나 일본인 교장과 원장을 사임시키고 학교와 병원을 인수했다.[51] 이러한 움직임은 1945년 9월까지 빠르게 전개됐다. 9월 말에는 이미 함경남도, 황해도, 평안남도, 평안북도, 함경북도, 강원도 순으로 각 도에 인민위원회를 조직했다.[52] 해방 후 두 달이 채 지나지 않아 인민위원회를 결성한 것은 당시 사회주의 계열 인사들의 발 빠른 움직임과 함께 북조선에 소련군이 주둔했기 때문이었다.

소련군은 자발적인 북조선 좌파세력들의 움직임에 여세를 몰아 1945년 10월 8~10일 평양에서 5도 인민위원회 연합회의를 개최했다. 회의는 소련25군 사령관 치스차코프[53]의 제안으로 열렸다. 지방기구의 정비와 구축에 대해 논의했고 그 결과, 11월 이전 북조선 전역의 시·군·면 단위까지 인민위원회를 구성하기로 결정했다.[54] 소련군은 북조선의 인민위원회 조직과 함께 경제생활 안정과 통일적 지도 및 관리의 수월을 위해 1945년 11월 19일 [북조선 5도 행정국](이하 행정국)을 창설했다. 이 또한 5도 인민위원회 연합회의의 의견을 수렴한 결과였다.[55]

해방 3개월 만에 설치한 행정국에는 보건국 등 10개의 국(局)을 개설

로 1960년 5월부터 1967년 12월까지 보건상을 맡았다. 서동만, 『북조선사회주의 체제성립사 1945~1961』, 953쪽; 김광운, 『북조선실록 2』, 코리아 데이터 프로젝트, 2018, 134쪽.

51 박형우, "해방 직후 북한의 의학교육에 관한 연구: 평양의학대학을 중심으로", 86쪽.

52 주녕하, "선거운동의 의의와 당의 당면과업", 『근로자』, 창간호, 1946, 80쪽.

53 소련군의 전투서열은 소련군 최고사령관 스탈린→(총참모장 안또노프)→극동군총사령관 바실레프스끼→연해주군관구사령관 메레츠꼬프→25군 사령관 치스차코프로 이어졌다. 김광운, 『북한 정시사 연구 I』, 62쪽 재인용.

54 서동만, 『북조선사회주의 체제성립사 1945~1961』, 61~62쪽.

55 김광운, 『북조선실록 1』, 코리아 데이터 프로젝트, 2018, 270쪽.

했고 보건국 국장은 윤기녕[56]이 맡았다. 윤기녕은 1946년 2월 수립한 북조선임시인민위원회에서도 보건국장으로 선임됐다.[57] 소련은 행정국 개설 전인 10월 3일 군사령부 산하에 민정부를 조직, 행정국을 지도할 분과를 구성했다. 민정부의 보건지도 분과에는 책임자 대령 라자레프와 위원 의무중령 자베르쉰스키 등 3명이 활동했다.[58]

행정국의 위상은 북조선의 모든 사업을 관장하는 첫 기관으로 이 조직이 내리는 명령과 지령은 의무로 간주했다. 이를 실행치 않을 경우 범죄라고 명확히 고시했다.[59] 하지만 행정국은 1945년 12월 모스크바 삼상회의 결정으로 남북 통일정부 수립이 어렵다는 판단에 따라 폐지했다. 이를 대신해 1946년 2월 북조선임시인민위원회를 출범했다. 북조선임시인민위원회의 설립은 통일정부 이전 북조선에 과도정부 수립을 위해 필요한 준비를 하고 더불어 북조선 전 지역을 강력한 민주기지로 구축하기 위한 조직체였다. 또한 남한의 [대한국민대표 민주의원] 설

---

56 윤기녕은 민주당이 추천한 의사였다. 행정국 국장들의 소속 정당을 보면 공산당 4명, 민주당 2명, 무소속 4명으로 연립의 모양을 취했다. 그러나 보안국장으로 임명된 최용건은 민주당 소속이었으나 실제 김일성과 항일무장투쟁을 함께한 인물이었다. 공산주의자들이 과반을 차지했음을 알 수 있다. 윤기녕은 1903년 경성시 사직동에서 출생했다. 1922년 경성약학전문학교와 1928년 경성의학전문학교를 졸업했고 졸업 후 경성제국대학 내과연구실에서 내과학 연구에 몰두해 의학박사학위를 받았다. 평양에서 윤내과의원을 개업해 11년간 유능한 의사로 활동했다. "北朝鮮臨時人民委員會委員略歷",『정로』, 1946.02.18; 서동만,『북조선사회주의 체제성립사 1945~1961』, 77쪽; 국사편찬위원회,『평양의학대학 교직원리력서』참조.

57 1946년 설립한 북조선임시인민위원회는 10국 3부로 구성했고 보건국장에 윤기녕을 재차 임명했다. 1947년 북조선인민위원회는 12국 4부로 보건국장에 리동영이, 1948년 조선민주주의인민공화국 초대 내각의 보건상에 리병남을 선출했다. 강호제, "북한의 기술혁신운동과 현장 중심의 과학기술정책", 서울대학교대학원 이학박사학위논문, 2007, 22쪽.

58 김광운,『북조선실록 1』, 437쪽.

59 "北朝鮮行政局의 職務와 事業",『정로』, 1945.12.05.

치에 대응하기 위한 조치였다.[60] 결국 해방 6개월 만에 남북은 본격적인 체제 경쟁에 돌입했다. 북조선의 정치세력들은 향후 자신들의 집권에 유리한 기반을 다지기 위한 사업을 적극 추진했다. 그리고 다양한 규칙, 포고, 결정 등을 발표하며 본격적인 보건의료체계 구축을 시작했다.

초기 보건의료 정책을 책임지는 보건국장에 1945년 행정국과 1946년 북조선임시인민위원회는 윤기녕을 선임했다. 1947년 2월 북조선인민위원회 보건국장은 민주당 출신인 리동영[61]이 맡았다. 그리고 1948년 국가 수립 당시에는 무소속의 리병남[62]을 보건상으로 임명했다. 북조선의 초기 보건의료 조직의 수장으로는 사회주의 계열이 아닌 민주당이나 무소속 인물을 내세웠다. 윤기녕은 당시 보건의료계의 명망가로 보건국장 퇴임 이후 1947년에 북조선약물연구소, 1948년에는 평의

---

60 중앙일보 특별취재반, 『비록 조선민주주의인민공화국 ⑩』, 43쪽.

61 리동영은 평양남도 안주군 출신으로 빈농의 가정에서 태어나 경성의학전문학교를 졸업할 때까지 고학 생활을 했다. 재학 시에는 일본인 교수를 반대하는 동맹휴학을 조직해 수차례 정학 처분을 받았다. 3·1운동에 학생대표로 참가해 서대문형무소에서 1년 여간 감옥생활도 했다. 해방 직후에는 조선민주당 부당수를 맡았다. 조만식 숙청에 적극적으로 개입했다. 1947년 2월 북조선인민회의 대의원으로 선출, 북조선인민위원회 보건국장에 임명됐다. "인민의 민주주의적 단결과 보건제도 발전을 위해 헌신, 리동영선생", 『민주조선』, 1948.01.24.

62 리병남은 1903년 12월 충청남도 천안군에서 출생, 경성제국대학 의학부를 졸업했다. 1925년부터 1941년까지 경성제국대학에서 활동하면서 의학박사학위를 받았다. 이후 해방까지 서울에서 리병남소아과의원을 운영했다. 해방 이후부터 1946년 8월까지 서울대 의학대학 교수를 역임. 이때부터 사회활동을 시작해 4차례 옥고를 겪기도 했다. 교수직에서 파면된 이후 입북해 김일성을 만났다. 1948년 8월 25일에 실시한 최고인민회의 제1기 대의원 선거에서 선출됐고 초대 내각의 보건상을 맡았다. 6·25전쟁 때에는 서울로 파견돼 동료 의사 및 약제사 500여 명을 조직했다. 이들은 인민군의 군의소와 후방병원에서 활동했다. 이 공로로 1950년 9월 조선인민군 군의국장을 겸임하면서 중장의 군사칭호를 받았다. 전반적 무상치료제 실시에 대한 공로로 국기훈장 제1급을 수여 받고 1953년 12월에 조선노동당원이 됐다. 1977년 사망하기 전까지 의학과학의 연구사업에 전념했다. 로명준, "초대 보건상 리병남", 『금수강산』, 1994년 9호, 1994, 20~21쪽.

대 약학과 전임교수로 취임하며 정치 활동보다는 학자로 머물렀다. 이에 반해 리동영은 일제 강점기 항일운동으로 수감 경력이 있는 민족주의자였다. 리병남의 경우 남한 출신이지만 유능한 의학박사로 전문가들이 절대적으로 부족했던 당시 상황에서 입북해 김일성의 호의를 받던 인물이었다.[63]

리동영과 리병남은 1948년 9월 국가 수립 선포 직전에 진행한 제1기 최고인민회의 선거에서 대의원으로 선출됐다.[64] 당시 총 572명의 대의원 중 의사(醫師)는 단 3명이었는데 소련계 고려인 리동화를 포함해 이 3명의 의사가 북조선 초기 가장 영향력 있는 보건의료인이었다.[65]

당시 보건의료 조직의 수장 모두가 사회주의 계열은 아니었지만 이미 북조선의 대다수 주민이 사회주의제도에 대한 기대가 있었고 진보적 인사들이 주요 보건의료 조직을 접수했기 때문에 사회주의 정책을 선호한 것은 자연스러웠다.

이렇게 소련은 해방 직후부터 북조선의 보건의료체계 구축에 영향을 미쳤다. 그 영향과 두드러진 특징을 살펴보면 다음과 같다. 첫째 보건과 관련한 조직의 단일성과 포괄성이다. 소련은 혁명 이후인 1918년 6월 전체 소련의 보건의료를 책임지는 보건인민위원회를 설치했다. 각

---

63 북조선은 당시 부족한 전문가를 남한에서 확보했다. 김일성대학 설립 계획에 따라 의학대학 등에 교수와 연구직을 제공하는 방법으로 인사들을 확대했다. 특히 1947년 남한은 국립대학설립안 파동으로 혼란한 상황으로 서울대 의대 교수직에서 파면된 리병남은 이에 가장 적합한 포섭대상이었다. 김진혁, "재북(在北)의사의 식민지·해방 기억과 정체성 재편(1945~1950)", 『역사문제연구』, 제34호, 2015, 451쪽.

64 북조선은 1948년 남한의 5월 10일 단독선거에 대응해 남북총선거를 실시했고 리병남은 당시 종로구 무소속대표로 참여해 대의원에 당선됐다. 우선 가족을 남한에 두고 단신으로 입북해 보건상으로 활동했다. 김삼복, 『장편소설 인간생명』, 문학예술출판사, 2013, 10~13쪽.

65 국토통일원, 『북한최고인민회의자료집 제1집』, 국토통일원, 1988, 98~100·123~124쪽.

지방 소비에트에는 지방보건부를 개설했다. 이 부서는 치료와 함께 위생 감독 및 교육, 요양소 통제, 의약품과 의료재료 등의 수급, 의료 인력 훈련 등 인민의 건강과 관련한 모든 문제를 포괄적으로 관장했다. 그리고 각 지방의 보건부와 지역, 도시, 구역에 소속한 보건의료 부서들은 그 구조와 기능이 중앙의 보건인민위원회와 일치하게 조직했다.[66]

이러한 체계로 소련의 보건의료 조직을 설계한 세마쉬코는 혁명을 전후한 내전 발발과 서방 연합군의 경제봉쇄에 대응해 보건의료서비스에 대한 강력한 통제력이 필요했다고 밝혔다. 의약품의 수급과 분배는 국가에 의해 계획적으로 이루어져야 했고 많은 의료 인력을 전선에 동원하며 이 역시 적절한 계획적 배치가 필요했다는 설명이었다.[67] 이는 북조선에도 그대로 적용됐다.

다만 해방 직후에는 보건과 관련한 인력과 역량의 부족으로 노동국, 교육국 등으로 관련 업무들을 분산 배치했다. 1946년 12월 19일 북조선임시인민위원회 결정 제134호에 의하면 사회보험병원의 경우 그 책임이 노동국에 있었다. 그러나 이는 1947년에 보건국으로 이관했다.[68] 보건의료인 교육사업도 1947년에는 의사와 약제사의 양성은 교육국에서 맡았다. 보건국은 단기강습소를 개설해 기존 의료인들의 재교육을 담당했다. 그러나 이 또한 1948년 9월 국가 수립 이후 내각의 보건성으로 일원화했다.[69]

이러한 조직의 단일성과 업무의 포괄성은 당시의 어려운 환경에 대

---

66 N.A.세마쉬코, 신영전, 신나희 옮김, 『소련의 건강보장』, 23쪽.
67 N.A.세마쉬코, 신영전, 신나희 옮김, 『소련의 건강보장』, 37쪽.
68 승창호, 『인민보건사업 경험』, 18~19쪽.
69 김일성, "인민보건사업을 강화할데 대해", 『김일성저작집 3』, 조선로동당출판사, 1979, 288쪽.

한 대응 차원도 있었지만 사회주의 국가가 기본적으로 표방하는 계획경제와 연동하는 문제였다. 사회주의 국가는 모든 자원을 낭비 없이 총동원해 운영하는 체제로 이를 위해 선차적으로 정확한 계획수립이 필요했다. 그리고 그 계획은 각 요소가 일원적이고 일괄적으로 편재될 때 가장 높은 효율을 기대할 수 있었다. 따라서 이와 같은 단일성과 포괄성은 보건의료를 포함해 모든 분야에 적용되는 운영 방법이었다.

두 번째 특징은 예방의학적 방침이다. 예방의학은 사회주의 의학의 모태인 사회의학의 기본 전제로 질병 발생 이전에 발병 원인과 유해환경 차단으로 주민들의 건강을 근본적으로 개선한다는 개념이었다.

통상적으로 사회주의 보건의료의 원칙으로 포괄적인 양질의 서비스, 수혜자의 보편성, 국가의 단일한 통합서비스, 무료서비스, 광범위한 예방의료, 보건서비스에 대중 참여 등 6가지를 꼽는다.[70] 국가의 책임 아래 전체 인민을 대상으로 양질의 보건의료서비스를 무료로 제공하고 발병을 미리 차단하기 위해 전체 인민이 참여하는 예방사업을 추진하는 체계인 것이다.

소련은 예방의학을 정책적으로 구현하기 위해 결핵진료소, 진료소, 공장의 의무실, 야간요양소 등을 설립해 운영했다. 이러한 시설들을 활용해 다양한 형식과 방법의 위생교육을 대대적으로 진행했다. 북조선도 초기 가장 시급히 해결해야 했던 전염병과 비위생적인 환경의 개선을 위해 이와 관련한 사업에 초점을 맞춰 정책을 수립했다. 그 시작은 1946년 북조선임시인민위원회 창립과 동시에 규정과 조치들을 채택해 본격적으로 실행했다.[71]

---

70 V.George·N.Manning, 고용복 편역, 『사회주의와 사회정책』, 정음문화사, 1989, 262쪽.
71 "북조선 각 도시·촌락 청소·미화 전염병 예방에 관한 결의문", "위생검사원규칙",

또한 소련은 예방의학적 방침의 하나로 체육활동을 적극적으로 활용하고 장려했다. 체육을 노동과 국방의 관점에서 신체를 체계적으로 발달시키는 행위로 간주했다. 노동과 체육을 연계해 이를 국방 강화까지 확대 적용했다.[72] 북조선도 1946년 공장이나 기업소 등의 노동자와 사무원을 대상으로 체력 및 신체검사를 실시했으며 체력단련을 위한 체육활동을 강조했다.[73] 특히 소련과 같이 체육을 노동과 국방을 위한 준비로 강조하기 시작한 시점은 1962년부터로 "사회주의 건설과 국방에 보다 튼튼히 준비할 것"을 주요 구호로 내세웠다.[74] 이는 1958년 사회주의 개조 완료 이후 집단주의를 더욱 강화하면서 본격화했다.

세 번째 영향은 북조선은 소련과 마찬가지로 여러 명의 보건부상을 두었다. 소련은 보건성에 대신(보건상) 1인과 부대신(보건부상) 6인을 임명했다. 부대신들은 중요 조직을 책임지며 역할을 분담했다. 예를 들면 제2부대신은 위생검열국을, 제3부대신은 적십자사, 제4부대신은 방역국, 제5·6부대신은 치료국장을 맡는 식이었다.[75]

북조선도 보건국과 보건성에 여러 명의 차장과 부상을 임명했다. 우선 북조선임시인민위원회 보건국의 경우 국장과 2명의 차장을 두었다.[76] 이는 국가 수립 이후 보건성도 그 전통을 이어갔다. 1957년 조영

"인민소독소직제", "오물청소규칙", "호열자방역에 관한 결정서", "코레라방역에 관한 결정서", "검역소직제에 관한 건", "전염병방역에 관한 결정서", 국사편찬위원회, 『북한관계사료집 5』, 국가편찬위원회, 1987, 572~576·589~595.

72 N.A.세마쉬코, 신영전, 신나희 옮김, 『소련의 건강보장』, 56쪽.

73 "로동자, 사무원 체력검사", 『로동신문』, 1946.11.21.

74 "인민체력검정주간 개막", 『로동신문』, 1962.03.13.

75 북조선인민위원회보건국, 『쏘련參觀記(3) 쏘련의保建』, 12쪽.

76 기광우, 『북조선시문 1』, 547쪽.

철[77], 류기춘[78], 최창석[79] 등 3명의 보건부상이 활동했다. 1961년~1963년 기간에는 백기성[80], 한세헌[81], 최두광[82] 보건부상의 이름들을 거명했다. 이렇게 최소 2~3명의 보건부상이 존재했다.

또한 1967년 11월 17일자 『로동신문』 기사에 "제9차 사회주의 국가 보건상회의에 참가할 우리나라 대표단으로 한홍섭 제1보건부상을 단장으로 하는 대표단이 평양을 떠났고 최두광 보건부상, 조진숙 보건부상

---

77 1957년 3월 29일 신의주에서 진행한 제4차 불가리아 적십자 의료단 환송회에 조영철 보건부상이 참석했다. "귀국하는 제4차 볼가리야 적십자 의료단을 위한 환송회 진행", 『로동신문』, 1957.04.01.

78 류기춘은 1906년 경기도 양주 출신으로 1927년 경성제일고등보통학교를 졸업한 뒤 1930~1931년 조선공산당 재건준비위, 공청 야체이까(細胞)조직, 가두(街頭)세포 조직에 관여했다. 1934년 경성제국대학 의학부를 졸업하고 경북 안동에서 코민테른클럽 활동으로 1년 6개월 동안 수감됐다. 그 뒤 고향 양주에서 개업했다. 1957년 3월 보건부상 당시 중국 위생부 초청으로 중국을 방문했다. 허윤정 등, "해방 직후 북한 의학교육의 형성: 1945~1948", 『의학사』, 제23권 제2호(통권 제47호), 2014, 261쪽 재인용; "중국을 방문하는 우리 나라 보건 일군 대표단 출발", 『로동신문』, 1957.04.19.

79 1957년 8월 3일 귀국하기 위해 평양을 떠나는 제5차 폴란드 의료단 환송에 류기춘, 최창석 양 보건부상들이 참석했다. "제5차 파란 적십자 의료단 귀국", 『로동신문』, 1957.08.04.

80 백기성 보건부상을 단장으로 하는 대표단이 1961년 6월 5일부터 15일까지 부다페스트에서 진행하는 제6차 사회주의 진영의 보건상 회의에 참석하고자 5월 31일 출국했다. "제6차 사회주의 진영 국가 보건상 회의에 참가할 우리 나라 대표단 평양을 출발", 『로동신문』, 1961.06.01.

81 1962년 7월 5일 의학과학연구원 동의학연구소에서 의방유취(醫方類聚) 출판 485주년 기념 학술토론회에 한세헌 보건부상 등이 참가했다. "세계 최초의 의학 대백과 전서인 《의방 류취》 출판 485 주년 기념 학술 토론회 진행", 『로동신문』, 1962.07.07. 한세헌은 1956년에는 함흥의과대학병원 원장으로 복무했다. "우리의 귀중한 보건 일군들", 『로동신문』, 1956.09.21.

82 1963년 8월 21일부터 9월 10일까지 제네바에서 개최한 국제적십자 대표자 이사회에 참가했던 대표단이 귀국했고 비행장에 최두광, 한세헌 보건부상들이 마중했다. "국제 적십자 대표자 리사회와 적십자사 련맹 제27차 리사회 회의에 참가했던 우리 나라 대표단 귀국", 『로동신문』, 1963.09.21.

등이 배웅을 했다."고 보도했다. 이를 통해 소련과 같이 제1, 제2와 같은 명칭도 사용했다. 그러나 제2의 수식이 붙은 명칭은 확인할 수 없었다. 이에 3명의 보건부상 중 중요한 역할의 부상에게 제1보건부상의 직책을 부여한 것으로 보인다. 한편 1970년 7월에 결성한 조선의학협회의 중앙위원회 위원장으로 한홍섭 제1보건부상을 선출했다. 이는 여러 명의 부대신이 주요한 보건의료 조직을 맡았던 소련의 조직 방식 사례라고 할 수 있다.[83]

소련의 경우 약 180개의 다양한 민족과 7개의 공화국으로 구성한 연방 국가였다. 그리고 1926년 인구 조사에 따르면 약 1억5천 명으로 규모가 큰 나라였다.[84] 이렇게 규모가 크고 방대한 지역을 관리하기 위해 여러 명의 부대신이 필요했던 상황은 충분히 이해할 수 있다. 그러나 국토의 면적과 인구 규모가 훨씬 작은 북조선에서 많은 부상을 임명한 것은 초기 각인된 소련 보건의료 조직의 영향이 크게 작용한 결과라고 할 수 있다.

네 번째 영향은 북조선의 경우 초기 보건의료기관의 명칭까지도 소련의 기관명을 그대로 사용했다. 소련의 의료기관으로는 크게 입원실을 갖춘 병원과 입원실 없이 외래환자만 진찰하는 암불라토리와 폴리클리니크가 있었다. 이와는 별개의 특수 형태로 디스판셀이 있었는데 결핵, 피부, 성병, 암 등 전염성이 높거나 치료가 어려운 질환을 근절하기 위한 시설이었다. 암불라토리는 인구 약 5만 이하의 소도시 및 공장지대에서 의료를 담당한 시설로 외과, 산과, 부인과, 치과 등을 구비했다. 폴리클리니크는 5~8만의 인구를 담당하는 대규모의 진료소로

---

83 "조선의학협회가 결성되었다", 『로동신문』, 1970.07.29.

84 아서 뉴스홈·존 아담스 킹스베리, 이미라·신영전 옮김, 『붉은 의료』, 건강미디어협동조합, 2017, 72~73쪽.

폴리클리니크 소속 의사는 담당구역이 정해져 있었다. 이들은 하루 3시간 동안 진료소에서 환자 치료를 하고 나머지 3시간은 담당구역에 나가 예방선전사업을 수행했다.[85]

북조선은 1947년 7월 10일 북조선인민위원회 보건국 명령 제9호와 10호로 〈디스판셀(보건소) 규정〉과 〈병원·암블라토리(의원) 및 폴리클리니크(진료소) 규정〉을 채택했다. 규정에 근거해 결핵과 피부·성병, 암 등 질병의 예방과 치료, 환자등록 및 위생선전을 목적으로 결핵디스판셀, 피부성병디스판셀, 암디스판셀을 도시에 설립하기로 결정했다. 병원은 병상 10개 이상으로 입원환자 수용이 가능한 보건의료시설이라고 정의했다. 암블라토리는 9병상 이하, 폴리클리니크는 입원실 없이 내과, 외과, 산부인과, 소아과 및 기타 한 개 전문과 이상의 시설을 갖춘 기관으로 규정했다. 이 규정을 공포하면서 북조선 당국은 "세계 어느 나라 사람이 보아도 그 병원의 내용을 알 수 있게 됐다."고 외래어를 사용한 의미를 밝혔다.[86]

그러나 북조선 당국은 이 규정을 반년 만에 폐지했다. 암블라토리는 진료소로, 폴리클리니크는 종합진료소, 결핵디스판셀을 결핵전문진료소, 성병디스판셀은 성병전문진료소로 명칭을 재규정했다.[87] 북조선인민위원회라는 공식기구에서 채택한 규정을 이렇게 빨리 변경한 것은 당시 북조선 보건의료 담당자들의 소련식에 대한 과도한 의존의식을 엿볼 수 있다. 동시에 심각한 소련 추종에 대한 우려도 공존했음을 확인할 수 있는 대목이었다.

보건의료시설의 명칭과 함께 펠셀이라는 의료인 명칭도 그대로 사용

---

85 북조선인민위원회보건국, 『쏘련參觀記(3) 쏘련의保健』, 17~22쪽.

86 국사편찬위원회, 『북한관계사료집 5』, 626~628쪽.

87 김광운, 『북조선 실록 17』, 코리아 데이터 프로젝트, 2018, 434쪽.

했다. 1947년 8월 29일 비준한 보건국 규칙 제6호의 〈보건일군[88]의 의무와 권리에 관한 규정〉에는 의사와 구강의사(치과의사), 약제사 및 조제사 등과 함께 펠셸(조의사), 위생펠셸의 자격과 역할을 규정했다.[89] 펠셸의 명칭은 보건의료기관의 명칭과는 달리 1955년까지 10년간 계속 사용했다.

북조선은 해방 직후부터 소련의 보건의료 정책 중 자신들이 직면한 상황에 따라 바로 수용할 수 있거나 시급히 필요한 정책은 곧바로 적용해 실행했다. 물론 역량이 부족하거나 환경이 뒷받침되지 못한 정책들은 추진 시기를 연기하기도 했다.

하지만 6·25전쟁을 겪으며 북조선은 국가 주도의 무상치료제를 도입하고 보건의료인들을 국가소속으로 영입하는 등 급속한 사회주의 보건의료체계 구축을 시도했다. 이는 경제적 여건이나 보건의료 환경의 성숙이 뒷받침되지 못한 상황에서 추진한 정책으로 그 시행의 한계도 당연히 내포하고 있었다. 그럼에도 불구하고 〈전반적 무상치료제〉를 추진한 것은 당시 북조선이 결정할 수 있는 선택지가 많지 않았기 때문이었다. 다만 이미 새로운 길을 개척하며 시행착오를 겪은 소련의 선례는 북조선 보건의료 정책입안자들에게는 중요한 지침서였음은 분명하다. 이는 단순한 소련 보건의료체계의 답습이 아니라 오랜 기간 사회주의자들의 이상을 실행하고자 하는 의지가 작용한 결과이기도 했다.

---

88 북조선에서는 일군이라는 표현을 많이 사용한다. 이 단어의 뜻은 일을 성실하게 잘하거나 능숙하게 처리하는 사람이라는 뜻과 함께 보건일군과 같이 일정한 부문에서 사업하는 사람을 통틀어 이르는 말이기도 하다. 또한 일정한 분야를 책임진 지휘성원, 즉 간부라는 의미로도 사용한다.「조선말대사전」(온라인) 검색일 : 2020.09.17.

89 펠셸은 소련의 Feldsher를 그대로 차용한 명칭으로 의사보다 단기간 양성해 의사를 돕거나 간단한 의료행위를 하는 의료인이다. 규정에는 펠셸을 조의사라고 표시했으나 조의사는 거의 사용하지 않았고 일반적으로 준의로 불렀다. 국사편찬위원회,「북한관계사료집 5」, 646쪽.

제3절 당대회를 통해 본 북조선 보건의료

　사회주의 국가의 당대회는 집권당인 공산당 또는 노동당이 궁극적 목표인 공산주의 건설을 위해 일정 시기마다 개최하는 중요한 국가 행사이다. 당대회에서는 계획한 목표를 어느 정도 달성했는지 평가하고 국내외 정세를 분석해 향후 추진계획을 수립한다. 당대회의 결정사항은 하나의 설계도로 당원과 인민들에게 희망찬 미래를 제시하는 청사진이라고 할 수 있다.

　북조선은 노동당의 창당대회였던 1946년 제1차 당대회를 시작으로 2016년까지 7차례의 당대회를 개최했다. 개최 주기를 보면 2년, 8년, 5년, 9년, 10년, 36년으로 정규성을 띄지 못했다. 당대회의 개최 시기는 당규약에 규정했다. 처음에는 1년에 1회로 명시했고 1956년 개정한 당규약에는 4년에 1회, 1980년 6차 당대회에서는 5년에 한 번 개최로 명시했다.[90] 그러던 것이 2010년 제3차 당대표자회[91]에서 당규약을 개정해 아예 개최 주기를 삭제했다.[92] 이로써 당대회 개최 시기에 대한 부담을 해소했다. 그러나 당대회 개최에 정규성을 담보하지 못한 결과는 당대회에서 제시한 목표 달성이 미흡했음을 자인한 것이자 지향했던 사회주의 건설이 원활하지 않았다는 방증이었다.

　당대회에서는 당중앙위원회를 대표해 위원장이 사업총화보고를 했

---

90 이종석, 『조선로동당연구』, 346쪽.

91 조선노동당 규약 제32조에 의하면 당중앙위원회는 당대회와 당대회 사이에 당대표자회를 소집할 수 있으며 당의 노선과 정책, 전략전술의 중요한 문제를 토의 및 결정하며 당규약을 수정, 보충할 수 있다고 규정하고 있다. 국정원, 『북한법령집 上』, 국정원, 2020, 66쪽. (온라인) 검색일 : 2020.11.10.

92 이기동, "북한의 노동당 규약 개정과 권력구조", 『국방연구』, 제54권 제1호, 2011, 82쪽.

다. 보고는 크게 총결 기간 진행한 사업보고와 국내외 정세 분석, 향후 계획을 담았다. 이어 중앙검사위원회 위원장이 당의 재정결산을 보고했다. 그 뒤 결정서 초안 작성을 위한 결정서 초안작성위원회 구성을 위한 선거를 진행했다. 이와 동시에 사업총화보고에 대한 당원들의 토론을 전개했는데, 토론을 종합해 결정서를 채택했다. 결정서에는 사업총화보고 내용 중 향후 계획 내용을 담는 경우가 많았다. 향후 계획에는 자국 내에서 전개할 사업과 함께 국제사회와 남한을 향한 입장도 발표했다. 그리고 차기 당대회 전까지 사업을 수행할 당중앙위원회 위원과 후보위원 및 중앙검사위원 등을 선출하고 폐막했다.

당대회의 사업총화보고는 6차례의 당대회 때마다 김일성이 직접 보고했다. 이 보고 내용에는 북조선의 정치·경제·사회·문화 등을 망라했으므로 보건의료와 관련한 사항도 당연히 포함했다. 사업총화보고에 나타난 보건의료 분야의 추진 현황과 향후 계획을 국가 보건의료체계 구성요소에 대입해 그 언급 여부를 확인했다. 그 결과는 〈표 2-1〉과 같다.

〈표 2-1〉 당대회 사업총결보고에 나타난 국가 보건의료체계 구성요소

분류	세부 분류	1차 (1946)	2차 (1948)	3차 (1956)	4차 (1961)	5차 (1970)	6차 (1980)	7차 (2016)
자원의 개발	인력	–	–	○	○	–	–	–
	시설	–	–	○	○	○	○	○
	물자	–	–	○	○	○	–	○
	의학지식	–	–	–	–	–	○	○
자원의 배치	중앙정부	–	–	–	–	–	–	–
	지방정부	–	–	–	–	–	–	–
	사회단체	–	–	–	–	–	–	–
	생산기업소	–	–	–	–	–	–	–
	보건기관	–	–	–	–	–	–	–

서비스 제공	치료	−	−	○	○	−	○	○
	예방의학	−	−	○	○	−	○	○
	사회보험·보장	−	−	○	−	−	−	−
	정·요·휴양	−	−	○	○	−	−	−
재정적 지원	국가예산	−	−	○	○	−	−	−
	수출입	−	−	−	−	−	−	−
	원조·지원 등	−	○	○	−	−	−	−
정책 및 관리	의사결정	−	−	○	○	○	○	○
	지도	−	−	○	○	○	○	○
	평가	−	−	−	−	−	−	−
	비판	−	−	−	−	−	−	−

출처 : 『로동신문』, 『김일성저작집』에 수록한 당대회 사업총화보고를 토대로 작성.

당대회 자료는 2016년의 제7차 당대회까지 검토했다. 당대회를 개최하지 못했던 36년 동안 북조선은 보건의료 분야에서 어떠한 내용을 평가했는지 그 변화를 확인하고자 했다.

7차례에 걸쳐 개최한 당대회의 언급 항목을 확인한 결과, 자원의 개발 항목 중 시설과 정책 및 관리 항목 내의 의사결정 및 지도에 대한 언급이 제3차부터 제7차 당대회까지 이어졌음을 보여주고 있다. 이는 보건의료시설에 대한 설치와 건설을 지속했고 중요한 평가 항목이었음을 의미한다. 또한 의사결정과 지도에 대한 계속된 언급은 당대회 성격에 따른 결과로 당대회에서 채택한 결정문 자체가 의사결정의 하나였고 그 의사결정은 당원과 인민들에게 지도적 의미로 실행에 옮겨졌기 때문이었다.

1946년 8월에 개최한 제1차 당대회에서는 보건의료와 관련한 언급이 전혀 없었다. 제1차 당대회는 조선공산당과 조선신민당이 합당해 조선노동당을 창립한 창당대회 성격의 행사였다. 당대회에서는 구체적인 사업보다 두 당이 합당할 수밖에 없는 국내외 정세와 당위성, 합당

과정에 대한 보고가 중심이었다. 당시 노동당이 창당하기 전까지 남북의 정세는 불확실했다. 그리고 북조선은 다양한 정치 계파 및 인사들이 이합집산하며 힘을 겨루던 시기였다. 이에 제1차 당대회는 보건의료와 관련해 평가할 내용이 없었고 이는 당연했다.

2년 뒤인 1948년 3월에 개최한 제2차 당대회에서도 보건의료와 관련한 언급은 없었다. 다만 소련이 사회주의 국가들의 경제 부흥을 위해 원조를 제공했다며 "침략의 탈을 쓴 미국의 원조와 달리 북조선의 자유와 독립을 존중하는 진정한 원조"라고 강조했다.[93]

제2차 당대회때, 소련의 원조에 대한 언급 외에 보건의료와 관련한 평가와 전망이 없었던 이유는 제1차 당대회 이후 채 2년도 안 된 기간 동안 대대적인 민주개혁을 단행했기 때문이었다. 보건의료라는 세부적 정책보다 전체적인 체제 변화를 동반한 사업을 먼저 추진했다. 북조선의 공산주의자들은 당시 혁명 정세를 [반제 반봉건 민주주의 혁명] 단계로 파악했다. 그래서 사회주의 혁명이 아닌 [부르주아 민주주의 혁명]을 진행했다. 혁명 정세 판단은 스탈린의 비밀지시,[94] 즉 소련의 입장을 반영한 결과였다. 이 시기 북조선의 민주개혁은 사회주의 혁명 성공의 토대를 구축하는 데 있었다.

당시 북조선 집권세력들은 부르주아 민주주의 혁명 완수를 위해 민주개혁을 단행했다. 토지개혁과 노동법령 및 남녀평등법 채택, 주요산업에 대한 국유화를 대대적으로 전개했다. 이는 새로운 인민민주주의

---

93 김일성, "북조선로동당 제2차대회에서 한 중앙위원회사업총화보고", 『김일성저작집 4』, 조선로동당출판사, 1979, 199~200쪽.

94 스탈린의 지시에는 1. 북조선 영토 내에 소비에트나 소비에트 정권의 다른 기관을 수립하거나 소비에트제도를 도입하지 말 것, 2. 반일적인 민주주의 정당 단체의 광범한 동맹에 기초해 북조선에 부르주아 민주주의 권력 수립에 협력할 것이 담겨있다. 김광운, 『북조선 실록 1』, 72쪽.

원칙을 수립하는 과정으로 국영 부문이 지배적 위치를 점유하는 정책에 집중했다. 그렇기 때문에 제2차 당대회에서는 이에 대한 평가가 주를 이뤘다.

제2차 당대회 이후 8년 만인 1956년에 제3차 당대회를 개최했다. 이 대회부터 보건의료와 관련해 중요한 언급을 담았다. 보건의료 분야의 성과로 제일 먼저 짚은 것은 6·25전쟁 당시 보건의료인들의 주도적 역할에 관한 사항이었다. 전쟁 시 보건의료인들은 부상병과 폭상자(爆傷者)에 대한 치료와 방역 및 예방사업에 전력을 다했다. 전쟁 이후에는 1954년부터 1956년까지 인민경제복구발전3개년계획을 수행해 1955년 말에는 182개소의 병원과 수백 개의 진료소를 건설했다. 병상 수는 전쟁 전과 비교해 241%, 의사 수는 114%로 장성했다. 이러한 성과는 보건의료 예산에서도 확인할 수 있었다. 1956년 보건의료 예산은 1949년도에 비해 약 2.5배로 증가했다.[95] 그러나 약 10여 년 동안 2.5배의 예산 증가가 과연 충분했는지는 의문이다. 다만 예산 증가와 함께 당시 소련을 위시해 많은 사회주의 국가들이 경제 및 기술적 원조를 제공했고 이를 기반으로 보건의료사업을 전개했다.

제3차 당대회에서는 향후 계획에도 보건의료와 관련한 내용이 많았다. 첫째 위생상태를 점진적으로 개선하고 전염병에 대한 방역대책을 더욱 강화할 것, 둘째 병상 수를 5년 뒤인 1961년에 약 1.2배로 확장할 것, 셋째 도·시·군인민병원에 산부인과와 소아과 치료설비를 증대해 모성 및 유아에 대한 보호사업을 일층 강화할 것, 넷째 1961년까지 모든 리(里)에 진료소를 개설해 농촌 주민들에 대한 의료 혜택을 급속히 개선할 것을 제시했다. 다섯째는 의약품에 관한 사항으로 풍부한 약초

---

95 김일성, "조선로동당 제3차대회에서 한 중앙위원회사업총화보고", 『김일성저작집 10』,조선로동당출판사, 1980, 194·209쪽.

와 공업의 부산물로 의약품 생산을 늘리고 제약공업을 급속히 발전시킬 것, 치료기관에 의약품 수요를 기본적으로 충족할 것, 주민들에게 싼값의 의약품 공급을 포함했다. 마지막으로 한의약[96]을 깊이 연구 및 분석하고 이를 보건사업에 적극적으로 적용할 것을 언급했다.[97]

이러한 계획 수행을 위해 북조선은 첫 장기 계획인 제1차 인민경제5개년계획(1957~1961년)을 수립했다. 그리고 계획 완수 이후 1961년 제4차 당대회를 개최했다.

북조선은 제4차 당대회를 사회주의 혁명과 건설에서 위대한 승리를 달성한 대회라고 평가했다. 더불어 사회주의 개조 완료와 북조선을 "철옹성 같은 혁명적 민주기지로 건설했다."며 자부심을 드러냈다.[98] 보건의료와 관련해서는 의약품 생산의 토대를 축성한 점과 보건의료 예산을 포함한 사회문화시책비가 1956년에 비해 약 4배로 증가한 점을 주요하게 평가했다.[99]

의약품 생산은 화학공업 분야 중 하나로 언급했다. 이는 화학공업의 부산물에서 의약품 원료를 생산했기 때문이었다. 의약품은 의료기구

---

96 한의약은 한약을 의미한다. 북조선은 한의학의 명칭을 동의학을 거쳐 고려의학으로 칭하고 있다. 동의학은 중국의 한의학과 대비해 한반도의 오래 전 명칭인 東國, 海東 고유의 의학이라는 의미에서 명명했다. 동의학은 1956년 이후 한의학과 함께 사용하다가 1960년에 고착했다. 고려의학은 1988년에 개명했다. 본 저서는 서양의학을 신의학으로, 동의학으로 개칭되기 전 기간인 1960년 전까지는 한의학과 한약을, 그 이후에는 동의학과 동약을 사용했다. 김근배, "과학과 이데올로기의 사이에서: 북한 '봉한학설'의 부침", 『한국과학사학회지』, 제21권 제2호, 1999, 195쪽; 엄주현, "『김일성저작집』을 통해 본 북한의 보건의료 인식과 체계의 구축", 북한대학원대학교 석사학위논문, 2014, 85쪽.

97 김일성, "조선로동당 제3차대회에서 한 중앙위원회사업총화보고", 『김일성저작집 10』, 243~245쪽.

98 김일성, "조선로동당 제4차대회에서 한 중앙위원회사업총화보고", 『김일성저작집 15』, 조선로동당출판사, 1981, 157쪽.

99 위의 자료, 192쪽.

및 장비와 함께 의료서비스에 필요한 물질적 토대로 의료시설과 의료인이 아무리 많아도 의약품 등이 부족하면 그 질을 담보하기 어렵다. 이에 의약품을 기본적으로 공급하는 기반을 마련했다는 평가는 중요한 성과였다. 그리고 사회문화시책비가 5년 동안 4배로 증가한 것은 제3차 당대회 때인 10년간 2.5배 증가와 비교하면 그 확대 폭이 상당하다고 평가할 수 있다. 이렇게 증가한 예산은 의료시설 확대와 의료인 양성에 활용했다. 1956년 대비 병원 및 진료소는 2.9배, 의사는 2배로 증가했다.[100]

북조선은 제4차 당대회 이후 제5차 당대회를 예견하며 현대적 공업과 발전된 농업의 사회주의 공업 국가를 상정했다. 이를 실현하기 위해 1961년부터 1967년까지 인민경제발전7개년계획을 추진했다. 7개년계획 기간 보건의료 부문의 주요 과업으로 첫째 의약품을 국내 생산으로 충당하도록 제약공업을 더욱 확장하고자 했다. 두 번째로는 주민들의 생명보호와 근로자들의 건강을 증진하기 위해 시·군인민병원과 리진료소 확장 및 많은 의사의 배치를 계획했다. 셋째는 가까운 시일 내 의사담당구역제 실시와 각지에 산원과 소아병원, 결핵병원을 비롯한 전문병원 신설을 예정했다. 마지막으로는 온천 및 약수지대에 더 많은 요양소 건설을 언급했다.[101]

그러나 제5차 당대회는 1961년 제4차 당대회 이후 9년이 지난 1970년 11월에 개최했다. 인민경제발전7개년계획은 3년을 연장했다. 그만큼 북조선의 1960년대는 힘겨운 시기였다. 이는 보건의료 부문에도 반영돼 사업총화보고에는 도(道)마다 의학대학을 설립했다는 언급 외에

---

100 "조선 로동당 제4차 대회에서 한 중앙 위원회 사업 총화 보고", 『로동신문』, 1961.09.12.
101 위의 자료.

는 어떠한 평가도 없었다. 북조선은 1960년대 어려웠던 정세의 원인을 미국과 남한의 침략책동 노골화와 함께 중국과 소련의 대립에 따른 사회주의 국가들의 분열을 꼽았다. 자신들은 이에 대응하기 위해 인민경제 발전 속도를 조절하면서까지 국방력 강화에 온 힘을 쏟을 수밖에 없었다고 해명했다.[102]

북조선의 국방력 강화는 1966년 10월 당대표자회에서 천명한 경제 건설과 국방건설 병진노선(이하 경제·국방병진노선)으로 본격화했다. 이 노선은 이미 1962년 12월 당중앙위원회 제4기 제5차 전원회의에서 공표했다. 1966년에는 이 노선에 지속적인 강조를 재확인한 것으로 당시 국내외 정세에 따른 자립노선의 한 프로그램이었다.[103]

1970년 제5차 당대회를 개최하면서 북조선은 제4차 당대회의 향후 목표였던 사회주의 공업 국가를 빛나게 실현했다고 자평했다. 그러면서 차기 목표로 사회주의제도를 더욱 튼튼히 해 사회주의의 완전한 승리를 이룩하겠다며 계속 투쟁을 선포했다. 이를 위해 인민경제발전6개년계획을 수립했다. 이 계획의 기본 과업은 기술혁명을 통해 물질 및 기술적 토대를 강화해 노동자들을 힘든 노동에서 해방시키는 것을 목표로 했다. 이를 통해 농업노동과 공업노동의 차이를 줄여 협동농장에서도 8시간 노동제 실시를 제시했다. 기본 과업 달성을 위해 보건의료 분야는 병원 및 의료인들을 더욱 늘리고 다양한 의약품과 의료기구들을 더 많이 생산 및 공급할 것과 농촌의 군(郡)인민병원과 산원 확대, 리진료소 병원화, 모든 리(里)에 아동병원 설립 등을 계획했다.[104] 보건

---

102 김일성, "조선로동당 제5차대회에서 한 중앙위원회사업총화보고", 『김일성저작집 25』, 조선로동당출판사, 1983, 316~317쪽.

103 이정철, "북한의 경제 발전론 재론: 1960년대 경제조정기제의 변화를 중심으로", 『현대북한연구』, 5권 1호, 2002, 50~51쪽.

104 김일성, "조선로동당 제5차대회에서 한 중앙위원회사업총화보고", 『김일성저작집

의료 차원에서도 도농 간의 격차를 줄이는 방향을 설정했다.

제6차 당대회는 10년 만인 1980년 10월에 개최했다. 김일성은 10년 동안의 총화보고 발표를 통해 예방의학적 방침의 철저한 관철과 보건 의료서비스의 개선으로 인민보건사업에 큰 진전이 있었다고 평가했다. 세부적으로 제5차 당대회의 중요한 계획 중 하나였던 도농 간의 격차 해소를 위해 군(郡)소재지의 병원들을 개·보수했고 농촌 진료소의 병 원화를 성공적으로 실현했다고 언급했다. 이러한 성과로 "평균수명이 해방 전과 비교해 35년이나 늘어 73세가 됐고 누구나 무료로 병을 치 료해 병 없이 건강하게 오래 살며 행복을 누리려는 세기적 염원을 이뤘 다."고 선언했다.[105] 해방 이후 35년 동안 추진한 보건의료체계의 성과 적 구축을 천명한 것이었다.

향후 계획에 대해서는 예방의학적 방침의 더욱 철저한 관철과 동의 학과 신의학의 접목, 의학과학기술의 발전을 예정했고 드디어 의료의 질적 발전을 제시했다. 그동안은 의료인과 의료시설의 양적 증가와 이 를 활용한 보건의료서비스의 개선에 초점을 맞췄다면 1980년대에 들 어와 의학기술에 관심과 주의를 돌렸다. 그렇지만 1980년대 질적 발전 을 위해 북조선이 제시한 기본 노선은 "온 사회의 주체사상화"였다. 주 체사상을 공산주의 건설 구현을 위한 확고한 지도지침으로 삼아 모든 성원을 주체형의 공산주의적 인간으로 개조할 것을 제시했다. 이를 위 해 전 인민을 혁명화, 노동계급화, 지식인화 하는 투쟁 강화를 천명했 다.[106]

25』, 298~300쪽.

[105] 김일성, "조선로동당 제6차대회에서 한 중앙위원회사업총화보고", 『김일성저작집 35』, 조선로동당출판사, 1987, 307쪽.

[106] 위의 자료, 322쪽.

그러나 1980년대 중반부터 소련 개혁개방의 영향은 동유럽 사회주의권을 강타했다. 그리고 1989년 자본주의로의 체제 전환을 가속했다. 이러한 국제 정세는 당연히 북조선에도 영향을 미쳤다. 북조선은 심각한 국내외적 위기를 겪으며 체제 붕괴까지 거론되는 상황을 맞았다. 특히 1994년 7월 8일 50여 년간 북조선을 지배했던 김일성의 사망은 위기의 정점을 찍는 사건이었다. 북조선은 국내외적인 위기와 지도자의 사망, 여기에 심각한 자연재해를 포함해 '3중재, 3중고'의 위기를 겪었다고 시인했다.[107]

이러한 어려움에 대응해 북조선은 고난의 행군이라는 비상체제에 돌입했다. 그러나 북조선은 1년만인 1995년 8월, 유엔에 공식적으로 인도적 지원을 요청하는 상황까지 몰렸다. 서방세계의 원조를 "침략을 위한 방패이며 예속과 약탈을 위한 수단"이라며 부정적 인식을 숨기지 않았던 북조선이 스스로 국제사회에 도움의 손길을 요청한 것이다. 이는 당시 북조선 상황의 심각성을 보여주는 것이자 자체적 해결의 불가능 상태, 즉 북조선 체제의 한계를 그대로 드러낸 횡보였다. 이 위기는 당연히 보건의료체계에도 영향을 미쳤다.

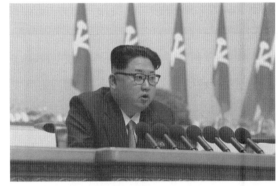

제7차 당대회에서 총화보고를 하는 김정은(출처 : 『로동신문』, 2016.05.08)

---

107 장설 『김정일시대의 주서 우늘과 래일』, 평양출판사, 2002, 23쪽

1980년 질병 없이 건강한 삶을 누리려는 세기적 염원의 실현 선언 이후 채 10년도 되지 않아 35년 동안 구축한 보건의료체계가 비정상적으로 운영되는 길을 걷게 됐다.

1995년 시작한 국내외의 대북 인도적 지원은 현재까지도 이어지고 있다. 그만큼 정상화의 길은 쉽지 않았다. 그러한 가운데 북조선은 2011년 김정일 사망과 2012년 김정은 집권을 거쳐 2016년 5월 제7차 당대회를 개최했다. 김일성 사망 이후 최고 지도자로 등극한 김정일 정권은 집권 시기인 18년 동안 당대회를 한 번도 개최하지 못했다. 그러나 김정은 정권은 출범 5년 차에 당대회를 열며 다시금 정상화의 길을 모색하고 있다.

제7차 당대회에서 보건의료 관련 평가는 평양산원 유선종양연구소와 옥류아동병원, 류경치과병원을 비롯한 현대적인 의료기관들의 신규 건설과 전국적인 먼거리의료봉사체계의 수립을 꼽았다. 김정은이 집권한 5년 동안 새롭게 건설한 평양의 주요 병원과 WHO와 협력해 추진한 원격의료체계가 36년간의 유일한 평가였다.

향후 보건의료 발전 방향으로는 첫째 보건사업을 발전시켜 보건지표들을 선진국 수준에 올려놓을 것, 두 번째로는 예방의학적 방침의 철저한 관철을 제시했다. 이를 위해 위생방역기관들의 현대화를 통해 전염병 예방을 정상화해 이병률을 크게 낮출 것과 더불어 의사담당구역제의 강화로 인민들의 건강관리에 책임성을 높일 것을 언급했다. 세 번째로는 의료봉사의 질 개선을 밝혔다. 이는 현대적인 선진의료의 적극적인 수용과 신의학과 고려의학의 밀접한 배합, 먼거리의료봉사체계 완비, 구급의료봉사 체계 구축 등을 통해 완수할 것을 제시했다. 네 번째로는 의학과학기술의 빠른 발전과 보건 부문에 대한 물질적 보장을 예정하며 고려의학의 과학화를 강조했다. 이와 함께 제약공장과 의료기구공장들의 현대화와 효능 높은 의약품 및 첨단의료설비 등의 생산 보장을 계획했다. 마지막으로 군인민병원을 해당 지역의 의료봉사거점답게 다시 건설하고 리인민병원, 진료소들에 대한 물질적 보장에 관심을 돌릴 것을 밝혔다.[108] 결국 1980년대까지 추진했던 보건의료 정책 기조를 2016년 당대회를 통해 다시 재개할 의지를 천명한 것이었다.

당대회 이후 북조선 당국은 평양에 새롭게 건설한 전문병원을 모범으로 이를 전국으로 확대할 것을 주문했다. 또한 먼거리의료봉사체계라는 과학기술을 활용해 도농 간의 보건의료 격차를 줄일 수 있다고 판단하며 이를 적극적으로 활용하고 있다. 이러한 보건의료 정책은 양적 및 질적 성장을 동시에 추구하는 전략으로 잃어버린 36년의 역사를 최대한 빨리 복원하겠다는 의지를 보여준다고 할 수 있다.

제1차부터 제7차까지 당대회에서 언급한 보건의료와 관련한 성과 및 평가, 향후 추진계획의 세부 내용은 〈부록 2〉에 첨부했다.

당대회의 역사를 살펴본 결과, 보건의료와 관련한 발전 방향의 기본 틀은 이미 1956년 제3차 당대회에서 제시했다. 이는 국가 보건의료체계 구성요소의 항목 대부분을 언급하고 있는 것에서도 확인할 수 있었다. 제3차 당대회에 밝힌 보건의료의 지향은 1961년의 제4차 당대회까지 유지하며 실행에 옮겼다. 그 결과 제4차 당대회에서 보건의료와 관련한 많은 성과를 언급할 수 있었다. 그러나 제4차 당대회 이후 9년 만에 개최한 1970년 제5차 당대회에서는 의학대학이라는 교육시설 확대 외에는 평가 항목이 없었다. 그리고 향후 계획도 인력 및 시설 등의 증대라는 일반적 상황만을 언급하는 수준에 그쳐 지체 현상을 보였다.

1980년 제6차 당대회는 주민들의 주요한 건강지표 중 하나인 평균

108 "조선로동당 제7차대회에서 한 당중앙위원회 사업총화보고", 『로동신문』, 2016.05.08.

수명의 구체적 지표를 제시하며 자신들이 구축한 보건의료체계의 승리를 선언했다. 1980년 남한의 평균수명이 66.1세였던 것에 비해 7세가 많은 73세라는 결과는 어려웠던 1960년대를 지나 1970년대까지 지속해서 자신들의 보건의료 정책을 수행한 결과였다.[109] 향후 목표로 예방의학적 방침의 철저한 관철, 동의학과 신의학의 배합, 의학과학기술의 높은 발전 등을 통해 인민들의 건강을 끊임없이 증진하겠다고 밝혔다. 이는 36년 뒤인 제7차 당대회에서도 고스란히 향후 계획으로 등장한 방향으로 김정은 정권 역시 해방 이후 구축한 북조선식 사회주의 보건의료 정책의 계속적 실현을 수행 중이라고 할 수 있다.

제4절 최고인민회의를 통해 본 북조선 보건의료

북조선은 1948년 9월 9일 조선민주주의인민공화국을 창설했다. 남한이 8월 15일 대한민국 수립을 발표했으니 결국 해방 3년 만에 남북이 각각 국가를 창건해 본격적인 경쟁을 시작한 셈이다.

북조선은 건국 선포 전인 9월 2일부터 10일까지 제1기 제1차 최고인민회의를 개최했다. 최고인민회의는 자본주의 국가의 의회와 같은 조직으로 각 지역에서 선거로 뽑힌 대표들이 모여 헌법 및 법령을 제정하거나 수정 및 보충을 결정했다. 그리고 상임위원회, 내각 등의 인사를 선출 및 소환하고 국가예산을 심의해 승인하는 역할을 담당했다.

북조선은 1948년부터 1970년의 국가예산 집행을 결산했던 1971년 4월의 제4기 제5차 최고인민회의까지 4차례 선거를 시행했다. 그리고

---

109 「e-나라지표」(온라인) 검색일 : 2020.04.14.

그 기간 총 제4기에 걸쳐 36회의 회의를 개최했다. 1948년 채택한 초대 헌법에는 최고인민회의 대의원을 인구 5만 명 중 1명의 비율로 선출했고 임기는 3년으로 규정했다. 그러나 1950년 6·25전쟁과 전후 복구 과정을 거치며 정상적인 선거를 진행할 수 없었다. 이에 제1기 대의원이 1957년까지 9년간 활동했다.

1957년 선거를 통해 제2기 최고인민회의를 구성했다. 그 임기는 5년이었다. 대의원의 임기는 헌법으로 규정했다. 1954년 10월 헌법을 수정해 대의원 임기를 3년에서 4년으로 개정했다. 이 4년 임기는 1972년 사회주의 헌법에도 유지했다. 임기 규정을 5년으로 개정한 시기는 1992년 제9기 제3차 최고인민회의 때였다. 그러나 헌법상의 임기는 처음부터 준수하지 못했다. 그 이후에도 규정과 실제 활동 기간이 일치하지 않는 경우가 비일비재했다. 그러나 이러한 운영은 큰 문제가 아니었다. 임기 조항을 담은 헌법 제90조에 "불가피한 사정으로 선거를 하지 못할 경우에는 선거할 때까지 그 임기를 연장한다."고 적시했기 때문이다. 그럼에도 당대회와 마찬가지로 기본 규정을 지키지 못한 것은 국가 운영이 원활하지 못했다는 방증일 수 있다. 또한 국가의 최고 주권 기관이라는 위상과는 달리 최고인민회의의 역할이 크지 않았다고 평가할 수 있다.

최고인민회의의 회의 진행 과정을 보면, 의안 보고를 내각의 책임자가 하고 대의원들은 보고 청취 이후 이에 관한 토론을 진행했다. 당대회의 경우 사업총화보고 발표를 모두 당의 위원장 자격으로 김일성이 했다면 인민경제발전계획에 대한 총결보고는 국가계획위원장이, 국가 예산 결산 및 예산안 보고는 재정상이 하는 형식이었다. 물론 국가 전체의 중요한 보고, 예를 들어 [국가 창건 1주년 보고], [인민경제계획 수행에서 나타난 결함들의 시정에 대한 교시] 등은 내각 수상의 직책으로 김일성이 직접 담당했다. 토론 후에는 관련한 법을 채택하거나 기존 법에 대해 수정 및 보완을 결정하고 폐회했다.

북조선 헌법에는 1년에 2회의 정기회의 개최를 규정하고 있다. 그러나 1957년부터 1962년까지의 제2기 최고인민회의 기간에만 이 규정이 지켜졌고 제3기부터는 1년에 1차례의 회의로 국가예산을 검토하는 수준에 그쳤다.

최고인민회의 때의 보고 사항과 대의원들의 토론 내용 중 보건의료와 관련한 언급을 확인해 국가 보건의료체계 구성요소에 대비했다. 그리고 북조선 당국이 실행한 정책을 확인했다. 제1기 최고인민회의 기간동안 총 13차례의 회의를 진행했다. 결과는 아래와 같다.

〈표 2-2〉 제1기 최고인민회의에 나타난 국가 보건의료체계 구성요소

분류	세부 분류	'48	1949			'50	'53	1954		1955		1956		'57
		1	2	3	4	5	6	7	8	9	10	11	12	13
자원의 개발	인력	−	○	○	−	−	−	−	−	−	−	○	−	○
	시설	−	○	○	○	○	−	−	○	○	−	○	−	○
	물자	−	−	−	−	○	−	−	−	−	−	−	−	−
	의학지식	−	−	○	−	−	−	−	−	−	−	○	−	−
자원의 배치	중앙정부	−	−	−	−	−	−	−	−	−	−	−	−	−
	지방정부	−	−	−	−	−	−	−	−	−	−	−	−	−
	사회단체	−	−	−	−	−	−	−	−	−	−	−	−	−
	생산기업소	−	−	−	−	−	−	−	−	−	−	−	−	−
	보건기관	−	−	−	−	−	−	−	−	−	−	−	−	−
서비스 제공	치료	○	○	○	○	○	−	−	−	○	−	−	−	−
	예방의학	−	○	○	−	○	−	−	−	−	○	−	−	−
	사회보험·보장	○	○	○	−	−	−	−	−	○	−	○	−	○
	정·요·휴양	○	−	−	○	○	−	−	−	−	−	−	−	−

재정적 지원	국가예산	–	O	O	–	O	–	O	–	O	O	O	–	O
	수출입	–	O	O	–	–	–	–	–	–	–	–	–	–
	원조·지원 등	O	O	O	–	O	O	O	–	O	–	O	O	O
정책 및 관리	의사결정	O	O	O	–	O	–	O	–	O	–	O	–	O
	지도	O	O	O	–	O	–	O	–	–	–	O	–	O
	평가	–	–	–	–	–	–	–	–	–	–	–	–	–
	비판	–	–	O	–	O	–	–	–	–	–	–	–	O

제1기 최고인민회의는 1948년부터 1957년까지 9년의 기간으로 1948년 첫 회의 이후, 1949년에 3차례, 1950년 전쟁 전 1회, 1953년 전쟁 후 1회, 1954년부터 1957년 각 2차례씩 개최했다. 단, 1957년 9월에 개최한 2번째 회의의 경우 새로운 대의원 선출 이후 개최한 첫 회의로 제2기 제1차 회의였다.

제6, 8, 10, 12차 회의의 경우 보건의료와 관련한 언급이 3개 이하로 나타났다. 이는 국가예산 보고와 같이 북조선 사회 전반의 상황을 점검한 안건이 아니거나 보건의료와 전혀 관계없는 안건을 상정했기 때문이다. 예를 들어, 제6차 회의는 전쟁 종료 뒤 소련과 중국 등 사회주의 국가에 원조를 요청하기 위해 정부 대표단을 파견하고 이에 대한 방문결과를 청취한 회의였다. 이때 전쟁으로 파괴된 도시 복구에 원조를 활용했음을 언급해 재정적 지원 중 원조 항목에 표시했다. 12차 회의도 최고인민회의 대표단이 소련을 방문한 뒤 귀환 보고를 청취한 회의로 역시 소련의 원조와 관련한 내용만을 언급했다.

제1기 기간의 세부적 항목을 살펴보면, 첫째 자원 개발의 경우 시설에 대한 언급이 제일 많았다. 진료소, 병원, 의학대학 등을 새롭게 건설한 결과였다. 다음은 인력에 대한 언급으로 이 또한 병원 등의 확대로 보건의료인의 양성을 동반한 결과였다. 의약품과 의료기구 등을 포함하는 물자 항목은 1950년 2월에 개최한 제5차 회의 때 1차례 언급 이후 1957년 3월 마지막 13차 회의까지 관련 논의가 없었다.

의학지식은 2차례 회의에서 나타났다. 1949년 4월에 개최한 제3차 회의 때 교육성 부상 남일은 대의원의 자격으로 토론하며 "1948년도에는 소련에서 유능한 학자 16명을 파견해 대학 교원들에게 기술 및 이론적 수준을 제고하는 강습회를 개최해 실제적 도움을 주었다."고 언급했다.[110] 1956년 3월 개최한 제11차 회의 때 재정상 리주연은 4,800여 명의 학생들이 사회주의 국가의 대학과 연구기관에서 유학하고 있음을 밝혔다.[111] 이를 통해 의학지식은 소련 학자들의 초청과 사회주의 국가에 유학생들을 보내는 방법으로 획득했음을 확인할 수 있었다.

두 번째 구성요소인 자원의 조직적 배치는 이 기간 관련 언급이 없었다. 이는 앞 절의 당대회에서도 마찬가지였다. 이러한 결과는 다양한 보건의료자원을 실질적 활동으로 전환하는 자원의 배치는 총결 기간의 실질적 성과를 강조하는 당대회와 최고인민회의 성격상 구체적으로 언급하기가 어렵기 때문이었다. 당대회와 최고인민회의와 같은 국가적 중요 회의는 배치의 운영과 현황을 설명하는 것이 아니라 배치의 결과만을 보여준다고 할 수 있다.

세 번째 서비스 제공 항목은 사회보험에 대한 언급이 가장 많았다. 북조선은 1946년 북조선임시인민위원회 창립 뒤 본격적인 민주개혁을 단행했다. 특히 노동법을 채택해 공장 등의 조직된 노동자와 사무원 그리고 그 가족들을 우선 대상으로 사회보험제에 의한 무상치료와 정·요·휴양 혜택을 제공했다.

1948년 9월 최고인민회의 첫 회의에서 교통상 주녕하는 대의원 토

---

110 국토통일원, 『북한최고인민회의자료집 제1집』, 국토통일원, 1988, 367쪽.
111 국토통일원, 『북한최고인민회의자료집 제1집』, 767쪽.

론을 통해 "1947년 1월 이후 불과 1년 반 만에 사회보험 혜택 연인원이 약 646만여 명이고 그 중 무료로 치료를 받은 사람은 236만여 명에 달한다."고 밝혔다.[112] 청진방적공장을 대표한 리진근 대의원도 "공장 내에 완비된 2개소의 의료기관에서 노동자들이 무료치료를 받고 있으며 1948년에 정양소와 휴양소에서 198명이 사회보험 혜택을 받았다."고 언급했다.[113]

네 번째로 보건의료에 대한 재정적 지원은 국가예산과 대외원조, 수출입 항목에 대한 언급이 있었다. 국가예산의 경우 최고인민회의가 검토할 중요한 안건 중 하나였기 때문에 그 언급은 당연한 결과였다. 대외원조 항목도 다수를 차지했다. 이는 해방 직후 소련의 지원과 전쟁 직후 사회주의 국가들의 원조가 중요한 역할을 한 증거였다. 수출입과 관련한 언급은 1949년 2, 3차 회의 때 있었다. 북조선은 국가 수립 이후 자국 내에서 생산하지 못하는 물자는 외부에서 확보했다. 이는 수출입을 통한 해결이 필수적이었다. 특히 의료장비 등 보건의료 관련 물자들은 많은 부분 수입에 의존했기 때문에 관심을 보였다.

마지막 정책 및 관리 부문의 경우 최고인민회의의 주요 역할이 국가예산을 승인하거나 법령을 채택하는 등의 의사결정이었다. 또한 주요한 정치지도자들은 향후 보건의료를 어떻게 발전시킬지에 대한 지도적 성격의 언급을 많이 했다. 이에 국가예산이나 보건의료와 관련한 의사결정이 전혀 없었던 4, 6, 8, 10, 12차 회의를 제외하고는 보건의료에 대한 언급을 꾸준히 했다.

최고인민회의 제1기 기간에는 사업 전개에 따른 결함도 구체적으로 지적했다. 당시 보건의료 부문의 결함을 살펴보면, 첫째 국가의 공공

---

112 국토통일원, 『북한최고인민회의자료집 제1집』, 57쪽.
113 국토통일원 『북한최고인민회의자료집 제1집』 81~82쪽

재산을 함부로 인식하는 행태를 꼽았다. 예를 들어, 예산에 없는 비품을 구매하는 행위를 지적했다. 그리고 자금과 물자를 남용 및 절취하는 행위가 지속적으로 적발됐다. 더불어 문서위조, 횡령 도주, 공금유용, 간상모리배와의 결탁 등 부정사건의 만연을 근절하지 못했다. 두 번째로는 관료주의와 형식주의 경향에 대한 비판으로 보건성과 산업성은 충분한 연락과 협의 부족으로 보건의료시설의 신설확충 예산을 누락하거나 건설을 지연하는 등의 폐해가 빈번히 발생했다. 더욱이 계획에 맞춰 급하게 건설하느라 1년도 못 돼 재공사가 필요한 경우도 많았다. 세 번째로는 노동자로서의 주인의식 결여로 생산물자의 오작품과 불량품 생산으로 국가적 손실이 막대했다.[114] 실제로 1955년 4월 당중앙위원회 전원회의에서 국영 및 협동조합 부문 재산의 약 1/3이 관련자들에 의해 착복되거나 낭비됐다는 결론을 내렸다. 또한 1953년 6월부터 1954년 6월까지 1년 동안 당원 중 2만2천 명을 공금유용이나 착복 등으로 적발했다.[115] 당시 당원이 약 100만 명으로 비리 당원의 비율 2.2%는 높은 수치는 아니였다. 그러나 당원조차 비리에 연루했다는 점 자체에 문제의식이 있었던 것으로 보인다. 이에 1954년 6월 당정치위원회에서는 당성검토사업을 시행했다. 그리고 같은 해 11월부터 당증교환사업을 실시하며 대대적인 정비작업에 들어갔다.[116] 특히 1956년 8월 종파사건 이후 김일성에 반발해 축출한 반당종파분자들을 향한 비판이 대두됐고 앞서 지적한 모든 결함의 원인이 이들에게 수렴하는 현

---

114 국토통일원, 『북한최고인민회의자료집 제1집』, 326·336·384·359·388~389쪽.

115 백준기, "정전 후 1950년대 북한의 정치 변동과 권력 재편", 『현대북한연구』, 2권 2호, 1999, 21쪽.

116 조수룡, "전후 북한의 사회주의 이행과 '자력갱생' 경제의 형성", 경희대학교 대학원 사학과 박사학위논문, 2018, 61쪽 재인용.

상을 보였다.

최고인민회의 제2기는 1957년부터 1962년까지 총 11차례의 회의를 개최했다. 각 회의마다 국가 보건의료체계 구성요소의 언급 현황은 〈표 2-3〉과 같다.

〈표 2-3〉 제2기 최고인민회의에 나타난 국가 보건의료체계 구성요소

분류	세부 분류	제2기 1~11차(1957.9.~1962.6.)										
		'57	1958			1959		1960		'61	1962	
		1	2	3	4	5	6	7	8	9	10	11
자원의 개발	인력	–	–	–	○	–	–	○	–	○	–	–
	시설	○	○	○	–	○	○	○	○	○	○	–
	물자	–	–	–	–	○	–	○	–	○	–	–
	의학지식	○	–	–	–	–	–	–	–	–	–	–
자원의 배치	중앙정부	–	–	–	–	–	–	–	–	–	–	–
	지방정부	–	–	–	–	–	–	–	–	–	–	–
	사회단체	–	–	–	–	–	–	–	–	–	–	–
	생산기업소	–	–	–	–	–	–	–	–	–	–	–
	보건기관	–	–	–	–	–	–	○	○	○	○	–
서비스 제공	치료	–	○	○	–	○	○	○	○	○	○	–
	예방의학	–	–	○	–	○	–	○	○	○	○	–
	사회보험·보장	–	–	○	–	○	–	○	–	–	–	–
	정·요·휴양	–	–	○	–	–	–	○	–	–	–	–
재정적 지원	국가예산	–	○	–	○	–	–	○	–	○	–	–
	수출입	–	–	–	–	–	–	○	○	–	–	–
	원조·지원 등	–	○	○	–	–	–	–	–	–	–	–
정책 및 관리	의사결정	○	–	–	–	–	–	–	○	○	○	–
	지도	–	○	○	–	–	–	○	○	○	○	–
	평가	–	–	–	–	–	–	–	–	–	–	–
	비판	–	–	–	–	○	–	○	–	–	–	–

1957년 9월 제1차 회의는 새로운 대의원을 대상으로 자격심사 보고와 상설위원회 및 내각 구성과 관련한 안건을 논의한 회의였다. 이에 보건의료에 대한 언급이 거의 없었다. 1962년 6월의 제2기 제11차 회의에서도 [남조선에서의 미군 철수를 위한 전 민족 투생에 대한 논의]

로 보건의료와 관련한 발언은 전혀 없었다. 이렇게 첫 회의와 마지막 회의를 제외하고는 모든 회의마다 4개 이상의 세부 구성요소에 대한 언급이 있었다. 이는 제2기 최고인민회의 기간인 5년 동안 보건의료와 관련한 중요한 안건들이 많았음을 보여준다.

1960년 2월 제7차 회의의 경우 안건으로 〈인민보건사업을 강화할 데 관하여〉를 상정해 집중적인 토론을 전개했다. 안건보고는 리주연 내각 부수상 겸 무역상이 담당했다. 토론은 최창석 보건상을 비롯해 김시태 평양시인민위원회 보건국장, 최순옥 평안남도 문덕군인민병원 원장 등 보건의료와 관련한 대의원들이 진행했다. 이들은 해방 이후 추진한 보건의료와 관련한 성과를 세세하게 짚었다. 이에 제7차 회의 때 대부분의 보건의료체계 구성요소를 체크했다.

최고인민회의 결정으로 채택한 〈인민보건사업을 강화할 데 관하여〉는 1953년 전반적 무상치료제를 보다 질적으로 확대해 의료서비스를 제공하겠다는 결의로 1960년 이후부터 〈완전하고 전반적인 무상치료제〉 실시를 위한 준비 방안을 담았다. 더불어 위생문화사업을 전 인민적으로 전개하는 방법을 모색했다. 당시 인민보건사업의 강화와 관련한 결정을 채택한 이유는 1958년 사회주의 개조 완료 이후 한 단계 높은 사회주의 혁명의 필요성 때문이었다. 그 주요 방향은 보건의료서비스 대상자의 확대와 질적 담보에 있었다. 가장 아래 단위 행정구역인 리(里)까지 진료시설을 설치해 도시와 농촌 간의 의료서비스 격차를 줄이려고 시도했다. 그리고 의학과학과 의약품 및 의료기구 등의 확보를 통해 무상치료의 질적 발전을 도모하고자 했다.

또한 이 시기 시작한 천리마작업반운동이 보건의료 부문에 미친 영향으로 인해 1960년 11월 제8차, 1961년 3월 제9차 회의에서는 보건의료기관들이 이 운동에 참여한 사실과 그 성과들을 집중 조명했다. 천리마작업반운동은 1958년 평양에서 개최한 전국생산혁신자대회를 계기로 전체 근로자들의 공산주의 인간형 창조를 목표로 더욱 심화한 노력경쟁운동이었다.[117] 천리마작업반운동은 1959년 3월 8일 조직한 강선제강소의 [진응원 작업반]으로부터 시작했다. '천리마'라는 단어가 공개석상에서 처음 언급된 시기는 1958년 6월 최고인민회의 제2기 제3차 회의였고 당시 김일성 연설에서 비롯했다. 그 뒤 1959년 천리마작업반운동을 본격적으로 시작하면서 1956년 12월 추진한 사회주의 경쟁운동을 천리마운동이라고 명명했다.[118]

이 운동은 보건의료인들에게 큰 영향을 끼쳤다. 이를 통해 당이 추구하던 [붉은 보건 전사]로 성장하는 계기를 마련했다. 그 결과 보건의료인들은 인민에 대한 지극한 사랑과 정성을 보여주는 실질적인 전형들이 나타나기 시작했다. 북조선 당국은 이를 지속적으로 담보하고 전체 의료인들에게 확대할 목적으로 1961년 6월에는 [보건일군 열성자대회][119]를 개최했다. 이 대회에는 김일성이 직접 참가해 보건의료인들을 격려하며 보건의료 부문에서 성공적인 혁명과업을 실천하는 방안을 함께 논의했다.

이러한 정세 속에서 최고인민회의 제2기 때 논의한 각 보건의료체계 구성요소의 현황을 살펴보면, 첫째 자원의 개발은 제1기와 마찬가지로 보건의료시설에 대한 언급이 가장 많았다. 이는 1950년대 말과 1960

---

117 통일부 통일교육원 교육개발과, 『북한지식사전』, (주)늘품플러스, 2016, 643쪽.

118 강호제, "북한의 기술혁신운동과 현장 중심의 과학기술정책", 131·137쪽.

119 열성자는 열정적으로 일하는 사람이라는 뜻과 함께 부문별로 일선에서 사업을 책임지고 있는 초급간부(당, 행정경제기관 및 근로단체의 가장 아래 단위를 책임지고 지도하는 사람)을 의미한다. 열성자대회는 이들 열성자 전체가 모여 회의를 하는 것을 일컫는다. 통일부 통일교육원 교육개발과, 『북한지식사전』, 통일부 통일교육원, 2016, 461쪽; 『조선말대사전』(온라인) 검색일 : 2020.09.17.

년대 초에도 병원과 진료소 등의 시설 확충에 중점을 두었다는 방증이다. 지식 획득 체계의 경우도 여전히 소련을 위시한 사회주의 국가들의 도움을 강조했다. 제1차 회의에서 사회주의 국가들에 4천여 명의 유학생들을 보내 선진기술에 대한 교육을 받고 있다는 점을 짚었다.[120] 특히 제2기부터는 소련 등에서 배운 선진의학기술을 광범하게 도입해 현장에서 활발히 활용하고 있음을 엿볼 수 있었다.[121]

두 번째 1960년의 제7차 회의에서는 자원의 배치와 관련해 언급했다. 7차 회의에서는 〈인민보건사업을 강화할 데 관하여〉를 안건으로 상정해 해방 이후 추진한 보건의료사업을 모두 다뤘다. 그 과정에서 그동안 전혀 언급하지 않던 자원의 배치 항목도 소개했다. 특히 위생문화사업에 대한 국가적 지도를 강화하는 방법 중 하나로 담당기관의 구성과 체계를 결정했다. 북조선 당국은 위생문화사업을 담당할 기관으로 중앙과 지방정부에 위생지도위원회와 위생검열위원회를 조직했다. 위생지도위원회는 평양인 중앙과 각 도·시·군에 설치했다. 위생검열위원회는 각 리·동에 배치했다. 이와는 별도로 기업소, 협동조합 등 생산조직과 국가기관 및 사회단체 등에는 위생지도원을 두어 책임을 맡겼다. 학생 및 청소년들이 속한 학교 등에는 문화근위원, 위생근위대를 선발하는 등 정부와 생산조직, 사회단체 등 국가 전체가 위생문화사업에 총동원하는 체계를 구축했다.[122]

제8차, 9차 회의에서의 배치 내용은 보건의료기관들이 천리마작업반운동에 참가한 사실과 그 성과로, 천리마작업반운동은 또 다른 형식의 조직적 배치였다. 표면적으로는 국가의 강제가 아닌 노동자들의 자

---

120 국토통일원, 『북한최고인민회의자료집 제2집』, 국토통일원, 1988, 46쪽.

121 국토통일원, 『북한최고인민회의자료집 제2집』, 229쪽.

122 국토통일원, 『북한최고인민회의자료집 제2집』, 612쪽.

발적 참여를 강조했지만 한 개인이 자신이 속한 조직의 집단적 결정에 반대하거나 불참하는 것은 불가능했다.

1960년 11월 개최한 제8차 회의에서는 천리마작업반 혹은 2중천리마작업반칭호를 쟁취한 작업반이 852개로 보건의료 등 경제와 문화의 모든 분야에 급속히 파급했음을 밝혔다.[123] 1961년 3월의 제9차 회의에서는 실제로 교육, 보건 등의 기관에서도 천리마 기수들을 배출했다며 41개 작업반을 망라한 1,149명의 의료일군들이 천리마칭호를 쟁취했다고 보고했다.[124] 보건의료 분야에서는 1960년대 말부터 이 운동의 가시적인 성과가 드러났다고 할 수 있다.

최고인민회의에서 언급한 자원의 조직적 배치를 통해 북조선이 추진한 배치의 방법을 확인할 수 있었다. 우선 중앙정부와 지방정부를 수직적으로 배치해 국가의 정책을 일괄적으로 하달했다. 두 번째로는 생산기관과 사회단체 및 학교 등 대규모 집단을 집중적으로 활용해 정책을 횡적으로 확대했다. 세 번째로 가장 혁신적인 집단이나 열성자를 발굴해 이를 모범으로 격려하고 이 모범을 전체로 확산하는 방안을 적극적으로 모색했다.

세 번째로 서비스 제공과 관련해서는 제1기의 경우 사회보험의 언급이 다수였던 점에 비해 제2기에는 무상치료와 예방의학, 정·요·휴양 혜택을 골고루 언급했다. 이는 1953년 전반적 무상치료제의 추진과 1958년 사회주의 개조 완료 이후 문화혁명 차원에서 대대적인 위생문화사업 전개에 따른 결과였다.

네 번째 요소인 재정적 지원 중 대외원조는 1958년에 진행한 2차와

---

123 국토통일원, 『북한최고인민회의자료집 제2집』, 808쪽.
124 국토통일원, 『북한최고인민회의자료집 제2집』, 966쪽.

3차 회의 이후 언급이 사라졌다. 이에 반해 수출입 언급은 증가했다. 1960년 2월 제7차 회의에서는 무역대상국이 사회주의 국가들 외에도 동남아시아, 아프리카, 미주 등의 30여 개 나라로 현저히 확대되었다고 밝혔다.[125] 실제로 제1차 인민경제발전5개년계획을 시작한 1957년부터는 대외원조가 거의 중단됐다. 이러한 상황은 수출입 정책에 더욱 관심을 돌리게 했고 수출입을 확대하는 방안 중 하나로 대상국의 다변화를 가져왔다.

제3기 최고인민회의는 1962년 10월부터 시작해 1967년까지 5년 동안의 임기를 채웠다. 제4기는 1967년 12월 1차 회의를 시작으로 1972년 4월 마지막 6차 회의까지 진행했다. 최고인민회의는 2기부터 4기까지 그 임기가 5년으로 동일했으나 회의는 대폭 축소됐다. 2기의 총 11차에 걸친 회의가 제3기에는 7차례로, 제4기는 6차 회의에 그쳤다. 그만큼 최고인민회의의 역할이 최소한으로 한정했음을 보여주고 있다.

〈표 2-4〉 제3·4기 최고인민회의에 나타난 국가 보건의료체계 구성요소

분류	세부 분류	제3기 1~7차 (1962.10.~1967.4.)							제4기 1~6차 (1967.12.~1972.4.)					
		'62	'63	'64	'65	1966		'67	'67	'68	'69	'70	'71	'72
		1	2	3	4	5	6	7	1	2	3	4	5	6
자원의 개발	인력	−	O	O	O	−	−	O	O	O	−	O	−	−
	시설	O	O	O	O	O	O	O	O	O	O	O	O	O
	물자	−	O	−	−	O	−	−	−	−	−	O	O	−
	의학지식	O	−	O	−	−	−	−	−	−	−	−	−	−
자원의 배치	중앙정부	−	−	−	−	−	−	−	−	−	−	−	−	−
	지방정부	−	−	−	−	−	−	−	−	−	−	−	−	−
	사회단체	−	−	−	−	−	−	−	−	−	−	−	−	−
	생산기업소	−	−	−	−	−	−	−	−	−	−	−	−	−
	보건기관	−	−	−	−	−	−	−	−	−	−	−	−	−

125 국토통일원, 『북한최고인민회의자료집 제2집』, 1007쪽.

서비스 제공	치료	O	O	O	O	O	O	O	O	O	O	O	O
	예방의학	O	O	O	–	O	–	–	–	O	O	O	–
	사회보험·보장	–	–	O	O	–	–	–	–	–	O	–	–
	정·요·휴양	–	O	O	O	O	–	O	O	O	–	–	–
재정적 지원	국가예산	–	O	O	O	O	O	–	O	–	O	O	O
	수출입	–	–	–	–	–	–	–	–	–	–	–	–
	원조·지원 등	–	–	–	–	–	–	–	–	–	–	–	–
정책 및 관리	의사결정	O	O	O	O	O	O	O	O	O	O	O	O
	지도	O	O	O	O	O	O	O	O	O	O	O	O
	평가	–	–	–	–	–	–	–	–	–	–	–	–
	비판	–	–	–	O	O	–	–	–	–	–	–	–

자원의 개발 부문에서는 여전히 시설에 대한 언급이 많았다. 이는 계속해서 병원과 진료소 등을 신설 및 확장하는 사업을 전개한 결과였다. 그리고 1960년까지 농촌의 말단 행정구역인 리(里)까지 진료소 설치를 완료하면서 보고자들이 이를 큰 성과로 언급했기 때문이었다. 특히 1959년 2월 최고인민회의 상임위원회 정령에 의해 평양시, 평안남도, 자강도, 황해남도, 황해북도, 함경북도, 개성시의 일부 행정구역을 변경하거나 신설했다. 이에 따라 평양시는 6개 구역에서 11개 구역으로 확장했다. 개편한 행정구역에는 새로운 보건의료시설을 개설했다.[126]

보건의료 인력의 경우 이전 시기보다 언급이 더 많았다. 특히 제1, 2기 때는 단순히 보건의료인들의 숫자 확대에 초점을 맞췄다면 제3기부터는 공산주의적 새 인간형의 전형으로 희생과 헌신성을 갖춘 붉은 보건 전사 양성을 본격적으로 강조했다.[127]

그러나 물질적 담보인 의약품이나 의료기구 등의 언급은 큰 변화가

126 조선중앙연감편집위원, 『조선중앙연감 1960』, 조선중앙통신사, 1960, 170쪽.
127 국토통일원, 『북한최고인민회의자료집 제2집』, 1316쪽.

없었다. 이는 1960년대와 1970년대 초반까지도 이렇다 할 성과가 나타나지 않았음을 보여주는 간접적인 증거였다. 그 원인에 대해 1965년 제4차 및 1966년 제5차 회의에서 비판이 있었다. 기술혁신사업의 결함으로 기계제품이 투박하고 원료와 자재 소모가 많으면서도 수명이 짧다고 짚었다. 또한 이러한 기계와 설비조차 아끼지 않아 쉽게 고장 났다. 이를 생산하는 기업들은 생산과제를 완수하지 못하는 경우와 함께 생산계획을 금액상으로 채우는 일에 치우쳐 품종별, 규격별로 다양한 생산과제와 질적 지표 수행에 관심이 적었다.[128] 이러한 결함들로 인해 지속해서 높아지는 인민들의 수요를 충족시키지 못했고 그 질도 담보하지 못했다고 비판했다.

자원의 개발 중 의학지식은 1962년의 1차 회의와 1964년의 3차 회의에서 언급했다. 모두 경락연구와 관련한 발언이었다. 북조선에서 경락의 발견은 과학연구에 주체를 확립한 결과로 선전됐다. 동시에 선조들의 유산인 동의학을 새로운 발전단계로 올려놓은 쾌거였다.[129] 서비스 제공 부문은 무상치료에 대해 빠짐없이 언급했다. 예방의학에 대한 언급도 큰 변화 없이 지속했다. 그러나 사회보험 및 사회보장이나 정·요·휴양의 언급은 줄었다. 특히 정·요·휴양의 경우 제4기 후반부터는 언급이 전혀 없었다. 이는 해방 직후 사회보험의 서비스 중 하나로 무상치료와 정·요·휴양 혜택을 제공했으나 1953년부터 전 인민을 대상으로 서비스를 확대한 결과로 보여진다.

재정적 지원 부문에서도 수출입과 대외원조에 대한 언급이 10년 동안 전혀 없었다. 사회주의 국가들의 원조는 이미 1958년부터 언급이

128 국토통일원, 『북한최고인민회의자료집 제2집』, 1451·1485쪽.
129 국토통일원, 『북한최고인민회의자료집 제2집』, 1138쪽.

없었다. 수출입의 경우 1960년대 국제 정세의 악화로 최고인민회의에서 언급할 정도의 가시적인 성과가 없었기 때문이었다. 이에 보건의료와 관련한 재정적 지원은 국가예산이 유일했다.

1948년부터 1970년까지 총 4기 37차에 거쳐 논의한 최고인민회의 보고 및 토론에 나타난 보건의료 성과 및 향후 계획의 세부 내용은 〈부록 3〉에 첨부했다.

제5절 『로동신문』의 보건의료 관련 기사 개요

『로동신문』은 북조선의 집권당인 조선노동당의 기관지로 창간일은 1945년 11월 1일이다. 창간 당시의 제호는 『정로』(正路)였다. 『정로』는 엄밀히 말하면 조선공산당의 기관지였다.

북조선의 공산주의자들은 1945년 10월 10일부터 13일까지 [북조선 5도당책임자 및 열성자대회]를 평양에서 개최했다. 그리고 조선공산당 중앙위원회 북부조선분국 설치를 논의하고 결정했다.[130] 북조선에 조선공산당 분국을 설치한 이유는 크게 두 가지 차원에 따른 결과였다. 하나는 미국과 소련이 남북을 분할 관리하면서 파생한 문제로 남북의 이동이 자유롭지 못한 상태가 가속화했다. 이로 인해 서울에 있던 조선공산당 중앙위원회는 북조선에서의 지도 및 활동에 제약이 많았다. 다른 하나는 김일성 등 북조선에서 활발히 활동하던 당시 정치세력들의 주도권 강화라는 이해관계에 따른 결정이었다.

『정로』의 창간사에는 "조선공산당 중앙위원회는 분국 설치를 정당하

---

130 "조선공산당 북부조선분국설치", 『정로』, 1945.11.01.

다고 승인했다."고 강조했다. 이러한 언급은 당시 박헌영이 중심이었던 서울의 조선공산당 중앙위원회의 지도력을 인정한 언급이었다. 그러나 권력투쟁을 거치며 김일성이 유일적 권력을 확립하며 북조선은 1945년 10월 10일의 분국 설치를 북조선공산당 중앙조직위원회 창립으로 역사를 재규정했다. 또한 이 조직을 혁명의 전위부대, 혁명의 참모부로 의미를 부여하며 10월 10일을 당창건 기념일로 제정했다.

『정로』는 조선공산당 중앙위원회 북부조선분국의 당기관지로 발행했고 분국 설치 결정 이후 채 20일도 되지 않아 발간을 시작했다. 발간사에는 "프롤레타리아 전위당은 당원과 더불어 노동자, 농민 및 일반 인민을 교양, 훈련 및 조직해야 한다."며 군중의 조직자이자 선전자의 역할을 『정로』의 사명으로 밝혔다.[131]

『정로』는 1945년 11월 창간부터 12월까지 매주 1회, 소형판(타블로이드판) 2면으로 총 10호까지 발행했다. 총 10호 중 목요일에 발행한 창간호 외에 금요일 2차례, 일요일 1차례, 나머지는 모두 수요일에 발행했다. 『정로』는 처음부터 매일 발행을 목표로 했다. 창간호에는 "당시의 사정으로 인해 주간지로 발행하고 있으나 모든 노력을 다해 일간지로 발행할 계획"임을 밝혔다.[132] 그리고 1950년 1월 1일 공지를 통해 "휴일 없이 신문이 발간된다."고 독자들에게 알려, 일간지 실현은 1950년부터였고[133] 365일 발행의 노력은 전쟁 기간에도 계속했다.[134]

---

131 "創刊辭", 『정로』, 1945.11.01.

132 "編輯局", 『정로』, 1945.11.01.

133 새해 1950년부터 본보는 휴일없이 신문을 발간하게되였습니다. 신문대금은 종전과같습니다. "독자들에게", 『로동신문』, 1950.01.01.

134 1952년과 1953년에 『로동신문』에 게재한 정기 간행물에 대한 예약 광고에 의하면 『로동신문』은 월 발행 부수가 무휴(無休)이고 대금은 3개월에 360원으로 표시했다. "국내 정기 간행물, 신문, 잡지 예약 접수에 관해", 『로동신문』, 1952.12.18;

그러나 일주일에 하루는 휴간해 매일 발행하지는 않았다.[135] 물론 중요
한 행사를 개최한 경우 휴간 일에도 발행했으나 이럴 때는 대체휴일을
정해 연간 무휴 발행은 아니었다.[136] 휴일 없는 일간지 발행으로 완전
히 정착한 시기는 1974년부터로 이는 현재와 같은 6면 발행을 고착한
시기와 일치했다.

북조선 당국은 신속하게 당기관지를 발행하고 일간지 발간을 목표로
의욕적으로 사업을 추진했다. 그러나 당시 기관지 발행 역량의 한계는
분명했다. 우선 내용을 담보하기가 어려웠다. 1945년 11월 28일 발행
한『정로』제5호에는 소련 몰로토프(Vyacheslav Mikhaylovich Skryabin,
1890~1986) 외상의 국제 정세 보고를 전체 지면을 할애해 게재했다. 이
는 사회주의 종주국인 소련의 국제 정세 인식이 한반도 정책의 중요 잣
대였음을 보여준다. 그러나 한편으로는 초기 당의 선전 및 홍보 역량의
부족을 반증하는 것으로 내용을 채우기에 급급했다고 할 수 있다. 그러
나 시간이 경과하며 내용을 풍부히 하면서 동시에 지면 확대를 시도했
다. 1946년 3월부터 발행면을 2면에서 4면으로 증면했다.[137] 같은 해 5
월 28일에는 신문의 크기를 기존의 소형판에서 일반 신문 크기(대판) 2
면으로 확대했다.[138]

『정로』는 1946년 9월 1일부터『로동신문』제호로 발행했다. 이는 북

<hr>

"2·4분기 국내 정기 간행물 예약 안내",『로동신문』, 1953.03.16.

135 "본보는 사정에 의해 3월 2일부를 휴간하고 3월 3일부를 발간함을 알립니다",『로
동신문』, 1958.03.01.

136 본보는 종전에 매주 화요일부를 휴간했으나 6월부터 월요일부를 휴간하게 됐음을
독자들에게 알립니다. "독자들에게 알림",『로동신문』, 1957.06.02.

137 『정로』1946년 3월 26일자 사고(社告)를 통해 3월 17일부터 2면에서 4면으로 지면
을 확대하고 이에 따른 구독료를 1부 50전, 1개월에 12원으로 인상함을 알렸다.
3월 17일부터 지면을 확대한다고 했으나 실제 3월 1일부터 증면해 발행했다.

138 김광운,『북조선 실록 1』, 198쪽.

조선공산당과 조선신민당이 1946년 8월 30일 합당해 조선노동당을 창당하면서 당기관지의 제호 변경이 필요했기 때문이었다. 그러나 북조선은 『정로』를 창간한 11월 1일을 출판절로 정해 기념하고 있다. 이는 첫 당기관지에 대한 애착과 함께 북조선 공산주의자들의 첫 조직 건설에 큰 의미를 부여한 탓이었다.[139]

당시 당기관지는 내용의 빈약함과 함께 더욱 근본적인 문제점은 기사의 내용이 어렵고 대중이 쉽게 이해하지 못하는 글로 채워졌다는 점이었다. 이로 인해 인민들은 당기관지의 이름조차 알지 못했다. 또한 발행한 신문이 도(道)당이나 군(郡)당 사무실에 쌓여 인민들에게 도달하지 못하기도 했다.[140]

특히 『정로』는 제호와 함께 신문 제목과 기사를 모두 한자로 사용했다. 기사를 이해하지 못하는 것을 넘어 아예 읽지 못하는 사람들이 허다했다. 1946년에 접어들면서 조금씩 한글로 표기하기 시작했다. 한글 옆에 한자를 병행하는 방법을 활용하기도 했다. 『정로』 편집부는 신문에 글을 투고하는 인사들에게 일반 대중이 다 같이 읽을 수 있도록 쉬운 문장으로 평이하게 작성할 것과 한글로 작성할 것을 요청했다. 그리고 어려운 문구를 쓸 때는 괄호 안에 한자를 병행할 것을 당부하기도 했다.[141] 그러나 1946년에도 기사는 한자 위주로 작성했다. 1947년에는 한글과 한자를 혼용하는 과도기를 거쳤다. 1948년에는 숫자와 일부 기사에 여전히 한자를 표기했으나 주로 한글로 발행했다. 신문이 완전

---

139 한국외국어대학교 연구산학협력단, 『근대문화유산 신문잡지분야 목록화 조사 연구 보고서』, 문화재청 근대문화재과, 2010, 134쪽.
140 김일성, "토지개혁의 종결과 금후과업", 『김일성저작집 2』, 조선로동당출판사, 1979, 155쪽.
141 "알리는말슴", 『로동신문』, 1946.04.26.

히 한글판으로 발간한 시기는 1956년 4월 16일자부터였다. 이때에는 아예 조판형식 자체를 바꾸어 제호의 모양과 가로쓰기 등의 큰 변화가 있었다.

본 연구를 위해 우선 연구 범위의『로동신문』을 수집했다. 그러나 1953년 7월 정전 전까지는 제호가 누락되거나 기사 해독이 어려울 정도로 상태가 좋지 않은 신문이 많았다. 이에 누락 없이 보건의료와 관련한 기사를 검토해 정리한 기간은 1953년 8월부터 1970년까지이다. 그 결과 〈표 2-5〉와 같이 매해 보건의료 기사의 현황을 파악할 수 있었다.

〈표 2-5〉 매해 보건의료 관련 기사 현황

분류 년도	기사 수	자원의 개발	자원의 배치	서비스 제공	재정적 지원	정책 및 관리
1945	3	–	2	–	–	1
1946	61	13	9	2	2	35
1947	154	62	15	37	4	36
1948	57	18	7	13	4	15
1949	93	46	10	14	5	18
1950	94	48	10	9	11	16
1951	252	121	17	72	19	23
1952	291	106	19	111	20	35
1953	184	63	10	68	11	32
1954	151	67	3	41	11	29
1955	132	73	2	24	10	23
1956	189	74	17	15	21	62
1957	161	61	11	38	17	34
1958	232	36	18	119	8	51
1959	175	38	14	78	5	40
1960	138	58	5	32	4	39
1961	188	39	28	28	8	85
1962	137	56	16	35	4	26
1963	125	47	–	31	4	43

1964	94	35	4	13	6	36
1965	102	40	7	12	2	41
1966	137	67	5	37	3	25
1967	78	19	3	19	4	33
1968	66	11	–	11	3	41
1969	61	7	–	9	3	42
1970	71	9	6	5	1	50
총계	3,426	1,214	238	873	190	911

기사의 양은 신문의 크기와 발행면에 따라 차이가 난다. 1945년 11월 창간 당시, 『로동신문』은 타블로이드판 2면으로 시작했다. 1946년 2월 북조선임시인민위원회 수립 이후인 3월부터 4면으로 확대했다. 그러던 것이 같은 해 5월 말에 일반 신문 크기인 대판 2면으로 발행했다. 11월 초부터 대판 4면으로 고착했다. 대판 4면을 1957년까지 유지했고 1958년부터 1970년까지는 4면과 6면을 번갈아 발행했다. 현재와 같은 6면 발행을 정착한 시점은 1974년부터이다. 그렇기 때문에 하루 평균 기사 수는 대판 4면으로 안착한 1947년부터 1957년까지의 기간보다 1958년부터 1970년까지의 기간에 더 많은 기사를 게재했다.

이를 염두에 두고 〈표 2-5〉를 살펴보면 주로 4면을 발행했던 기간에 보건의료와 관련한 기사가 더 많았다. 특히 1953년 전까지는 신문의 누락으로 확인하지 못한 기사들이 많았으므로 그 격차는 더 벌어진다. 그러던 것이 1958년 232건으로 가장 많은 기사를 낸 이후 줄어들다가 다시 1961년에 증가했다. 1967년부터는 100개 이하의 기사를 게재했다. 이러한 결과는 시간의 경과에 따라 제도가 안착되고 일반화하면서 신문을 통한 강조의 필요성이 줄어들었다고 유추할 수 있다.

관련한 기사를 가장 많이 보도한 해는 1952년의 291건이었다. 1952년을 전후해 200건이 넘는 기사들을 게재했다. 이 기간은 6·25전쟁 시기로 자원의 개발과 서비스 제공과 관련한 기사들이 많았다. 보건의료 인력들이 치료와 위생방역사업을 적극적으로 펼친 내용을 게재했다. 1956년부터 1961년까지도 150건 이상의 기사를 게재했다. 이 시기에도 역시 자원의 개발과 서비스 제공에 초점이 맞춰져 있었다. 특히 1958년은 사회주의 개조를 완료한 시점으로 232건의 기사 중 119건이 위생 및 예방의학 혜택의 제공에 관한 보도였다. 이는 사회주의 개조에 따라 주변 환경을 개선하기 위한 노력을 대대적으로 전개한 결과였다.

기사의 전체 총계는 3,426건이었다. 자원의 개발에 관한 보도가 1,214건으로 제일 많아 보건의료시설과 인력을 확보하는 데 관심과 노력을 기울였다고 할 수 있다. 두 번째로 관련 보도가 많았던 구성요소는 정책 및 관리 부문으로 873건의 서비스 제공보다 많은 911건이었다. 이는 보건의료서비스를 국가가 주도하는 사회주의 국가의 특징을 전형적으로 보여주는 지표였다.

〈표 2-6〉과 〈표 2-7〉은 시기별 기사 개요 등을 정리한 자료이다. 앞에서도 언급했듯이 『로동신문』의 경우 해마다 발행일과 발행면의 차이 등과 기사 수의 많고 적음으로 각 시기의 의미를 부여할 수 없다. 다만 시기별 기사를 국가 보건의료체계 구성요소에 대비해 시기별로 강조점과 특징, 경향성 등을 살펴볼 수 있었다.

〈표 2-6〉 시기 분류에 따른 보건의료 관련 기사 개요

시기별 분류	기간	기사 수
민주적 보건의료제도 구축기 (이하 〈시기 I〉)	1945년 11월~1953년(7년 2개월)	1,189
사회주의 보건의료제도 구축기 (이하 〈시기 II〉)	1954년~1960년(8년)	1,178
사회주의 보건의료제도 완성기 (이하 〈시기 III〉)	1961년~1970년(10년)	1,059
총계	25년 2개월	3,426

〈표 2-7〉 시기 분류에 따른 보건의료체계 구성요소 기사 개요

시기별 분류	기사 수 비율(%)	자원의 개발	자원의 배치	서비스 제공	재정적 지원	정책 및 관리
〈시기Ⅰ〉	1,189	477	99	326	76	211
	100	40	8	27	6	18
〈시기Ⅱ〉	1,178	407	70	347	76	278
	100	35	6	29	6	24
〈시기Ⅲ〉	1,059	330	69	200	38	422
	100	31	7	19	4	40
총계	3,426	1,214	238	873	190	911
	100	35	7	25	6	27

〈시기Ⅰ〉의 경우 포괄 기간은 가장 짧고 누락 기사는 가장 많은 기간이었다. 그러나 제일 많은 기사 수를 보여주고 있다. 그만큼 새로운 보건의료제도를 구축하기 위한 노력에 집중했음을 보여준다. 특히 구성요소 중 자원의 개발 비중이 40%로 다른 시기에 비해 높아 새로운 시설과 인력 등의 확보에 주력했다고 할 수 있다.

〈시기Ⅱ〉에 본격적인 사회주의 보건의료제도의 구축을 추진했다. 1956년 제3차 당대회 이후 사회주의 개조를 강하게 추진했다. 1958년 사회주의 개조 완료를 선언하면서 모든 보건의료시설과 의료인들을 국가 소속으로 재편했다. 이 시기에도 여전히 자원의 개발 비중이 가장 높은 35%로 나타나 하드웨어 구축을 지속했다. 더불어 서비스 제공이 29%로 집계돼 구축한 자원을 활용해 실질적인 보건의료서비스를 제공하기 시작했음을 알 수 있다.

〈시기Ⅲ〉에는 누락 기사도 없었고 발행면도 가장 많아 전체 신문 기사가 제일 많았음에도 불구하고 보건의료와 관련한 기사는 1,059건으로 가장 적었다. 특히 제4차 당대회를 개최한 1961년과 그 이후 대대적인 위생문화사업을 전개했던 초기 3년 동안 기사가 40% 이상 차지

했다. 특히 구성요소 중 가장 높은 비율을 차지한 항목은 정책 및 관리 분야로 국가가 보건의료를 전적으로 책임지는 사회주의 보건의료제도의 전형성을 보여주고 있다.

〈표 2-7〉을 보다 세부적으로 분류한 결과가 〈표 2-8〉로, 이를 토대로 본 저서 제3장부터 제5장까지 그 내용의 실제적 현실을 자세히 살펴보았다.

〈표 2-8〉 보건의료체계 구성요소 세부 분류 개요

분류	세부 분류	기사 수	〈시기 I 〉 1945~1953 (7년2개월)	〈시기 II 〉 1954~1960 (8년)	〈시기 III 〉 1961~1970 (10년)
자원의 개발	인력	594	300	190	104
	시설	215	107	75	33
	물자	191	28	85	78
	의학지식	214	42	57	115
	소계	1,214	477	407	330
자원의 배치	중앙정부	94	24	38	32
	지방정부	49	24	16	9
	사회단체	28	15	6	7
	생산기업소	10	2	4	4
	보건기관	57	34	6	17
	소계	238	99	70	69
서비스 제공	치료	231	59	65	107
	예방의학	472	188	239	45
	사회보험·보장	48	44	4	–
	정·요·휴양	122	35	39	48
	소계	873	326	347	200

재정적 지원	국가예산	40	14	13	13
	수출입	49	1	24	24
	대외원조	98	58	39	1
	헌금 등 기타	3	3	–	–
	소계	190	76	76	38
정책 및 관리	의사결정	222	69	65	88
	지도	140	70	36	34
	홍보	101	24	6	71
	평가	141	15	16	110
	비판	91	12	79	–
	국제협력	216	21	76	119
	소계	911	211	278	422
총계		3,426	1,189	1,178	1,059

제3장
민주적 보건의료제도 구축기(1945~1953년)

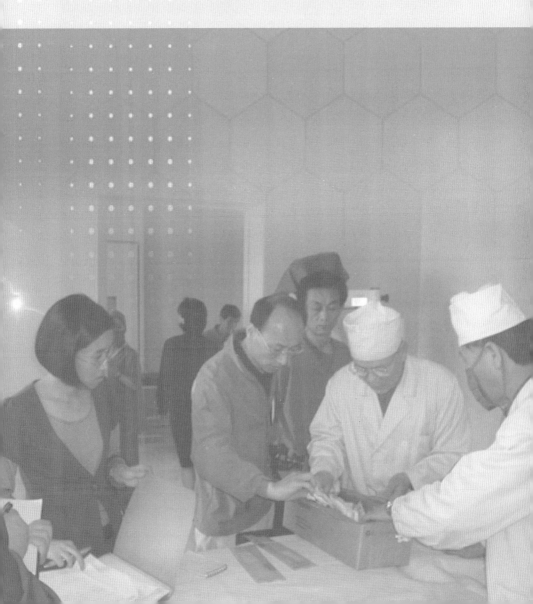

10년도 채 안 되는 〈시기 I〉에 한반도는 해방과 전쟁, 휴전이라는 역사적 사건을 연이어 겪었다. 북조선에서는 사회주의 지향을 목표로 한 다양한 집권세력들이 1945년 행정국, 1946년 북조선임시인민위원회, 1947년 북조선인민위원회, 1948년 조선민주주의인민공화국 창건을 거치며 자신들의 집권을 확실히 굳히려는 노력을 시작했다. 당시 북조선 지도부는 남북 분단의 해소가 우선적 과제였다. 이를 위해 자신들의 집권이 모든 면에서 남한보다 우월함을 증명하는 데 집중했다. 그 우월성은 일제 식민지 청산의 선명성과 다수 인민의 지지를 확보한다는 도덕성, 그리고 인민 생활 향상 측면에서 빠른 경제성장을 통해 입증하고자 했다.

특히 보건의료 정책은 자신들의 우월성을 가장 빠르고 효과적으로 드러낼 수 있는 분야였다. 당시 보수와 진보를 망라한 남북의 정치세력들은 주요 보건의료 정책으로 사회주의 보건의료제도에 기초한 공약들을 제시했다. 이에 보건의료 정책에는 큰 이견이 없었고 빠른 추진이 가능했다.[1] 또한 보건의료 환경의 개선은 현실적 차원에서도 필수적으로 필요했다. 주민들의 건강 개선은 건강한 노동력 확보와도 연동됐다. 북조선은 경제건설을 위해 1947년부터 인민경제발전계획을 추진했고 그 성패의 기초가 되는 건강한 노동력 확보에 필요한 보건의료 정책을 구체적으로 추진해 나갔다.

제1절 보건의료자원의 개발

국가가 보건의료서비스를 제공하기 위해서는 먼저 보건의료자원을

---

[1] 이철수, 『김정은시대 북한사회복지:페이소스와 뫼비우스』, 도서출판 선인, 2020, 63~64쪽.

개발하고 확보하는 과정이 필요하다. 보건의료자원에는 대표적으로 인력, 시설, 물자, 의학지식을 꼽을 수 있다.

〈표 2-13〉에 의하면 자원의 개발과 관련한 『로동신문』의 기사량은 〈시기Ⅰ〉477건, 〈시기Ⅱ〉407건, 〈시기Ⅲ〉은 330건이었다. 〈시기Ⅰ〉은 〈시기Ⅱ〉, 〈시기Ⅲ〉에 비해 기사의 누락분이 많았고 발행면이 적음에도 보건의료자원 관련 기사량은 제일 많았다. 이는 〈시기Ⅰ〉에 자원 개발이 활발했음을 보여준다.

〈시기Ⅰ〉의 자원 개발을 보다 세부적으로 살펴보면 477건의 기사 중 인력과 관련한 기사가 300건으로 62.9%를 차지했다. 시설은 107건(22.4%), 지식은 42건(8.8%), 물자는 28건(5.9%)이었다. 즉 85% 이상의 기사를 인력과 시설 개발 소식에 할애했다.

1. 인력

(1) 의사

1946년 말 북조선직업동맹에 가입한 보건의료인은 1,321명이었다. 이 수치는 북조선인민위원회에서 발표한 자료로 기술자 460명, 기능자 861명으로 집계했다. 기술자는 전문학교 이상의 교육을 받아 이론적 지도가 가능한 사람을 일컬었다. 기능자란 학술적 이론은 없으나 초보자 지도가 가능한 사람을 의미했다.[2] 의료인 현황은 소련의 민정부 총괄보고서에도 언급했다. 1946년 말, 38명의 치과의사를 포함해 627명의 의사가 의료계에 종사한다고 파악했다. 1948년 보건성 자료에 의하면

---

2 한림대학교 아시아문화연구소, 『북한경제통계자료집 1946·1947·1948년도』, 한림대학교 출판부, 1994, 70~71쪽. 북조선직업동맹 산하 조직으로 1946년 8월 6일 북조선보건인직업동맹 중앙위원회를 설립해 활동을 시작했다. "보건인과 일반종업원 직맹중앙위원회도 결정", 『정로』, 1946.08.09.

951명의 의사와 2,197명의 중간 의료인, 460명의 간호원 및 견습원과 875명의 종두의(種痘醫)와 소독원 등이 활동하고 있다고 집계했다.[3]

이러한 지표들은 해방 당시 정규 의학교육을 받은 의사의 수가 심각하게 부족한 현실을 보여주고 있다. 실제로 해방 직후 의사는 약 1천 명으로 인구 1만 명당 1명 정도로 소수였다.[4] 또한 보건의료인들은 해방 직후부터 이미 관련 조직을 구성해 활동하고 있었다. 해방부터 1946년까지 다양한 직능과 세력들을 규합하는 시기였던 것이다. 그 정세 속에 보건의료인들도 자의든 타의든 조직에 소속해 있었다.

북조선 보건의료인에 대한 당국의 관리는 1947년부터였다. 1947년 1월 24일 북조선임시인민위원회 결정 제162호로 〈북조선의 인민 보건을 침해하는 죄에 관한 법령〉을 공포했다. 총 5개조의 이 법령은 면허 없는 의료행위와 면허 외 치료의 경우 6개월 이하의 강제 노동 또는 2천 원 이하의 벌금 부과 및 면허 취소를 규정했다.[5] 이 규정 공포 직후인 1947년 2월, 북조선인민위원회를 조직해 더욱 구체적인 정책을 추진하기 시작했다.

북조선인민위원회 보건국은 1947년 3월 의사 및 치과의사 시험 실시를 공고했다. 시험은 1947년 6월에 실시할 예정이었다. 시험응시를 위한 원서제출 기한은 4월 30일까지였다.[6] 7월에는 이 시험에 합격한

---

3 김광운, 『북조선실록 1』, 552쪽.

4 황상익, 『1950년대 사회주의 건설기의 북한 보건의료』, 서울대학교출판부, 2006), 19쪽. 북조선의 역사를 기록한 원전 자료 중 『조선전사』에는 "개인병원과 의사들을 다 합쳐도 의사는 2,000명, 침대는 1,118대로서 인구 1만명당 의사는 평균 2명, 침대는 1대씩 돌아가나마나한 형편이었다."고 언급했다. 과학·백과사전출판사, 『조선전사 24』, 과학·백과사전출판사, 1981, 482쪽.

5 "북조선림시인민위원회 결정 제162호, 북조선의 인민보건을 침해하는 죄에 관한 법령", 『로동신문』, 1947.01.26.

6 "의사 및 치과의사시험을 실시", 『로동신문』, 1947.03.30.

25명의 명단을 『로동신문』에 발표했다. 23명의 의사와 2명의 치과의사 이름을 일일이 게재했다. 보건국은 명단을 발표하며 "그동안 인민보건 사업에 일생을 바친 의료기술자를 찾아내기 위해 온갖 힘을 기울여 오던 바 이번 시행한 의사 시험에서 합격자 23명을 얻어 의료기술진을 강화하게 됐다."고 의의를 밝혔다.[7] 한 사람의 의사가 아쉬웠던 당시 상황을 엿볼 수 있다. 그리고 이를 시작으로 의사 확보를 위한 노력을 본격화했다.

1947년 9월 19일자 『로동신문』에는 펠셸 시험요강을 발표했다. 이 시험은 일정 지역 내에서만 활동을 허가한 한지의사(限地醫師)를 펠셸로 새롭게 규정하고 이와 함께 의학강습소 또는 독학으로 의학을 공부한 만 20세 이상의 남녀를 대상으로 펠셸 자격을 부여하기 위해서였다. 시험 응시자는 수험원서, 이력서, 한지의사면허증 또는 합격증, 사진 등을 9월 24일까지 보건국에 제출해야 했다. 시험 장소는 김일성대학 의학부와 함흥의과대학 의무과 가운데 한 곳을 선택할 수 있었다. 1차 시험은 의학지식을 확인하는 구두시험이었고 2차로 임상시험을 시행 했다. 단, 같은 해 시행한 의사 및 치과의사 시험 1차 합격자와 기존 한 지의사에게는 펠셸 1차 시험을 면제하는 특혜를 제공했다.[8]

당시 의사와 함께 자격을 부여한 펠셸은 의사보다 단기간 양성할 수 있는 인력이었다. 남한의 연구 중에는 펠셸을 조의사, 준의사, 부의사 로 칭하기도 했다.[9] 이는 1947년 8월 11일 보건국 명령 제13호로 채택

7 "보건국 의사시험 합격자 발표", 『로동신문』, 1947.07.10.

8 "펠셸시험 시행", 『로동신문』, 1947.09.19.

9 황나미 등, 『북한 보건의료 현황과 대북 보건의료사업 접근전략』, 한국보건사회연구 원, 2008, 22쪽; 김주희, "남북한 보건의료관계법규 비교분석 – 보건의료자원 중 시설과 인력을 중심으로", 『간호행정학회지』, Vol.4 No.2호, 1998, 327·338쪽; 변 종화 등, 『남북한보건의료제도 비교연구』, 120~201쪽.

한 〈펠셀(조의사) 시험규정〉의 언급에 따른 것으로 보인다. 하지만 25년간의 『로동신문』을 검토한 결과 조의사, 준의사, 부의사에 대한 언급은 전혀 없었다. 다만 '준의' 명칭은 〈시기Ⅲ〉까지도 계속 사용했다. 해방 직후 소련의 영향으로 펠셀을 북조선식으로 명명한 준의를 함께 활용했고 6·25전쟁 때는 사회주의 국가의 적십자 의료단들이 많이 활동하면서 펠셀을 주로 통용한 것으로 보인다. 하지만 1956년부터 '주체'를 강조하며 외래어인 펠셀 명칭은 완전히 사라지고 준의로 대체하는 과정을 거쳤다.

1948년에는 1월 23일부터 5일간 조제사[10] 시험을 시행했다. 이 역시 보건국에서 관장했다. 시험 장소는 북조선약품위생연구소였다. 1월 20일까지 수험원서와 이력서를 제출받아 1, 2차로 나누어 시험을 진행했다. 시험방법은 구두시험이었다. 선발 과정은 1차로 해당 과목에 대한 시험을 치러 전 과목 합격자를 대상으로 2차 시험 응시자격을 부여했다. 수험자격은 제한이 없다고 공지했으나 약학전문학교 졸업 정도의 학식은 있어야 시험에 통과할 수 있었다.[11]

기존 보건의료인의 관리 방법으로 1947년에는 당시 전체 보건의료인들을 보건국에 등록하는 사업을 전개했다. 아직 면허증 또는 등록증을 받지 않은 자는 물론이고 이미 면허증 또는 등록증을 받은 사람들도 다시 신청해 새로운 등록증을 발급했다. 보건의료인 등록은 1947년 9

---

10 북조선은 남한의 약사와 같은 역할의 보건의료인으로 약제사와 조제사가 있다. 이들은 의약품의 조제와 약품, 의료기구, 위생재료에 관한 사무를 관장해, 의약품 조제와 판매를 위주로 하는 남한의 약사와 차이점이 있다. 약제사는 약학대학을, 조제사는 중등약학전문학교를 졸업한 자로 교육 기간이 다르다. 의사와 준의의 관계와 비슷하다. "보건일꾼의 의무와 권리에 관한 규정", 국사편찬위원회, 『북한관계사료집 5』, 285쪽.

11 "보건국에서 조제사시험", 『로동신문』, 1947.12.27.

월 말까지로 공지했다. 신청서는 반드시 소관 각 지방인민위원회의 보건부를 경유해 중앙의 보건국에 제출하게 했다. 이는 각 지방의 인민위원회에서도 지역 내 보건의료인들을 관리하기 시작했음을 시사한다. 또한 만주의사시험 합격자와 만주 각 개척의학원[12] 출신자, 일본 동경의 홍아의학관 출신자 등에게 펠셀 면허신청서를 제출하라고 해, 위 기관 출신자들은 의사가 아닌 펠셀 면허를 발급했다.[13]

1947년 2월 북조선인민위원회 설립 이후 보건의료인 확보를 위한 시험과 등록사업이 가능했던 이유는 1946년 7월 〈중등기술전문학교 설립에 관한 규정〉에 따라 의학교육을 시작한 결과였다. 1년 정도 교육받은 인력들에게 면허 부여가 가능했던 것이다. 또한 이러한 등록절차를 통해 북조선에서 활동하고 있는 개인의사를 파악할 수 있었다. 이렇게 일제 시기 교육받은 인력들과 새로운 교육체계에서 양성한 보건의료인들에게 자격을 부여해 국영 보건의료기관에서 활동할 수 있는 자원들을 확보해 나갔다.

북조선은 1948년 9월 9일 국가 수립 이후에 더욱 세부적인 정책들을 이행했다. 1948년 12월 16일 내각 제11차 각의(閣議)를 개최해 〈보건기관 직원의 봉급 개정에 관한 결정〉을 채택했고 1949년 1월부터 실시했다. 이 결정으로 보건의료기관 직원들의 봉급을 평균 17.3% 인상했다. 직종별로는 의사, 약제사, 치과의사는 11.1%, 조산원, 조제사,

---

12 일제가 만주국 수립 이후 추진한 정책으로 만주국을 식민지로 개척해 안정적인 운영을 시도했고 개척의학원을 설립해 보건의료인을 양성했다. 당시 길림국립의원과 할빈의과대학(하얼빈), 제제합이시립병원(치치하얼) 3개소에 개척의학원을 부속 설치할 계획었으나 길림이 아닌 용정에 개척의학원을 설립했다. 용정개척의학원은 일제 패망 이후 1945년 9월 12일에 용정의과대학으로 재창설했다. 문미라·신영전, "용정의과대학(龍井醫科大學)의 설립과 운영", 『의학사』, 제26권 제2호(통권 제56호), 2017, 222쪽.

13 "보건일군", 『로동신문』, 1947.09.24.

간호원 등의 중등보건일군은 19.4%, 초급보건일군(견습간호원, 종두원, 소독원 등)은 48.3%로 임금을 상승했다. 더불어 나병(한센병) 등 전염성 질환을 위한 요양소 직원들과 특수 방역 시기에 종사하는 의료인들에게 봉급의 100%를, 벽지 의료기관 종사자들에게는 봉급의 30%에 해당하는 벽지수당을 지급하기로 했다. 그리고 급성전염병 및 정신병 등 위험 부문에 종사하는 직원들에게는 봉급의 15%에 해당하는 위험수당도 규정했다.[14]

북조선은 이미 1948년 국영시설에 종사하는 보건의료인들의 직종 및 직급 체계를 상급보건일군, 중등보건일군, 초급보건일군으로 구분하고 있었다. 이 체계는 현재에도 유효하다. 또한 벽지 및 위험수당을 설정해 대우에 신경썼다. 이는 국영 보건의료시설에 더 많은 의료인을 확보하고 지방이나 위험 활동 종사자들을 확대하고자 하는 취지였다. 더불어 견습간호원 등 초급보건일군들의 급여를 약 50%로 올려 단기 교육으로 배출한 중등 및 초급보건의료인들을 국가 보건의료기관에 우선적으로 확보했다.

하지만 1950년 6·25전쟁 발발로 전시체계로 전환했다. 그리고 전쟁은 더 많은 보건의료인을 필요로 했다. 이에 보건의료인들의 양성을 위한 교육 기간은 더욱 짧아졌다. 1951년 보건성은 3월 1일부터 펠셀양성소를 개설하고 3개월 기간으로 펠셀을, 4월 1일부터는 9백여 명의 조제사를 양성했다. 기존의 양성기관인 평양의 중앙보건간부양성소와 신의주보건간부양성소 등에서도 의료인들을 배출했다.[15] 이렇게 단기간 배출한 인력들은 전시펠셀 및 전시조제사라고 명명했다. 이들에 대

---

14 "보건기관직원봉급 대폭 인상", 『로동신문』, 1948.12.19.
15 "보건간부 양성사업 대규모로 전개", 『로동신문』, 1951.03.12.

한 자격시험은 1951년 6월 20일부터 25일에 시행했다. 시험 대상자는 1951년 6월 중앙 및 각 도(道)보건간부단기양성소 졸업 예정자와 1950년 평양을 포함해 각 도의 야간의학강습소를 졸업한 자, 더불어 보건기관에서 실무에 종사한 인력 중 이와 동등한 학력을 인정받은 자들이었다.[16] 평양의 야간의학강습소는 김일성대학 의학부에서 운영했다. 열성적인 간호원들 중에는 낮에 병원에서 일하고 밤에는 강습소에 통학하며 의술을 높이려 노력하기도 했다.[17]

전쟁으로 많은 보건시설이 파괴됐다. 또한 다수의 보건의료인들이 사망했다. 거기에 더해 미군이 세균무기[18] 사용을 가시화하면서 보건의료 인력 확충이 더욱 절실해졌다. 이에 급히 필요한 의료인 양성을 위해 1951년 6월 조선적십자회는 보건간부양성소를 신설해 6월 9일 개강했다. 교육 기간은 6개월이었고 교육을 마친 제1기 교육생들은 12월 18일 졸업식을 개최했다. 졸업생들은 펠셀로 활동했다. 졸업식에는 리

---

16 "보건일꾼양성", 『로동신문』, 1951.04.23.

17 "인민보건 위해 열성으로 복무하고 있는 두 간호원", 『로동신문』, 1947.04.06.

18 6·25전쟁 중 불거진 미군의 세균무기 사용은 여전히 논란 중이다. 북조선은 세균무기 사용의 주장과 증거들을 공개했으나 미국은 명확한 태도를 보이지 않고 공산주의자들의 흑색선전으로 돌렸다. 진실은 여전히 유동적이지만 미군의 세균무기는 북의 보건의료에 큰 영향을 미쳤다. 북조선은 1951년 초부터 세균무기 사용에 우려를 나타내며 반발하기 시작했다. 3월 26일자 『로동신문』에 "미국이 세균무기를 사용하기 위한 준비를 하고 있다."며 "맥아더 사령부는 세균배양매체의 주문을 이미 했다."고 북경발 신화사통신을 인용해 보도했다. 이후 박헌영은 미군의 세균무기 범죄를 항의하는 성명을 유엔에 보냈고 이와 동시에 조선적십자회 중앙위원회 리동영 위원장은 보건기관과의 협조 하에 광범위한 방역 및 치료망 조직을 결의하는 담화를 발표했다. 그리고 6월 29일 중앙방역위원회를 국가비상방역위원회로 개편해 세균무기에 적극 대응하는 태세를 갖추었다. 스티븐 엔디콧 등, 『한국전쟁과 미국의 세균전』, 중심, 2003, 10쪽; "인류학살의 원흉 미침략자는 세계 인민이 정당한 심판을 받을 것이다", 『로동신문』, 1951.05.14; "원쑤들의 만행에 철통의 방역진으로 대답할 것이다", 『로동신문』, 1951.05.14.

동영 조선적십자회 중앙위원회 위원장과 로진한 보건부상 등이 참석했다.[19]

보건간부양성소의 경우 이미 1947년부터 평양의 중앙보건간부양성소를 시작으로 각 도의 주요 도시에 보건간부양성소를 개설했다. 당시에도 교육 기간은 6개월이었다. 1951년 6월에 신설해 같은 해 12월 제1기 교육생을 배출했다는 의미는 전쟁으로 중단한 보건간부양성소의 교육을 1년 만에 재개했음을 뜻한다.

황해도보건간부양성소는 보건사업에 경험 있는 20명을 대상으로 20일간 펠셀 양성을 위한 단기교육을 실시했다. 이들을 간이진료소와 전시이동치료대 등에 배치해 치료와 방역사업에 투입했다.[20] 조금이라도 보건의료와 관련한 기관이나 사업에 복무한 경험만 있으면 최단기간의 교육를 통해 활용했고 그만큼 인력난은 심각했다.

전쟁 시기 심각한 인력 부족은 한의계 인력까지도 인민보건사업에 포괄하는 계기가 됐다. 1951년 12월 보건성은 한방의생과 약종상을 대상으로 등록심사를 실시했다. 등록 유효기간이 1951년 12월말로 만료된 자와 우수한 기술로 경험은 많으나 등록하지 못한 사람이 대상이었다. 등록심사는 1951년 12월 10일부터 20일까지였고 각 도 및 평양시 인민위원회 보건부가 담당했다. 이를 좀 더 세부적으로 살펴보면, 만 40세 이상의 한방의생과 약종상 중 5년 이상 관련 사업에 종사한 사람들이 대상이었다. 이들은 각급 인민위원회 위원장의 추천을 받아 예비심사위원회의 예비심사를 거쳐야 했다. 예비심사에 합격한 사람은 각 도 및 평양시 심사위원회를 거쳐 보건상의 비준을 받는 비교적 까다로

---

19 "조선 적십자중앙 보건간부 양성소 개강", 『로동신문』, 1951.06.12; "중앙 보건간부 양성소 제1회 졸업식", 『로동신문』, 1951.12.27.

20 "황해도 보건간부 양성사업 활발", 『로동신문』, 1951.04.01.

운 절차를 밟았다. 심사과목은 정치시사문제와 함께 약성(藥性)에 관한 문제 등이었다. 등록유효기한은 만 3년이었다. 이를 통해 북조선에서 첫 한방의생의 등록사업은 1948년경에 실시했음을 유추할 수 있다. 전쟁을 거치며 재등록 절차를 공지해 보다 많은 한의사를 등록하도록 유도한 것이다. 특히 심사과목으로 정치시사문제를 제시해 이들에 대한 정치적 입장을 사전에 점검하기도 했다.[21]

6·25전쟁을 통해 단기간 배출한 보건의료인들은 국가자격시험을 거쳐 면허를 발급했다. 그리고 이들을 대거 국가 보건의료체계에 인입했다. 1953년 5월 25일부터 6월 20일, 각 도의 의학전문학교에서는 펠셀, 위생펠셀, 조제사의 자격시험이 있었다. 7월 15일부터 8월 10일에는 평의대에서 의사, 위생의사, 약제사의 국가자격시험을 실시했다. 의사, 위생의사, 약제사 시험은 펠셀, 위생펠셀, 조제사의 국가자격을 갖고 만 3년 이상 보건기관에서 종사했거나 이를 지도한 경험이 있는 사람이 대상이었다. 펠셀, 위생펠셀, 조제사 시험의 경우 전시펠셀, 전시위생펠셀, 전시조제사의 자격을 가지고 만 2년 이상 보건기관에서 활동한 경험이 있거나 일정한 국가자격 없이 만 3년 이상 보건기관에 종사한 자에게 응시자격을 부여했다.[22] 이들 자격시험은 "정규 의학교육을 받지 못한 독학생들에게 보건사업에 헌신할 수 있는 길을 열어주기 위함"이라고 그 시행 의의를 설명했다. 이렇게 북조선 당국은 보건의료인 확보를 위해 전쟁 기간 다양하게 양성한 인력들을 적극 활용하는 정책을 추진했다.

〈시기 I〉에 활동하거나 배출한 의사와 준의들은 다음과 같은 주요한 특징이 있었다. 첫째 여성 의료인들이 대대적으로 탄생했다. 1953

---

21 "한방의생약종상 심사 재등록", 『로동신문』, 1951.11.05.
22 "보건 일꾼에 대한 국가 자격 시험 실시", 『로동신문』, 1953.03.05.

년 4월 인민군 창건 5주년을 기념해 전선(戰線)을 방문한 리병남 보건상은 "전쟁 기간 높은 의술과 많은 경험으로 보건의료계에 거대한 성과가 보장됐다."고 소회를 밝히면서 "이는 여성들에 의해 이루어졌다."고 고백했다.[23]

  여성 보건의료인을 많이 배출할 수 있었던 이유는 소련 등 사회주의 국가들의 영향이 주요했다. 1946년 9월 소련을 방문했던 의사 유학단들이 밝힌 가장 인상 깊었던 장면 중 하나도 "어느 병원이나 의료인들 대부분이 여성들로 남성이 보이면 도리어 이상하게 생각되었다."고 언급할 정도였다. 그만큼 소련 의료계에는 많은 여성이 진출해 있었다.[24] 또한 북조선에 파견한 사회주의 국가들의 적십자 의료단원 중에도 여성들이 많았다. 이는 선진국에서는 여성 의사가 많다는 인식을 각인했

다. 그 결과, 김일성 대학 의학부에는 다른 학과에 비해 여성들의 합격률이 높았다. 1947년 8월 김일성대학 의학부의 합격자 216명 중 남학생은 132명, 여학생은 84명(약 39%)이었다. 이는 농학부 3.4%, 공학부 4.2%,

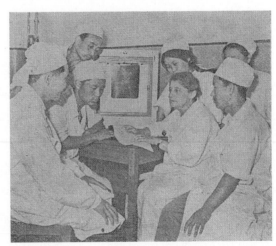

소련적십자병원의 여성 렌트겐 의사에게 교육을 받는 북조선 의료인들(출처 : 『로동신문』 1956.08.04)

---

23 "중앙 인민 대표단 전선 방문기:일선 보건 일꾼들의 눈부신 투쟁", 『로동신문』, 1953.04.12.
24 "쏘련류하익하생단 맞이해 좌담회", 『로동신문』, 1947.04.07.

물리수학부 9.3%, 화학부 14.2% 등 다른 학부의 여성 합격률보다 월등히 높은 비율이었다.[25]

통상 사회주의 국가에서 여성 보건의료인의 비중이 높은 현상은 비생산 부문의 인력을 여성으로 확충해 남성보다 값싼 비용으로 여성을 활용하는 인위적 의도가 있었다. 또한 환자를 치료하고 돌보는 역할상, 여성의 감수성에 어울리는 직업이라는 인식이 만들어낸 정책이었다.[26] 그러나 북조선은 인위적인 의도보다는 해방과 전쟁을 겪으며 여성들을 많이 활용할 수밖에 없는 현실적 조건에 기인한 측면이 강했다. 특히 일상적으로 부족한 노동력으로 경제발전을 추진했던 북조선은 노동력의 공급과 재배치에 높은 관심을 두었다. 이는 여성 노동력의 폭넓은 확보와 여성 육체에 대한 통제를 강화하는 방향으로 나아갔고[27] 기혼여성들도 경제활동에 적극적으로 동참해야 했다. 기혼여성들의 경제활동은 1956년을 기점으로 본격적으로 확대했다.[28]

두 번째 특징은 전쟁을 통해 의사들이 풍부한 임상경험을 쌓으면서 의학지식과 기술에 급속한 향상을 가져왔다. 특히 외과의사들의 실력이 상당히 높아졌다. 의학전문학교 학생이었던 리원정은 인민군에 자원해 준의로 후방병원에서 복무했다. 이 병원에는 많은 중환자들이 이송됐다. 리원정은 당시 가장 어려운 수술인 뇌수술까지 수행했다. 당국은 이러한 활동을 적극 장려한 것으로 보인다. 이 준의의 열성과 헌

25 의학부의 여성 합격률은 38.96%로 전체 여성 합격률 12.6%에 비해 월등히 높았다. "1883명의 신학생 김일성대학에 입학", 『로동신문』, 1947.08.22.

26 송두율, 『소련과 중국』, 한길사, 1990년, 60쪽.

27 강진웅, "1950-1960년대 국가형성기 북한의 생명정치와 사회주의 주체 형성", 『사회와 역사』, 제98집, 2013, 168쪽.

28 박영자, "북한의 '생체정치(bio-politics)': 신체 통제와 규율화를 중심으로", 『현대북한연구』, 제7집 3호, 2005, 116쪽.

신성을 본받자며 '리원정 동무의 모범을 따르자'라는 운동을 전개하기도 했다.[29] 당시 준의 규정에는 의사를 도와주는 역할로 한정해 준의는 의사 없이 단독으로 수술할 수 없었다. 그러나 전쟁은 규정을 넘어설 수밖에 없는 현실이 존재했다.

세 번째 특징은 사회주의 국가들의 적십자 의료단과 함께 사업을 수행하면서 사회주의 보건의료가 무엇인지 직접 경험할 수 있었다. 적십자 의료단은 북조선 보건의료인들에게 사회주의 국가의 의료인이 가져야 하는 자세를 몸소 보여줬다. 특히 이들은 생명이 위급한 부상병과 환자에게 직접 수혈하는 행위가 일상적일 만큼 비일비재했다. 어느 적십자 의료단의 의사는 3개월 동안 3만 그램에 달하는 피를 기증하기도 했다.[30] 이러한 헌신성은 북조선에서는 볼 수 없었던 모습으로 보건의료인뿐 아니라 주민들에게도 깊이 각인됐다. 이는 전쟁이 끝난 이후에도 환자에게 헌신하는 전형적인 모습으로 수혈을 강조하는 계기가 됐다.

(2) 간호원 및 조산원

보건의료 인력 중 대표적인 직역은 의사와 간호원[31]이다. 의료행위는 의사가 주도하며 간호원은 의사를 도와주는 조력자 역할을 담당한다. 그러나 〈시기 I〉의 『로동신문』에는 간호원(36건)의 언급이 의사(27건)보다 많았다. 이는 초기 단기 양성 인력의 확보에 주력했음을 보여주는 사례였다.

---

29 "견인료법과 조직료법 적용해 부상병치료에 헌신", 『로동신문』, 1951.10.04; "포탄 파편 박힌 두뇌수술에 성공", 『로동신문』, 1951.12.02.
30 "류한표 수술조원의 헌신적인 투쟁 업적", 『로동신문』, 1952.05.04.
31 남한은 1987년 의료법 개정으로 1988년부터 간호원을 간호사로 명칭을 변경했다. 하지만 북조선은 현재까지도 간호원으로 호명한다.

북조선은 해방 이후 간호원을 애국 간호원, 건국 간호원이라 명명하며 다양한 보건의료기관에서 배출했다. 소련적십자사는 1946년 11월 21일 함흥에 소련적십자병원을 개원했다. 소련적십자병원은 환자 치료와 함께 1년에 60명씩 간호원 양성 의무를 규정했다.[32] 당시 소련의 민정부는 북조선의 주요 도시 15곳에 소련적십자병원을 개원했으므로 이 병원들은 초기 중요한 간호원 양성기지로 기능했다.

북조선적십자사도 의료 인력 양성을 담당했다. 북조선적십자사는 1946년 10월 18일 북조선임시인민위원회 결정서 제100호로 창립했다. 창립 이후 각급 인민위원회의 도움으로 전국적인 조직을 갖추기 시작했다. 창립 1년 만에 13만 명의 회원을 아우르는 거대한 조직으로 탄생했다. 창립 1주년인 1947년 10월 18일에 북조선인민위원회 리동영 보건국장을 비롯한 주요 보건의료 대표들이 참석해 성대한 기념식을 거행했다.[33] 북조선적십자사는 소련적십자사와 연계해 보건의료사업에 필요한 인력을 양성했고 주 양성 인력은 간호원이었다.

간호원은 새롭게 개설한 인민병원에서도 배출했다. 1947년 평안북도는 선천, 초산, 강계에 있던 3개의 도립인민병원 내에 간호원양성소를 설치해 90명의 간호원을 양성했다.[34] 또한 평양시제1인민병원도 40명의 간호원을 교육했다. 이 병원은 처음 전염병격리병원으로 출발해 1946년 12월 말부터 일반 환자 진료를 시작했다. 특히 1947년 9월에는 병원 내에 조산학교(助産學校)를 설립해 이미 1년간 교육을 받던 간호원들을 포함해 정규교육을 실시했다.[35] 조산학교는 간호원과 조산원

---

32 "쏘련적십자병원 함흥에 개원", 『로동신문』, 1946.12.18.
33 "김일성위원장에게 드리는 메쎄지(요지)", 『로동신문』, 1947.10.22.
34 "평북도의 보건위생사업 날로 약진발전", 『로동신문』, 1947.07.02.
35 "심야도불구야간왕진 인민보건에 헌신복무", 『로동신문』, 1947.04.13.

을 함께 양성했다. 조산원도 당시 중요한 의료 인력 중 하나였다.

북조선중앙병원[36] 내에도 조산간호원학교(교장 김학전 북조선중앙병원 내과의사)를 설립해 1947년 250명의 조산원과 간호원을 양성했다. 당시 이 학교를 졸업하고 활약한 간호원의 수가 적지 않다고 언급하고 있어 대표적인 간호원과 조산원의 정규교육기관이었던 것으로 보인다.[37]

간호원과 조산원 교육기관의 교육생 모집 과정을 살펴보면, 당시 보건국은 1947년 2월 교육생을 뽑는 모집공고를 『로동신문』에 게시했다. 모집기관은 북조선중앙병원 부속 간호조산학교와 김일성대학부속병원이었다. 공고문에는 "피 끓는 인민의 보건투사 총 150명을 모집한다."고 공고했다. 입학자격은 인민학교 졸업자 또는 당시 6학년 재학생이었다. 시험과목은 국어, 산수, 구두시문, 신체검사였다. 교육 기간은 2년이었다. 특전으로 정액의 학자금과 함께 피복의 일부와 기숙사비를 제공했다. 졸업생에게는 간호원, 조산원의 면허를 발급했다. 성적 우수자는 위생전문학교의 무시험 합격과 소련 등 선진국에서의 유학 기회를 제시했다.[38]

전쟁 기간 간호원 등의 양성은 의사들의 확보와 같은 과정을 거쳤다. 6·25전쟁으로 더 많은 간호 인력의 필요에 따라 보건성과 조선적십자회[39]는 더욱 짧은 기간 간호원과 조산원을 배출했다.

---

36 평양자혜의원은 1910년 9월 개원한 10개 자혜의원 중 하나로 총독부 고시 제208호로 평안남도 평양에 개원했다. 이후 1925년 4월 1일 평안남도도립평양의원으로 개편했고 해방 이후에는 북조선중앙병원으로, 그 뒤 평의대병원으로 발전했다. 국사편찬위원회, 한국사데이터베이스 「일제침략하 한국36년사 1」 (온라인) 검색일 : 2020.05.12.

37 "모두가환자를위해 정성과친절을다한다", 『로동신문』, 1947.04.13.

38 "생도 모집 광고", 『로동신문』, 1947.02.23.

39 1948년 국가 수립으로 북조선적십자사는 조선적십자회로 명칭을 변경했다.

보건성은 1951년 1월 1일부터 각 도에 단기 간호원양성소를 설치해 2개월 교육으로 4백여 명의 간호원을 양성했다. 10월 1일부터 6개월 동안 7백50명의 간호원을 추가로 양성할 계획이었다. 조선적십자회는 1951년 상반기에 [후방적십자회 간호원양성소], [전시적십자 간호원양성소], [위생공작원양성소] 등의 다양한 기관을 설치해 각 도·시·군에서 2천8백여 명의 간호원을 배출했다. 특히 조선적십자회는 주민들을 대상으로 위생훈련을 대대적으로 전개하면서 단순히 훈련에 그치는 것이 아니라 대중 속에서 간호원을 양성하는 기회로 활용했다. 훈련을 통해 주민들 스스로 자신의 건강을 돌보면서 유사시 간호원 역할을 수행하도록 했다.[40]

이렇게 다양한 경로로 배출한 간호원들은 1953년부터 시행한 〈전반적 무상치료제〉 추진 당시, 의사를 보조하거나 의사를 대신해 중요한 역할을 담당했다. 농촌 지역의 가가호호를 방문해 검병사업을 전개했고 간단한 질병 치료와 함께 인민반 좌담회를 개최해 위생방역의 중요성을 해설하는 등 다양한 역할을 수행했다.[41]

간호원과 조산원 외에도 간병원이라는 인력도 있었다. 간호원은 대부분 미혼이었는데 간병원은 가정부인들이었다. 이들은 보건의료시설에서 의류 및 침구의 세탁, 환자식 제공 등의 업무를 담당했다. 그리고 중증환자들을 위해 밤늦게까지 환자의 곁을 떠나지 않고 간병했다.[42]

간병원은 의사, 간호원과 함께 환자 치료와 위생예방사업을 추진하는 주요 행위자였다. 담당구역을 정기적으로 순회하며 진료할 때 의사, 간호원, 간병원을 한 팀으로 순회대를 조직했다. 간병원은 병원에

---

40 "보건간부 양성사업 대규모로 전개", 『로동신문』, 1951.03.12.
41 "농촌에서의 치료 사업", 『로동신문』, 1953.07.08.
42 "환자의 어머니 모범 간병원 최정숙 동무", 『로동신문』, 1953.06.14.

서 시행하는 특별기술학습반에 참가해 간호학 강습을 수강하며 유자격 간호원 수준에 이르기 위해 노력했다.[43]

〈시기 I〉에는 간호원과 간병원들 중에는 정식 자격을 갖추지 않은 인력들을 먼저 활용했고 업무를 하면서 병원 차원의 강습을 통해 자격을 얻도록 유도했다. 무자격 간병원들은 전시에 단기 양성 과정을 거쳐 간호원, 펠셀로 활동했다. 그리고 전쟁 이후 그 경력을 인정받아 국가 자격시험을 거쳐 유자격의 정식 보건의료인으로 전환됐다.

(3) 예방의학 인력

1945년 해방 당시 북조선은 전염성 질환이 만연한 상태였다. 그러므로 이에 대한 해결이 가장 시급한 문제였다. 그렇기 때문에 전염병 퇴치와 위생방역을 담당할 인력 양성에 우선 주력했다. 이들 인력의 양성은 적십자사에서 담당했다. 특히 1947년 평양에 중앙보건간부양성소를 설치해 방역 및 특수전염병 전문의료인을 배출했다. 이후 각 도의 주요 도시에도 보건간부양성소를 개설했다.[44]

1948년 중앙보건간부양성소에서 138명의 의료인을 배출했다. 그리고 1949년에는 약 3배 이상 많은 468명을 양성했다. 이 중에는 113명의 방역 인력과 95명의 특수전염병 전문의료인을 포함했다.[45] 1949년 12월 26일에는 제7회 위생의사반과 제13회 치료의사반의 합동 졸업식을 거행해 전체 90여 명의 졸업생을 배출다.[46] 이를 통해 북조선은 이미 초기부터 위생의사와 치료의사를 구분해 양성했다는 점을 확인할

---

43 "전시 보건사업에 헌신분투", 『로동신문』, 1951.10.05.

44 홍순원, 『조선보건사』, 463쪽.

45 "급진적으로 발전되는 보건간부 양성사업", 『로동신문』, 1950.04.18.

46 "민족간부들 속속 배출, 중앙보건간부양성소에서", 『로동신문』, 1949.12.28.

수 있었다. 또한 중앙보건간부양성소는 1947년부터 1949년, 약 3년 동안 제7회의 위생의사반 졸업생을 배출했다. 이러한 사실은 교육 기간이 6개월 정도로 단기교육이었음을 보여준다.

예방의학 인력 중에는 위생방호원도 있었다. 1949년 조선적십자사 남포시지부는 남포제련소에 위생방호원양성소를 신설했다. 이곳에서 배출한 위생방호원은 공장 및 기업소의 위생방호사업을 담당했다. 더불어 직장 인근의 주택지에 위생초소를 설치해 노동자와 주민들을 대상으로 위생방역에 대한 해설과 선전을 전개했다. 이외에도 치료기관의 지도 아래 의료사업을 담당하기도 했다. 이들의 양성은 제련소 종업원 중 위생방호원 지망자를 선정해 매일 2시간씩 약 50일간 교육했다. 교육 내용은 기초적 의학상식과 구급처치법 등이었다.[47]

위생방호원이 생산 단위에서 직장과 직장 인근 마을의 위생방역사업을 담당했다면 이와 비슷한 역할로 한 마을을 책임지는 위생지도원도 있었다. 이들은 정전(停戰) 직후에는 주민들과 함께 폭탄으로 인해 생긴 웅덩이를 메우거나 두엄구덩이를 정돈하며 전쟁의 상흔을 지웠다. 이외에도 다양한 일들을 담당했다. 첫째 우물 관리와 변소를 집에서 30m 이상 떨어져 짓게 하는 등의 일을 주도했다. 둘째 리방역위원회 옆에 공동 소독탱크와 위생초소실을 설치해 구급약과 소독약들을 관리했다. 셋째 구급치료법, 전염병 치료 및 예방법, 간호법, 위생 및 해부 등의 간단한 의학지식과 기능을 습득했다. 이는 진료소에서 조직하는 강습회에 참가해 교육을 받고 실무능력을 쌓았다. 넷째 습득한 의학지식은 마을의 다른 위생지도원들이나 검병반장들에게 전습했다. 평안남도 대동군 산음리의 한 위생지도원은 전쟁 기간 배운 폭상자 구급처치,

---

47 "위생방호원 양성소 설치", 『로동신문』, 1949.07.10.

일반치료, 옴(Scabies, 피부질환)치료 등을 5명의 위생지도원들과 25명의 검병반장들에게 전수해 부상자 치료에 막대한 공훈을 세웠다.[48]

위생지도원은 각 직장에도 있었다. 이들은 직장방역위원회를 개최해 직장 내 방역사업 강화에 대한 제반 대책을 강구했다. 직장위생지도원을 중심으로 직장 내에 검병반장, 소독반장, 청소반장을 임명했다. 직장위생지도원은 이들과 함께 일상적인 청소작업과 정해진 위생일[49]에 업무를 분담해 위생사업을 지도 및 전개했다. 또한 전체 종업원을 대상으로 혼합백신 접종을 실시하거나 의류를 소독하기도 했다.[50] 위생지도원은 정규교육을 받은 의료인은 아니었으나 그 이상의 역할을 담당하며 마을과 생산 단위에서 위생방역을 책임지는 인력이었다.

마을 단위에서 위생지도원과 함께 거명된 인력으로 검병반장도 있었다. 이들은 미군의 세균무기에 대응하기 위한 인력이었다. 세균 곤충 박멸과 동시에 주민들을 대상으로 검병사업을 실시하거나 위생방역에 관심을 높이는 역할을 담당했다. 검병반장은 인민반마다 선임했으며 방역좌담회를 조직해 위생상식을 전달했다. 수시로 개최하는 좌담회에서는 세균무기에 대한 해설과 함께 전쟁 승리를 위한 선전사업도 병행했다. 특히 이들의 중요 업무로는 주민들의 방역조치 준수 상황을 검열해 잘못한 점을 지적 및 수정하는 역할과 검병일지 작성 및 관리였다. 검병일지에는 자신이 진행한 검병 횟수와 인원수, 방문자와 출장자 현황, 접종자 수와 환자 유무, 세대별 청소와 의류세탁 점수, 매일의 항공 감시자 등을 세밀하게 기록해 인민위원회에 보고했다. 각 가정에는

---

48 "모범 위생 지도원 김계옥 동무", 『로동신문』, 1953.12.01.

49 위생일은 1951년 국가비상방역위원회 결정으로 제정됐다. 매월 2일, 12일, 22일로 한 달에 3일이었다.

50 "우리 직장의 방역 대책", 『로동신문』, 1952.03.19.

검병표가 붙어있었는데, 검병반장은 매일 아침저녁으로 마을을 순회하며 환자 유무와 청소 상태를 점검했다. 더불어 변소와 퇴비사를 주택과 격리해 그 주위를 항상 청결하게 유지하도록 지도했다.[51]

검병반장들은 인민반 내에서 선출했기 때문에 그 마을 상황을 잘 알았다. 따라서 마을 주민 전체에 대한 검병 상태를 빠르게 파악할 수 있었다. 이러한 장점은 중앙 및 지방기관에서 조직한 구호대나 방역대가 방문해 검병반장의 안내로 사업을 추진할 경우 검병 및 위생방역사업을 훨씬 수월하게 전개할 수 있었다.

또한 북조선은 일정한 인민반을 묶어 위생초소를 운영했다. 이를 책임지는 위생방역 인력으로 위생초소장을 두었다. 위생초소의 운영이나 위생초소장의 교육은 조선적십자회에서 담당했다. 조선적십자회 중앙위원회는 주로 16세 이상의 마을 여성들을 대상으로 24시간 또는 100시간 과정의 교육을 실시해 위생훈련원과 위생방호원을 배출했다. 이들은 위생초소의 위생초소장과 위생초소원으로 배치돼 위생방역사업을 담당했다.[52]

위생초소장은 검병반장들을 대상으로 10일에 1차례씩 강습회를 조직했다. 검병반장의 의무와 위생방역에 대한 지식, 전쟁 기간 방역사업이 갖는 정치 및 군사적 의의를 인식하게 했다. 더불어 검병반장들의 활동을 감시하는 역할도 맡았다. 초소장과 초소원들은 검병반장의 활동 현황을 각 인민반별로 검열했다. 3일에 한 번씩 열리는 검병반장회의 때, 소독, 청소, 검병사업 등의 상태를 평가했다.[53] 위생초소원과 검병반장은 대부분 마을의 여성들이 맡았다. 이들은 여맹원(조선민주여성

---

51 "검병반장들 맹활약", 『로동신문』, 1952.04.05.
52 "전시하 위생초소사업을 승리적으로 완수하겠다", 『로동신문』, 1952.01.09.
53 "정평리 위생초소원들 맹활동", 『로동신문』, 1951.09.08.

동맹)이나 민청원(조선민주청년동맹)들로 이중멤버십을 갖는 경우가 많았다.[54]

〈시기 I〉은 보건의료계의 가장 대표적인 직역인 의사와 간호원 보다 위생방역 인력에 대한 언급이 더 많았다. 그만큼 이들의 양성은 대대적으로 이루어졌다. 전시 및 세균무기 등 비상사태의 대응에 필요한 인력이었다. 하지만 이들을 조직 및 관리하는 기관은 다양했고 체계적으로 계획을 수립해 양성한 인력은 아니었다. 그럼에도 불구하고 전쟁이 끝난 이후에도 이들은 마을과 직장에 남아 위생방역사업의 담당자로 활약했다.

(4) 사회주의 국가들의 적십자 의료단

〈시기 I〉『로동신문』에 제일 많이 언급된 인력은 사회주의 국가들에서 파견한 해외인력이었다. 전체 300건의 관련 기사 중 106건(35.3%)을 차지했다. 해외에서 의료 인력을 대대적으로 파견한 시점은 6·25전쟁 때였다. 그러나 이미 1945년 소련군이 북조선에 주둔하면서 함께 입국했던 소련 군의와 소련적십자 소속 보건의료인의 활동으로 해외인력은 북조선 주민들에게 그리 낯선 경험은 아니었다.

1945년 9월 초, 소련적십자 의료공작대를 인솔해 활동하던 소련 군의를 회상한 북조선 의사는 "일제로부터 금방 물려받은 평양전염병원의 경영을 도와주기 위해 이들이 찾아왔다."고 기억했다. 이들은 이전보다 정갈한 건물로 병원을 이전해 의료시설을 기증했고 소련군사령부로부터 귀중한 의약품을 공급받을 수 있도록 도움을 주기도 했다.[55] 소련적십자 의료공작대가 입북 직후 가장 먼저 평양전염병원을 지원한

---

54 "동기 방역 대책 철저", 『로동신문』, 1952.11.05.
55 "해방의 은인 쏘련군 회상기", 『로동신문』, 1949.12.28.

이유는 전염성 질환에 취약했던 당시 상황에 따른 조치였다. 소련은 1946년 북조선에 콜레라가 퍼졌을 때도 같은 해 10월 이 병원에 소련 적십자 위생대를 파견해 방역사업을 도왔다.[56]

이렇게 소련적십자사는 해방 직후 의료공작대라는 이름으로 소련군과 함께 입북했다. 또한 1946년 콜레라방역을 위해 파견한 위생대는 북조선 보건국이 초청하는 형식을 취했다. 소련적십자 위생대는 약 6 개월 동안 58개의 도시와 77개의 농촌 지역 및 211개소에 달하는 농촌 위생시설을 점검했다. 그리고 16만 명에게 천연두, 장티푸스, 발진티 푸스 등의 예방접종을 실시했다.[57] 그리고 북조선 전역을 순회하며 필요한 시설을 설치했다. 더불어 북조선 보건의료인들에게 방역사업에 대한 지식과 방법을 전수했다. 이들은 1948년 1월 17일 임무를 마치고 소련으로 출국했다.[58]

소련군은 1948년 9월 북조선의 국가 수립 이후 연말을 기해 완전히 철수했다. 소련 의료인들도 1949년 11월 소련적십자병원들을 북조선 당국에 무상으로 양도한 뒤 일부 보건의료인들도 귀환했다.[59] 그러나 소련적십자 의료단은 6·25전쟁으로 다시 북조선에 돌아왔다.

소련 의료단이 북조선에 다시 돌아온 계기는 미군의 세균무기 사용이 가시화하면서였다. 1951년 3월 20일 소련 방역대 10명이 신의주에 도착했다. 이들은 보로네즈소독대학 학장 와시코프 단장과 보건의료인들이었다.[60] 방역대는 많은 의료기자재와 의약품을 갖고 입북했다. 방

---

56 "쏘련적십자위생대 북조선으로 출발", 『로동신문』, 1946.10.30.

57 "쏘련적십자원 북조선서 활약", 『로동신문』, 1947.06.28.

58 "쏘련의 거대한 형제적 원조로 민주보건사업은 발전됐다", 『로동신문』, 1948.10.12.

59 "쏘련적십자사병원 15개소 공화국정부에 무상으로양도", 『로동신문』, 1949.11.19.

60 "소련에서 방역대일행 래조", 『로동신문』, 1951.03.23.

문 목적은 세균무기 투하로 각종 전염병이 다시 만연한 상황을 타개하고 소련이 축적한 방역사업의 지식과 경험을 모두 북조선 보건의료인들에게 전수하기 위해서였다. 이들은 약 2개월간 활동하고 귀국했다.[61]

소련 방역대는 우선 각 도의 위생방역과 관련한 기관에서 우수한 인력들을 선발해 교육했다. 교육과목은 역학, 소독학, 세균학 등이었다. 특히 소련에서 공수한 방역장비를 활용해 다양한 실험을 전개하며 북조선 위생방역 관련자들의 이해를 높였다. 또한 소련의 방역체계, 즉 중앙에서부터 하부 말단까지 일괄적으로 구축한 방역진에 대한 정보와 각급 방역기관에서 추진하는 구체적 사업 방법과 요령까지 세세하게 제공했다. 이들은 교육과 함께 평양을 중심으로 평안남도, 황해도, 강원도 등의 전선 지역을 순회하며 위생방역사업과 함께 실습 교육을 병행했다.[62]

이들의 활동은 비록 2개월에 불과했으나 이를 직접 보고 배운 북조선 의료인들은 이동치료대와 의사, 펠셀 등으로 조직한 임시방역대를 구축해 방역사업을 추진했다. 평안남도는 15대의 이동치료대와 125대의 임시방역대를 조직해 운영했다.[63] 미국의 세균전은 소련의 보건의료인들을 다시 북조선으로 끌어들였고 소련의 전염병 퇴치 경험과 체계를 확실하게 북조선에 이식하는 계기를 제공했다.

1951년 7월 30일자 『로동신문』은 소련, 중국, 헝가리, 루마니아에서 파견한 의료방역일군들의 사업추진 소식을 전했다. 보도를 통해 이 국가들은 1951년 8월 전, 북조선에 들어왔음을 유추할 수 있었다. 체코슬로바키아, 동독, 폴란드, 불가리아 등은 그 이후 입북했다.

---

61 "쏘련 의료방역대 일행 방역 및 치료사업에 열중", 『로동신문』, 1951.05.18.
62 "전염병 예방 및 방역일군 교양사업에 거대한 성과", 『로동신문』, 1951.08.04.
63 "미제가 만연시킨 천연두와 싸우는 우리보건일꾼들", 『로동신문』, 1951.05.26.

6·25전쟁이 발발하고 가장 먼저 의료단을 보낸 국가는 헝가리였다. 헝가리 의료단은 1950년 7월 29일 평양에 도착했다. 이 의료단은 네멧쉬 아우렐 단장과 부다페스트 의과대학 미넬 웃도 교수를 부단장으로, 6명의 외과의사와 1명의 내과의사, 렌트겐(엑스레이) 기사 1명 및 조수 2명, 간호원 3명 등 15명으로 구성했다.[64] 이들 1차 의료단은 1년 동안 활동하며 1천3백여 회의 대수술과 1만7천여 회의 처치로 약 4천 명의 부상병들을 완치했다. 특히 긴급 수혈이 필요한 환자들에게 의료단은 자신의 피를 뽑아 수혈했는데, 그 양이 5천여 그램이나 됐다. 환자 치료 외에도 선진의학기술을 북조선 의료인들에게 교육했다.[65] 헝가리는 전쟁 기간 3년 동안 5차에 걸쳐 의료단을 파견했다.[66]

1951년 3월 10일 중국 북경에서 중국적십자회 국제의료방역복무대 150명이 북조선으로 출발했다. 이들은 북경, 상해, 남경, 강동 등 중국 각지 의료인들이 자원해 2개 대대를 구성했다.[67] 국제의료방역복무대는 3월 19일 신의주 도착을 시작으로 평안도, 자강도, 황해도 등에서 방역 및 치료사업을 전개했다. 6월 초순까지 3만9천8백여 명에게 종두 실시, 9천1백여 명에게 예방접종을 시행한 뒤, 6월 하순부터는 사업방향을 변경해 후방병원에서 치료에 전념했다. 또한 북조선 간호원들의 기술수준을 높이기 위한 활동도 전개했다.[68] 1951년 6월 말에는 중국의

---

64 "웽그리아 의료단일행 평양에 도착", 『로동신문』, 1950.08.01; "웽그리아인민이 파견한 의료 사절단들의 담화", 『로동신문』, 1950.08.03; "피로써 맺어진 친선", 『로동신문』, 1951.05.30.

65 "피로써 맺은 형제적 우의", 『로동신문』, 1951.08.11; "웽그리아 의료단의 거대한업적", 『로동신문』, 1951.12.27.

66 "형제적 우의", 『로동신문』, 1955.06.18.

67 "중국적십자회 국제의료방역복무대 조선향발을 축하", 『로동신문』, 1951.03.16.

68 "중국적십자 국제의료방역복무대일행 150명래조", 『로동신문』, 1951.03.24.

국제의료방역대 일행 155명이 북조선으로 출발했다는 소식을 전했다.[69]

중국은 중국적십자회의 의료지원단 외에도 다양한 의료대를 조직해 파견했다. 1951년 6월 중국 호남성에서 조직한 제2차 중국인민지원 외과의료대가 의약품 및 의료설비들을 가지고 북조선으로 향했다. 이 의료대는 9개소의 개인병원에서 자원한 외과의사와 간호원들로 구성했다.[70] 중국은 북조선과 국경을 맞대고 있는 지리적 위치로 인해 전쟁의 영향이 직접적이었다. 이에 120만여 명의 인민지원군 파병을 단행했고 의료단 파견의 규모도 다른 나라에 비해 컸다. 중국 의료인의 파견은 1953년 정전 때까지 50여 그룹 6,000여 명에 달했다.[71]

루마니아 의료단은 1951년 4월 27일 북조선에 도착했다. 추라이 이원 의학박사를 단장으로 22명으로 구성했다. 외과의사 7명, 1명의 엑스레이 기사, 13명의 간호원을 포함했다.[72] 이들은 5월 초부터 평안북도에서 전상자 치료와 후방에서의 위생방역사업을 전개했다. 그리고 6개월간의 사업을 마치고 11월 14일에 귀국했다.[73] 2차 루마니아 의료단은 1951년 12월, 24명(외과의 8명, 내과의 2명, 간호원 9명, 기타 의무일군 4명 등)이 방문했다.[74] 루마니아는 정전까지 4차에 걸쳐 의료단을 파견했다. 이후 남포시의 평안남도중앙병원을 맡아 복구 활동을 전개했다.

69 "중국 의료방역대 조선으로 출발", 『로동신문』, 1951.07.05.
70 "중국 호남성 외과 의료대 조선으로 출발", 『로동신문』, 1951.06.22.
71 김진혁·문미라, "사회주의 진영의 북한 의료지원과 교류(1945-1958): '소련배우기'와 '주체적' 발전의 틈새에서", 『의학사』, 제28권 제1호(통권 제61호), 2019, 164쪽.
72 "루-마니아 인민표단과 의료단 일행 래조", 『로동신문』, 1951.04.30.
73 "루-마니아 의료단에게 선물과 감사의 편지", 『로동신문』, 1951.05.18; 루-마니아 의료단 일행 전상자치료에 혁혁한 공적 남기고 귀국", 『로동신문』, 1951.11.25.
74 "래조한 제2회 루-마니아 의료단환영회 성대히 개최", 『로동신문』, 1951.12.29.

이들은 의약품은 물론이고 건축용 목재, 유리, 수도 및 전기시설, 심지어 문고리, 가구까지 공수해 병원을 복구했다.[75]

불가리아적십자사 중앙위원회는 45대 차량의 의약품과 의료기재, 환자용 침구, 식료품들을 북조선에 무상으로 지원하면서 47명으로 구성한 의료단을 파견했다. 이들은 1952년 2월에 도착해 인민군 후방병원에서 활동했다. 불가리아는 전쟁 소식이 전해지자 방방곡곡에서 군중대회를 개최해 불가리아의 초대 대통령이던 게오르기 디미트로프 사망일인 7월 2일을 [싸우는 조선 인민을 위하여 기념하는 날]로 정하고 '조선원조운동'을 대대적으로 전개했다. 원조운동을 통해 확보한 물자와 함께 의료단을 북조선에 파견했다.[76]

체코슬로바키아는 1952년에 의료단을 파견했다. 이들 또한 미국의 세균 만행을 규탄하며 이에 대한 대응 차원이었다. 당시 8대 차량분의 의료기자재 및 의약품과 함께 30명으로 구성한 의료단이 입북했다.[77] 폴란드도 1952년부터 해마다 20~30여 명의 규모로 의료단을 교대로 파견했다.[78] 사회주의 국가들의 의료단 활동 개요는 〈부록 4〉에 첨부했다.

해방과 전쟁을 통해 경험한 해외인력들은 북조선 의료인들과 주민들에게 깊은 인상을 남겼다. 서양의학이 보편적이지 않던 당시 현실에서 첨단장비와 의약품으로 쉽게 병을 치료하는 모습과 환자를 친절하게 대하는 태도는 이전에는 볼 수 없었던 생경한 경험이었다. 특히 보건의료인에게는 "참된 인민의 복무자로서 산교육을 준 의료인"으로 각인됐다.

---

75 "형제적 루마니야 의료단의 따뜻한 손길", 『로동신문』, 1953.12.30.

76 "인민군 전상자 치료에 헌신", 『로동신문』, 1952.06.03.

77 "체코슬로바키야 인민들의 거대한 원조", 『로동신문』, 1952.05.09.

78 "의료운 벗들의 따뜻한 손'길", 『로동신문』, 1957.04.14.

인민의 생명보호를 위해 헌신하는 진지한 그의 사업태도에서 민족적 차별이 없는 새로운 사회제도 아래서 교양 받은 인민의 참된 복무자의 모습을 보았다. 입원환자들에게 한결같이 친절함은 물론 한사람 한사람 세심히 돌보며 손톱을 깎아준다든가 머리를 비껴 준다던가 그 마음씀이 어느 육친이 따라못가게 문자그대로 헌신적인데는 보는 사람으로 해금 감탄함과 동시에 두터운 존경을 품게 했다. 그는 인간생명에 대한 존엄성을 가르쳤다. 때때로 그가 '인민의 생명을 맡아보는 우리들은 누구보다도 무거운 책임감으로 임해야 한다. 세상에서 인간의 생명처럼 존귀한 것이 또 어데있겠는가 우리는 인민들의 가장 보배로운 것을 맡아보는 영예를 잊지말자'고 한 그의 말을 회상하게 된다.79

의료단원들은 환자의 생명을 구하기 위해 많은 피를 수혈했다. 헝가리 의료단은 2년 동안 372kg의 피를 제공했다.80 북조선 주민들은 이들의 수혈을 환자에 대한 사랑과 헌신의 표현으로 인식했다.

2. 시설

보건의료시설에는 각종 병원을 포함한 보건의료기관과 의료인 교육을 담당하는 교육기관, 질병 등을 연구하는 연구기관, 의약품 및 의료용 소모품을 생산하는 생산시설 등이 있다. 또한 국가 주도인 사회주의 보건의료체계의 특성으로 인한 시설도 있었다. 의약품을 배포 및 공급하는 기관이나 휴양소, 정양소, 요양소와 같이 노동자들의 근로 의욕과 생산성을 높이기 위한 시설들을 포함할 수 있다. 다만 생산시설은 보건의료자원 중 하나인 물자를 생산하는 기능으로 이를 따로 분리해 서술하기가 어려웠다. 이에 생산시설은 물자와 함께 서술했다.

79 "해방의 은인 쏘련군 회상기", 『로동신문』, 1949.12.28.
80 "피로써 돕는 의로운 벗들", 『로동신문』, 1952.08.12.

(1) 보건의료기관

북조선이 보건의료기관을 계획에 따라 건립하기 시작한 시기는 1946년 2월 북조선임시인민위원회 출범부터이다. 당시 수립한 계획은 다음과 같다. 첫째 중국과의 국경지대에 11개의 검역소를 설치, 둘째 평양 등 주요 10개 도시에 10~12개의 인민소독소를 개설, 셋째 88개 군(郡)에 각 1개소의 인민보건소를 신설, 넷째 평양 시내 공장과 광산의 노동자 보건문제를 연구하기 위한 노동과학연구소 개설 등이었다.[81]

검역소와 소독소 설치를 제일 먼저 언급한 이유는 당시 우선적으로 해결할 문제가 전염병 퇴치였음을 시사한다. 세 번째로 언급한 88개 군의 인민보건소는 농촌에서의 위생사업 지도와 농민들의 생활방식 개선 및 연구, 결혼상담, 결핵 예방 및 치료의 담당을 상정했다. 특히 결핵보건소와 성병보건소들을 새롭게 건립한다고 강조해,[82] 이 역시 농촌에 만연한 전염병 질환을 퇴치하고자 하는 방침과 관련한 계획이었다.

보건기관 설치계획은 북조선임시인민위원회 보건국에서 수립했고 실행했다. 계획 발표 이후 1946년 12월 『로동신문』에는 평양시에 보건소가 신설됐음을 보도했다. 보건소는 노동자들의 체력 향상과 동시에 결핵과 같은 악성 질병을 조기에 발견해 방지하려는 예방의학적 차원의 시설이었다. 보건소는 향후 직장, 학교, 기관들의 노동자, 사무원, 학생들의 체력검사를 실시해 전체 인민의 체력 향상을 도모하고 과학적인 체력통계표를 작성하겠다는 목표를 세웠다.[83] 이러한 계획을 통해 초기 북조선 당국의 목표는 전염성 질환 퇴치와 함께 전체 인민의 건강

---

81 "인민보건에 만전책", 『정로』, 1946.05.28.
82 "위생방역사업에 완벽 국가병원망 날로 확장", 『로동신문』, 1947.12.24.
83 "평양특별시 보건소 신설", 『로동신문』, 1946.12.10.

상태 파악으로 건강한 노동력 확보에 있었음을 보여준다.

이 시기 보건소와 함께 병원도 설치했다. 특히 북조선 전역에 조직한 각 인민위원회의 결정으로 인민병원을 하나둘 설립하기 시작했다. 1946년 황해북도 송림시의 송림시인민병원은 송림시인민위원회 집행위원회 결정으로 추진했다. 우선 인민병원 설립을 위해 적립한 기금 16만 원과 당시 몰수한 기존 병원의 설비들을 활용해 병원을 세웠다. 병원에는 내과, 외과, 이비인후과, 산부인과를 먼저 개설할 예정이었으며 이를 맡을 의사 4명에 대한 선정계획도 수립했다. 계획을 실행하기 위해 인민병원 설립위원 4명도 선임했다. 다른 지역의 병원 건립도 비슷한 양상을 띠었다. 평안남도 개천군에서는 군민들이 자발적으로 궐기해 인민병원 설립을 결정했다. 중화군, 강동군 등도 병원 설립에 착수했다.[84]

시(市)와 군(郡)인민병원 설립과 함께 그 아래 단위인 면(面)에는 진료소를 설치했다. 이 또한 면민들이 국가의 도움 없이 자체적으로 수행했다. 다만 인민들은 건물 마련에 집중했다. 필요한 의약품과 의료기구, 의사 등은 도(道)보건부에서 맡아 개원했다.[85] 이러한 방법을 통해 1947년 평안남도의 경우 한 달 사이 새로운 병원 및 진료소가 8개에서 15개로 증가했다.[86]

인민병원 건립을 추진하면서 각급 인민위원회는 "우리들의 의료기관은 우리들의 손으로 세우자!"라는 모토 아래 군중대회를 개최했다. 1947년 3월 9일 평안남도 개천군의 개천극장에서는 각 면(面)의 대표 3백여 명이 참석한 가운데 [8만 명의 군민에게 필요한 개천인민병원

---

84 "송림", 『로동신문』, 1946.09.25.
85 "면민들의 열의로 병원 진료소 설치", 『로동신문』, 1947.04.24.
86 "인민진료소와 병원 나날이 늘어간다", 『로동신문』, 1947.05.27.

설립을 위한 군중대회]를 열었다. 군중대회에서는 개천인민병원 건립위원회를 조직하고 3월 15일 기공해 7월 말 준공을 목표로 한, 병원 건립 결정서를 채택했다. 그리고 공사에 필요한 노동력은 군민들을 동원하기로 했다.[87]

당시 보건의료시설의 신설은 하나의 애국운동으로 전개됐다. 인민들은 노동력뿐 아니라 병원 건설에 필요한 자재와 비용도 모두 자체적으로 해결하고자 노력했다.[88] 이는 일제 시기 마지못해 동원되던 상황과는 달리, "해방된 인민의 나라를 위한 뜨거운 정의에서 우러나는 행동"으로 선전됐다. 또한 김일성이 언급한 "힘이 있는 자는 힘으로, 돈이 있는 자는 돈으로, 지식이 있는 자는 지식으로"라는 지도자의 교시를 적극적으로 실천하며 단결된 인민의 힘을 병원 건립으로 과시한 결과였다.[89]

이렇게 지역을 중심으로 의료기관을 신설하는 방법과 함께, 공장 등 생산 단위에 보건의료시설 구축을 병행했다. 우선 일제 강점기 산업지대였던 지역을 복구, 정비하면서 해당 지역 내의 노동자와 그 가족들을 위한 편의시설 설치 차원에서 보건의료시설을 건립했다. 함경남도 흥남은 일제 시절 중요한 화학공업 지역으로 1946년 그 시설들을 국유화하면서 흥남지구로 명명했다. 당시 흥남지구 내에는 사회보험 적용 대상자가 2만5천여 명이었다.[90] 그 가족은 7만1천여 명으로 총 10만여 명을 헤아렸다. 10만 명이 거주하는 도시를 재건하면서 보건의료서비스

---

87 "인민병원 설립은 우리들의 힘으로", 『로동신문』, 1947.03.12.

88 "개천인민병원 설립에 전 군민 총력 집결", 『민주조선』, 1947.03.12.

89 김일성, 『회고록 세기와 더불어 계승본 8』, 조선노동당출판사, 1998, 202쪽.

90 1946년 말, 북조선에서 제일 큰 공업도시의 하나인 흥남지역에는 노동자가 2만7천 명이 집중해 있었고 이는 북조선 전체 노동자의 약 10%에 해당된 수치였다. 김연철, 『북한의 산업화와 경제정책』, 역사비평사, 2001, 126쪽.

제공을 위해 4개의 병원과 요양소, 공장마다 간이진료소를 설치했다.[91]

북조선은 1947년부터 인민경제계획을 수립해 실행했다. 이는 경제를 빨리 복구하고 회복하기 위한 방안이었다. 수립한 계획을 완수하기 위해서는 건강한 노동력 확보가 중요했고 이에 관심을 기울이는 것은 국가의 필수적 활동이었다.

지역과 산업시설을 기반으로 한 보건의료시설 구축과 함께 평양을 중심으로 국영 보건의료기관을 설립하기 시작했다. 1946년 12월 평양시 보건부에서는 120명을 수용할 수 있는 전염병실을 신설해 전염병 환자를 수용하기로 했다.[92] 이는 같은 해 2월 북조선임시인민위원회 발족 직후 김일성이 발표한 20개조 정강에 규정한 '국가병원 수를 확대해 전염병을 근절하며 빈민들을 무료치료할 것'에 대한 구체적 실현이었다.

전염병실은 1947년 1월 8일 인민전염병병원 건립으로 구현했다. 이 병원은 소련 민정부의 도움으로 운영했다. 소련의 여의사 및 간호원들과 함께 5명의 북조선 전문의사와 24명의 간호원들로 진료를 시작했다. 처음에는 재귀열, 장티푸스, 적리(赤痢), 말라리아, 디프테리아, 콜레라 등의 전염병 환자만을 전문으로 치료했다. 그 규모는 100병상이었다. 애초 120병상을 상정했으나 그 규모를 줄여 운영했다. 병원 개원 직후 50명의 전염병 환자가 입원했다. 당시 환자들은 일제 강점기 때의 '병막'에 가는 줄 알고 마지못해 끌려오거나 의사와 간호원 등에게 욕설을 하는 등 반발이 심했다. 과거 병막은 전염병 환자들의 치료가 아닌 격리 목적으로 집단수용하던 시설로, 수용되면 사망한다는 두

---

91 김광운, 『북조선실록 14』, 코리아 데이터 프로젝트, 2018, 201쪽.
92 "평양특별시 대격리병실 증설", 『로동신문』, 1946.12.21.

려움이 컸다. 그러나 현대적이고 위생적인 병원에서 입원치료를 통해 완쾌 과정을 거치면서 병원에 대한 인식을 개선해 갔다.[93]

1949년 초에는 평양에 여성유아상담소를 개소했다. 처음에는 많이 알려지지 않아 하루 평균 20여 명의 여성이 진료를 받았다. 더불어 매일 20가구의 가정방문을 진행하는 수준이었다. 그러던 상황이 개소 1년 뒤인 1950년 4월에는 수백 명의 임산부와 1천 수백 명의 유아를 등록해 관리했다. 담당 간호원들은 매일 가정을 방문해 여성위생과 유아 양육에 대해 교육했다. 많은 여성들은 직접 상담소를 방문해 그 이용률이 계속 증가했다. 이 기관은 모자의 건강 보호를 위한 부인병 예방 및 치료, 위생 및 임신부 등록 사업을 목적으로 설립했다. 상담소에 등록한 임산부에게는 산원에 우선 입원하는 편의를 제공했다.[94] 그러나 해당 상담소는 전쟁을 거치며 『로동신문』에 전혀 언급이 없었다. 이는 병원과 진료소 등의 건설로 모자보건사업을 보건의료시설이 흡수했기 때문으로 보인다.

당시 보건의료시설 확충에는 소련의 지원이 큰 역할을 담당했다. 소련은 1946년부터 평양, 원산, 신의주, 남포, 순천, 해주, 송림, 함흥 등 주요 15곳의 도시에 소련적십자병원을 설치해 운영했다. 3년 뒤인 1949년 11월에 이 시설들을 북조선에 무상으로 양도했다.[95]

1946년 11월 21일 함흥에 개원한 소련적십자병원은 외과, 내과, 안과, 산부인과, 피부과, 이비인후과, 소아과, 치과, 렌트겐과(방사선과) 등을 두었다. 혈액과 배설물 등으로 과학적 검사가 가능한 설비와 함께 약국에는 의약품을 완비했다. 특히 총 10명의 의사 중 4명이 소련에서

93 〈방문기〉 명실 공히 인민의 병원 '병막'이란 옛날의 이름", 『로동신문』, 1947.07.09
94 보건성, 『인민보건 6』, 인민보건사, 1949, 61쪽.
95 "쏘련적십자사병원 15개소 공화국정부에 무상으로양도", 『로동신문』, 1949.11.19

파견한 박사급 의료인이었다. 이 병원의 하루 치료비는 15원으로 무료 시설은 아니었다.[96] 그러나 치료비는 당시 남한의 병원비와 비교하면 무료와 마찬가지였다. 남한의 국가병원에서는 외래진료비가 하루에 300원이었다. 입원료는 하루 1천 원이었으나 식사와 의복, 침구를 제공하지 않았다. 수술비는 2만 원이 넘었다.[97] 북조선인민위원회는 국영병원의 약값과 치료비를 개인병원이나 남한의 국영병원에 비해 1/10로 책정해 병원의 문턱을 낮추기 위해 노력했다.[98]

소련적십자병원은 1947년 6월 초순 평양에도 개원했다.[99] 소련적십자사 평양병원은 1950년 초반에 제반 의료시설을 더욱 확장해 이전했다. 전 평의대병원 건물로 입주한 것이다. 이는 소련적십자병원과 평의대병원의 합병을 뜻하며 병원은 200병상 규모였다. 이 병원은 외과, 내과, 부인과, 산과, 피부성병과, 이비인후과, 안과, 소아과, 신경과, 치과 등 10개의 전문과와 함께 모성상담실과 구강시험실, 물리치료실, 병리시험실, 엑스광선투시실 등 5개 특수 과목에 19개의 치료실과 5개의 수술실을 갖추고 있었다. 병원은 개원 이후 전쟁 전까지 약 3년 동안 235,000여 명의 외래환자와 4,700여 명의 입원환자를 치료했다. 늑막염, 맹장수술 등 외과 수술과 백일해, 홍역 등 소아전염성 질환에 엑스레이 투시라는 당시 가장 현대적 설비로 치료해 신망이 높았다.[100]

소련이 운영한 15개 적십자병원은 신축 시설은 아니었다. 현실적으

---

96 "쏘련적십자병원 함흥에 개원", 『로동신문』, 1946.12.18.

97 보건성, 『인민보건 6』, 2쪽.

98 홍순원, 『조선보건사』, 479쪽.

99 "쏘련 의학기술과 그 친절에 인민들 경탄하고 감사한다", 『로동신문』, 1948.08.22.

100 "쏘련적십자사평양병원 의료시설을 일층확장", 『로동신문』, 1950.02.12.

로 규모가 큰 15개의 병원을 단시간에 건설하는 것은 불가능했다.[101] 따라서 이들 병원은 일제 시기 사용하던 병원을 국유화한 시설이었다. 이곳에 소련 의료인들을 파견했고 주요한 설비와 의약품 등을 지원해 운영했다.

한편 평의대병원은 당시 북조선 최고의 중앙병원 역할을 수행했다. 이 병원은 1948년 김일성대학 의학부를 평의대로 분리하면서 이전의 김일성대학부속병원을 이관한 시설이었다. 김일성대학은 1946년 9월 1일 개교하면서 평의전을 의학부로 편입했기 때문에 그 전신은 평양의학전문학교부속병원이었다.[102]

대학부속병원으로는 평의대병원과 함께 함흥의과대학부속병원이 있었다. 이 병원은 일제 시기 도립의원으로 일부 특권층이 이용하던 120병상 규모의 병원이었다. 이를 해방 이후 국가병원으로 지정해 1947년 200병상으로 증설했다. 당시 함흥의과대학부속병원에는 김기선[103], 김배준[104], 리유

---

101 1949년 4월 최고인민회의 제1기 3차 회의 때 리기영 대의원은 "19개소의 소련적십자사병원들에서 적극적인 의료방조를 주고 있다."고 언급했다. 그리고 소련 민정부의 보고서에 의하면 소련군이 도착한 시기에 42개의 병원 중 19개가 진료를 하고 있다고 밝히고 있어 당시 진료를 하고 있던 병원 중 15~19개에서 소련의 의료인들이 활동한 것으로 보인다. 김광운, 『북조선실록 1』, 545~548쪽; 국토통일원, 『북한최고인민회의자료집 제1집』, 465쪽.

102 김일성대학이 개교하기 전인 1946년 6월 9일에 평양시인민위원회 주최로 [유아건강 심사대회]를 개최했는데 개최 장소가 평양의학전문학교부속병원이었다. "유아건강심사대회", 『정로』, 1946.06.18.

103 김기선은 1913년 10월 출생으로 함경남도 정평 출신이다. 해방 직후 함흥의학전문학교(이하 함흥의전) 내과 교수와 함흥도립병원 의사와 함흥의과대학 교원을 역임했다. 1946년 6월 북조선공산당에 입당했다. 김근배, "북한 함흥의과대학 교수진의 구성, 1946-48: 사상성과 전문성의 불안한 공존", 716·726쪽; 국립중앙도서관 해외한국관련기록물「함흥의과대학 리력서」참조.

104 김배준은 해방 직후 함흥의전 내과 교수였다. 또한 함흥의과대학 副教授任命內申書類에 1948년 11월 작성한 함항연의 자서전에 자신의 지인 중 한명으로 소개하며 김배준을 "현재 보건성 교육국장에 있다."고 거론했다. 보건성 기관지 『인민보건』

호[105] 등 "소련의 선진의학지식으로 무장한 의료인들이 포진해 수준 높은 진료를 한다."고 소개했다.[106] 이들은 1946년 9월 소련에 유학한 의사들이었다.

북조선의 보건의료시설은 1947년 1월부터 사회보험법 시행으로 약간의 변화가 있었다. 사회보험법으로 노동자 및 사무원과 그 가족들에게 무상치료 혜택을 제공하면서 개인이 운영하던 개인병원까지도 사회보험병원으로 활용했다. 이는 개인병원들을 국가병원으로 자연스럽게 흡수하는 과정이기도 했다. 사회보험법 발효 첫날에는 124개소의 사회보험병원과 70개소의 인민병원이 지정병원으로 역할을 했다. 400개의 개인병원과 20개의 적십자병원을 촉탁병원으로 활용했다.[107]

사회보험병원으로 지정된 병원은 진료과목을 기존 보다 확대해 운영했다. 그렇기 때문에 이에 필요한 장비와 기구 등을 완비할 수 있었다. 평양제1인민병원을 사회보험병원으로 지정하며 내과와 외과밖에 없던 병원이 치과, 산부인과, 이비인후과, 소아과, 방사선과 등을 추가 설치했다. 의료장비와 더불어 소독기, 전기 및 수도 시설 등도 완비했다.[108]

에 소련 의학자들의 논문을 번역해 게재했다. 1955년 9월 8일자와 1957년 3월 29일, 1963년 9월 29일자 『로동신문』에 평의대 학장으로 소개했다. 보건성, 『인민보건 2』, 75쪽; 보건성, 『인민보건 6』, 47쪽.

105 리유호는 1915년 2월생으로 함경남도 함흥 출신이다. 해방 직후 함흥의전 소아과 교수였으며 1946년 8월 함흥의과대학 교원으로 활동했다. 1946년 6월에 북조선공산당에 입당했다. 소련 유학 중에는 모스크바의사강습원에서 공부했다. 1954년 12월 15일 『로동신문』에 "존경받는 일군들" 기사에 평의대병원 소아과 의사로 소개된 것으로 보아 이후 평양에서 활동했던 것으로 보인다. 김근배, "북한 함흥의과대학 교수진의 구성, 1946-48: 사상성과 전문성의 불안한 공존", 735·739쪽; 함흥의과대학 副教授任命內申書類 참조.

106 "인민보건을 위해 정성을 다해 분투", 『로동신문』, 1947.10.14.

107 "사회보험의 혜택받은자 삼월말까지에 사만여명", 『로동신문』, 1947.04.05.

108 "근로인의 건강위해 사회보험병원은 복무", 『로동신문』, 1947.05.21.

이는 개인병원도 마찬가지였다.

1947년부터 수립한 인민경제발전계획에는 보건의료시설 확충 계획을 포함했다. 이는 각 단위에서 목표한 계획을 완수하게끔 강제했다는 것을 의미한다. 그 결과 보건의료시설은 더욱 증가했다.

평안남도인민위원회 보건부의 경우 1947년 11월 말까지 도내 140개의 면(面)에 무의면을 없앨 목표를 수립했다. 이를 위해 암불라토리 18개와 간이암불라토리 13개를 건설할 계획을 세웠다. 이 목표는 이미 9월 15일에 초과 완수했다. 암불라토리는 28개로 155% 초과 설치했다. 간이암불라토리도 벌써 13개 건설 목표를 완수했고 11월까지 매 군(郡)에 3개 이상씩 42개소를 설치할 예정이었다.[109] 이 인민경제발전계획은 6·25전쟁 전까지 지속했다. 그 결과 황해도의 경우 인민병원 수가 해방 직전과 비교해 425%, 진료소 수는 540%로 증가했다.[110]

남북은 1948년 각각 국가를 수립했고 분단을 기정사실화했다. 남북경쟁의 본격화로 북조선은 수도 평양을 획기적으로 변모하는 대대적인 건설사업을 추진했다. 김일성대학을 비롯해 평양운하공사, 대동강 다리가설공사 등과 함께 평양중앙종합병원 신축공사를 추진했다. 이 병원은 건평 13,500㎡의 철근 콘크리트 3층 건물로 공사비가 1억5천만 원 상당이었다. 1946년 송림시인민병원 건립을 위해 모금한 종자돈이 16만 원이었음을 상기하면 그 규모를 짐작할 수 있다. 건물은 입원 병동과 외래환자를 치료하는 종합진료소를 따로 분리해 건축했다. 입원 병동은 342병상이었으며 1년에 10만여 명을 진료할 계획이었다. 이 병원에서 일할 인력은 총 335명으로 모두 확보한 상태였다. 외래치료 병

---

109 "각 면에 하나씩 공동목욕탕 신설", 『로동신문』, 1947.10.05.
110 "날로발전되는 인민보건사업", 『로동신문』, 1950.01.09.

동인 종합진료소는 11개 과에 70여 명의 보건의료인들을 포진해 약 30만 명의 환자 치료를 목표로 했다. 이 병원은 1948년 4월 20일에 착공해 1949년 4월 말 전으로 완공을 예정했다.[111] 그러나 평양중앙종합병원은 완공 날짜가 늦춰져 1949년 8·15해방일로 목표를 재설정했다. 북조선은 이 병원을 최신의 의료설비로 완비한 근대식 종합병원으로 소개했다.[112]

이외에도 1949년 5월 17일 평양제1인민병원을 준공했다. 건평 892평의 3층 철근 콘크리트 건물로 총 2천만 원을 사용했다. 하루 3천 명의 외래환자를 진료할 수 있는 규모였다.[113]

평양에 대규모의 보건의료시설들을 건설하는 것과 함께 지방에도 새로운 병원들을 건설했다. 하지만 규모는 평양과 큰 차이가 있었다. 양강도 갑산면 갑산인민병원의 경우 1949년 7월 착공해 5개월 만인 12월에 준공했다. 이 병원은 109평의 건평에 단층 8칸으로 20병상 규모의 병원이었다.[114] 평안남도 덕천군의 덕천제1인민병원은 건평 200평에 총공사비가 260여만 원으로 본관에는 진료소와 약국을 설치했다. 별관에는 입원실과 산원, 식당, 이발실, 목욕탕 등을 갖췄다.[115]

농촌의 면(面)에는 대합실, 진찰실, 조제실로 구성한 간이진료소를 건립했다. 조제실에는 각종 의약품과 조제기구들을, 진찰실에는 진찰 및 처치용 기구와 간단한 수술용 기구들을 완비했다. 이러한 북조선 당

---

111 "선진 시설 자랑하는 평양중앙종합병원", 『로동신문』, 1948.06.16.
112 "준공가까운 중앙종합병원", 『로동신문』, 1949.07.29.
113 평양제1인민병원의 경우 1947년 사회보험병원으로 지정해 관련 시설을 확충했다고 보도됐기 때문에 새로운 병원을 건설한 것이 아니라 병원을 확장했던 것으로 보인다. "평양제1인민병원락성", 『로동신문』, 1949.06.01.
114 "갑산인민병원 신축공사준공", 『로동신문』, 1949.12.25.
115 "덕천인민병원 건설공사진행", 『로동신문』, 1950.04.13

국의 지속적인 무의면 퇴치를 위한 보건의료시설 건설로 1949년 하반기에는 함경북도 6개, 황해도 18개, 강원도 10개, 평안북도 12개 등의 간이진료소를 포진했다.[116] 그 결과 1950년 상반기에 무의면이 완전히 사라졌다.

그러나 6·25전쟁으로 다시 해방 직전 상황으로 회귀했다. 북조선은 전쟁 중에도 보건의료시설을 복구했다. 6·25전쟁 중 가장 먼저 복구한 시설들은 전쟁에 필요한 물자의 생산을 담당했던 기업소들의 직장간이진료소였다. 1951년 4월 18일 [김상갑 지배인이 관리하고 있는 기업소]에 직장간이진료소를 개소했다. 이 진료소 소장은 리보우라는 이름의 외국인이었다. 사회주의 국가에서 보내온 각종 의료기구와 설비 및 의약품을 풍부히 갖추고 있었다.[117] 이렇게 전쟁 기간 보건의료시설의 복구는 사회주의 국가들의 지원이 절대적이었다.

(2) 교육기관

1946년 9월 1일 김일성대학이 개교했다. 이 대학은 북조선에 설립한 첫 대학으로 의학부를 설치해 의료인을 양성했다. 창립 첫해, 대학은 대학 본부와 의학부, 공학부의 3개 건물을 정비하고 800명을 수용할 수 있는 기숙사를 건설해 운영을 시작했다. 7개 학부(의학부, 농학부, 공학부, 법학부, 문학부, 철도공학부, 이학부) 24개 학과에 1,500명의 학생과 68명의 교원으로 출범했다. 이 규모는 개교 1년 만인 1947년, 8개 학부 39개 학과에 신입생 2,142명과 예비과[118] 251명, 재학생까지 총

---

116 "간이진료소망확장", 『로동신문』, 1949.12.15.

117 "로동자들의 보건위해 직장간이진료소 복구", 『로동신문』, 1951.07.10.

118 일제 시기 혁명가나 노동자 및 농민의 자녀로 중학교육을 받지 못한 인사들을 대상으로 선발해 3년 과정으로 교육했다. 예비과 졸업 이후에는 전공을 선택해 정식 대

3,813명으로 확대했다. 교원도 교수 115명, 강사 50명으로 2배 이상 증대했다.[119]

김일성대학은 개교 2년 뒤인 1948년 김일성종합대학으로 승격했다. 이때 김일성대학의 일부 학부를 단과대학으로 개편했다. 의학부는 평의대, 공학부는 평양공업대학, 농학부는 사리원농업대학으로 분리했다. 이는 1948년 제69차 북조선인민위원회의 결정으로 고등교육사업에서 획기적인 개선과 강화가 필요하다고 판단한 조치였다.[120] 당시 전문적인 고급인력의 부족은 일제의 유산으로 국가 건설 초기부터 심각한 장애였다. 이러한 현실에 대한 개선은 북조선 정권에도 중요한 문제였다. 이 때문에 북조선은 교육개혁을 토지개혁이나 중요산업 국유화와 같은 사회경제적 개혁과 동시에 추진했다.[121]

평의대 창설 개교식은 1948년 9월 28일에 거행했다.[122] 1946년 김일성대학 의학부에는 해방 전에 입학했던 평의전 학생들을 편입했고 1947년 4월 11일 이들의 졸업식이 있었다. 이를 마지막으로 평의전의 명칭은 역사에서 사라졌다. 총 16명이 졸업한 졸업식에는 북조선인민위원회 홍기주 부위원장과 한설야 교육국장 대리, 리동영 보건국장 등 당과 내각의 대표들이 참석했다.[123]

평의대 외에도 1946년 함흥의학전문학교의 건물과 시설을 활용해

학교육을 받았다. 이들 예비과 학생 전체는 급비생(給費生)으로 학비를 면제했다. "우리의 김일성대학은 나날이 자라나고 있다", 『로동신문』, 1948.04.18.

119 "창립 1주년을맞이한 김일성종합대학", 『로동신문』, 1947.09.26.

120 "창립 2주년을 맞는 김일성종합대학", 『로동신문』, 1948.10.01.

121 신효숙, "북한사회의 변화와 고등인력의 양성과 재편(1945~1960)", 『현대북한연구』, 8권 2호, 2005, 44쪽.

122 "조국은 인재를 요구한다", 『로동신문』, 1948.10.02.

123 "구제 평양의전 마지막 졸업식", 『로동신문』, 1947.04.16.

함흥의과대학을 개교했다. 또한 1948년 함경북도 청진에 청진의과대학을 개교해 6·25전쟁 전까지 전문 의료인 양성을 위해 총 3개의 대학을 운영했다. 청진의과대학의 경우 이미 1946년 함경북도인민위원회에서 대학 건설을 위해 재정모금 등의 활동을 전개했다. 그러나 북조선임시인민위원회는 평양과 함흥의학전문학교 만을 대학으로 승인했다. 함경북도 외에 평안북도인민위원회에서도 의료인 양성기관 설립을 준비했으나 이 또한 좌초했다.

> 어느 도인민위원회(예 평북·함북)에서는 교육국과의 협의 또는 지시 없이 임의대로 자도(自道)에 의과대학 또는 기타 고등정도의 학교를 설립하려고 활동을 개시했으며 이에 대해 하등의 보고 또는 허가 없이 재정모집과 기타사업에 실지로 착수하고 있다. 그러므로 북조선임시인민위원회는 다음과 같이 결정한다. (가) 교육국과의 협의 없이 자도 내에 대학 또는 기술전문학교를 설립함을 금지함. (나) 평북과 함북도인민위원회에 아래와 같이 지시한다. 자기들이 조직한 현재의 의학대학예과는 폐쇄할 것이며 기 학생들은 평양 또는 함흥의과대학과, 기타 대학에서 공부하도록 조치할 것. (다) 평북 및 함북도인민위원회에서 의과대학을 설립하려고 모집한 재정은 자도 내 학생 중 특별히 경제적 원조를 필요로 하는 학생들에게 지급해 북조선고등교육기관에서 수학하도록 금전 지불함을 허함.124

북조선임시인민위원회는 이들 인민위원회가 중앙의 교육국과 협의 없이 임의대로 사업을 추진하는 데에 제동을 걸어 그 권위를 세우려 했다. 그리고 전체적인 의료인 양성 계획을 국가 차원에서 수립해 차차 진행할 의도를 보였다. 위 결정으로 함경북도의 청진의학대학은 2년 뒤인 1948년 9월에야 3번째 의과대학으로 개교할 수 있었다.125

---

124 "북조선북조선임시인민위원회 결정 제32호 고등의학기술자양성에 관한 건", 국사편찬위원회, 『북한관계사료집 5』, 590쪽.
125 1948년 첫 신입생을 모집한 청진의과대학은 청진의학전문학교와 성진의학전문학

함흥의과대학은 창립 당시 30명의 교원과 230명의 학생으로 시작했다. 교육 기간은 5년이었다. 1949년 6월에 21명이 졸업했다. 이 학교의 개교가 1946년이고 1949년에 졸업생을 배출했다는 현실은 평의대와 같이 그 전신인 함흥의학전문학교 때 입학한 학생들을 포함해 교육했음을 의미한다.[126]

〈시기 I〉에 『로동신문』은 대학 신입생 모집 요강을 게재했다. 이를 통해 당시 북조선의 대학 현황을 확인할 수 있었다. 이를 정리한 자료는 〈부록 5〉에 첨부했다.

김일성대학을 설립한 3년만인 1949년, 북조선 전역에는 대학이 15개로 증가했다. 학생들의 규모도 1만 명 이상이었다. 이는 북조선이 국가 건설 및 경제발전의 근간인 고등인력 확보를 위해 얼마나 공세적인 정책을 폈는지 확인할 수 있는 지표였다.

1953-1954학년도 각 대학 학생 모집 요강에 의하면 평의대는 2개 학부인 의학부와 약학부에서 의학과 및 약학과 신입생을 모집했다. 함흥의과대학은 의학과만을 개설했다. 이 두 대학 모두 시험과목으로 문학, 러시아어, 물리, 화학을 제시했다. 시험기일은 9월 26일부터 30일까지 5일간으로, 학기 시작은 10월 1일이었다. 입학자격은 17세부터 35세까지의 공민으로 고급중학교 졸업자 및 검정시험에 합격한 자, 각종 전문학교 졸업자를 대상으로 했다.[127]

1953년 평의대의 학부가 의학부와 약학부였다면 1947-1948학년도에는 의학부만 200명을 모집했다. 다만 그 학부 내에 의학과 120명,

교를 통합해 설립했다. 의학과 145명을 모집했고 교육 기간은 5년이었다. 김창호, 『조선교육사 3』, 사회과학출판사, 1990, 198쪽.

126 "인민보건의 제일선에로! 함흥의대 졸업식 성대", 『민주청년』, 1949.07.02.

127 "북반부 각대학 신입생모집", 『로동신문』, 1953.08.21.

약학과 40명, 구강학과(치과) 40명을 정원으로 공지했다. 이를 1946년 7월 평의전과 함흥의학전문학교를 의학 및 의과대학으로 승격하면서 결정한 규정과 비교하면, 평의대의 1946년 신입생 모집인원은 총 80명(치과·의학과, 약학과 각 40명)이었다. 함흥의과대학은 160명이었다. 개교 1년 만에 의대 정원이 대폭 증가했다.[128] 하지만 의대 신입생 정원의 경우 북조선 자료마다 다르게 표기하고 있어 정확한 파악은 어렵다. 1956년 발행한 『김일성종합대학 10년사』에 의하면 1946년 7월 김일성종합대학의 조직안에는 의학과 110명, 약학과 40명, 치의학과 40명이 학과 정원이었다. 그리고 최종 모집 계획으로 신입생 160명과 보결생으로 2학년 10명, 3학년 20명, 3학년 편입생 63명으로 상정했다. 보결생과 편입생은 평양의학전문대학을 흡수해 해당 학년으로 편입한 결과였다.[129]

또한 평의대의 학부는 수시로 변화했던 것으로 보인다. 평의대는 전쟁 기간 중인 1953년 6월 졸업식을 진행했다. 이때 의학부는 제5회, 위생학부는 제2회 졸업생을 배출했다고 보도했다.[130] 이러한 언급으로 위생학부도 존재했으며 위생학부의 신설은 1948-1949학년도부터라고 유추할 수 있다. 이렇듯 〈시기 I〉에는 신입생 입학 정원과 학부가 수시로 변동하는 유동적 시기였다.

북조선은 해방 직후 보건의료인이 절대적으로 부족한 상황에서 의학대학을 통한 의료인 양성과 함께 다양한 방법의 양성기관을 설립해 보건의료인을 확보했다. 우선 김일성대학 개교 전인 1946년 7월에 민주건설을 위한 기술요원을 양성하기 위한 목적으로 중등기술전문학교를

---

128 국사편찬위원회, 『북한관계사료집 5』, 590쪽.
129 강호제, "북한의 기술혁신운동과 현장 중심의 과학기술정책", 83쪽.
130 "평양 의학 대학 의학부 위생 학부 졸업식 거행", 『로동신문』, 1953.06.15.

설립했다.[131] 보건의료 관련 교육기관으로 의학전문학교를 개설하기 시작했다.

1946년 의학전문학교는 전국에 5개를 개설했다. 의과(276명), 위생과(104명), 약학과(120명)에서 학생들을 교육했다. 1947년에는 의학전문학교를 11개로 확대해 의과(576명), 위생과(150명), 약학과(270명), 산과(300명)에서 의료인을 배출했다.[132] 또한 1947년에는 함흥(함경남도), 순안(평안남도), 청진(함경북도), 해주(황해남도), 강계(자강도), 신의주(평안북도) 등 주요 도시에 의학전문학교를 확대 설치했다.[133] 평안북도의 경우 도영(道營)으로 신의주의학강습소를 신의주의학전문학교 내에 부설해 60명의 의학생을 단기로 양성하기도 했다.[134] 중앙정부뿐 아니라 각 도에서도 필요한 전문 인력을 양성한 것이다.

이렇게 다양한 교육기관에서 양성한 학생들은 졸업 뒤 '취업 의무연한'을 규정해 일정 기간 국가에서 배치하는 기관에 의무적으로 취업해야 했다. 이는 학생들 대부분이 국가로부터 학비 지원을 받는 급비생(給費生)이었기 때문에 가능한 조치였다. 1948년 10월 내각 결정 제15호로 채택한 〈전문학교·대학 졸업생의 직장취업 의무연한 설정에 관한 결정서〉에 의하면 각종 전문학교(사범·기술전문 및 기술원양성소 포함) 졸업생은 졸업 후 3년간, 대학 졸업생은 5년간 국가가 지정하는 직장에 의무적으로 종사했다.[135]

131 "중등기술전문학교 설립", 『정로』, 1946.07.17.

132 홍순원, 『조선보건사』, 463쪽.

133 "복구 확장되는 인민 보건 시설", 『로동신문』, 1953.10.11.

134 "평북도의 보건위생사업 날로 약진발전", 『로동신문』, 1947.07.02.

135 김광운, 『북조선실록 23』, 코리아 데이터 프로젝트, 2018, 432쪽.

(3) 연구기관

북조선 당국은 보건의료와 관련한 연구기관 구축에도 우선 일제 강점기 당시 사용하던 기존 연구시설을 활용해 이의 정상화부터 시작했다. 1946년 12월 4일자 『로동신문』에 게재한 평강고지요양연구소 관련 기사에는 "결핵 환자에 비해 이를 치료할 기술진용이 매우 미약하다." 며 "기술이 있거나 없거나 결핵 투쟁에 뜻있는 사람은 누구나 참여해 줄 것"을 요청했다. 이 연구소는 1941년 경성제국대학(이하 경성제대)에서 1943년 준공했다. 결핵의 예방과 치료를 고지(高地)환경에서 연구하기 위한 시설이었다. 연구소는 약 20만 평에 건평 3천여 평, 70개 병실에 300병상 규모였다. 연구실 15개, 엑스광선실 2개, 물리치료실 2개, 수술실 1개, 외래진찰실 2개, 치과치료실 2개, 이비인후과치료실 1개 등을 운용했다. 1946년 8월 소련군은 이 기관을 북조선임시인민위원회에 인계하면서 보건국에서 직영했다.[136] 그러나 이후 연구소에 대한 언급은 전혀 찾을 수 없었다. 정상화에 실패한 것으로 짐작된다.

북조선은 1946년 전염성 질환을 전적으로 연구하고 책임질 서북방역연구소를 설립했다. 이 연구소는 소련군의 후원으로 창설했다. 초기에는 설비의 불충분과 기술의 빈곤으로 많은 어려움을 겪었다. 그러나 소련의 지속적인 원조와 도움으로 1947년 초에 각종 예방주사약을 제조했다.[137] 연구소는 1947년 북조선전염병연구소로 확대 개편했다.[138]

---

136 "평강고지료양소에 대해", 『로동신문』, 1946.12.04.

137 "인민보건 위해 각 전염병 례방약의 생산을 제고", 『정로』, 1946.05.31; "북조선 보건사업의 1년간의 업적", 『로동신문』, 1947.02.12.

138 1946년 서북방역연구소, 1947~1948년 북조선전염병연구소, 1949년 조선전염병연구소, 전쟁 기간 [최정규 소장이 지도하는 전염병연구소], 전쟁이 끝난 1953년까지 중앙전염병연구소로 명칭을 변경했다. 그리고 1954년 4월 보건성 산하 중앙미생물연구소로 개편했다. 장내세균, 독소, 병독, BCG, 소아전염병, 뇌염, 역학 등

북조선의 연구소는 초기부터 단순한 연구기관이 아니라 관련 물자들을 생산하는 단위이기도 했다. 이에 북조선전염병연구소는 전염병 연구와 함께 전염병 예방에 필요한 의약품과 백신 생산을 담당했다.

북조선전염병연구소는 국영시설이었다. 이에 북조선 당국은 1947년 인민경제발전계획 내에 완수할 예방약과 백신 생산 계획을 하달했다. 목표한 계획은 5월에 완수했다. 그 규모는 장티푸스와 콜레라 혼합백신 8백만 인분, 장티푸스 백신 3백만cc, 두묘(痘苗) 1천만 명분, 백일해 백신 10만 명분에 달했다. 이처럼 빠르게 계획 완수가 가능했던 이유는 연구 및 생산시설을 더욱 완비했고 전문기술자 8명을 추가로 확보했으며 30명의 연구생이 꾸준히 연구를 계속한 결과였다.[139] 1947년 2월에는 디프테리아 독소 제조에 착수해 6월 초순에 700단위 혈청, 중순에는 1,000단위 혈청 제조에 성공했다. 이로써 3개월 반이라는 단기간에 디프테리아 독소 제조에 성공해 소아전염병인 디프테리아 박멸에 공헌했다.[140]

북조선전염병연구소는 전쟁이 끝난 이후 보건성 산하 중앙전염병연구소로 개편했다.[141] 특히 소련 의학자 파블로프의 학설을 적용해 전염병 감염 및 면역에 관한 연구를 진행했다. 그리고 이를 담당할 기술 인

의 연구부서 10개소와 초자제품실 1개소를 운영했다. 전쟁 기간에는 보안으로 기관명에 책임자 이름을 넣어 표기했는데 『로동신문』 1952년 11월 15일자 관련 기사에는 [최정규 소장이 지도하는 연구소]로 기재했으나 1953년 11월 24일자 기사에는 [최형규 소장이 지도하고 있는 중앙전염병연구소]로 언급했다. 당시 활동했던 세균학자 중에는 최형규가 있었던 것으로 보아 전염병연구소를 최형규가 맡았을 것으로 판단된다. "공화국의 선진 의료 과학은 세균 만행을 분쇄하고 있다, 세균학자 최형규 동지 담", 『로동신문』, 1952.03.16; 조선중앙연감편집위원, 『조선중앙연감 1957』, 조선중앙통신사, 1957, 109쪽.

139 "인민보건 보장에 북조선전염병연구소 분투", 『로동신문』, 1947.05.20.
140 "두번째의 8.15을 맞으며, 우리 직장의 자랑", 『로동신문』, 1947.08.13.
141 "예방 약품 연구 사업에서의 성과", 『로동신문』, 1953.11.24.

재 양성을 위해 150명의 연구사를 육성했다.[142] 6·25전쟁 당시에는 [최형규 소장이 지도하는 전염병연구소]라고 칭했다. 이는 전쟁 중 국가시설의 보안 문제로 인해 명칭을 달리한 까닭이었다.[143]

북조선전염병연구소 외에도 북조선인민위원회 보건국 산하에는 다양한 연구소들을 개소했다. 1947년 3월 22일에는 약품위생연구소[144], 4월에는 약품연구소[145], 9월에 북조선산업의학연구소[146]를 신설했다. 북조선약품위생연구소 개소식에는 당시 북조선중앙병원 원장 최응석[147]이 참석해 축하 인사를 했다. 그는 "하루바삐 훌륭한 약을 많이 만들어 인민의 건강을 확보하는 보건의 전당이 될 것"을 당부했다. 연구소는 약품, 위생, 사무 등 3개 부서에 인원 20명으로 조직했다.[148] 최응석의 발언을 통해 이 연구소도 연구와 더불어 의약품 생산이 목적이었음을 확인할 수 있었다.

약품연구소는 약품생산의 질적 향상, 천연약초의 분석조사, 새로운

---

142 "보건성 중앙 전염병 연구소에서 예방 약품 생산에 성과", 『로동신문』, 1953.12.07.

143 "예방 왁찡 생산에 높은 성과", 『로동신문』, 1952.11.15.

144 "보건국약품위생연구소 드디어 개소", 『로동신문』, 1947.03.28.

145 "약무사업의 급속한 발전", 『로동신문』, 1948.05.15.

146 "북조선산업의학연구소 신설", 『로동신문』, 1947.09.02.

147 최응석(1914.02.02~1998.04.24)은 평양 출신으로 북조선 초대 보건상인 리병남 후임으로 보건상에 임명된 최창석의 형이기도 하다. 1933년 도쿄제국대학 의학부에 입학하고 1937년에 졸업했다. 이후 내과강좌 조수로 있으면서 1943년 의학박사(1949년 11월에도 의학박사 수여)를 획득한 이후 1945년 귀국했다. 1945년 9월부터 경성제대 의학부 제2내과 교수로 활동하다가 1946년 11월 평양으로 월북해 김일성대학 의학부 부장 겸 병원장을 역임했다. 1960년대에는 조선적십자병원 원장을 역임했다. 신영전·김진혁, "최응석의 생애: 해방 직후 보건의료체계 구상과 역할을 중심으로", 『의학사』, 제23권 제3호(통권 제48호), 2014, 473·477~478쪽; "현대 의학 발전에서의 또하나의 탁월한 기여", 『로동신문』, 1962.03.03.

148 "보건국 약품위생연구소 드디어 개소", 『로동신문』, 1947.03.28.

약초의 재배시험, 각종 약품의 시험제제 등을 담당하는 기관이었다. 당시 연구소의 주요 활동으로 1947년 약초 등 천연자원 발굴을 위한 각지 답사를 진행해 야생초 100여 종이 약재로 이용가치가 있다는 것을 확인했다. 또 30종이 외국에서 수입하던 약재에 해당한다는 사실을 발견했다. 1948년도에는 조사한 원료의 제제화를 위해 노력했다. 수십 종의 약초로 합성의약품 및 한약 시험제제에 성공했다. 더불어 의약품 품질 향상을 위한 약품 규격 제정에도 착수했다.[149] 북조선은 이미 초기부터 합성의약품 외에도 약초를 활용한 의약품 개발에 관심이 높았다.

북조선산업의학연구소는 생산환경부, 건강관리부, 직업병부, 농촌위생부 등 4개 부서로 조직했다. 연구소는 공장, 광산, 기타 기업소 및 농어촌 노동자들의 건강 확보와 향상을 위한 목적으로 개설했다.[150]

이렇게 북조선 당국은 다양한 연구소를 설립해 운영했다. 하지만 연구소들의 설립 시기는 『로동신문』의 보도와 『조선보건사』의 서술에 차이를 보였다. 『조선보건사』는 "1947년 8월에 북조선약품 및 위생연구소를 조직했고 1948년 일정한 토대가 축성됨에 따라 약품연구소와 위생연구소로 각각 분리해 독립하는 한편, 1949년 산업의학연구소를 내왔다."고 개재했다.[151] 이에 반해 『로동신문』은 1947년 3월 약품위생연구소, 4월 약품연구소, 9월 산업의학연구소 설립으로 개설 소식을 보도해 큰 차이를 보였다. 『조선보건사』는 1981년 출판한 문헌으로 이들 연구소의 안정적인 운영이 1948년 이후라는 판단에 따라 서술을 새롭게 다듬었을 가능성이 크다. 이에 연구소의 개설 시기는 『로동신문』의 보도 날짜가 정확하다고 할 수 있다.

149 "약무사업의 급속한 발전", 『로동신문』, 1948.05.15.
150 "북조선산업의학연구소 신설", 『로동신문』, 1947.09.02.
151 홍순원, 『조선보건사』, 466쪽.

한편 대학에도 연구원을 개원해 연구 인력 확보를 위한 노력을 병행했다. 1947년 5월 김일성대학에 아스피란뚜라(연구원)를 개원했다. 이 연구원은 아스피란트(연구생)에게 최고 3년 동안의 연구를 보장했다. 이들은 장래 고등학부의 교수가 될 인재들이었다. 당시 연구 분야로는 의농계(醫農界), 법문계, 이공계 등의 9개 부문이었고 관련 교수가 직접 연구 지도를 담당했다. 연구과목 외에도 공통과목으로 철학과 러시아어, 문학, 역사, 정치경제학 등을 공부했으며 첫해 34명을 선발했다. 이 중 30명이 국비생이었다.[152] 북조선은 국가 건설을 직접 담당하는 고등인력을 사회주의 민족간부 양성으로 인식했다. 이에 모든 학생은 맑스-레닌주의와 변증법 및 역사적 유물론, 정치경제학 등을 교양필수과목으로 이수했다. 더불어 정치교양사업 참여도 의무였다.[153]

해방 직후부터 다양한 연구기관을 설립하던 북조선은 1952년 10월 9일 내각 결정 제183호로 과학원을 창립해 당시 가장 우수한 과학자와 기술자를 망라한 과학연구기관을 창설했다. 과학원의 기본 과업은 제반 과학의 이론 및 실제적 문제를 해명하고 국내 자원을 연구 및 탐구해 생산력과 민족문화, 민족경제의 발전을 도모하는 데 있었다. 특히 당시 과학원에 포진한 과학자들은 부르주아 국가의 과학자와는 다른 자세를 요구받았다. 북조선 당국은 첫째 순수과학이론을 넘어 이론과 실천을 결부해 인민의 요구를 충실히 실천하는 태도를 요구했다. 즉, 관념론적 태도의 철저한 지양을 강조했다. 두 번째는 개인적 및 독립적 연구를 일소하고 집체적 및 상호 협조적 연구로의 전환을 강제했다. 마지막 세 번째는 세계에서 가장 선진적인 소련 과학아카데미의 경험과

---

152 "34명의 아스피란트 최고과학을 련마", 『로동신문』, 1947.05.21.
153 신효숙, "북한사회의 변화와 고등인력의 양성과 재편(1945~1960)", 45쪽.

연구 성과를 적극적으로 확보하기 위한 적극성을 필요로 했다. 과학원 건설을 통해 철저한 사회주의 국가의 과학자로서의 새로운 탄생을 기대한 것이었다.[154]

과학원 창립 당시 과학발전에 기여한 지식인들을 대상으로 원사 및 후보원사를 임명했다. 사회 및 자연과학 부문에서 각 4명씩, 농학과 의학 부문에서 각 1명을 임명했다. 의학 부문의 원사로는 외과학의 최명학[155]을 선임했다. 후보원사는 내과학 최응석, 이비인후과학 리호림[156], 생약학 도봉섭[157]을 확정했다.

과학원의 운영 방식은 각 부분위원회를 중심으로 실행하는 체계였다. 사회과학 부문위원회, 자연 및 기술과학 부문위원회, 농학 및 의학 부문위원회를 조직했다. 의학 부문위원회는 최명학 원사가 위원장을

154 "공화국 과학원 창립에 제하여", 『로동신문』, 1952.10.22.
155 최명학은 1898년 함경남도 함흥 출생으로 1922~26년 세브란스연합의학전문학교를 졸업하고 1932년 교토제국대학 해부학 박사를 취득했다. 그 뒤 1931~39년 세브란스의학전문학교 해부학 교수, 1940년 함흥에서 최명학외과의원 개원, 1945~48년 함흥의전 교수, 함흥의과대학 학장을 역임했다. "기초의학 교육의 기틀을 마련한 한국 최초의 해부학 박사, 최명학", 『세브란스 병원 웹진』, 2012년 9월호. (온라인) 검색일 : 2020.04.16.
156 리호림(1907.10.10~1995.09.01)은 충청북도 제천 출신으로 일본에서 의과대학을 졸업했다. 귀국해 세브란스의학전문학교에서 교편을 잡았고 해방 직후 월북해 1946년 북조선보건연맹 위원장과 1950년까지 김일성종합대학 의학부 강좌장, 평의대 교무부학장과 주요 병원들의 원장을 역임했다. 김일성훈장 수훈자이고 1949년 교수 및 박사를 수여받았다. 림이철, 『삶의 보금자리』, 평양출판사, 2009, 50쪽.
157 도봉섭은 식물학자이자 약학자로 1904년 함흥에서 출생했다. 1930년 도쿄제국대학 의학부 약학과를 졸업하고 같은 해 4월 경성약학전문학교의 초대학장을 지냈다. 해방 후 조선생물학회와 조선약학회 초대회장을 역임했고 6·25전쟁 중 입북해 평의대 교수, 과학원 후보원사, 최고인민회의 대의원을 맡아 활동했다. "〈인물〉 최초 한국인 약학석사 도봉섭씨, 도정애 교수 서울대에 부친 유품 전달", 『약업신문』, 2001.06.26.

맡았다.[158] 또한 과학원 산하에는 8개의 연구소를 개설했다. 사회과학 부문에서는 경제 및 법학연구소, 역사학연구소, 조선어 및 조선문학연구소, 물질문화사연구소 등 4개 연구소가, 자연 및 기술과학 부문에서는 화학연구소, 물리수학연구소를 운영했다. 농학 및 의학 부문에서는 농학연구소와 의학연구소를 창설했다. 의학연구소 소장은 리호림 후보원사를 임명했다.[159]

과학원은 전쟁 중인 1952년에 창설했다. 이는 남한에서 확보한 고급 전문 인력들을 위한 조치이기도 했다. 해방 당시 대학 졸업 이상의 학력을 가진 인력은 남북을 합해 400여 명에 불과했다. 이 중 북조선에 거주하는 사람은 5%에도 미치지 못했다. 이러한 열악한 상황에서 초기부터 전문 인력의 필요성을 인식했던 북조선 당국은 당시 부족한 인력을 남한 지식인을 대상으로 월북을 유도해 충당했다. 그 인원이 100여 명이 넘었다.[160]

한편 과학원을 설립하기 직전인 1952년 4월 27일에 국가계획위원회 과학연구국 소집으로 3일간 [전국 과학자 대회]가 열렸다. 이 대회에는 각 대학 및 연구소, 실험실 등에서 과학연구에 복무하던 190여 명의 과학자와 관계 부문 인사들이 참석했다. 대회에 참석한 백남운 교육상은 1951년 과학연구사업의 평가와 1952년 당면 과업에 대해 보고했다. 이후 참석자들은 토론을 통해 대학 및 연구소 내의 과학연구시설 정비 및 강화를 강조했다. 그리고 소련의 선진 과학기술을 더욱 활발히 연구하며 우방 국가와의 과학 및 문화의 교류 촉진을 다짐했다. 이 대회는 29일과 30일에 사회과학 및 자연과학 기초이론, 공업, 농업, 의학 등 5개

158 "조선 민주주의 인민 공화국 과학원 조직에 관해", 『로동신문』, 1952.10.22.
159 "조선 과학원 제1차 총회 개최", 『로동신문』, 1952.11.08.
160 강호제, "북한의 기술혁신운동과 현장 중심의 과학기술정책", 254쪽.

분과의 연구 보고회를 진행하며 관련 연구 논문들을 발표했다.[161]

과학원 창립 전에는 북조선 과학자와 연구기관의 관리를 국가계획위원회 과학연구국이 맡았음을 확인할 수 있었다. 하지만 3일간 개최한 대회 당시, 6개월 뒤 창립할 과학원에 대한 언급과 논의는 전혀 없었다. 이를 통해 국가계획위원회 과학연구국의 지도 기능은 한정적이었음을 짐작할 수 있다. 더불어 과학원의 창설은 사전에 과학자들과 함께 논의를 거친 것이 아니라 일방적인 국가 주도로 전개했음을 엿볼 수 있었다. 과학원 창립 이후『로동신문』에는 과학연구국의 언급이 완전히 사라졌다.

(4) 정양·요양·휴양시설

북조선은 국가 건설 초기부터 노동자들의 건강 확보를 위해 휴양소, 정양소, 요양소[162]를 건설해 활용했다. 이 혜택은 사회보험과 연계한 서비스로 1946년 12월 사회보험법 공포 이후 사회보험에 가입한 노동자, 기술자, 사무원 및 그 가족을 대상으로 제공했다.

휴양소, 정양소, 요양소는 새롭게 건설하기도 했으나 먼저 기존의 시설을 사회보험시설로 지정한 뒤 개보수 또는 확장해 활용했다. 삭주 휴양소는 1947년 5월 24일부터 피보험자들의 입소를 위해 4월 28일부터 개축공사에 착수했다. 평안북도에 위치한 삭주는 조선시대 때, 온

---

161 "전국 과학자 대회 진행",『로동신문』, 1952.05.07.

162 휴양은 일정 기간 일을 하지 않고 휴양소나 휴양지에서 즐겁게 쉬는 것을 의미하며 정양은 조용히 안정을 취하며 쉬면서 휴식과 치료로 건강을 돌보는 것으로 정의한다. 하지만 요양에 대한 정의는 북조선 사전에 없었다. 또 다른 규정으로 휴양은 건강에 이상이 없는 사람들을 대상으로, 정양은 질병은 없으나 건강 증진이 필요한 사람들을 대상으로 했다.『조선말대사전』(온라인) 검색일 : 2020.02.20; "북한의 농민용 휴양, 정양제도와 실태",『통일뉴스』, 2002.03.22.

천 발견으로 치료 효과가 높다고 명성이 높았던 지역이었다. 일본 강점기인 1920년대에는 평안북도 일대를 독점 개발하던 일본기업이 이 지대에 호텔을 운영하면서 총독부의 관리들이나 일부 특권계층이 이용했다. 이 시설을 북조선 당국은 삭주사회보험휴양소로 지정해 제반 시설을 갖추고 1947년 제1회 입소자 50여 명을 맞았다. 입소자들은 10일 동안 휴양생활을 했다.[163]

강원도에 위치한 석왕사휴양소의 경우도 기존 시설을 활용했기 때문에 입소자들을 받기 전 보수공사를 진행했다. 운동장 개수공사는 석왕사면(面)의 당원들이 맡았다. 농번기였으나 당원들은 윤번으로 공사에 참여했다.[164] 이렇게 1947년 5월부터 10월까지 첫 휴양생들을 수용하기 위해 구축한 휴양소는 북조선 각지에 총 12개였다.

〈표 3-1〉 1947년 휴양소 현황

no	휴양소	종별	개소일	수용 (침대수)	소재지	주요시설
1	주을	온천	47.05.24	310	함경북도	체육·오락·매점·의료·도서·교양·양어·보트·통신·욕탕
2	신천	온천	47.05.24	227	황해도	체육·오락·매점·의료·욕탕·통신
3	삭주	온천	47.05.24	100	평안북도	체육·오락·도서·욕탕
4	내금강	피서	47.06.04	160	강원도 회양	체육·오락·매점·의료·도서·교양·목장·보트·公會堂
5	석왕사	약수	47.06.04	140	강원도 안변	체육·오락·매점·의료·통신
6	삼방	온천	47.06.04	70	강원도 안변	체육·오락·매점·의료·목장
7	송도원	해수욕	47.07.01	160	강원도 원산	오락·매점·의료·도서·통신·교양·목장·해수욕
8	송전	해수욕	47.07.01	110	강원도 통천	체육·오락·매점·의료·영화·목장·보트·통신·욕탕

---

163 "민주 새 조선 건설 위해 건국의 새 정기를 기르자", 『로동신문』, 1947.05.30.
164 "휴양소운동장개수 농촌당원들 동원", 『로동신문』, 1947.09.26.

9	양덕	온천	47.07.01	80	평안남도	체육·오락·매점·의료·욕장·통신
10	장진	피서	47.07.01	60	함경남도	체육·오락·매점·의료·도서·교양·보트·등산
11	외금강	온천	47.08.01	370	강원도 고성	체육·오락·매점·의료·도서·교양·양어·보트·통신·욕탕
12	송흥	온천	47.09.11	117	함경북도	체육·오락·매점·통신

출처 : 김광운, 『북조선실록 6』, 코리아 데이터 프로젝트, 2018, 680쪽 재인용.

1948년부터는 새롭게 휴양소를 건설하기 시작했다. 새로운 지역이 대두되기도 했으나 기존 시설 지역에 노동자들의 요구를 수용해 새 건물을 짓는 방식을 먼저 추진했다. 이렇게 신설한 휴양소로는 강원도 해금강의 화진포와 금강산휴양소, 평안북도 묘향산의 경승지와 운산온천휴양소, 함경북도 길주휴양소, 황해도 홍화온천휴양소 등이었다. 특히 운산온천휴양소는 운산광산 노동자들을 위한 시설이었다. 길주휴양소는 철도노동자 전용시설이었다. 함경남도 장진휴양소는 문화예술인들이 주로 사용했다.[165] 이렇게 특정 대상을 상정한 시설들도 운영했다.

새로운 휴양소 확대와 함께 기존 휴양소를 정양소로 변경해 노동법 제12조의 규정에 따라 유해노동자들을 대상으로 한 정양시설로 이용했다. 삼방, 석왕사, 내금강, 주을모래온천휴양소를 정양소로 활용했다. 주을모래온천정양소는 지하에서 일하는 노동자들을 위한 시설이었다. 한편 평안북도 옥호동에는 약수정양소를 신설해 1948년 7월 1일 개소했다.[166]

또한 휴양소와 정양소를 같은 지역에 각각 건설하기도 했다. 강원도 화진포에는 1948년 7월 1일에 화진포정양소를, 7월 5일에는 화진포휴

---

165 "사회보험 휴양소, 금강산에 2개소 증설", 『로동신문』, 1948.01.09.
166 "충실해 가며 늘어가는 근로자의 휴양 정양 시설", 『로동신문』, 1948.05.15.

양소를 개소했다.[167] 특히 화진포정양소는 고성군 전체 군민을 동원해 건설했다.[168] 이렇게 휴양소 등의 건설 인력은 지역 주민들의 자발적 또는 강제적 동원으로 확보한 노동력이 주요한 원천이었다.

이 시기 건설한 정양소는 흥미롭게도 정양생들의 영양을 보충하기 위해 대규모의 농축사업을 병행했다. 1949년 5월 7일 개소한 주을온포정양소는 과수원 1,870여 평, 채소밭 3,961평을 경작했다. 더불어 꿀통 10개와 함께 10두의 젖소, 100여 두의 양돈, 닭과 오리 등을 사육했다. 그리고 가축의 사료 공급을 위해 3,900여 평의 옥수수 경작지도 운영했다.[169] 초기부터 휴양소나 정양소는 입소 노동자들에게 제공할 식재료 등을 자체적으로 확보하기 위해 노력했다.

휴양소 등의 확장공사 소식들은 1950년 전쟁 직전까지도 『로동신문』에 게재됐다. 이를 건설하고 확보하는 방법은 일괄적이었다. 처음에는 숙박 시설을 우선 건설했다. 이후 더욱 다양한 서비스 제공을 위해 문화관, 체육관 등을 숙박 시설 주변에 건설하며 새로운 건물들을 추가해 나갔다.[170] 이는 당시 자원과 노동력이 충분치 않았던 초기 북조선 당국이 취할 수 있는 기본적 건설방식이었다.

3. 물자

1945년 11월 설립한 행정국 중 보건의료를 담당했던 보건국은 향후 의약품 생산과 의료기구 확보에 대한 구상을 밝혔다. 우선 제약산업을

---

167 "근로자를 위한 정·휴양소 묘향산 등 6개소에 신설", 『로동신문』, 1948.06.25.
168 "특권계급의 향락지가 근로자들의 락원으로 화진포정양소", 『로동신문』, 1948.06.05.
169 "새로 개소된 주을온포정양소", 『로동신문』, 1949.05.17.
170 "석왕사휴양소 문화관 신축공사", 『로동신문』, 1950.04.17.

적극적으로 장려하는 동시에 제약산업의 기초 원료인 약초 재배를 장려하겠다며 자급자족 방침을 내비쳤다. 더불어 한약의 과학화 입장도 밝혔다. 그러나 이러한 방향은 "일조일석에 실현될 것이 아닌" 장기적 전망이었다. 당시 시급히 필요한 의약품은 소련군의 알선으로 중국이나 소련으로부터 수입해 공급했다. 의료기구는 국내에서 제조 가능한 물자의 경우 기업가를 유도해 조속히 생산하기로 결정했다. 이외 자국 내에서 확보하지 못하는 의료물자는 외국으로부터 수입해 보건의료서비스 제공에 지장이 없도록 할 계획이었다. 북조선은 이미 초기부터 약초를 의약품 원료로 재배하는 정책에 중점을 두었다.[171]

의약품 중에 우선 관심을 둔 품목은 전염병 예방 및 치료에 필요한 예방약과 백신이었다. 이를 담당한 기관은 앞서 연구시설에서 언급한 서북방역연구소였다. 1947년 명칭이 바뀐 북조선전염병연구소는 이미 장내세균성 질환을 예방하는 백신과 종두 등 각종 예방주사약을 제조해 각 도인민위원회 보건부를 거쳐 전국에 공급했다.[172]

제약공장은 일제 시기 화학공단이던 함경남도 흥남지역을 중심으로 건설하기 시작했다. 이 지역은 화학공업시설인 본궁화학공장과 흥남비료공장이 있던 곳으로 이들 시설에서 얻은 부산물로 합성의약품을 생산했다. 1947년에는 흥남제약공장을 포함해 국영제약공장을 5개로 증설했다. 1948년 본궁화학공장에는 생약제제공장을 설치 중이었고 향후 아스피린공장의 기본건설을 1948년 5월 말까지 완료할 계획이었다.[173]

171 "보건국의 사업경과", 『정로』, 1946.03.29.
172 "인민보건 위해 각 전염병 례방약의 생산을 제고", 『정로』, 1946.05.31.
173 "약무사업의 급속한 발전", 『로동신문』, 1948.05.15.

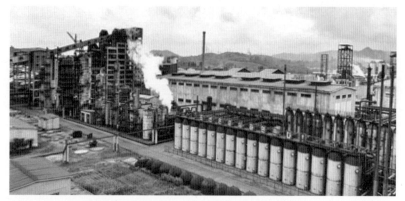

현재의 흥남비료연합기업소 모습(출처 : 『로동신문』, 2020.08.12)

1946~1947년 기간에는 본궁화학공장과 흥남제약공장을 뒤섞여 언급하거나 보도하는 경우가 많아 그 관계가 명확하지 않았다. 그러나 1948년 1월부터 흥남제약공장은 본궁화학공장과 완전히 분리해 아스피린 등 36종의 의약품을 대량으로 생산하기 시작했다.[174] 그리고 본궁화학공장은 소독약과 의약품 합성의 기본 원료인 알코올 생산을 담당했다.[175]

함흥제약공장은 1950년 3월 여성직장을 조직해 로도엑스, 견마엑스, 사포킨산, 탄날빈(알부민탄닌산염, 지사제), 사포솔액 등 10여 종의 의약품을 생산했다. 이 의약품들은 국가규격을 엄격히 준수하면서도 계획을 초과 달성했다고 강조했다.[176] 이 기사를 통해 함흥제약공장은 전쟁 전에 이미 여성 인력을 적극적으로 활용했음을 확인할 수 있다.

---

[174] 보건성, 『인민보건 6』, 71쪽.

[175] "흥남 본궁공장 오동욱외 세동무가 우량한 알콜제조에 성공", 『로동신문』, 1947.05.29.

[176] 엑스는 엑기스의 줄임말로 진액을 의미한다. 견마는 나팔꽃씨인 견우자와 마의 추출 진액을 말한다. 산은 가루를 의미한다. 사포솔은 도라지의 주성분인 사포닌에서 유래했다. "규격처방 엄수하며 의약품증산에 궐기", 『로동신문』, 1950.03.27.

더불어 합성의약품과 함께 약초를 사용해 관련 의약품을 생산했다.

함흥제약공장 외에도 당시 많이 언급된 제약시설로는 평양제약공장과 평양곡산공장이 있었다. 평양제약공장은 1946년 9월 일제 강점기 때 약품 창고로 이용하던 곳을 개조해 설립했다.[177] 평양제약공장과 평양곡산공장에서는 곡물을 원료로 생산할 수 있는 포도당 주사약 등을 제조했다.[178]

북조선은 초기부터 의약품 생산을 제약공장에 국한하지 않았다. 북조선중앙병원 내의 중앙실험실에서는 백신과 투베르쿨린(결핵 감염 판정 시약) 등을 생산했다. 이 병원 약국도 내복약과 주사약을 다량 조제했다. 이렇게 생산한 의약품들은 내원환자 치료는 물론이고 각 인민병원과 광산공장병원 등에 공급했다. 이외에도 북조선중앙병원 부설 조산간호원학교 학생들은 병원 뒷밭에 약초를 재배해 의약품 원료를 확보했다. 그리고 김일성대학 의학부의 세균학부에서 외용약으로 페니실린을 조제해 필요한 기관에 배급했다.[179] 이렇게 북조선은 초기부터 각급 보건의료시설에서 필요한 의약품을 자체적으로 제조했으며 합성의약품 외에도 한방약제인 약초를 적극적으로 활용했다.

1946년 9월에 개교한 김일성대학 의학부의 학생들은 1947년 8월 한 달간 여름방학을 이용해 제1차 약초연구탐사대를 조직해 약초연구를 시작했다. 약초연구탐사대는 3명의 의학과 교원 및 강사의 인솔하에

---

177 보건성, 『인민보건 6』, 61쪽.

178 "품질 낮은 포도당으로 주사약 만드는데 성공", 『로동신문』, 1947.05.25; "레닌서거 26주년을 앞두고", 『로동신문』, 1950.01.11.

179 1947년 4월에 언급한 세균학부는 이후 관련 기사를 찾을 수 없었다. 이 세균학부는 1946년 10월 콜레라에 대응하기 위해 소련적십자 위생대가 파견됐을 당시 소련 전문가가 김일성대학에서 학생들을 교육하면서 일시적으로 생겼던 것으로 유추할 수 있다. "모두가환자를위해 정성과친절을다한다", 『로동신문』, 1947.04.13.

12명으로 구성했다. 탐사지역은 함경남도 부전고원으로 함흥의과대학 교원 및 학생들과 함께 진행했다.[180] 당시 북조선에 2개의 대학밖에 없던 의대생들이 약초연구를 위해 현지 탐사를 진행했다는 점은 흥미로운 조치로 북조선 당국의 약초 활용 관심을 보여주는 사례였다.

약초 중 〈시기 I〉에 가장 중요하게 언급한 물자는 인삼이었다. 인삼의 대표적인 생산지는 개성으로, 개성은 6·25전쟁 때 북조선에 편입됐다. 북조선 당국은 개성의 인삼 생산자들을 협동조합으로 유도해 삼업조합을 조직했다. 초기 인삼의 증산을 위해 이들에게 자금융자와 전쟁으로 축소된 경작지 면적 확대 등에 필요한 조치를 대대적으로 전개하기도 했다.[181]

휴전협정 체결 직후인 1953년 8월에는 〈인삼 재배의 자유로운 발전을 보장할 데 대한 내각 결정〉 제152호를 채택했다. 자유로운 발전을 보장한다는 의미는 개인인삼업자도 현물세만 내면 소유권을 인정하는 정책으로 당시에는 삼업조합에 가입한 조합원과 개인인삼업자 모두 인삼 재배가 가능했다. 내각 결정 제152호 채택 이후 인삼밭 주인이 행방불명돼 국가에 귀속했던 수만 평의 인삼밭을 가족 등 연고자에게 돌려주는 조치를 취했다.[182]

당시 인삼의 재배 유형은 국영 부분과 개인포전, 삼업협동조합의 경작 등으로 다양했다. 이들 인삼업자들은 정부 조치에 안도하며 환영했다. 개성삼업조합 부위원장은 "개성 지구 전체 삼포업자들의 요망에 합치되는 조치"라며 "좋은 인삼을 더 많이 채굴해 정부 시책에 보답하

180 "약초탐사대 출발", 『로동신문』, 1947.08.19.
181 "해방된 개성 지구에서 복구 사업 진척", 『로동신문』, 1952.02.24.
182 "개성 지구 민간 인삼포 운영에 관한 내각 결정 채택", 『로동신문』, 1953.09.01.

겠다."고 다짐했다.[183] 농민들의 이러한 다짐은 1953년 첫 현물세 납부 때 고스란히 반영돼, 이들은 10월 말 우량의 인삼으로 현물세를 완납했다.[184]

의약품과 더불어 중요한 보건의료 물자 중 하나였던 의료기구는 1947년 5월부터 운영을 시작한 평남의료기제작소에서 생산했다. 이 시설은 평안남도에서 운영하는 도영시설이었다. 당시 생산한 의료설비로는 방역소독에 사용하는 분무기, 부란기(균배양기), 건열멸균기, 소독용 가마, 원심침전기 등이었다. 특히 부란기의 질이 우수하다고 평가받았다.[185] 이 제작소는 1949년에 평양의료기구제작소로 명칭을 변경했다. 1948년에는 1947년에 비해 분무기, 부란기 등의 생산이 1.5배 증가했으며 6종의 새로운 기구들을 추가 제작했다.[186]

평안남도에는 이 제작소 외에도 조선산소평양공장을 운영했다.[187] 이 공장은 일제 때부터 운영하던 북조선 유일의 의료용 산소생산시설이었다. 이를 국가가 접수해 평안남도가 운영했다. 초기에는 패주하던 일본군과 공장의 일본인 기술자 손에 시설이 파괴돼 정상적으로 운영할 수 없었다. 그러나 일부 잔류기술자와 노동자들의 노력으로 복구하면서 1947년부터 산소 생산을 시작했다.[188]

〈시기 I〉에 거론한 의료용 소모품으로는 주사약 용기가 있었다. 평

183 "개성 지구 삼업자들 공화국 정부에 감사", 『로동신문』, 1953.09.06.
184 "개성 지구 삼포 경작자들 인삼 현물세 완납", 『로동신문』, 1953.10.31.
185 "의료기 제작에 전력을 기우리고 있는 평남의료기제작소", 『로동신문』, 1947.05.31.
186 보건성, 『인민보건 2』, 인민보건사, 1949, 71쪽.
187 6·25전쟁 전에는 조선산소평양공장, 조선산소공장, 국영산소공장, 평양산소공장 등으로 불렸고 전쟁 중에는 [리종만 지배인이 지도하는 산소공장]으로 언급했다. 그러던 것이 1954년부터는 평양산소공장으로 안착했다.
188 "기계부속품등을 수리제작하며 증산", 『로동신문』, 1947.04.05.

양곡산공장 제약과에서 생산했다. 1949년 평양곡산공장은 포도당 주사약 등의 생산량 증가로 용기의 생산도 확대했다. 이 공장은 청년노동자 20명으로 구성한 청년작업반을 2교대로 개편하면서 종전 2명이 600개의 주사약 용기를 생산하던 것을 850개까지 증산했다.[189]

북조선 당국은 1949년 해방 4주년을 맞아 [8·15 경축 관광단]을 전국에서 선발해 평양에 초청했다. 이때 중요한 견학지 중 하나가 평양곡산공장이었다. 관광단 일행이 밝힌 당시 공장의 인상은 "고도로 기계화된 웅장한 생산시설과 전분직장, 사료직장, 앰플공장, 제약직장 등에서 전분, 포도당 등 20종의 생활필수품을 생산했다."고 언급했다.[190] 이 공장은 1950년 초, 포도당 링거액을 10일 동안 5백 개씩 제조하는 대량 생산에 착수할 계획이라고 밝혔는데[191] 전쟁 전까지 흥남제약공장과 함께 가장 많이 언급된 대표적인 제약시설이었다.

4. 의학지식

『로동신문』을 확인한 결과, 의학지식을 확보하는 방법으로는 첫째 토론 및 발표 분야로 학술대회, 연구발표회, 경험교환회를 통해 의료인들이 서로의 지식을 공유했다. 두 번째는 전문가에게 직접 의학강연을 청취하거나 관련 출판물을 활용해 간접적으로 의학지식을 획득했다. 이외에도 북조선 보건의료인들이 직접 진행하는 다양한 의학 연구를 확인하는 방법을 통해 당시 보건의료계의 관심 분야를 살펴볼 수 있었다. 또한 학위 및 학직 수여 현황을 통해 의학자와 교수들의 의학지

---

189 "국제청년주간을 맞이해 로동청년들 증산에 궐기!", 『로동신문』, 1949.03.22.
190 "4년동안에 이루어놓은 민주건설의 업적에 감격", 『로동신문』, 1949.08.18.
191 "레닌서거 26주년을 앞두고, 곡산공장에서", 『로동신문』, 1950.01.11.

식 수준을 간접적으로 확인했다.

(1) 토론 및 발표

통상 의학계에서 최신의 의학지식을 습득하는 가장 보편적인 방법은 학회를 구성해 일정 시기마다 발표회 및 토론회를 진행하는 것이다. 이는 북조선에서도 마찬가지였다. 북조선보건연맹[192]은 북조선의학회 결성을 위한 준비위원회를 구성했고 1947년 4월 7일 김일성대학부속병원에서 북조선의학회 준비위원회를 소집했다. 회의를 통해 임원 선임을 시작으로 본격적인 학술대회(학회) 준비에 들어갔다. 당시 준비위원회 위원장은 북조선보건연맹 위원장인 최응석이 겸임했으며 총무부, 조직부, 심사부 등 3개 부서를 두었다.[193] 이렇게 결성한 북조선의학회는 치과까지 포함해 의학자들을 망라했다. 1947년 12월까지 두 차례의 학회를 개최했다.

1947년 12월 23일과 24일 이틀에 걸쳐 개최한 제2차 북조선의학회에서는 대학 교원과 국가 및 개인병원 의사 등 60여 명이 참가해 총 60여 편의 논문을 발표했다. 관심이 높았던 논문으로는 김일성대학 전영을의 [조선인 위핵에 대한 연구]와 임성재의 [조선산 약초의 자원적 고찰], 함흥의과대학 주민순의 [폐결핵의 외과적 치료] 등이었다.[194]

1949년 12월에는 [전국 제1차 외과학 대회]를 개최했다. 대회의 명칭을 '전국'이라고 명명한 것에도 드러나듯이 남한의 보건의료인들에게

---

192 1946년 과학기술자들이 조직을 결성하기 시작했다. 4월 25일 북조선보건연맹, 10월 19일 북조선약학기술동맹을 조직했다. 이 조직들은 고급 과학기술자들과 함께 기능공과 같은 생산현장의 기술자들까지 포괄했다. 강호제, "북한의 기술혁신운동과 현장 중심의 과학기술정책", 34·63쪽.

193 "북조선의학회 준비위원 활동", 『로동신문』, 1947.04.17.

194 "제2차 북조선의학회 귀중한 연구발표", 『로동신문』, 1947.12.27.

초청 의사를 공개적으로 밝히며 남북 전체 보건의료인들이 모이는 대회를 준비했다. 남한 보건의료인들에게는 1949년 11월 1일 이 대회 준비위원회 명으로 공개서한을 발표했다. 평의대와 함흥의과대학, 청진의과대학 학장과 북조선보건연맹 위원장, 북조선적십자사 총재 등 당시 북조선의 대표적인 보건의료기관 대표 20명이 초청자 명단에 이름을 올렸다. 공개서한에는 당시 외과학에서 중요한 문제로 제기됐던 악성종양, 위궤양, 골수염 등의 질환과 주요 공장, 광산, 기업소들에서의 산업외상문제 등 4가지 분야로 주제를 선정했다. 일반외과와 함께 내과학, 병리학 등 다양한 분야를 포괄했다.[195] 그러나 12월 25일부터 28일까지 개최한 이 대회는 남한 보건의료인들이 참가하지 않았으며, '전국'을 삭제한 채 [조선민주주의인민공화국 제1차 외과학 대회]로 개막했다. 북조선 보건의료인 150여 명이 참석했다.[196]

---

[195] 20명의 초청인사 명단은 정두현 평의대 학장, 리호림 북조선보건련맹 위원장, 최명학 함흥의과대 학장, 리동영 북조선적십자사 총재, 장기려 평의대 제2의과 강좌장, 양진홍 청진의과대 학장, 허신 평의대 산부인과 강좌장, 류석균 평의대 제3내과 강좌장, 리부현 평의대 렌트겐학 강좌장, 최응석 평의대 제2내과 강좌장, 하두영 개업의, 윤기녕 평의대 약학부장, 리병훈 외과의, 리성숙 평의대 피부성병학 강좌장, 안진영 평의대 세균학 강좌장, 박소암 개업의, 강수만 함흥의과대학 병태생리학 강좌장, 주민순 함흥의과대학 외과 강좌장, 성주영 청진중앙병원장, 양철환 함흥의과대학 부학장 등이었다. "전국제1차외과학대회 개최에 관해 공화국남반부의 전체보건활동가들에게 보내는 공개서한", 『로동신문』, 1949.11.05; 보건성 기관지 『인민보건』에는 정두현이 정두원으로 표기돼 있다. 보건성, 『인민보건 6』, 4쪽.

[196] 대회는 3일 동안 진행했다. 당시 발표한 연구 주제를 살펴보면, 1일차에는 암과 관련한 발표가 있었다. 2일차에는 위 및 십이지장궤양에 대한 연구와 그 치료의 현황, 3일차에는 산업외상과 일반외상, 골수염과 그 치료에 대한 연구발표가 있었다. 당시 발표한 논문은 다음과 같다. 암 및 이와의 투쟁, 종양 조직과 산화효소 상태, 과거 4년간 평의대병원에서 관찰한 자궁암에 대해, 자궁암의 예방 및 외과적 치료, 위 및 십이지장궤양의 현대학설과 그 치료, 위 및 십이지장궤양의 내과적 요법, 식물성 신경 장애로 인한 위 및 십이지장궤양 형성기전의 실험적 연구, 위 및 십이지장궤양 발생병리에 있어서의 세균학적 및 면역학적 연구, 위 및 십이지장궤양의 외

이 대회를 계기로 북조선외과학회를 결성했다. 결성대회는 대회 폐막 바로 직후 개최했고 학회 규약과 중앙위원회 및 검열위원회 위원을 선거했다. 당시 보건성 부상이던 리동화 등 13명을 중앙위원회 위원으로 선출했다. 그리고 위원장에는 리동화를 선임했다.[197]

1950년에는 내과학 대회 준비를 진행했다. 1월 18일 보건성 학술위원회는 제8차 상무위원회를 개최해 1951년 9월 [전국 제1차 내과학 대회] 개최를 결의하고 중앙준비위원회를 조직했다. 이 대회도 '전국'을 염두에 둔 명명으로 외과학 대회에서 실패한 남한 보건의료인 초청을 재시도했다. 대회의 주요 연구 의제로 간질환과 그 치료, 결핵의 현황과 그에 대한 치료예방적 대책, 기생충의 현황과 그에 대한 치료예방적 대책 등 3가지를 제시했다.[198] 그러나 대회는 6·25전쟁으로 개최하지 못했다. 이 대회는 전쟁이 끝난 3년 뒤인 1956년 12월 21일부터 4일간 함흥의과대학병원에서 [제1차 전국 내과학 콘퍼런스]로 개최했다.[199]

1948년 국가 수립 이후에는 전문과별 학회의 관장을 보건성 학술위원회에서 담당했다. 1949년 7월 27일 보건성 학술위원회 총회를 개최해 산하 전문과별 학회의 규약을 결정했다. 당시 규약에는 외과학(일반외과 등 7개의 분과학회), 내과학(결핵 등 8개 분과학회), 의생물학(해부조직

과적 요법, 위 및 십이지장궤양의 임상적 관찰, 위점막의 미란 및 궤양형성실험과 제종외과적 요법이 이에 미치는 영향, 간뇌손상으로 인한 위 및 십이지장 궤양 형성에 관한 실험적 연구, 12개 중요 공장 및 광산에 있어서의 산업외상의 현황, 산업외상과 이와의 투쟁, 산업외상에 대해, 과거 15년간 평양종합병원에서 관찰한 개방성 및 폐쇄성골절의 치료경험, 중공업공장에서의 외상통제, 두부외상, 뇌진탕 및 뇌좌상의 치료경험. "제1차외과학대회(제2일)", 『로동신문』, 1949.12.28; "제1차외과학대회 폐막", 『로동신문』, 1949.12.29.

197 "조선민주주의인민공화국 외과학회 결성", 『로동신문』, 1949.12.30.

198 "전국 내과학대회를 개최할것을 결정", 『로동신문』, 1950.04.07.

199 "제1차 전국 내과학 꼰페렌쩌야 진행", 『로동신문』, 1956.12.27.

및 생물 등 4개 분과학회), 예방의학회(미생물 역학 및 전염병학, 위생학 2개 분과학회) 등 크게 4개 학회로 분류했으며 분과학회는 필요에 따라 추가로 조직할 수 있었다. 구강학회 및 약학회 규약은 따로 제정하는 것으로 결정했다.[200]

6·25전쟁 중에도 학회 개최는 이어졌다. 주로 조선인민군에서 주최하는 군진의학(軍陣醫學) 관련 학회였다. 1952년 8월 [조선인민군 제1차 외과학 콘퍼런스]를 4일간 개최했다. 인민군 군의의 논문 36편과 사회주의 국가들의 적십자 의료단의 경험과 의학이론 등 16건을 발표했다. 리동화는 콘퍼런스 개회사를 통해 "전쟁 기간 발전한 군진 외과학을 총화하면서 소련 군진의학의 경험에 비추어 군진의학을 일층 향상시키는데 있다."며 개최 의의를 밝혔다.[201] 제2차 외과학 콘퍼런스는 1953년 8월 29일부터 4일간 개최했다. 이 행사에는 4백여 명의 군의들과 보건성, 의학대학, 과학원의 관계자 및 북조선 주재 각국 적십자병원 관계자들이 참석했다.[202] 이 콘퍼런스는 1955년 조선인민군 제3차 군진외과학 콘퍼런스로 이어졌다.[203]

1953년에 접어들면서 다양한 보건의료기관과 의학대학에서 콘퍼런스를 개최했다. 전쟁이 완전히 끝나지 않았음에도 콘퍼런스를 진행할 수 있었던 이유는 전쟁이 막바지로 치달으며 전선이 휴전선 일대에 집중했고 이로부터 떨어진 지역에서는 일상 활동이 가능했기 때문이었다.

1953년 1월 25일부터 청진시에서 이틀간 제1차 함경북도 및 함흥의과대학 콘퍼런스를 열었다. 이 콘퍼런스는 함흥의과대학 학장 량철환

200 보건성, 『인민보건 6』, 78~79쪽.
201 "조선 인민군 제1차 외과학 꼰페렌찌야 성대히 진행", 『로동신문』, 1952.09.02.
202 "조선 인민군 제2차 외과학 꼰페렌찌야 진행", 『로동신문』, 1953.08.31.
203 "군진 외과학 꼰페렌찌야", 『로동신문』, 1955.05.14.

박사와 주성순 박사를 포함해 함경북도의 보건기관 및 관계자 수십 명이 참가했다. 연구보고로는 [혈액 반응의 조성 기전에 관한 연구], [함북 무산지대에 유행한 급사병에 대해], [재귀열의 피내 반응], [균성종양돌기염에 대한 통계 고찰] 등이 있었다.[204]

1953년 7월 5일에는 평양시인민위원회 보건부가 주최한 제1차 외과 콘퍼런스를 진행했다. 이 행사의 목적은 전쟁 중의 치료의학기술의 발전을 확인하기 위한 것으로 화기성 창상, 급성충수염, 각막 건조증 및 연화증에 대한 연구발표가 있었다.[205] 당시 보건의료인들이 해결해야 할 가장 급선무였던 전쟁피해 부상자들의 치료를 위한 교육적 성격이 짙었다.

〈시기Ⅰ〉에는 국제학회에도 참석했다. 전쟁 중인 1952년 1월 6일부터 7일간 부다페스트에서 개최한 헝가리 미생물 학회 제1차 전국대회에 보건성 교육부장 김배준 등을 파견했다. 하지만 이 국제학회의 참여는 정치적 의도가 분명했는데 국제사회에 미국의 세균전 만행을 폭로하기 위한 시도였다. 북조선 대표들은 보건성에서 준비한 세균전 관련 상세한 자료들을 발표했다.[206]

(2) 강연·강습 및 출판

북조선의 보건의료인들은 의학지식 획득을 위해 새로운 이론이나 기술에 관한 강연을 직접 청취하거나 서적을 통해 확보했다. 이를 위해 북조선 당국은 당기관지를 적극적으로 활용했다. 관련 지식을 『로동신문』에 게재해 북조선 전역의 의료인들에게 공유했다.

---

204 "함북도 및 함흥 의과 대학 의학 꼰페렌찌야 진행", 『로동신문』, 1953.02.06.
205 "평양시 제1차 외과 꼰페렌챠 개최", 『로동신문』, 1953.07.08.
206 "웽그리아 미생물 학회에 참가했던 조선 대표 귀국", 『로동신문』, 1952.03.13.

1946년 4월 27일자 『정로』에는 소련 꼬리세 의과대학 교수 시니쩐 박사가 심장이식수술을 성공했다며 사진과 그림 등을 포함해 상세히 소개했다. 이 기사에는 당시 이식수술의 현황과 연구자가 오랜 기간 추진한 실험 및 결과를 담았다. 특히 1943년부터 온열동물을 대상으로 한 심장이식 실험의 구체적인 성과를 보여주며 인간의 심장이식 가능성을 설명했다.[207] 당시 전문지가 아닌 당기관지에 최신의 보건의료 동향을 소개한 것은 소련의 위대성을 선전하는 차원이기도 했다. 그러나 『로동신문』은 교통과 통신이 발달하지 못했던 초기 북조선의 상황에서 가장 많은 지역과 사람들에게 전달된 매체로 최신의 정보를 습득하는 중요한 통로였다.

1952년 6월에는 자연개조론자이자 소련 생물학자인 미추린의 학설을 지면의 1/3을 할애해 보도했다.[208] 같은 해 8월 『로동신문』 1면에 [위대한 쏘련에서]라는 제목으로 소련의 주요 정책이나 소식들을 정기적으로 게재해 소련의 보건의료 정책이나 관련 저서를 소개하기도 했다. 모스크바의학서적출판사에서 발행한 『호흡기 수술』을 소개하며 소련 의학기술의 현황을 간접적으로 파악할 수 있는 기회를 제공했다.[209]

지면을 통한 간접방법 외에도 소련의 저명한 학자들이 직접 북조선을 방문해 강연 및 강습회를 개최했다. 이는 소련이 자국의 학자들을 파견해 북조선 지식인들에게 자신들의 우수성을 과시하면서도 신생 사회주의 국가인 북조선을 지원하는 방편이기도 했다.

1948년 8월, 모스크바국립대학의 생물학 박사인 무리베이스키 교수

207 "심장이식수술", 『정로』, 1946.04.27.
208 "위대한 자연 개조자이며 탁월한 생물학자 이·브·미츄린의 학설", 『로동신문』, 1952.06.07.
209 "호흡기 수술에 성공", 『로동신문』, 1952.08.17.

와 물리학 박사 일리인 교수, 경제지리학 박사 코로숍스키, 전기학 박사 소보립프 등과 함께 제2모스크바의과대학 의학박사인 아르쥬난 교수로 구성한 소련 학자단이 방문했다. 이들은 북조선 대학의 교수 및 학생들과 생산직장 기사 및 기수 등 전문 인력들을 대상으로 [하기 대학교수 학술강습회]를 진행했다. 아르쥬난 교수는 [의료 요인으로서의 수혈], [회복외과학의 현대적 방법]을 주제로 강의했다.210

이들 소련 학자들은 단기간 방문이 아니었기 때문에 강습회 외에도 학기 중에는 북조선의 주요 대학에서 전공과목별로 강의를 맡기도 했다.211 아르쥬난 박사는 평의대에서 의학대학의 운영 및 교수법에 대한 지도와 함께 외상외과 치료 부문에서의 새로운 치료법을 전수했고 직접 환자를 진료하기도 했다. 이들 소련 학자들은 체류 기간동안 최대한 자신들의 지식을 공유하고자 했다. 아르쥬난 교수는 평안남도인민위원회가 주최하는 도내 보건일군 회의에 참가해 [최근 소련 의학의 발전]이란 주제로 강연했다.212

이외에도 소련은 관련 서적들을 기증했다. 1952년 5월에 소련과학 아카데미 도서관에서 1,500여 권의 도서들을 조소문화협회 중앙위원회에 전달했다. 이 도서 중에는 『미추린 생물학 원론』, 『파블로프의 생리학』 등 의학서적들도 포함됐다. 이 도서들은 김일성종합대학을 위시해 각 대학과 과학연구기관에 배포됐다.213

한편 북조선은 자체적으로 의학 도서를 출판해 판매하기도 했다. 도

210 "쏘련 학자단 또 래착 전 학계 렬렬히 환영", 『로동신문』, 1948.08.22.
211 "북반부의 각대학 7월 1일부터 하기방학", 『로동신문』, 1949.07.02.
212 "쏘련학자의 헌신적 방조 조선학계에 공헌 지대", 『로동신문』, 1949.05.31.
213 "쏘련 과학 아까데미 도서관으로부터 조선 학계에 과학 서적 기증", 『로동신문』, 1952.05.18.

서 판매는 상업성 도서관리국에서 담당했다.『로동신문』에 신간 서적에 대한 제목과 가격, 출판사를 공지해 "현재 국영서점에서 판매 중임"을 알렸다. 1953년 10월에 판매했던 서적은 총 8권으로 보건의료 도서는 국립도서출판사에서 발행한『소화기 전염병과의 투쟁』으로 40원에 판매했다.[214]

(3) 보건의료 연구

〈시기 I〉에 진행한 보건의료계의 연구 활동을 살펴본 결과 전쟁이라는 특수성으로 인해 부상자 치료에 관한 연구가 많았다. 통상 의학기술은 전쟁 수행을 통해 획기적으로 발전하는 경향이 있었다. 이는 북조선에도 해당했다.

북조선은 1951년 1월부터 부상병들을 대상으로 조직요법 시행을 결정했다. 조직요법은 동물조직을 활용한 치료법으로 복잡하고 정밀한 특수처리 과정을 거친 동물조직을 환자에게 이식하는 방법이었다. 물론 이는 소련의 기술이었다. 이를 주도한 사람은 당시 인민군병원 부대장인 최응석이었다. 조직요법 수술은 1951년 6월부터 실시했다. 전시 상황에서 6개월 동안 치료법에 필요한 설비를 제작하고 연구하는 준비 기간을 거쳤다. 이후 우선 3개 부대의 부상병들을 대상으로 시행했다. 조직요법은 차차 전체 야전 및 후방병원으로 확대했다. 그리고 조직요법의 발전을 위해 보건 당국은 보건의료인들의 연구를 지원했다.[215]

부상병들을 대상으로 하는 군진의학은 북조선 스스로 장족의 발전을 했다고 밝힐 정도로 다양한 연구와 실험을 진행했다. 특히 전쟁 히스테리인 전상진통의 발작 증세와 골절에 관한 연구에서 많은 성과를 보였

---

214 "신간 서적",『로동신문』, 1953.10.31.
215 "조직료법"을 광범히 실시",『로동신문』, 1951.06.22.

다. 이러한 연구는 소련의 생리학자 파블로프의 대내피질 학설을 응용했고 수면요법, 초단파요법 등을 연구했다. 또한 교감신경을 절제하는 수술요법도 시행했다.[216]

북조선의 군진의학은 기본적으로 소련의 의학이론과 기술을 적극적으로 도입하는 동시에 전쟁을 통해 실전에서 얻은 경험을 토대로 외과뿐 아니라 각 임상 분야에서 새로운 발전을 가져왔다. 내과 부문의 경우 당시 가장 큰 비중을 차지한 질환은 결핵이었다. 이를 해결하기 위해 소련이 제2차 세계대전을 거치면서 확보한 새로운 결핵 치료법을 북조선의 인민군에게 적용했다. 그 결과 1952년도 상반기에는 1951년 하반기의 결핵 환자 사망률보다 20%가 낮아졌다. 1952년 하반기에는 결핵 사망률이 무려 90%로 떨어졌다. 그리고 위산, 위궤양, 고혈압, 전쟁 히스테리 등 다양한 내과 질병들도 1951년 초부터 조직요법을 활용했다. 특히 1952년 상반기부터 식물을 활용한 조직요법으로 안과 환자들의 치료에 큰 성과를 거두었다. 더불어 수면요법 및 노보카인요법 등 새로운 영역을 개척했다. 그리고 1952년 하반기부터 위산, 위궤양 및 결핵 등의 환자들에게 수혈치료를 시행해 효과를 얻기도 했다.[217]

보건의료와 관련한 연구는 1952년 10월 과학원 창립으로 그 산하의 의학연구소에서 맡아 진행했다. 하지만 과학원의 의학연구소 외에도 이미 구축한 보건성 산하의 많은 보건의료 관련 연구소들에서 다양한 연구가 추진 중에 있었다.

보건성 위생화학연구소는 주택 및 건축물의 보건위생학적 차원의 연구를 진행했다. 특히 각 공장, 기업소들에서의 노동위생 조건 개선에

---

216 "발전하는 군진 의학", 『로동신문』, 1952.09.07.
217 "군진 의학에서의 새로운 발전", 『로동신문』 1953.05.16.

관한 과제를 중점으로 연구했다.[218] 보건성 중앙위생방역소는 말라리아, 적리 등 전염성 질병을 예방하기 위한 연구를 수행했는데, 그 산하의 말라리아 실험실에서는 말라리아와 적리의 발병 원인과 유행 동태의 연구와 함께 기생충에 관한 조사연구도 진행했다. 그리고 소독실험실에서는 야생초를 대상으로 살충 및 영양 성분 분석에 대한 실험을 실시했다. 그 결과 살충 성분을 포함한 박새풀, 동운초, 가래나무 등 10여 종을 확인해 채취하기도 했다. 더불어 DDT 등 강력한 살충제들을 효과적으로 사용하는 문제도 연구했다. 이밖에도 면역 관계가 불명확한 전염병의 근원을 분석하기 위한 병균 배양 등 세균학 및 혈청학적 검사를 통해 전염성 질환 퇴치를 위해 노력했다.[219]

〈시기 I〉에 북조선의 보건의료 관련 연구사업을 주로 조직하고 지도하던 기구는 보건성 학술위원회였다. 이 위원회의 기본 기조는 파블로프 등 소련의 선진의학이론을 도입하고 그 토대 위에서 연구를 전개하는 것이었다. 그리고 생산과 연계해 생산성을 높이는 연구 추진에 관심이 높았다. 이러한 기조 아래 결핵 퇴치를 비롯한 고질적 지방병과 외과에서의 창상 퇴치, 인구 증식과 결부되는 모성 및 유아 보호 문제 등이 가장 먼저 필요한 연구 주제로 떠올랐다. 특히 이러한 문제들은 당시 북조선의 대표적인 연구자들이 맡아 진행했다. 평의대 김시창 교수와 군의 군무 대좌 주민순은 외과 창상에 관한 연구를, 과학원 후보 원사 도봉섭과 김량하는 생리학과 유기화학 연구를 담당했다. 이 밖에도 최응석, 리호림, 주성순 박사 등도 각자의 전공 분야에서 필요한 연구를 수행했다.[220]

218 "위생 보건 각 부문 연구 사업 추진", 『로동신문』, 1953.06.17.
219 "하기 질병 예방을 위한 연구 사업", 『로동신문』, 1953.07.26.
220 "의과학 연구 사업을 성과적으로 지도", 『로동신문』, 1953.11.19.

(4) 학위 및 학직

북조선은 일찍부터 지식인들의 학위와 학직 관리를 국가가 일괄적으로 담당했다. 1948년 국가 수립 이후 10월 26일 내각 제8차 회의를 통해 〈학위 및 학직 수여에 관한 규정〉을 내각 결정 제51호로 채택했다. 이를 담당하는 기관으로 국가학위수여위원회를 두었다. 당시 북조선의 학위는 박사와 학사 2단계였다. 학직은 교수(박사), 부교수(학사), 조교수(대학 졸업자) 등 3단계로 규정했다. 보건의료 부문은 의학과 약학 학위가 있었다. 특히 북조선은 과학사업에 공로가 많은 인사에게 논문심사 없이 박사 또는 학사학위를 수여하기도 했다. 학직의 경우도 학위 없는 대학 졸업자 중 경험이 많고 고등과학기술을 소유한 특별한 사람에게 교수 또는 부교수의 학직을 수여해 대학교수로 임용했다.[221] 이는 당시 부족했던 고등교육 부문의 인력들을 확보하려는 의도로 대상자를 폭넓게 규정했다.

6·25전쟁을 거치면서 지식인의 사망과 월남으로 인해 전문 인력의 부족은 더욱 확대됐다. 이에 1953년 7월 1일 내각 결정 제110호로 〈학위 및 학직 수여에 관한 새 규정〉을 승인해 1948년의 규정보다 더욱 느슨하게 자격을 인정해 학위와 학직을 수여했다.[222]

북조선 당국이 1948년 〈학위 및 학직에 관한 규정〉을 채택한 이후 보건의료 분야 논문심사는 1949년에 시작했다. 이에 대한 절차 및 방법을 개략적으로 정리하면, 논문심사는 공개회의로 진행했다. 공개심사에 회부할 논문을 『로동신문』 등에 공지해 심사논문의 비치 장소와 논문심사 회의 장소, 날짜 및 시간을 알려 "누구나 참여할 수 있음"을

---

221 "북조선의 보건사업은 민주주의적으로 발전", 『로동신문』, 1948.04.20.
222 "내각에서 학위 및 학직 수여에 관한 새 규정 승인", 『로동신문』, 1953.07.12.

게시했다.[223] 논문의 공식심사위원은 논문마다 3명씩이었다. 공식심사위원 외에도 김두봉과 같은 당시 저명한 학자들과 북조선에 와 있던 소련 학자들도 다수 참석했다. 이렇게 당시 북조선 학계에서는 논문심사 공개회의가 중요한 행사 중 하나였다. 논문심사 회의 절차는 논문 제출자의 연구보고 이후 연구자가 소속한 대학에서 평정서를 발표했다. 그리고 공식심사위원들의 심사보고를 청취한 뒤, 회의 참석자들이 참여하는 전체 토론을 진행했다. 학위 수여 여부는 당일 토론의 결과, 학계에 의미 있는 논문이라고 중론이 모이면 국가학위수여위원회가 바로 승인하는 형식이었다.[224]

북조선에서 수여한 학위 및 학직 내역은 〈부록 6〉에 첨부했다.

1949년 제3차 회의 때, 평의대의 홍학근[225]과 최응석에게 박사학위와 함께 교수학직을 수여했다.[226] 1952년 4월에는 국가학위수여위원회 제6차 회의를 개최해 한꺼번에 35명의 대학 교원들에게 교수 및 부교수의 학직 수여를 결정했다. 이들 중 보건의료 분야의 관계자는 총 5명이었다.[227] 북조선은 대학에서 강의하는 사람들을 교원이라고 통칭했고 교수와 부교수는 국가에서 학직으로 부여하는 영광스러운 직책이다.

---

223 "박사학위론문 공개심사회의", 『로동신문』, 1949.07.17.

224 "박석련, 김인석 량씨에게 학사학위수여결정", 『로동신문』, 1949.11.25.

225 홍학근은 평안남도 영원군 출신으로 1935년 경성제대 의학부를 졸업했다. 평안남도 안주에서 개원했고 해방 이후 평의대 병태생리학 교수로 재직했다. 1958년 과학원에서 분리한 의학과학연구원의 원장으로 취임했다. 박형우, "해방 직후 북한의 의학교육에 관한 연구: 평양의학대학을 중심으로", 83쪽.

226 "홍학근, 최응석 량씨에게 의학박사학위 수여결정", 『로동신문』, 1949.12.01.

227 "교수 및 부교수 학직 수여", 『로동신문』, 1952.04.27.

제2절 보건의료자원의 배치

자원의 배치는 인력, 시설, 물자 등의 보건의료자원을 구체적인 활동으로 전환하는 조직적 역할을 의미한다. 이에 자원을 효과적으로 관리하고 이를 유기적인 관계로 구축하는 다양한 유형의 조직이나 구체적 행위를 포함한다. 일반적으로 국가 보건 당국, 공공의 의료보험 프로그램, 다른 정부기관, 비정부기구, 독립된 민간 부문 등으로 범주화할 수 있다. 물론 이에 대한 활용은 국가마다 다르다.

북조선은 국가 건설 초기부터 강력한 국가 주도의 보건의료체계를 구축했다. 그래서 비정부기구나 민간 부문은 거의 눈에 드러나지 않았다. 그러나 북조선도 국가의 보건의료 정책을 현실에 구현하기 위해 보건의료자원을 적절하게 배치하는 다양한 모습을 보여주고 있었다.

1. 정부기구

(1) 중앙당과 보건성 등 내각기관

현재 보건의료 전반을 관장하는 북조선의 보건 당국은 보건성이다. 먼저 지금의 보건성이 해방 직후부터 보건의료를 담당하는 중심적 조직으로 탄생하는 과정을 살펴보는 것이 우선적이다.

1945년 11월 25일자 『정로』에 행정국의 국장 임명소식을 보도했다. 신문은 행정국 설치에 대해 북조선 경제생활의 급속한 정상화를 위한 통일적 지도와 관리의 필요성을 강조하며 그 역할을 알렸다. 행정국은 전반적인 경제사업에 대한 결정권을 행사했고 전체 인민과 지방의 인민위원회는 행정국의 사업을 전적으로 지원해야 했다. 행정국은 10개

의 전문 부서인 국(局)을 구성했고 이 중 보건의료 담당기관으로 보건국이 탄생했다.[228]

행정국의 조직과 동시에 명확한 권리와 직무를 규정했다. 행정국의 가장 중요한 임무는 북조선에서 추진하는 모든 사업의 지도적 역할을 담당하는 것이었다. 이에 보건국은 북조선 전역의 보건의료사업을 책임지는 지도기관으로서 위치를 점했다. 그렇기 때문에 보건국의 명령과 지령은 북조선의 행정 및 경제기관은 물론이고 전 인민에게 미쳤다. 그리고 그 명령과 지령은 의무적이었다. 그러므로 이 지도를 실행하지 않으면 범죄로 규정했다.[229]

보건국은 지도기관의 역할을 위해 우선 북조선 전 지역의 현황 파악에 들어갔다. 각 지역의 현황 파악은 각 도인민위원회의 보건부에서 맡았다. 즉, 중앙에는 보건국을, 도인민위원회에는 보건부를 설치했다.

동시에 자신들이 시행할 사업에 대한 방향과 우선순위를 정했다. 사업은 크게 적극적 시책과 소극적 시책으로 구분했다. 당시 보건국이 정한 적극적 시책 중 긴급한 문제는 전염병 퇴치를 위한 방역사업이었다. 두 번째 문제는 산업의학적 측면에서 건강한 노동력 확보에 있었다. 이두 가지 문제의 정책적 실현은 제반시설 구축에 앞서, 우수한 기술을 소유한 의료 인력이 필요하다고 판단했다. 그래서 보건의료인 양성기관 설립을 먼저 계획했다.

보건국이 설정한 장기적 전망, 즉 점진적으로 실시할 소극적 정책으로는 "의료국영화"를 꼽았다. 해방 직후 보건의료제도에 대한 개선이 시급했으나 "불안을 주지 않으면서 동요치 않을 정도로, 또한 재정적

---

228 "북조선제행정국의 조직", 『정로』, 1945.11.25.
229 "북조선행정국의 직무와 사업", 『정로』, 1945.12.05.

상황을 감안해 가급적 점진주의로 개선할 것"을 밝혔다. 당시 보건국의 판단으로는 "전체 의료기관을 국영화하기 위해서는 최소 1억수 천만 원의 거금이 필요하다."고 파악했다. 이러한 과도한 예산을 보건의료 부문에 투입하기는 불가능했다. 이에 기존 국공립시설을 먼저 국영화하고 개인병원의 경우 손익을 참작해 장기적 계획에 따라 국영병원으로의 전환을 모색했다.[230]

보건국의 이러한 기본적 인식과 사업 방향은 3개월 뒤인 1946년 2월 수립한 북조선임시인민위원회가 그대로 계승했다. 북조선임시인민위원회의 향후 전개 방향은 20개조 정강으로 발표했다. 정강 제15조에 노동자와 사무원의 생명보험 및 노동자와 기업소의 보험제 실시와 제20조에 국영병원 등을 확대하며 전염병을 근절하고 빈민들을 무료로 치료할 것을 규정해 보건의료 방향을 명문화했다. 행정국의 보건국은 북조선임시인민위원회의 보건의료 지도기관인 보건국으로 조직 또한 그대로 이월했다.

1946년 4월 26, 27일 이틀에 걸쳐 북조선임시인민위원회 보건국 주최로 [북조선 6도 보건부장 회의]를 개최했다. 회의 과정을 살펴보면, 먼저 해방을 위해 생애를 "바친 혁명전사들"에 대한 묵념으로 시작했다. 이후 당시 북조선임시인민위원회 위원장인 김일성을 대리한 강량욱 서기장의 훈시와 윤기녕 보건국장의 인사말이 이어졌다. 사전 행사 이후 각 도(道) 보건부장의 보고가 있었다. 이때 주목받은 보고자로는 평안남도 보건부장인 최창석과 김구형 황해도 보건부장이었다. 이들은 한목소리로 건국사업의 열의가 높았던 당시 사회적 분위기와 달리 의사계층은 봉건적 사상에 머물러 있다고 강하게 비판했다. 동시에 특권

---

230 "보건국의 사업경과", 『정로』. 1946.03.29.

적 관념에서 벗어나 인민들의 동반자로 자리매김할 것을 강조했다. 더불어 당시 방역사업의 제일선을 담당하는 소련의 '고급'장교들이 직접 오·폐물을 치우고 감염지역에서 활발히 활동하는 현실을 소개하며 북조선 의사들의 소극적 태도를 재차 비판했다.[231]

1946년 11월 29, 30일에는 제3차 [각 도(특별시) 보건부장 회의]를 개최했다. 김일성의 훈시는 리주연 북조선임시인민위원회 총무부장이 대독했다. 김일성의 훈시에는 국가병원이 인민들의 신뢰를 획득할 역량을 갖출 것과 개인의사들을 강압적 방법으로 국가병원에 참가시키지 말 것, 의약품 및 의료기구 확보 노력과 위생사상을 전체 인민에게 침투할 것 등을 지시했다. 이어 윤기녕 보건국장의 사업보고와 도(道) 보건부장들의 각 지방 특수성 및 사업성과에 관한 상세한 보고가 있었다.[232]

제3차 회의 마지막 날에는 보고에 관한 토론과 이를 바탕으로 한 결의서를 채택했다. 결의서에는 그동안 보건국이 추진한 사업에 대한 구체적인 결함들을 포함했다. 이를 통해 당시 사업 추진에 많은 어려움과 미숙함이 있었음을 확인할 수 있었다. 첫 번째 결함은 사업의 계획성과 조직성의 불비(不備)를 들었다. 담당자들은 "닥치는 대로 일했음"을 고백했다. 많은 사업은 현실 조건을 고려하지 않은 실행 불가능한 계획의 나열에 그쳤다. 두 번째는 상급기관의 보고서 제출 기한을 엄수하지 않았다. 그리고 제출 기한을 지켰어도 그 보고의 정확성이 떨어졌다. 이는 보건 행정의 기초인 통계 작성부터 근본적인 문제가 있었음을 시사한다. 세 번째는 상급기관의 지시가 추상적인 경우가 많아 지시문을 기

231 "6도 보건부장회의 인민의 보건을 담당하라", 『정로』, 1946.05.07.
232 "각 도 보건부장회의", 『로동신문』, 1946.12.01.

계적 또는 독단적으로 해석하는 폐단이 있었다. 그 결과, 국가의 정책이 하부 단위까지 정확히 전달되지 않았다. 네 번째로 상급기관의 관료주의적 사업태도를 지적했다. 보건국은 이러한 결함들을 해소하기 위해 먼저 1946년 12월 15일 이내로 각 도 산하의 시·군 보건과장 회의를 소집할 것을 지시했다. 그리고 각 시·군은 12월 말까지 각 면(面)의 보건 책임자 회의를 진행하도록 명령했다.[233]

이외에도 1945년 11월 행정국의 보건국 설립부터 1946년 북조선임시인민위원회 수립까지 근 1년 동안 북조선의 보건의료사업 전개에 많은 시행착오가 있었다. 특히 추진 사업 중 심각성이 대두한 문제는 국가병원 확대 정책을 주먹구구식으로 수행한 점이었다. 이 정책은 애초의 의도 및 방향과 달랐는데, 개인병원 의사를 강압적으로 국영체계에 참여시켜 국영병원 숫자 확대에 매몰되는 경향을 보였다. 이는 집권세력의 이미지를 심각하게 저해하는 행위였다. 그러나 북조선 당국은 이러한 시행착오의 근본 원인을 사업 방향이나 추진 방법의 문제가 아닌 산하 보건의료기관의 담당 인력 문제로 파악했다. 그 결과 6개 도와 산하 행정구역인 시·군, 그리고 가장 말단 단위인 면의 보건 책임자를 소집하는 회의 추진을 결정했다. 이를 통해 집권세력의 보건의료사업 방향을 정확히 이해시키고 최종적으로 인민들에게 침투할 수 있는 방안을 모색했다. 결국 국가 건설 초기부터 관련 인력들이 모두 회의에 참여하는 체계를 구축했다.

1947년 6월 5, 6일 양일에는 제5차 [각 도(특별시) 보건부장 및 각 시·군 보건과장 연석회의]를 개최했다. 연석회의에는 총 96명이 참석했다. 이전 회의보다 참석 범위를 확대한 것으로, 3차 회의 결정서의

---

233 "보건사업보고에 관한 결의서", 『민주조선』, 1946.12.04.

실현이었다. 회의는 보건 일반의 9개 항목과 여름철 방역사업 4개 부문의 사업 전개를 결정했다. 보건 일반에서 제일 먼저 언급한 내용은 급속한 시일 내에 국가병원을 확충한다는 것이었다. 그리고 1947년 6월 말까지 사회보험병원을 노동국에서 이관 받아 47개의 사회보험병원과 84개의 사회보험진료소를 인민병원으로 일원화해 운영하기로 했다. 더불어 인민병원 의사는 담당구역을 정해 순회 진찰과 위생선전을 시행하기로 했다. 국가보건기관에 복무할 의료기술자 부족을 해결하기 위해서는 타 기관과 사회단체 소속 의료기술자를 보건기관으로 일괄 집중하기로 했다. 또한 단기의학강습소와 야간의학강습소를 설치하고 동시에 의료기술자의 재교육 강습회를 조직해 의료인 확보를 결정했다. 하기 방역과 관련해서는 콜레라 예방을 위해 6월 15일까지 [예방주사 실시 돌격주간]을 설정했다. 이 기간에 의료 관계자와 의대생 등을 총동원하기로 확정했다.[234]

이 회의 결과를 통해 북조선은 1947년부터 국가병원의 급속한 확대를 보건국의 우선순위로 추진했다. 물론 개업의들을 국가병원으로 영입할 때 자발성을 강조하기는 했으나 국영 보건의료체계의 점진적 추진을 계획한 초기 기조와는 분명히 달랐다. 정책 변화의 원인은 우선 사회보험법 추진에 따라 노동자와 사무원 등을 대상으로 무상치료가 현실화하며 이를 담당할 보건의료시설의 급속한 확대가 필요했다. 또한 각급 인민위원회의 안정적 구축으로 인민들의 자발적 후원금과 동원을 통해 국가병원 건립이 가능하다는 점을 확인하면서 이루어진 정책 변화로 보인다.

1947년의 제6차 회의는 5차 회의 이후 2개월 만인 8월 25일에 소집

234 "의료시설을 확충 강화 하게 방역 완벽을 도모, 제5차 보건부장회의 개최", 『민주조선』, 1947.06.07.

했다. 회의는 상반기 사업 평가와 하반기 계획 논의를 위해 개최했다. 주요 논의 사항은 방역사업에 관한 사항이었다. 상반기 방역사업 평가로는 검역소 설치와 같은 위생방역사업의 비약적 발전으로 콜레라를 완전히 차단한 점과 북조선전염병연구소가 필요한 면역 백신을 단시일 내에 생산한 것, 약품위생연구소와 위생시험연구소 등의 설치로 세균검사 및 위생사업이 급속도로 향상된 현실을 높이 평가했다.[235]

1948년 2월 27일 제8차 연석회의를 열었다. 이 회의는 1948년도 인민경제계획 완수를 위한 보건의료 부문의 과업에 대해 논의했다. 보건국장 리동영은 1947년 보고를 통해 국가병원과 전염병원, 진료소, 검역소 등 보건의료시설을 모두 계획대비 초과 설치했음을 언급했다. 덧붙여 무의촌에 간이진료소를 증설해 1947년 초 277개의 무의면이 189개로 감소했다고 밝혔다. 북조선전염병연구소 등 전염병 관련 시설들의 신설 및 확충으로 전염병 발생 수가 60%로 감소한 사실도 보고했다. 더불어 보건조직이 치료 중심에서 예방의학적 방향으로 개편했으며 진료소의 담당구역제 실시로 해방 이후 2년 반이라는 짧은 기간에 보건의료체계의 사회주의적 방향이 높은 단계로 발전 중이라고 자평했다. 물론 여전히 남아있는 환자를 무시하는 보건의료인들의 관료주의적 태도에 대한 비판은 여전했다. 그러나 이미 1948년 초 북조선은 국영 보건의료체계 구축 방향을 기정사실로 하며 빠른 속도로 추진 중에 있었다.[236]

해방 이후 약 2년간 『로동신문』이 보도한 보건국의 회의 차수 및 개최 날짜 등을 정리하면 아래와 같다.

---

235 "철통의 방역진으로 인민 보건에 완벽", 『로동신문』, 1947.08.31.
236 "치료중심에서 예방중심 보건사업의 민주화 활발", 『로동신문』, 1948.03.04.

〈표 3-2〉 보건국 회의 개최 내역

차수	개최 날짜	회의 명칭
1차	1946.04.26~27	북조선 6도 보건부장 회의
3차	1946.11.29~30	각 도급·특별시 보건부장 회의
5차	1947.06.05~06	각 도·특별시 보건부장 및 각 시·군 보건과장 연석회의
6차	1947.08.25	각 도 및 평양특별시 보건부장과 중요 보건기관 책임자 연석회의
8차	1948.02.27	각 도 특별시 보건부장 및 각 중요 보건기관 책임자 연석회의

출처 : 1945년부터 1948년까지 『로동신문』에 게재된 기사를 검토해 정리.

1948년 9월 9일 조선민주주의인민공화국이 정식 출범하면서 내각 기관으로 보건성을 조직했다. 보건성은 보건국의 체계와 인력을 그대로 이어받았다.

보건성 이전의 체계는 보건국을 정점으로 각 행정구역 단위의 인민위원회 산하에 도와 평양시에는 보건부를, 시·군에는 보건과를 두었다. 면 단위에도 보건 책임자를 두어 종적인 체계를 구축했다. 보건국은 이 조직들의 책임자인 부장, 과장과 면 단위의 보건 책임자까지 전체를 소집해 직접 회의를 주재하는 방법으로 조직적 배치를 추진했다. 이러한 체계는 국가 수립 이후에도 유효했다. 보건성은 분기마다 산하기관의 담당자를 모아 정기적인 회의를 개최했다.

1951년 11월 30일과 12월 1일 이틀간 보건성 3·4분기 총결회의를 개최했다. 회의에는 홍명희 부수상, 리병남 보건상, 류기춘 및 로진한 부상, 조선적십자회 중앙위원회 리동영 위원장과 도보건부장, 방역소장, 의약품관리소장과 의학교육 부문 책임자, 의약품생산직장 지배인, 도중앙병원 원장, 적십자회 각 도위원장 등 보건의료 관련 모든 조직과 간부들이 참석했다. 회의 진행은 김일성이 보건 간부들에게 전달하는 교시 발표와 보건상의 해당 시기 사업의 실행 결과보고에 이어 보고에 대한 참석자들의 토론 전개를 순차적으로 진행했다. 회의 폐막 전에는 김일성의 교시를 정확히 실천할 것과 함께, 북조선 전체 의료인에게 회의 결정서 동참을 호소하는 결의서를 채택했다. 그리고 해당 지시문을 각급 기관에 전달하며 폐회했다.[237]

　1953년 5월 개최한 보건성 1·4분기 사업총화회의 당시 리병남 보건상의 보고 형식을 보면 "치료예방기관을 계속 확대해 교육·양성 부문은 100%, 약무기관은 244.4%로 설치 계획을 달성했다. 예방약 생산에서는 중요 예방약 계획을 100% 달성했다."며 각 부문의 완수 비율을 중심으로 보고했다. 이는 보건의료사업도 전체 인민경제발전계획에 포함해 세부 항목에 대한 구체적 목표를 설정했고 시기마다 완수율을 계량화해 그 성과를 바로 이해할 수 있도록 발표한 것이었다. 물론 보고에는 성과와 함께 결함도 구체적으로 지적했다. 보건상의 보고 이후 이에 대한 참석자들의 토론을 거쳐 향후 수행할 방안과 구체적 실행계획을 결정했다. 그리고 그 결정문은 각 지방의 책임자들에게 지시문 형식으로 하달한 뒤 폐회했다.[238]

　북조선 집권세력들은 자신들이 설정한 보건의료체계의 방향과 이를 실현하는 과정에서 가장 중요시했던 조직적 배치의 주안점은 수립한 방향과 결정한 결과가 중간 관리자들에 의해 곡해 또는 왜곡되지 않는 것이었다. 이를 담보하는 방법으로 보건성을 정점으로 가장 아래의 행정구역까지 종적으로 연결하는 체계를 구축했다. 그리고 전체 책임자 및 담당자들과 주기적인 회의를 통해 직접 소통하고 함께 결정했다. 각

---

237 "보건성 3.4분기 총결회의", 『로동신문』, 1951.12.03.
238 "보건성 1.4분기 사업 총화 회의 진행", 『로동신문』, 1953.05.17.

부문의 책임자들은 촘촘하게 배치한 회의에 참석해 인민경제발전계획 내 보건의료 부문의 계획 실행 현황과 결함을 직접 확인했다. 그 과정을 통해 국가가 설정한 최종 목표 완수라는 하나의 목적지를 향해 내달리도록 독려하는 조직적 배치를 시행했다.

보건성은 이러한 정기회의 외에도 중요한 이슈에 대처하기 위한 논의를 수시로 전개했다. 이를 통해 필요한 정책을 직접 지시하고 중요성을 강조했다. 1951년 6월 여름철 방역진 확립을 위해 각 도 보건부장회의를 개최해 대책을 논의했다.[239] 같은 해 12월 4일에는 동기위생방역 캠페인 총결회의를 진행했다. 총결회의에는 보건상과 부상, 각 도 보건부장 및 방역소장과 산하 보건의료기관 기관장, 그리고 적십자회 책임자들까지 참석했다.[240] 이들 보건의료 조직의 책임자들은 끊임없는 회의의 연속이라고 해도 과언이 아닐정도로 참석할 회의가 많았다.

북조선 당국은 1953년부터 실시한 〈전반적 무상치료제〉와 같이 국가적으로 중요한 정책 실행의 경우에는 제반 준비를 위해 보건성 차원을 넘어 다른 부처와 연계해 사업을 실행했다. 1952년 11월 22일 보건성은 1953년 1월 1일부터 실시할 〈전반적 무상치료제〉에 대한 제반 준비로 [성(省)참의회]를 개최했다. 이 회의는 같은 해 11월 13일 채택한 무상치료제도에 대한 내각 결정 제203호의 시행세칙인 〈무상치료에 관한 규정〉을 논의하는 자리였다. 회의 참석 범위는 노동성, 철도성, 내무성 및 적십자회 등 산하에 보건의료시설을 운영하는 기관의 책임자들과 국가예산 편성을 담당하는 재정성 담당자 등이었다. 이렇게 내각 결정 이후 그 구체적 시행세칙은 관련 부처와의 공조로 마련했

---

239 "철통같은 하기 방역진을 확립", 『로동신문』, 1951.06.04.
240 "동기위생방역 깜빠니야 총결", 『로동신문』, 1951.12.07.

다.[241]

또한 1952년 12월 13, 14일 양일에는 보건성에서 도(道)보건부장들과 인민군 군의국 및 각 성(省)의 해당 부문 책임자들이 참석하는 협의회를 개최했다. 이 회의는 무상치료제 실시와 전시(戰時) 인민보건사업 강화를 중심으로 1953년도의 보건의료 부문의 기본방향을 논의했다. 협의회를 통해 무상치료와 의약품의 무상공급, 의사 왕진, 환자 급식, 유아들에 대한 조치 등에 대한 〈무상치료세칙〉을 결정했다. 세칙에는 환자 접수와 처방전 발급, 외래환자에 대한 무료투약 등에 대한 세부절차를 확정했다. 결정한 세부절차를 각급 보건의료시설에서 정확히 인지할 수 있도록 지도요강(指導要綱) 발행을 결정하기도 했다. 더불어 [전국 보건일군 열성자대회] 소집에 관해서도 논의했다.[242]

북조선은 내각 결정으로 〈전반적 무상치료제〉를 채택한 이후 관계 부처 회의를 통해 세부사항을 담은 규정과 시행세칙을 결정했음을 확인했다. 이러한 세칙 규정을 통해 제도의 본격적인 실행을 대비했다. 특히 새로운 제도 시행을 성공적으로 추진하기 위해 자료집을 만들어 전국의 관련 기관에 배포하고 교육하는 절차를 거쳤으며 더불어 이를 전체 보건의료인들에게 직접 설명하기 위해 [전국 보건일군 열성자대회] 소집을 고려했다. 그동안 남한에는 〈전반적 무상치료제〉 내용만 공개된 상태였기 때문에 그 하부 법체계인 시행세칙의 존재 여부와 그 내용이 베일에 싸여있었다. 하지만 위 보도를 통해 시행세칙에는 보건의료기관에서의 환자 접수와 의료인의 처방전 발급, 외래환자를 대상으로 한 투약 절차 등을 담았음을 알 수 있었다.

---

241 "무상치료제도 실시 준비사업", 『로동신문』, 1952.11.28.
242 "보건 부문 관계자들의 협의회 진행", 『로동신문』, 1952.12.19.

보건성은 일정 시기 개최하는 정기회의와 함께 참석 대상을 더욱 확대한 회의를 개최하기도 했다. 전쟁이 끝난 직후인 1953년 10월 26일부터 28일까지 평양에서는 전국보건일군회의를 열었다. 정전협정 체결 3개월 만에 전국의 보건의료 관련 간부들을 평양에 소집해 진행한 회의로 전쟁 기간 중 추진한 사업에 대한 평가와 전후인민경제복구건설에서 보건 부문의 당면 과제를 총체적으로 논의했다.[243]

3일간 열린 전국보건일군회의를 통해 1954년부터 1956년까지 수립한 전후인민경제복구건설3개년계획 중 보건의료 분야의 사업을 적극적으로 전개하기로 결의했다. 참석자들은 자신들이 전쟁 기간 추진한 사업을 스스로 평가하고 어떻게 보다 발전적인 사업으로 이어갈 것인지 토의하며 서로를 독려했다. 특히 회의 마지막 날에는 박정애 노동당 부위원장과 최창익 최고인민회의 부수상이 참석해 보건의료사업이 사회주의 혁명에 얼마나 중요한지 강조하며 국가 차원의 의미를 부여했다.[244] 흥미로운 점은 다른 회의들과는 달리 결정서나 결의문 대신 전국의 보건의료인에게 보내는 호소문과 함께 당시 소련의 수상이던 말렌코프와 김일성, 모택동 순서로 이들에게 "드리는 편지"를 채택하며 폐회했다.[245] 당시 중요한 사회주의 국가들의 지도자들에게 보건의료인들의 맹세를 담은 편지를 채택해 자신들의 결의를 표시한 것이다. 이는 전쟁 직후 소련과 중국에 대한 북조선의 의존성을 보여주는 사례였다.

이를 제외하고는 북조선의 회의 방식은 천편일률적이었다. 전국보건일군회의도 보건상의 사업보고와 향후 방향에 대한 발표 이후 이를 근거로 참석자들은 토론에 참여했다. 토론자들은 자신이 속한 기관의 모

---

243 "전후 인민 경제 복구 건설에서 보건 부문의 당면 과업 토의", 『로동신문』, 1953.10.29.
244 "전국 보건 일꾼 회의에서", 『로동신문』, 1953.10.30.
245 "보건 일꾼 회의에서", 『로동신문』, 1953.10.30.

범사례와 결함, 다짐 등을 담아 발표했다. 토론자들의 의견을 취합해 보고자, 즉 기관장이 결론을 정리하고 이를 바탕으로 결의문이나 결정서를 만장일치로 채택했다.

1953년 10월에 개최한 전국보건일군회의 이후에는 이 회의와 비슷한 형식의 회의를 각 지역에서도 배치했다. 1953년 12월 5일과 6일, 개성시인민위원회 회의실에서 개성지구 보건일군회의를 진행했다. 회의에는 개성시의 당 및 정권기관 관계자와 개성의 보건의료인 대부분이 참가했다. 개성시인민위원회 부위원장은 전시 보건사업을 보장한 업적과 현재 진행하는 복구 및 신설 보건의료시설에 대한 건설 진행 상황에 대해 보고했다. 더불어 소련 의학과 기술을 도입해 기술 향상과 실무수준을 재고해야 한다고 강조했다. 사업보고 이후 방역소 펠셀, 인민병원 원장, 간호원, 리진료소장 등 20여 명이 토론에 나서 보건의료사업 발전을 위해 헌신할 것을 결의했다. 이러한 토론 결의를 모아 최종 결의문을 채택하면서 회의를 폐막했다.[246] 이 회의에서도 말렌코프, 김일성, 모택동 순서로 이들에게 전달할 편지를 채택했다.[247]

한편 보건성의 역량이 부족했던 초기에는 보건의료사업을 보건성이 아닌 다른 조직에 맡겨 사업을 추진하기도 했다. 그러나 관련 회의에는 보건성 관계자를 포함해 함께 논의했다. 특히 사회보험법의 경우 노동자에게 먼저 혜택을 제공했기 때문에 노동성이 주도했다. 1949년 1월 20일 노동성 산하 각 도 노동부장 및 정휴양 소장 회의를 개최했다. 참석 범위는 허성택 노동상, 리병남 보건상, 중앙당 노동부장 등과 각 도 노동부장, 시·군 노동과장, 정휴양 소장 및 노동소개소장 등 2백여 명

---

246 "수령이주신 교시를 높이 받들고 보건일꾼들 헌신 로력할 것을 맹세", 『로동신문』, 1951.12.26.
247 "개성 보건 일군 회의", 『로동신문』, 1953.12.11

이었다. 회의 주최가 노동성이었기 때문에 노동상이 사업보고를 맡았다.[248]

또한 노동국은 1947년 2월 22일부터 23일까지 사회보험법에 따른 혜택인 무상치료를 직접 담당할 병원 원장들을 소집해 제1차 사회보험 중앙병원장 회의를 진행했다. 회의는 각 도와 평양 등 중앙사회보험병원장 40명이 참가했다. 회의를 통해 당국이 추진하는 보건의료 정책 방향에 대한 해설과 한 달 동안 시행하며 확인한 결함에 대한 보고가 있었다. 당시 사회보험법의 선전을 직업동맹이 주도했던 것으로 보이는데, 미숙한 공지로 인해 피보험자들이 사회보험법을 악용하는 경향과 함께 환자가 급증하는 현상이 나타났다. 당국은 향후 이러한 시행착오를 줄이기 위해 사회보험부장과 노동부장이 회의에 직접 참석해 참석자들과 질의응답 시간을 가졌다. 그 뒤 사회보험법의 성공적 실행을 위한 결정서를 채택했다.[249] 노동국의 조직적 배치 방법도 보건국과 대동소이했다.

(2) 지방당과 인민위원회

평양에서 소집한 중앙의 회의에 참석한 지방의 책임자들은 자신의 지역으로 돌아와 국가의 정책적 방향에 따라 결정한 실행계획을 직접 실현할 책임이 있었다. 이를 수행하는 지방 책임자들의 구체적인 움직임은 다음과 같았다.

전쟁 중이던 1951년 8월 내각 결정 제322호로 〈국가사회보장법〉을 채택했다. 이 법률은 사회보장 대상자들에게 사회보험법이 규정한 혜택을 제공했기 때문에 보건성이 아닌 노동성이 담당했다. 그리고 각급

---

248 "1년간의 사업을 총화하고 1/4분기 새 과업들을 토의", 『로동신문』, 1949.01.23.
249 "사회보험병원사업 적극추진 만난배제코중책완수", 『로동신문』, 1947.03.01.

인민위원회에는 국가사회보장부와 국가사회보장과를 두어 실무를 맡겼다. 내각 결정 이후 도·시인민위원회의 사회보장부는 하급 인민위원회 국가사회보장과와 사회보장 관계자를 소집해 실무강습회를 진행했다. 평양시인민위원회 사회보장부의 부서원들은 내각 결정서와 이에 따른 규정과 세칙 등을 본격적으로 연구했다. 이를 통해 자신이 담당할 사업을 명확히 인지했으며 이는 곧 실무능력을 높이는 방법이었다. 사업을 인지한 이후에는 담당 지역인 구역과 리에 있는 대상자를 빠짐없이 조사하고 해당자를 등록하는 사업을 추진했다.[250]

각급 인민위원회의 담당 부서가 실행한 구체적이고 모범적 사례들은 『로동신문』에 게재했다. 이를 통해 다른 지역의 담당자들은 물론이고 인민들에게 정책을 이해시키는 한편, 국가적 시혜정책을 홍보하고 선전하는 계기로 삼았다. 『로동신문』의 게재는 전체 인민들이 관련 정책에 관심을 돌리는 데도 중요한 수단으로 인민들의 관심과 지원을 끌어내는 방법이었다.

지방 인민위원회의 모범적 사례로 함경남도인민위원회 국가사회보장부는 취직 희망 유가족과 20여 명의 영예군인들에게 직업을 알선했다. 그리고 도내 인민들 또한 영예군인 및 그 가족들에게 존경과 사랑의 마음을 담아 이들의 생활을 안정시키기 위해 [사회적 원호 운동]을 전개했다. 북청군 주민들은 사회보장 대상자들이 입소한 북청양로원에 의류와 김장용 소금 500㎏을 지원했다. 흥남시 인민들은 연 1만8천 명을 동원해 군무자, 영예군인, 애국자들의 가정과 유가족들의 추수를 도왔다. 이와 함께 면포와 의류를 기증했으며 이들에게 공급할 간이주

---

250 "국가사회보장사업 활발", 『로동신문』, 1951.11.14.

택 건설에도 동참했다.[251]

이렇듯 군(軍) 복무 중 부상으로 제대한 영예군인이나 국가를 위해 목숨을 잃은 애국자의 유가족은 최우선으로 직장을 알선해 취업을 도왔다. 또한 정기보조금과 무상치료 혜택을 제공했다. 국가적 지원 외에 추가적 지원은 전체 인민들이 자발적으로 십시일반 제공하는 자원으로 충당했다. 특히 북조선 당국은 모든 인민이 국가를 위해 희생한 사람들에게 존경의 마음을 갖도록 강제했다. 이를 통해 국가를 위한 희생에 확실한 대가가 있음을 각인했고 이러한 국가의 책임성은 다시 국가에 대한 충성심을 높이는 원인이 됐다.

〈국가사회보장법〉의 구체화는 시간이 경과함에 따라 지방 인민위원회의 사회보장부와 인민들이 서로 경쟁하듯 사회보장 대상자들에 대한 지원과 혜택의 폭을 넓혀갔다. 지원을 위해 새로운 사업 프로그램을 창안했고 이는 국가의 정책을 현장에서 추진하는 과정에서 다양한 시도들이 적극적으로 펼쳐진 결과였다. 각종 국가 배급 물자를 해당자들에게 먼저 공급했고 치료가 필요할 경우 일반 주민보다 빨리 병원에 입원시키는 등의 특혜를 제공했다.[252] 또한 영예군인들로 구성한 생산협동조합을 창설해 수입 발생에 대한 세금 일체를 면제하기도 했다.[253]

특히 북조선 당국은 담당자 및 인민들이 구상한 다양한 아이디어 중 전국적으로 파급할 필요가 있을 때에는 『로동신문』을 활용해 일반화하는 과정을 거쳤다. 이는 전체 인민에게 영향을 미쳐 타 지역의 인민들도 적극적으로 사업에 동참하는 선순환 효과를 가져왔다.

보건성 등 중앙기관에서 소집한 회의에 참석한 책임자들은 자신이

251 "국가사회보장사업의 성과적진행", 『로동신문』, 1951.12.01.

252 "사회보장사업", 『로동신문』, 1952.10.20.

253 "국가 사회 보장 사업 활발히 전개", 『로동신문』, 1953.06.20.

맡은 산하기관 책임자 및 담당자들과 연석회의를 개최해 중앙정부 정책을 하부 단위에서 실행하도록 배치했다. 그 절차와 과정은 중앙의 회의 절차와 큰 차이가 없었다.

1947년 7월 16~17일 양일간 평안남도인민위원회 보건부는 제5차 평안남도 내의 각 시·군 보건과장 및 인민병원장 연석회의를 열었다. 30여 명이 참석해 토론과 결의를 다졌다. 회의를 통해 인민병원과 구급소, 세균검사소, 해항검역소 등 모든 보건의료시설의 운영과 사업수행에 엄격한 점검을 추진하기로 결정했다. 이의 담당은 각 시·군 보건과장이 맡기로 했다. 보건의료인 양성과 교양사업은 각 기관 책임자와 보건과장이 담당하기로 했다. 더불어 콜레라방역과 함께 장질부사, 발진티푸스, 말라리아 근절을 위한 방역사업은 각 시·군인민위원회 위원장과 보건과장의 책임 아래 둘 것을 만장일치로 가결했다.[254]

보건의료 지도기관인 보건성이 주관하는 회의는 당국의 보건의료사업의 방향을 제시하며 이를 담당할 책임자들의 이해를 돕는 것에 주안점을 뒀다면, 각 지역의 회의는 구체적 실천 과제의 확정과 함께 업무를 실질적으로 분담했다. 평안남도인민위원회 보건부 주최 연석회의를 통해 1947년 당시 방역사업 전반은 각급 인민위원회 위원장이 책임자였고 보건의료와 관련 사업은 각급 인민위원회의 보건부장 및 보건과장이 담당했음을 확인했다.

당시 각 도의 인민위원회는 자신들의 보유 보건의료자원을 세세하게 파악하고 있었다. 평안북도의 경우 1947년 이 지역에 신설한 사회보험병원은 23개소였다. 국립병원 이상의 지정병원은 15개소, 면립병원과 개인병원의 지정병원은 151개소였다. 의료인은 의사 279명, 약제사

---

254 "평남도 각 시·군 보건과장, 인민병원장 련석회의", 『로동신문』, 1947.07.24.

33명, 조수 85명, 간호원 267명, 산파 27명 등 합계 691명이 복무했다.[255] 국가 수립 전인 1947년임에도 평안북도 내의 통계 자료를 확보하고 있던 것이었다. 이는 통계를 작성할 조직과 담당자들이 존재했다는 의미였다. 통계 자료를 기반으로 자원의 배치를 추진하며 당국의 보건의료 정책을 실현해 갔다.

그러나 이를 담당하는 인력의 역량에는 한계가 있었다. 이를 해소하기 위해 평안남도인민위원회 사회보장부는 담당 인력들의 실무수준 향상을 위해 자체적으로 매주 2차례의 정치학습을 조직했다. 또한 상부의 지시를 깊이 연구하고 서로의 경험과 교훈을 상호 교환하는 모임을 진행했다. 이러한 소규모 모임을 통해 담당자들의 사업 추진능력에도 성과를 보였다. 이에 인민위원회는 이 사업을 확대해 도내 각 시·군 사회보장부장 및 지도원들을 위한 실무강습회를 조직했다. 강습회는 1953년 상반기인 2월 25일부터 31일까지, 5월 7일부터 11일까지 2회에 걸쳐 시행했다.[256]

각 도인민위원회의 보건의료와 관련한 회의와 진행 방법은 중앙의 회의와 크게 다르지 않았다. 1952년 1월 20~21일 함경북도인민위원회는 보건 관계자 회의를 개최해 1년 동안 전개한 보건사업에 대한 논의를 진행했다. 총화보고는 도인민위원회 보건부장이 발표했다. 이를 토대로 참석자들은 토론했고 김일성 교시를 받들고 보건의료인에게 맡겨진 중책을 철저히 인식해 실행 및 헌신하겠다고 결의했다. 그리고 폐회 직전 모범 보건의료인 6명에게 보건상 표창이, 40명에게는 함경북도인민위원회 위원장 표창을 수여했다.[257] 이렇게 보건의료인을 배치하

---

255 "평북도의 보건위생사업 날로 약진발전", 『로동신문』, 1947.07.02.
256 "개선된 평남도의 사회 보장 사업", 『로동신문』, 1953.07.07.
257 "함북도 보건관계자 회의", 『로동신문』, 1952.01.28.

는 방법 중 하나로 모범적 활동에 대한 평가를 통해 이 모범을 지속할 수 있도록 격려했다.

또한 각 도인민위원회는 보건의료와 관련한 중요한 이슈가 있을 때마다 대규모 집회를 개최하기도 했다. 집회에는 보건의료인들과 함께 인민들을 동원해 그 힘을 과시했다. 전쟁 당시 미군의 세균무기 사용이 드러나면서 북조선 전역은 이에 대한 항의 대회로 들끓었다. 1952년 3월 14일 황해도에서는 [미군의 세균무기 사용을 항의 규탄하는 황해도 보건일군 항의 대회]가 열렸다. 대회는 도내 각 방역일군과 의사, 간호원은 물론이고 검병반장과 위생초소원 등 치료와 방역 담당 관계자들이 대거 참석했다.[258]

비슷한 항의 대회는 함흥시에서도 있었다. 다른 도시의 대회와 마찬가지로 세균무기에 대한 현황과 이에 대한 피해 통계를 자세히 보고했으며 항의문을 채택했다. 더불어 이 문제를 국제재판에 회부하도록 전 세계에 요청하는 호소문도 작성했다.[259] 이러한 행사는 전체 인민들에게 피해의 심각성을 직접 알리는 자리였고 자신들이 얼마나 분노하고 있는지를 국제사회에 보여주는 방편이기도 했다.

(3) 방역위원회

북조선 당국은 방역사업의 경우 아예 처음부터 보건국이 아닌 새로운 조직을 설립해 사업을 맡겼다. 이는 해방 직후 전염성 질환 근절이 가장 시급한 문제였기 때문이었다. 1946년 11월 이를 전담할 조직으로 북조선중앙방역위원회를 발족했다. 이 위원회의 탄생 과정은 다음과

---

258 "미제의 세균무기 사용을 황해도 보건 방역 일꾼들 엄중 항의", 『로동신문』, 1952.03.25.

259 "미제의 세균 만행을 규탄", 『로동신문』, 1952.03.28.

같다.

1946년 여름 북조선에서 콜레라의 유행으로 사망자가 발생했다. 국가 차원의 첫 조직적 대응으로 1946년 6월 북조선임시인민위원회는 각 정당, 사회단체, 국가기관 등을 총망라해 북조선호열자임시방역대책위원회를 조직해 대응했다.[260] 이 조치에도 불구하고 7월 콜레라가 퍼져 환자 18명과 사망자 12명이 발생했다. 이에 북조선임시인민위원회 산하에 북조선콜레라방역위원회를 설치했다. 그리고 모든 사업을 이 조직에 위임했다. 사망자가 발생한 평안남도에도 콜레라방역비상위원회를 구성해 활동을 시작했다. 이 위원회는 산하의 각 시·군·읍·면에도 개설했다.[261]

1946년 가을에 접어들면서 콜레라는 수그러들었다. 북조선 당국은 콜레라방역의 첫 사업 경험을 살려 이를 체계화하고자 했다. 그 결과물이 11월 북조선중앙방역위원회 조직으로 구현했다. 이 기구 또한 도·시·군·면까지 각급 방역위원회 설치로 이어졌다. 콜레라방역이라는 경험을 통해 가장 말단 행정 단위인 면(面)까지를 아우르는 방역체계가 갖춰진 것이다. 이에 대해 북조선 당국은 "전염병과의 투쟁을 군중적 운동으로 전개할 수 있는 기초가 마련됐다."고 자평했다.[262]

북조선중앙방역위원회는 1947년 3월 28일 연석회의를 개최해 조직 강화를 위한 결정서를 채택했다. 우선 6개의 도방역위원회에 검열(檢閱)부원 배치를 결정했다. 이와 함께 방역사업을 전담할 세균기술자를 확보하기 위해 각 도·시·군·면방역위원회에서 5명씩 선발해 5월 5일부터 한 달 동안 강습회를 개최하기로 했다. 또한 1947년 본격적인 전

---

260 김광운, 『북조선실록 2』, 493쪽.
261 "코레라방역에 관한 결정 북조선림시인민위원회에서 공포", 『정로』, 1946.07.16.
262 홍순원, 『조선보건사』, 440쪽.

염병 예방사업을 위해 혼합예방 주사약 1천만 명분과 두묘 6백만 명분을 4월 1일부터 생산하기로 결정했다.[263] 북조선중앙방역위원회 창설 4개월을 평가하며 조직 강화 차원에서 검열부 및 방역사업을 실질적으로 담당할 의료인의 배치 및 교육, 그리고 필요한 물자 생산을 결정한 것이었다. 특히 검열 담당자를 배치했다는 의미는 본격적인 사업 수행을 예견하는 조치였다. 검열은 그 조직이 추진한 사업의 상태를 알아보고 이를 평가해 향후 방향을 지도 및 통제하는 행위이다.[264]

북조선중앙방역위원회는 3년 뒤인 1949년 내각 직속의 중앙방역위원회로 개편했다. 물론 산하 도·시·군(구역)·리(동)에도 해당 방역위원회를 설치했다. 더불어 200명 이상의 종업원을 둔 공장, 광산, 기업소에 직장방역위원회 조직을 규정했다.[265] 1949년의 개편은 1948년 단독정부 수립으로 기관명에 '북조선'이라는 한정된 지역 개념을 삭제한 것이었고, 면 단위 행정구역 폐지에 따른 조직 정비 차원이었다. 더불어 행정구역에 따른 조직과 함께 주요한 생산기지에 위생방역 조직을 규정해 더욱 확대된 위생방역체계를 갖추었다. 중앙방역위원회는 홍명희 내각 부수상이 위원장을 맡았다. 부위원장으로 리병남 보건상을 임명했다. 사무장은 김성중 보건성 위생방역국장을 선임했다. 이와 별도로 총 12명의 위원을 두었다.[266]

---

263 "중앙방역위원회 사업 강화 위해 제반 계획 실시", 『로동신문』, 1947.04.04.

264 검열은 사업의 종합적인 상황을 알아보고 지도 및 통제하는 행위를 일컫거나 사상이나 지식, 수준 등을 깊이 파악하여 알아보는 일로 정의한다. 예를 들면, 교육실태에 대한 검열, 과학연구사업을 통한 실력의 검열 등과 같이 활용할 수 있다. 『조선말대사전』(온라인) 검색일 : 2020.11.20.

265 "중앙 및 각급방역위원회 개편을 내각에서 결정", 『로동신문』, 1949.09.18.

266 12명의 위원은 리주봉 내무성 부상, 태성수 문화선전성 부상, 박의완 교통성 부상, 로진한 국가위생검열원장, 김인춘 노동당 중앙본부 노동부장, 정성언 민주당 중앙위원회 부위원장, 박윤길 천도교청우당 중앙위원회 부위원장, 정유동 직업총동맹

중앙방역위원회는 2년 뒤인 1951년 6월 29일 전쟁을 거치며 국가비상방역위원회로 개편했다. 이는 1951년 초 대두한 미군의 세균무기에 대응하며 위생방역사업을 더욱 강화하는 조치였다.[267]

국가비상방역위원회는 위생방역과 관련한 군사위원회 명령이나 내각 결정을 실행하는 주체였다. 물론 위원회 자체로 관련한 결정을 채택해 실행하기도 했다. 국가비상방역위원회는 정기회의를 개최해 사업을 평가하고 거둔 성과와 시행착오를 토대로 향후 방역사업의 계획을 논의했다. 특히 방역사업의 특성상 전 인민을 대상으로 사업을 전개할 필요가 있었기 때문에 매월 2일, 12일, 22일을 위생일로 제정해 집중적인 사업을 추진했다. 이외에도 봄과 겨울에는 캠페인 기간을 설정해 대대적인 위생방역사업 전개와 함께 조직 정비와 점검을 진행했다.

1951년 12월 25일 국가비상방역위원회는 제3차 정기회의를 개최했다. 위원회 위원장인 홍명희와 위원들, 그리고 각 지방에 파견했던 내각 전권대표들이 참석했다. 회의는 〈위생방역사업 강화와 동기방역 캠페인 조직 실시에 관한 군사위원회 명령 제170호〉와 내각 결정 제326호, 국가비상방역위원회 결정 제2호에 근거해 10월 한 달 동안 전국적으로 실시한 겨울철 방역 캠페인을 총결산하는 자리였다. 보건부상이자 국가비상방역위원회 위원인 로진한은 캠페인에서 우수한 성과를 거둔 평양시 남구역, 평안북도 신의주시, 자강도 만포군, 황해도 해주시, 함경남도 고원군, 함경북도 라남시에 [승리의 기] 수여 결정을 보고했다. 폐회에 앞서 향후 과업을 제시한 국가비상방역위원회 결정 제3호

중앙위원회 부위원장, 현정민 민주청년동맹 중앙위원회 위원장, 강진건 농민동맹 중앙위원회 위원장, 박정애 민주여성총동맹 중앙위원회 위원장 및 리동영 북조선 적십자사 총재 등이었다. "중앙 및 각급방역위원회 개편을 내각에서 결정", 『로동신문』, 1949.09.18.

267 "중앙 및 각급방역위원회 개편을 내각에서 결정", 『로동신문』, 1952.12.15.

를 채택해 이후 실행 방향을 알렸다.[268]

국가비상방역위원회는 자체적인 정기회의와 별개로 보건성과 함께 회의를 개최하기도 했다. 방역사업은 필연적으로 보건의료사업과 연계되었기 때문에 보건성과 함께 논의하고 추진하는 사업들이 많았다. 1952년 6월 1, 2일 이틀에 걸쳐 춘기방역사업 및 일반보건사업 총화회의를 열었다. 회의는 국가비상방역위원회 위원장 홍명희 부수상, 리병남 보건상, 보건성 산하기관 의료일군, 각 도인민위원회 보건부장과 과장 및 산하 보건의료시설 책임자들이 참석했다.[269]

방역위원회는 평양에 중앙 조직을 두고 각 도와 시·군·구역에도 같은 체계로 조직체를 구축했다. 산하 조직들은 중앙에서 결정한 사업을 지역별로 수행했고 진행한 산하 지역의 사업들은 일정 기간마다 중앙에서 개최하는 회의를 통해 취합하며 결산하는 구조였다.

1946년 12월 3일 평안남도인민위원회 보건부에서 평안남도방역위원회 창립대회를 개최했다. 창립대회는 그동안 평안남도에서 진행한 방역사업에 대한 평가를 겸했다. 당시 평안남도인민위원회 보건부장 최창석이 콜레라방역사업의 경과와 결산 보고를 발표했다. 이어 향후 추진할 겨울철 방역계획에 대한 결정서를 채택한 뒤 3시간 만에 회의를 마쳤다.

창립대회에서 결정한 평안남도방역위원회의 조직 구성과 운영을 살펴보면 도내의 행정기관, 정당, 사회단체 및 보건의료인을 모두 포괄해 조직했다. 그리고 9명 이내의 상무위원을 선임해 매월 1회 정기적인 상무위원회 개최를 결정했다. 그리고 위원회 산하에는 당시 유행하던 페스트(흑사병) 위험에 대처하기 위해 페스트방역대책특별위원회 설

268 "동기방역 깜빠니야사업 총화", 『로동신문』, 1951.12.29.
269 "보건성 춘기 방역 및 보건 사업 총화 회의", 『로동신문』, 1952.06.07.

치를 확정하기도 했다. 4일 뒤인 12월 7일에는 하급기관인 군·면방역위원회 대표를 소집해 제1차 확대위원회를 진행했다. 평안남도방역위원회의 재정은 도인민위원회가 책임졌다. 평안남도인민위원회는 방역사업에 필요한 자동차 2대를 최우선으로 제공하기로 했는데 무상이 아니라 불하받은 가격으로 공급하는 것이었다.[270]

평안남도방역위원회의 확대위원회 회의는 1946년 12월 1차 회의를 시작으로 1952년 제5차 회의까지 개최한 사실을 확인했다. 이는 1년에 1회 회의를 진행했다는 의미였고 전쟁 중이던 1950년과 1951년에는 회의 개최가 어려웠음을 알 수 있었다.

방역위원회의 회의는 이러한 정기회의와는 별도로 방역과 관련한 내각 결정이나 명령 등이 선포되면 중앙기관부터 보건기관, 지방 정권기관 등이 각자 또는 연합해 다양한 회의를 소집했다.

1953년 8월 21일 평양시방역위원회에서는 〈긴급 위생방역 대책을 조직 실시할 데 관한 내각 결정 제138호〉 채택 이후 대책 마련을 위한 회의를 개최했다. 회의 결정서에 평양시는 8월 26일부터 9월 1일까지, 9월 24일에서 30일까지 2주간을 대청소 주간으로 설정해 전쟁 뒤처리 시작을 확정했다. 더불어 우물 소독, 해충 박멸, 전염성 질환에 대한 예방접종 등 위생방역의 실행과 수질 검사, 하수도 및 공중변소의 재정비에 대한 대책 수립을 계획했다.[271]

방역위원회는 행정구역에 따른 체계와 더불어 각 기관 및 집단에도 직장방역위원회를 설치했다. 전쟁 기간이던 1952년 조직한 [김성업 직맹 위원장이 사업하는 직장]의 직장방역위원회는 선전반, 감시반, 소

270 "평남에 방역진 철옹성 평남도방역위원회 창립대회", 『로동신문』, 1946.12.10.
271 "평양에서 긴급 위생 방역 대책 수립", 『로동신문』, 1953.08.29.

독반을 운영했다. 선전반은 미군의 세균전 만행을 폭로하고 이에 대한 경각심을 높이는 활동을 전개했다. 감시반의 경우 세균투하 시 반원들은 즉각 해당 방역기관에 보고하는 체계를 수립했다. 소독반은 소독사업을 위해 전기박멸기를 자체적으로 제작하는 활동을 담당했다. 이를 통해 전체 종업원들이 직장과 주택 단지에서 철저한 청소와 유해환경 제거를 일사불란하게 추진하도록 총지휘했다. 당시 심각하게 인식했던 세균무기에 적극적으로 대처하는 방법이었다.[272]

북조선은 1946년 콜레라 유행과 전쟁 기간 미군의 세균전에 대응하며 행정구역과 주요 직장까지 포괄해 더욱 촘촘한 체계 구축을 시도했다. 또한 위생방역사업의 확실한 실행을 위해 이를 담당하는 인력들을 소집해 당국의 정책을 직접 설명했다. 특히 그 임무의 중요성을 확실하게 강조하기 위해 열성자회의를 개최하기도 했다. 열성자회의는 보건의료 인력과 함께 소집하기도 했고 위생방역 인력만을 따로 모아 진행하기도 했다.

1951년 9월 24일 [춘하기 방역사업총결과 동기방역 대책 확립을 위한 평양시 보건일군열성자회의]가 열렸다. 회의는 홍명희 부수상과 보건성 로진환 부상, 평양시인민위원회 위원장, 각 구역당위원회 및 구역인민위원회 위원장, 내무서장, 시·구역방역위원과 보건의료인들이 참석했다. 평양시인민위원회 위원장의 보고를 통해 봄과 여름에 진행한 방역사업에 대한 평가와 10월 한 달간 진행할 방역캠페인월간 계획을 논의했다. 논의 결과, 정부 기관과 사회단체, 방역담당자의 역량을 총동원해 각종 전염병 방지 사업 전개를 결정했다.[273]

272 "직장 방역 위원회를 조직", 『로동신문』, 1952.03.16.
273 "동기방역대책의 마저을 위해" 『로동신문』, 1951.09.27.

1952년 12월 12일에는 [평양시 방역일군 열성자대회]를 개최했다. 보건성 부상, 평양시방역위원회 위원장을 비롯해 중앙방역위원회와 내무성 등 관계 기관 간부, 방역일군 등 1천여 명이 참가했다. 회의는 11월에 진행한 방역돌격월간 사업의 총화와 향후 과업을 논의했다. 총화 보고를 통해 평양시는 방역돌격월간에 6백여 명의 지도원을 각 리에 파견해 각급 방역위원회의 사업을 지도한 현황과 318개의 소독대를 조직해 산하 방역위원회 담당자들의 실무 능력을 제고하는 교육을 연 288회 실시했음을 보고했다. 보고 이후 참가자들의 토론이 이어졌고 류기춘 보건성 부상의 발언, 평양시방역위원회 위원장의 결론 이후 향후 방역사업의 강화를 결정한 결의문을 채택하며 폐회했다. 폐회 직전에는 동기방역사업에서 큰 성과를 거둔 평양시 서구역방역위원회에 [승리의 기]를 수여했고 개인 78명에게 표창장을 발급했다.[274]

위생방역사업에 대한 조직적 배치의 실행을 살펴본 결과, 조직 체계를 전국적으로 구축하고 이를 담당하는 인력들과 직간접적으로 지시 및 회의, 열성자대회 등을 개최하며 사업을 전개해 나갔다. 그리고 향후 계획은 이미 정부 차원의 방향성을 우선 제시하고 담당자들의 토론을 통해 스스로 위생방역사업의 의미를 부여할 수 있도록 유도하는 방법을 활용했다.

한편 보건성 산하에도 중앙위생방역소와 국가위생검열원을 두어 위생방역위원회 활동을 지원하는 체계를 구축했다. 이 조직들도 각 도(道)와 산하 인민위원회에 관련 조직을 설립해 운영했다.

1953년 5월 12일부터 3일간 중앙위생방역소는 각 도위생방역소 소장과 기술일군, 관계 기관 간부들의 참가 아래 1·4분기 위생방역사업

---

274 "평양시 방역 일꾼 열성자 대회 개최", 『로동신문』, 1952.12.15.

총화회의를 개최했다. 중앙위생방역소 소장의 사업보고를 통해 1·4분기 각종 전염병 박멸을 추진한 성과를 보고했고 모범적 활동을 전개한 함경남도위생방역소의 사업을 소개했다. 함경남도위생방역소는 집중투쟁 기간을 설정해 수십 명의 방역일군들을 연 90여 일간 동원해 전염성 박멸을 위한 사업을 전개했고 세균 연구와 실험 강화를 위한 전문인력 확보에 노력했음을 평가했다. 또한 소독실험을 통해 소독 효과를 높이는 새로운 방법을 강구했고 각종 야생초를 채취해 소독약 생산에 활용하기도 했다.[275]

같은 해 8월 13~14일에는 중앙위생방역소의 2·4분기 사업총화회의가 열렸다. 이렇게 중앙위생방역소는 분기마다 정기회의를 진행하며 그 기간의 사업을 평가하고 향후 계획을 수립했다. 이 회의에서도 급성 전염병 예방에 주력해 그 발생률을 현저히 낮춘 현황과 전 지역에서 천연두, 발진티푸스, 파라티푸스 등 전염병이 거의 발생하지 않은 상황을 성과로 짚었다. 향후 과제로 각급 위생방역소의 강화와 동기위생방역사업 실행대책과 함께 전후 인민경제복구건설에 맞춰 건설 및 생산 직장의 위생사업 강화에 대한 방안들을 논의했다.[276]

국가위생검열원은 1953년 9월 28일 각 도위생검열원장들과 도·시·군방역소 기술일군 및 위생 학자들, 관계 기관 담당자가 참석한 가운데 [1953년도 사업 정형 토의]를 개최했다. 국가위생검열원 원장은 류기춘으로 보건성 부상이 겸직했다. 류기춘은 사업보고에서 "인민들의 건강 보호와 복리 증진을 목적으로 각종 위생검열사업을 성과적으로 수행했다."고 언급했다. 구체적 실행 결과로 도시와 농촌의 주택 지대,

275 "1·4분기 위생 방역 사업 총화", 『로동신문』, 1953.05.18.
276 "2·4분기 위생 방역 사업 총화", 『로동신문』, 1953.08.23.

공공시설, 생산직장, 학교의 위생시설과 상태에 대한 검열을 계획보다 102.8%로 초과 실행했음을 밝혔다. 이러한 활동의 결과, 학교 위생시설은 1952년 말 대비 14.2%, 목욕탕은 14.5%, 소독탱크는 22.3%로 늘었음을 보고했다.[277]

북조선은 해방 직후부터 예방의학을 중심에 두는 사회주의 보건의료체계를 구축했다. 이에 위생방역사업을 전담하는 위생방역위원회를 설립해 사업을 본격화했고 특히 전 인민적 차원에서 실행하는 구조를 갖췄다. 이와는 별도로 위생방역위원회를 지원하는 조직으로 보건성 산하에 위생방역소와 위생검열원을 두었다. 위생방역소는 위생방역사업 전개에 필요한 물질적 연구와 실험, 전문 인력 확보를 맡았고, 추진한 사업에 대한 평가 및 점검을 위한 전문기관의 역할을 위생검열원이 담당했다. 이렇듯 〈시기Ⅰ〉에 북조선의 위생방역체계는 이미 일정 정도 자리를 잡아가고 있었다.

(4) 지도자 교시

북조선 당국의 조직적 배치는 주로 정기적으로 개최하는 담당자들의 회의를 통해 이루어졌다. 또한 자원들을 소집하는 기재 중 하나는 내각 결정 등 관련 법률이나 규칙을 제정했을 때였다. 이때를 계기로 집중적인 자원의 배치를 전개했다. 이외에 자원의 배치가 이루어지는 북조선의 특수한 매개 요소로 지도자의 교시를 들 수 있다.

1952년 3월 김일성 수상의 [3월 교시]가 있었다.[278] 교시 발표 이후

---

[277] "전후 복구 건설과 관련한 위생 검열 강화문제 토의", 『로동신문』, 1953.10.02.

[278] 1952년 3월 4일 당중앙위원회 지시로 〈적들이 감행하고 있는 세균만행과의 투쟁을 강화할데 대하여〉를 교시했다. 보건부 김일성동지보건사상연구실, 『위대한 수령 김일성동지의 보건령도사』, 과학백과사전종합출판사, 1990, 135쪽.

보건의료기관들은 일제히 자체의 기술 향상을 위한 각종 강습회, 비판회, 학습회를 진행했다. 이는 김일성이 언급한 인민들의 존경을 받는 의료인으로 거듭나는 방법이었다. 이러한 사업 추진은 각급 인민위원회 보건부가 집행을 지시했고 산하기관은 교시를 현실화하기 위한 다양한 방안을 모색했다.

[3월 교시] 실현을 위해 추진한 평양시의 움직임에는 첫째 평양시의 각급 병원과 진료소에서 보건의료인들의 의료기술 혁신을 위해 의사협의회, 의사상담회, 임상비판회를 수시로 전개했다. 이러한 모임은 매월 1회 이상 개최해야 했다. 이를 실행하며 전문과별 상호 간의 연계를 강화했다. 동시에 선진적인 치료대책들을 공유해 잘못된 치료방법을 시정했다. 두 번째로는 사인검토회를 개최해 환자의 사망률 저하를 위해 노력했다. 세 번째는 보건의료인들 간의 초독회[279], 좌담회를 정기적으로 진행했다. 이를 통해 상급 병원이 하급 진료소에 의료기술을 전수했다. 네 번째로는 각 직역별로 매주 금요일에 기술강습회를 열었다. 의사 및 전시펠셀 기술강습회, 의사 및 진료소장 기술강습회 등을 따로 진행해 직급에 맞는 교육을 제공했다. 마지막으로 평양시 전체 보건 간부들이 참석하는 각종 공개 비판회도 수시로 열렸다. 또한 1952년 11월 10일에는 간호원 공개 비판회를 진행하기도 했다.[280] 이는 평양뿐 아니라 전국적 현상이었다. 매월 2~3회의 임상비판회와 초독회, 펠셀과 간호원을 대상으로 매주 4회의 기술전습회를 실시하는 지역도 있었다.[281]

---

279 새로 발행된 책이나 정보 등을 읽거나 공유하는 모임 또는 논문을 요약해 발표하는 활동을 의미한다. 「조선말대사전」(온라인) 검색일 : 2020.03.17.
280 "평양시 보건 부문 일꾼들의 사업 성과", 「로동신문」, 1952.11.23.
281 "환자 치료에 높은 성과", 「로동신문」, 1952.07.05.

이렇게 수령의 교시는 단순한 언사가 아니라 꼭 수행해야 할 명령처럼 간주했다. 북조선 당국은 보건의료인들을 자발적이 아니라 집단주의 원칙에 따라 조직적으로 강제하는 경향이 강했다. 특히 지도자의 교시가 말단의 의료인까지 영향을 미치는 현상은 여타의 사회주의 국가들보다 강하게 나타났다. 그리고 시간이 경과함에 따라 김일성의 교시는 국가의 법보다 우위를 점하는 경향을 보였다.

2. 사회단체

1946년 2월 북조선임시인민위원회 출범으로 해방 직후의 혼란이 수습 국면에 들어갔다. 또한 해방 직후 출범했던 다양한 단체들은 이합집산을 거듭하며 차츰 정비되어 갔다. 대표적인 보건의료 조직인 북조선보건연맹은 1946년 4월 25, 26일 이틀에 걸쳐 평양에서 창립대회를 개최했다. 연맹은 기존에 있던 '의사회'를 해체하고 결성한 대중조직으로 의술과 치료로 새로운 국가 건설에 이바지할 목표를 표방했다. 이 조직의 위원장은 리호림이었다.[282] '의사회'는 일제 식민지 보건정책 집행에 복종한 일제의 어용조직으로 평가됐다.[283] 같은 해 7월에는 평양의학전문학교 민주청년동맹위원회 결정대회가 있었다. 당시 대표적인 의학교의 학생들을 중심으로 청년조직이 탄생했다.[284]

1946년 8월 6일에는 북조선보건인직업동맹 중앙위원회를 조직했다. 이 동맹은 총 19명의 집행위원을 선정했고 위원장으로 신원철 당시 평

---

282 황상익·김수연, "해방 전후부터 정부 수립까지(1945년-1948년)의 북한 보건의료", 의사학, 제16권 제1호(통권 제30호), 2007년 6월, 대한의사학회, 60쪽.
283 과학·백과사전출판사, 『조선전사 24』, 과학·백과사전출판사, 1981, 483쪽.
284 "평양의전민청 결성", 『정로』, 1946.07.05.

양시립병원 위원장을 선임했다. 조직의 부서로는 비서부, 조직부, 문화부, 노력임금부, 사회보험부 등 5개 부서를 꾸렸다. 각 부서의 책임자는 8월 7일 집행위원회에서 결정할 예정이었다. 북조선보건인직업동맹 건설은 북조선사무원직업동맹 중앙위원회의 결정에 따른 것으로 보건인직업동맹 건설로 북조선종별직업동맹은 총 17개 직종의(화학, 철도, 금속, 섬유, 광산, 출판, 어업, 식료, 전기, 통신, 목재, 교원, 교통운수, 토건, 사무원, 보건인, 일반 종업원) 직업동맹 결성을 완료했다.[285]

북조선임시인민위원회 출범과 함께 북조선의 공산주의자들은 자신들의 전위정당인 북조선공산당을 대중정당으로 발전시켜 기타 정당 및 사회단체들을 하나의 통일전선 조직으로 통합하려는 움직임을 보였다. 그 결과, 1946년 7월 22일 평양에서 북조선공산당, 조선민주당, 조선신민당, 북조선천도교청우당 등 4개 정당 대표들과 북조선직업총동맹, 북조선농민동맹, 북조선민주여성총동맹, 북조선민주청년동맹, 조소문화협회, 북조선예술총동맹, 북조선불교총무원, 북조선기독교도연맹, 북조선소비조합, 북조선반일투사후원회, 북조선인민항공협회, 북조선공업기술총연맹, 북조선건축동맹, 북조선보건연맹, 북조선적십자사 등 15개 사회단체 대표들이 참석한 가운데 북조선민주주의민족통일전선(이하 민전)을 결성했다.[286]

민전 결성대회에서 통과한 강령의 주요 내용은 해방 이후 조직한 인민위원회를 강화 발전시키며 모든 민주 역량을 인민위원회와 민전에 결속시켜 친일파와 민족반역자들을 반대하는 투쟁을 전개할 것, 대중을 국가의 경제, 문화, 부흥에 동원하면서 그들을 정치에 참여시킬 것

---

285 "보건인과 일반종업원 직맹중앙위원회도 결정", 『정로』, 1946.08.09.
286 조선중앙연감편집위원 『조선중앙연감 1949』, 조선중앙통신사, 1949, 88쪽.

을 담았다.[287] 결국 북조선공산당과 북조선임시인민위원회 지도를 대중적으로 보장하는 기능으로 민전 결성은 사회주의 세력의 집권을 돕는 조력자 역할을 부여한 횡보였다.

정당과 사회단체들은 민전으로 통합하기 전에도 이미 각종 연석회의를 개최해 국가적으로 시급히 해결할 사안에 공동대응했다. 1946년 7월 17일 평안남도인민위원회 위원장실에서 북조선공산당 등 4개 정당과 사회단체 대표자 및 선전 책임자들의 연석회의를 열었다. 연석회의는 콜레라방역에 관한 대응을 논의하기 위함이었다. 이 자리에는 도인민위원회 보건부장과 예방과장이 입회해 콜레라방역에 대해 자세히 보고했으며 참석자들은 열띤 토론을 벌려 대안 마련에 고심했다.[288] 이렇게 해방 직후부터 북조선 당국과 민간 주도세력들은 경계가 모호했으며 수시로 모여 국가의 긴급 사항을 해결해 나갔다.

(1) 북조선보건연맹

1946년 4월 창립한 북조선보건연맹은 같은 해 12월 21일 연맹의 조직 강화와 당면 과업인 건국사상총동원운동[289] 전개를 위해 중앙(평양)과 각 도 대표 50여 명이 참가한 임시대회를 개최했다. 대회 장소는 김일성대학 의학부였다. 임시대회는 강령과 규약을 재검토해 분산적인

---

287 국사편찬위원회, 한국사데이터베이스 「國史館論叢 第11輯」 (온라인) 검색일 : 2020.09.09.

288 "민주력량을 총동원 호렬자 방역에 궐기, 각 정당 사회단체 련석회의", 『정로』, 1946.07.21.

289 김일성이 1946년 11월에 발기한 대중운동으로 같은 해 12월 당중앙위원회 상무위원회에서 전 인민적 운동으로 전개할 것을 결정했다. 이 운동은 당시 인민들의 낡은 사상과 일제의 사상 잔재를 뿌리 뽑아 새로운 민족적 기풍과 혁명정신을 높이 세울 것을 목표로 했다. 특히 증산경쟁운동, 애국미헌납운동과 밀접히 결부해 추진했다. 과학·백과사전출판사, 『정치사전 1』, 과학·백과사전출판사, 1985, 34쪽.

항목을 중앙집권적으로 정리하며 다른 사회단체와 보조를 맞출 것을 결정했다. 그리고 중앙위원을 새롭게 선출해 조직을 정비했다. 이와 함께 조직 강화와 맹원들의 정치, 사상의식 고취를 위해 건국사상총동 원운동을 대대적으로 전개하자는 결정서를 통과시켰다. 보건의료사업 과 관련한 결정사항은 각 부서에 연구부를 설치해 북조선 의학을 수립 하는 데 전력을 기울이기로 했다.[290]

북조선보건연맹은 차츰 조직을 정비하며 북조선 보건의료 부문에서 그 영향력을 넓혀 나갔다. 1948년 검병호구조사 전개 당시에는 전체 맹원을 동원해 주도적으로 사업을 추진했다. 평안북도는 6천2백48회 에 걸쳐 9천여 명의 맹원을 동원했다. 면역사업은 전국에서 1만4천3백 명의 맹원을 동원해 1천4백3만2천여 명의 인민을 대상으로 사업을 전 개했다. 겨울철 무의촌 무료진료는 1천1백83명을 파견해 4만3천8백51 명에게 무상치료를 제공했다. 보건 상식을 보급하기 위한 군중 해설에 는 32만4백98명의 맹원이 활약했다.[291] 맹원들의 숫자는 연인원으로, 의사뿐 아니라 보건의료와 관련한 모든 직종의 종사자들을 포함한 숫 자라고 짐작할 수 있다.

1949년 새해에 들어서며 제5차 중앙대회를 개최했다. 강령 개정을 포함해 중앙위원 19명과 후보위원 5명, 감사위원 5명을 새롭게 선거했 다. 같은 해 6월 13일에는 제14차 중앙위원회를 개최해 민전의 후신인 조국통일민주주의전선(이하 조국전선) 결성대회에 파견할 대표를 선출했 다.[292] 북조선적십자사의 경우 6월 11일 제15차 중앙위원회에서 조국전

290 "조직진영을 강화 건국사상동원 전개", 『로동신문』, 1946.12.24.
291 "인민보건 강화 위해 보건련맹 적극 분투", 『로동신문』, 1949.02.13.
292 "북조선보건령맹제14차 중앙위원회", 『로동신문』, 1949.06.21

선 결성대회에 참가할 대표를 결정했다.[293] 이렇게 북조선의 사회단체들은 일괄적인 행동으로 당국의 결정에 일사불란하게 대응하는 모습을 보였다.

북조선보건연맹의 활동은 기본적으로 북조선 집권세력의 정책에 적극적으로 동조하고 정책들이 성공적으로 자리 잡을 수 있도록 모든 맹원을 동원해 사업을 집행하는 데 있었다. 북조선보건연맹 창립 이후 각 도와 시 등 전국적으로 지역적 기반의 보건의료 조직이 탄생했다. 이를 통해 중앙의 결정사항을 각 지역에서 집행하는 기능을 담당했다.

원산시보건동맹은 1947년 12월 21일에 제3차 총회를 개최했다. 50여 명의 맹원이 참석한 이 조직은 1946년 북조선보건연맹 창립 2개월 뒤인 6월에 발족했다. 3차 총회 때, [보건일군들의 당면 과업]이라는 제목으로 시인민위원회 보건과장의 훈시가 있었다. 훈시 이후 참석자들은 토론을 거쳐 매월 2회 이상 정치강습회와 2개월에 1회 이상의 분과별 학술연구회, 2개월에 1회 이상 무의촌에서 무료진료를 실행하기로 했다. 의학 강좌도 2개월에 1회 이상 실천하기로 결의했다.[294]

또한 1949년 2월 20일 자강도보건연맹위원회가 결성됐다. 강계제1병원 회의실에서 개최한 결성식에는 다수의 맹원들이 참석해 위원회의 위원들을 선출했다. 위원장에는 장효전, 부위원장에 백봉우, 서기장 백지호를 비롯해 위원 6명을 임명했다.[295]

1951년 12월 23일 북조선보건연맹 평양시위원회는 김일성이 보건일군에게 준 격려의 "말씀을 받들고" 평양시 보건일군열성자회의를 개최했다. 회의에는 보건상과 2명의 보건부상, 조선적십자회 중앙위원회

---

293 "북조선 적십자사 제15차 중앙위원회", 『로동신문』, 1949.06.18.
294 "1년간사업을 총결하고 새해에 실천할 과업을 결정", 『강원 로동신문』, 1947.12.25.
295 보건성, 『인민보건 2호』, 66쪽.

위원장, 평양시당위원회 위원장, 평양시인민위원회 위원장, 각 정당, 사회단체 대표 등 정부, 당, 사회단체 인사들이 다수 참가했다. 또한 보건성 시·구역과 하부 말단에 이르는 각급 보건행정일군, 각급 보건의료기관 관계자, 위생방역일군, 의학교수, 연구소일군, 의사, 약제사, 펠셀, 조제사, 간호원, 소독원, 한방의사, 한약종상 등 모든 직종의 보건의료인들이 참석했다. 그리고 전시(戰時)라는 특수상황에서 보건의료인들이 나아갈 기본방향과 당면 과업을 명시한 김일성의 교시를 이행하기로 결의했다. 결의문과 함께 전체 보건의료인들에게 결의문 실행을 호소하는 호소문도 채택했다.[296]

1951년 개최한 평양시 보건일군열성자회의는 북조선보건연맹의 주도로 개최했음을 확인했다. 국가적으로 중요한 보건의료 정책이나 사업을 실행할 때 북조선보건연맹은 열성자 전체를 소집해 국가의 정책 방향에 대한 이해를 높이고 사업에 동원할 수 있는 계기를 마련했던 것이다. 이는 열성자회의 참석자들의 면면에서도 드러나는데, 당시 당과 정부기관의 주요 인사가 모두 참석해 보건의료인들을 독려했다.

(2) 북조선보건인직업동맹

북조선보건연맹 창립 4개월 뒤인 1946년 8월 북조선보건인직업동맹 중앙위원회를 설립했다. 이는 북조선종별직업동맹 차원의 움직임으로 북조선보건인직업동맹 설립을 마지막으로 총 17개 직종의 산별 조직 구성을 완료했다. 북조선직업인동맹은 당국이 추진하는 사업을 다양하게 지원했다. 예를 들어 북조선임시인민위원회 노동국이 노동자들을 요양소와 휴양소에 보낼 때 각 직역의 직업동맹은 인원을 선정하고 관

---

296 "평남도 보건일꾼 열성자대회 집행", 『로동신문』, 1951.03.29.

리하는 역할을 담당했다. 1947년 평안북도인민위원회는 요양소와 휴양소에 보낼 각 직맹별 인원으로 광산 부문 노동자 800명, 섬유 237명, 금속 220명, 목재 124명, 전기 67명, 토건 64명, 통신 72명, 화학 368명, 식료 38명, 교원 109명, 사무원 275명, 어업 48명, 출판 15명, 보건 7명, 일반 노동자(종업원) 15명 등 총 2,500여 명을 선정했다. 선정 과정은 평안북도인민위원회가 각 직맹에 인원을 하달하고 직맹에서 선정한 노동자들을 취합해 중앙에 올리는 식이었다.[297]

1947년 11월에는 각 직업동맹 소속 단체들의 직장위원회 선거가 있었다. 직장위원회에서 선출한 대표는 중앙산별위원회 구성을 위한 대회에 참석해 대의원으로 활약했다. 1947년 12월 6일부터 17개 중앙산별위원회 구성을 위한 중앙산별대회가 열렸고 4개의 산별씩 진행했다. 중앙산별대회 일정과 직종(장소)는 다음과 같았다.[298]

11월 6일 출판(로동신문사), 일반(시연맹), 보건(중앙병원), 통신(체신국)
11월 7일 전기(전기지부), 토건(시연맹), 식료(연초공장), 섬유(로동회관)
11월 8일 교통운수(여객자동차사업소), 교원 및 문화인(제1중), 사무원(중앙민청),
　　　　 임산(로동회관), 수산(시연맹)
11월 9일 광산(로동회관), 화학(시연맹), 철도(철도구락부), 금속(전기지부)

1947년 11월 6일 평양중앙병원에서 중앙산별대회를 개최한 북조선 보건인직업동맹은 각 도위원들을 선출했다. 이를 통해 산하 조직들을 점차 구축하며 본격적인 사업 추진을 시작했다. 11월 26일에는 북조선 보건인직업동맹 평안남도위원회 제1차 대회를 평양철도병원 회의실에서 개최했다. 평안남도의 보건의료인 1,668명을 대표하는 도위원 및 중앙대표위원 선거에서 최덕현 등 15명을 도위원으로 선출했다. 검사

297 "평북도의 보건위생사업 날로 약진발전", 『로동신문』, 1947.07.02.
298 "직업동맹 중앙 산별대회", 『로동신문』, 1947.11.26.

위원은 3명으로 결정했다. 그리고 중앙대표위원으로 최덕현 등 25명의 대표자를 선출하고 오후 5시에 폐회했다.[299] 선출 대표들은 가장 중요한 보건의료 임무로 첫째 북조선직업총동맹 산하에 더욱 튼튼히 단결해 맡겨진 조국 건설의 임무를 완성하기 위해 전력을 다할 것을 꼽았다. 두 번째는 반동분자들의 완전한 타도를 언급하며 이에 매진할 것을 맹세했다. 더불어 건국사상총동원운동을 활발히 전개하자는 결정을 만장일치로 통과시켰다. 보건인직업동맹도 하나의 정치조직으로 사회주의 계열의 집권세력을 외각에서 지원하는 역할을 숨기지 않았다.

(3) 북조선적십자사

북조선적십자사는 1949년에 발행한 『조선중앙연감』에 1946년 7월 22일 민전 결성에 참여한 15개 사회단체 중 하나로 언급됐다. 그러나 1947년 조선출판사에서 발간한 『민주건국에 있어서 북조선민전의 역할』이라는 단행본에는 당시 참여 사회단체가 13개였고 북조선적십자사는 빠져 있었다. 2년 뒤 발행한 『조선중앙연감』에 13개 단체 중 북조선교육문화위원회의 이름을 삭제하고 그 대신 북조선기독교도연맹, 북조선적십자사, 북조선인민항공협회 3개 단체를 추가해 총 15개로 소개한 것이었다.[300]

실제로 북조선적십자사의 창립은 민전 조직 3개월 뒤인 1946년 10월 18일 북조선임시인민위원회 결정서 제100호에 따라 창립했다. 때문에 민전 창설 당시에는 조직 자체가 없었다. 이에 1946년 당시 북조선교육문화위원회가 3개 단체로 분화해 설립한 결과라고 파악할 수 있다. 또는 여전히 유동적인 당시 정세로 인해 단체가 해산되거나 새롭게

---

299 "보건인 직업동맹 도위원들을 선거", 『로동신문』, 1947.11.30.
300 국사편찬위원회, 우리역사네 「신편한국사 근대 52권」, (온라인) 검색일 : 2020.09.09.

설립한 결과로 민전 결성 뒤 설립한 단체 중 중요 단체를 추가로 포함한 것으로 보인다.

북조선적십자사는 창립 1년 만에 13만 명의 회원을 확보한 거대 단체로 성장했다. 창립 1주년인 1947년 10월 18일 기념식을 개최했다. 북조선인민위원회 리동영 보건국장을 비롯해 각급 인민위원회 부장과 정당, 사회단체 대표 등이 참석했다. 기념식은 김일성에게 전달하는 메시지 채택을 마지막으로 폐회했다. 메시지 내용은 김일성의 지도와 소련적십자사의 협조 아래 무의(無醫) 농촌 리(里)에서 산간벽지까지 무료순회 진료와 방역사업, 모범위생시설 지도사업을 진행했음을 밝혔다. 향후 계획으로는 1947년 인민경제계획을 초과 달성할 수 있도록 질병 박멸과 위생사업에 최선을 다할 것과 통일 국가 수립을 달성할 때까지 분투할 것을 맹세했다.[301]

1947년 1월 28일 북조선적십자사 흥남지부를 결성했다. 흥남시는 북조선 산업 부흥의 중심지이자 공업 발전의 심장이라고 불리던 공업도시였다. 이러한 지역에서 보건의료시설을 확대하고 활동을 강화하기 위한 조치였다. 결성 과정을 살펴보면, 흥남시인민위원회 보건과가 주도했고 각 정당과 사회단체 대표자 30여 명이 참석한 가운데 결성식을 진행했다.[302]

같은 해 2월 10일에는 북조선적십자사 평양특별시지부를 조직했다. 북조선적십자사 규약에 따라 사업부서를 2월 15일까지 결정하고 정당 및 다른 사회단체와 긴밀한 협조 아래 4월 말까지 특별회원 1천 명과 정회원 2만 명을 확보하기로 확정했다. 위원장엔 리동영, 부위원장에

---

301 "김일성위원장에게 드리는 메쎄지(요지)", 『로동신문』, 1947.10.22.
302 "북조선적십자 흥남지부 결성", 『로동신문』, 1947.02.07.

는 손창숙, 박근모를 선출했고 서기장 오중근 외 위원 7명을 추가로 선출했다.[303]

북조선적십자사 흥남지부는 시인민위원회 보건과가 주도한 것으로 북조선 사회단체의 성격을 명확히 보여주고 있다. 회원 모집도 기존 정당과 사회단체들의 도움이 절대적이었는데 1년 만에 13만 명의 회원을 모집할 수 있었던 이유였다. 이러한 조직의 성격으로 인해 주요 활동은 국가 정책을 실행하는 데 초점이 맞춰졌다.

1949년 2월 14~15일 조선적십자사 제13차 중앙위원회를 개최해 인민경제2개년계획을 완수하기 위한 구체적 과업을 논의했다. 또한 도·시·군·구역인민위원회 대의원 선거에 협조할 방안을 토의하고 결정했다. 결정사항으로 자위적 구급망을 구축하기로 하면서 생산직장에 위생방호대를, 학교, 농촌, 어촌, 산촌 등에는 위생초소를 2·4분기 전까지 대대적으로 설치하기로 했다. 또 다른 결정으로는 자강도지부 설립을 밝혔다. 이렇게 조선적십자회는 전국적 조직망을 확대하는 과정 중에 있었다.[304]

1948년 국가 수립 이후 북조선적십자사에서 명칭을 변경한 조선적십자회는 1949년 10월 창립 3주년 기념행사를 개최했다. 사업보고를 통해 3년 만에 회원이 110여만 명으로 확대했고 도·시·군·면·리의 학교와 직장 등에 1만6천여 개의 지부를 갖춘 대중적 단체로 성장했음을 알렸다.[305] 회원수는 계속 증가했다. 1950년 2월, 146만여 명의 회원과 19,687개의 각급 위원회를 조직해 그 성장세를 이어갔다.[306]

---

303 "북조선 적십자 평양지부 조직", 『로동신문』, 1947.02.15.
304 "북조선적십자사 중앙위원회", 『로동신문』, 1949.02.17.
305 "북조선 적십자사 창립3주년을 기념", 『로동신문』, 1949.10.19.
306 "적십자사지도기관선거 쥰비사업 활발히 진행" 『로동신문』, 1950.02.15.

포괄 인원이 백만 명 이상으로 성장하면서 지도기관과 대표자를 선출하는 선거도 몇 개월이 걸렸다. 조선적십자회 각급 지도기관 선거는 1950년 3월 11일부터 일제히 개시했다. 평양지부는 3월 12일까지 26개 초급단체 총회를 통해 지도기관을 선거했다. 이외 지부의 초급단체 선거는 3월 26일까지 모두 끝낼 예정이었다. 더불어 면대표회는 4월 1일부터 6일까지, 시·군·구역대표회는 4월 12일부터 16일까지, 도대표회는 4월 22~23일까지 완료하고 확정한 대표들을 모두 소집하는 중앙대회는 5월 7~8일에 개최할 계획이었다.[307]

대표 선출 과정을 살펴보면, 평안남도 강동군 승효리에 위치한 시멘트공장에는 조선적십자회 공장위원회가 조직돼 있었다. 이 공장위원회 회원 150여 명이 참석한 가운데 대표회를 개최했고 위원과 군대표회에 파견할 대표를 선출했다. 강서군 강서면에서도 면대표회를 개최했다.[308] 평안남도대표회는 1950년 4월 23일에 열렸고 87명의 대표자와 230여 명이 방청자로 참석했다. 회의에서는 조선적십자회 평안남도위원회 위원장의 사업결산 보고가 있었다. 대표들은 토론을 전개한 이후 위원 29명, 운영위원 9명, 상임위원 3명의 위원들을 선출했다. 그리고 중앙대회에 파견할 대표 23명을 결정했다.[309]

2개월에 걸쳐 진행한 선거를 통해 초급단체 위원 58,660여 명과 면대표회에 파견할 대표자 15,273명을 선출했다. 이렇게 모든 하부 단위의 선거를 마치고 1950년 5월 제4차 조선적십자회 중앙대회를 열었다.[310]

---

307 "적십자회 초급단체 지도기관 선거활발", 『로동신문』, 1950.03.15.
308 "조선적십자회 면지도기관 선거사업 진행", 『로동신문』, 1950.04.05.
309 "적십자회 평남도 지도기관을 선거", 『로동신문』, 1950.04.27.
310 "조선적십자회 지도기관선거 완료", 『로동신문』, 1950.05.10.

조선적십자회의 중앙대회는 1년에 한 번 전국의 대표들이 모두 모여 진행했다. 이와는 별도로 중앙위원회 회의를 개최했는데 중앙대회보다 자주 열렸다. 1951년 2월 20일 조선적십자회 제2차 중앙위원회 회의를 진행했다. 회의에는 리동영 위원장을 비롯해 리병남 보건상, 노동당 중앙본부 사회문화부장 등이 참석했다. 회의에서 전쟁 이후 조선적십자회가 전시 구호사업에서 이룬 성과와 보건행정기관을 협조해 수많은 구호대를 조직해 전선에 파견한 업적, 다친 인민들을 위해 후방구호를 조직적으로 실천한 현황을 평가했다. 더불어 수많은 간호원을 배출해 인민군부대와 중국인민지원부대에 파견한 것을 덧붙였다.[311]

중앙위원회 회의는 1951년 12월까지 4차례에 걸쳐 개최했다. 보건성은 보건상이나 부상이 꼭 참석했다. 중앙위원회에 참석한 각 도위원장과 각급 단체 책임자들은 보건성의 정책 추진 경과와 향후 추진 사업 및 당면 과업을 논의하고 확정했다. 이외에도 사업에 필요한 예산과 조직 문제를 결정하기도 했다.[312] 이렇게 조선적십사회의 사업은 보건성 사업과 불가분의 관계였다.

한편 각급 조선적십자회는 열성 회원을 중심으로 열성자회의를 개최하기도 했다. 1952년 1월 15일 조선적십자회 강원도위원회는 노동당 강원도당위원회 위원장과 각 정당 및 사회단체 대표들, 200여 명의 열성 회원들이 참여한 열성자회의를 열었다. 회의를 통해 1951년 가장 큰 업적을 남긴 조선적십자회 이천군위원회에 [승리의 기]를 수여했으며 42명의 모범 적십자 일군들에게 표창장을 전달했다.[313]

311 "조선적십자회 제2차 중앙위원회 진행", 『로동신문』, 1951.02.25.
312 "조선적십자회 제4차 중앙위원회 개최", 『로동신문』, 1951.12.08.
313 "적십자회 강원도 위원회에서 열성자회의 개최", 『로동신문』 1952.01.23

3. 개별 보건 및 생산기관

당국의 지시를 가장 말단에서 수행하는 보건의료기관이나 생산 단위
의 경우, 자원의 배치 활동에서 소속원들을 실질적으로 움직이기 위한
장치가 존재했다.

1948년 5월 28일 저녁 평양산소공장 전체 종업원들은 직장대회에
참석했다. 대회는 남한의 단선단정(單選單政)을 반대하고 이를 조장하
는 미국을 비난하기 위한 목적으로 개최했다. 노동자들은 발언을 통해
"남한의 단선은 절대 인정할 수 없고 남북문제는 오직 우리 인민 스스
로 해결할 것"이라며 "미군은 소련군과 동시에 한반도에서 철수하라."
고 주장했다. 더불어 소련과 미국의 동시 철수 이후 민족 정부를 세우
자고 남한 노동자들에게 제의했다. 흥미로운 점은 이의 실현을 위해 평
양산소공장 노동자들은 1948년 인민경제계획 책임량을 1개월 단축하
기로 하면서 초과 실행에 총돌진을 다짐했다.[314]

북조선 당국은 이러한 정치집회를 배치해 노동자들이 집권세력과 한
뜻이라는 세를 과시했다. 더불어 당시 중요한 정세를 직접 노동자들에
게 알리고 나아갈 바를 제시하는 공간으로 활용했다. 동시에 이러한 활
동은 결국 노동자들의 증산을 독려하고 추동하는 방안이기도 했다.

특히 개별 조직을 움직이는 주요 동력은 각 조직이나 기관에 포진한
당원과 당조직이었다. 1948년 12월 23일 평의대에서는 평의대 초급당
위원회 총회가 열렸다. 초급당은 31명 이상의 당원을 포함한 기관에서
조직할 수 있었다. 각 기관에 조직한 초급당은 당간부들로 위원회를 구
성했고 전체 위원이 참석하는 총회를 수시로 개최했다. 총회를 통해 사
업 평가와 향후 사업계획을 논의 및 결정했다.

---

314 "자기맡은책임을다해 미 침략정책을분쇄하자", 『로동신문』, 1948.06.03.

초급당은 각 기관의 규모에 따라 산하에 분세포를 구성하기도 했다. 평의대의 경우 7개의 분세포를 두었다. 제1분세포는 대학 교직원 당원들로 이루어진 세포였고, 제2분세포는 4~5학년 학생 당원, 제4분세포는 1~2학년 학생 당원, 제7분세포는 전문부 1~2학년 학생 당원들의 조직이었다. 1948년에 개최한 평의대 초급당위원회 총회는 과거 사업을 평가하며 이전 초급당위원회가 각 분세포 사업에 대한 구체적인 지도와 협조 없이 관료주의적으로 상급기관 행세를 했다고 비판했다. 이에 대한 시정을 결의하며 향후 각 분세포 사업은 통일적인 계획 수립 이후 추진하기로 했다. 당시 평의대 당원들에게 부여한 과업과 진행 사업을 살펴보면, 제1분세포는 강의 내용의 질적 향상을 위해 교수들을 대상으로 한 자체 교양 강화와 이들의 사상 통일을 담보하는 문제를 선차적으로 제기했다. 제2분세포의 과업은 졸업을 앞둔 상급반 학생들이었기 때문에 사회에 나가 인민의 모범이 될 수 있도록 이론적, 사상적 교양사업을 강화하는 문제를 대두했다. 제4분세포는 민청 조직의 강화와 함께 전체 학생들의 실력 향상 방안을 중요한 사업으로 언급했다. 마지막으로 제7분세포는 대학 전문부 1~2학년 학생 중, 열성적으로 공부하면서도 성분이 좋고 계급적 자각이 확실한 학생들을 선정해 당적 교양을 강화하는 사업이 진행 중임을 밝혔다. 이와 함께 직업동맹을 강화하기 위해 제1분세포의 핵심당원을 대학 직맹의 문화책임자로 임명하는 등 모든 당원을 직맹 강화에 동원하기로 했다.[315]

이렇게 당조직의 사업은 단순히 당원 관리에만 몰두한 것이 아니라 전체 평의대 소속원에 맞춰져 있었다. 이에 초급당위원회 총회는 평의대의 전반적 사업을 노동당 차원에서 점검했다. 그리고 모든 평의대 조

---

[315] "분공을 옳게 조직해 분세포사업 적극 방조"『로동신문』 1949.01.14

직원에게 영향을 미치는 사업을 기획했다. 당조직 건설 초기에는 유능한 인력을 확보해 우수한 당원으로 키우기 위한 교육사업과 학생들에게 많은 영향을 주는 대학 교원들의 사상을 통일적으로 관리하는 방안에 주요 관심을 돌렸다. 또한 민청이나 직업동맹 등 중요한 사회단체들의 조직사업에도 관여한 것으로 보이는데, 평의대의 당원들이 주요한 사회단체에서 주도적 역할을 할 수 있는 방안을 모색했다.

평의대 초급당위원회는 1949년 1월 17일에 11차 총회를 개최했다. 총회는 각 분세포의 지도를 위임한 당열성자들의 보고를 청취하는 자리였다. 11차 총회는 1948년 12월 개최 이후 한 달 만에 열린 회의였다. 이렇듯 당조직 건설을 시작한 초기에는 총회 주기를 짧게 잡아 당조직 강화에 집중하는 모습을 보였다.

당조직 중 초급당이나 분세포와 함께 가장 말단의 기층조직인 세포의 활동도 눈여겨볼 필요가 있다. 분세포는 몇 개의 세포가 모인 조직으로 1개의 세포는 최소 5명에서 최대 30명의 당원을 포함했다. 평의대병원 의무(醫務)세포는 1949년 4월 22일 세포총회를 개최했다. 총회를 통해 의료사업에서 나타난 결함을 검토했다. 결함 시정을 위해 의료기술 향상과 의료 조직 개선에 대한 협조대책을 토의하고 결정했다. 총회 결정을 집행하기 위해 의무세포는 의료기술 향상 방안으로 초독회와 간호원을 대상으로 한 기술전습회 강화에 협조하기로 했다. 먼저 전문과별로 초독회와 기술전습회를 조직했다. 당원인 홍병두는 내과 초독회사업을 맡았다. 그리고 병원의 직맹 반회를 추동해 매주 정기적으로 교육사업을 추진하기로 했다. 실제로 1949년 6월 초, 소련의 최근 문헌을 내과 전체 의사들에게 소개해 선진국의 의학기술을 익히고 관심을 높이는 사업을 전개했다. 이러한 사업들은 전체 평의대병원 소속원들을 대상으로 한 사업이었고 이와는 별도로 당원들을 대상으로는 강력한 사상투쟁을 전개했다. 사상투쟁을 통해 세포 소속 당원 중 바쁘다는 핑계로 치료와 진찰을 소홀하거나 외래환자들에게 불친절한 태도를 용납하지 않았다. 개별 세포조직은 비당원들과 함께 직접적인 활동을 전개했기 때문에 당원들은 모든 면에서 모범적인 모습을 보여야 했다.[316]

보건의료시설을 포함한 북조선의 모든 조직은 5~30명의 당원으로 구성한 세포조직과 이 세포를 묶은 부분별 분세포, 이 분세포들을 포함하는 초급당을 각 시설에 조직했다. 북조선의 집권당인 노동당 규약에는 당조직체계로 최고지도기관인 당중앙위원회와 그 아래 각 도·시·군(구역)당위원회, 초급당위원회, 부문당위원회(분세포) 그리고 가장 말단조직으로 당세포를 구축했다. 상급 당위원회가 하부단위를 지도하는 전형적인 수직적 체계였다.[317] 당세포, 분세포, 초급당은 노동당의 주요한 기층조직들이었다. 물론 당원의 숫자에 따라 세포와 분세포의 수는 기관마다 차이가 있었다. 그러나 당원들은 이 조직 속에서 조직 생활을 하며 당 정책의 구체적인 실천을 직접 담당했다. 특히 당원들은 당 정책에 반하는 행동에 대해서는 서로 감시하고 비판하며 당원으로서 단련했다. 그리고 당 정책을 명확하게 이해하는 학습을 지속했다.

학성군의 학성병원 세포는 당중앙위원회 제5차 회의 결정을 분석하는 연구모임을 진행했다. 그리고 당원들의 이론 수준을 높이기 위해 당학습회를 질적으로 강화하는 노력을 기울였다. 학습회 지도를 맡은 당원은 군(郡)당에서 매월 개최하는 세미나에 빠짐없이 참가했고 상급 당기관에서 교육 받은 당원은 세포조직에 돌아와 세포위원 및 야간당학

---

316 "인민진료 사업의 질을 부단히높여", 『로동신문』, 1949.06.16.
317 장명봉 편, 『2015 최신 북한법령집 Ⅱ』, 북한법연구회. 2015. 946~947쪽

교 동료들에게 강의 교재를 공유하며 더욱 깊게 연구했다.[318]

하지만 시간이 경과함에 따라 노동당의 문헌이나 정책은 당원뿐 아니라 모든 인민이 연구할 대상으로 변해 갔다. 황해도중앙병원의 당원과 종업원들은 당대회의 모든 문헌을 연구했다. 특히 전쟁 기간에는 소련 공산당 제19차 당대회 문헌에 대한 강연회, 보고회, 담화회 등을 개최해 사회주의 모국인 소련의 정책적 방향에도 관심을 보였다. 황해도중앙병원 직장 세포 내에는 스스로 학습하는 당원들과 당사(黨史)연구그룹, 정치학교 소속 당원들의 문헌연구 등 다양한 당 정책 연구모임을 운영했다. 더불어 직장 내 종업원들을 위한 강연회, 담화회를 조직해 비당원들도 동참하는 방안을 끊임없이 마련했다.[319]

북조선 당국은 당원이 늘어나고 모든 기관에 당조직을 포진하면서 이를 활용한 자원의 배치를 더욱 일괄적으로 전개했다. 6·25전쟁 기간 전국의 병원에서는 평화옹호서명운동을 전개했다. 원장을 비롯해 의사와 간호원 등 모든 보건의료인이 이 운동에 참여했다. 입원환자들에게도 서명을 받았다. 평화옹호서명운동은 1951년 4월 국제스탈린 평화상을 수상한 박정애 당중앙위원회 비서이자 여맹 중앙위원회 위원장이 미군의 침략행위를 비난하고 이를 해소하려는 목적으로 발기했다. 이 운동에 지지를 표한 보건의료인들은 서명을 통해 "원수를 갚고야 말겠다는 굳은 결의와 새로운 투지"를 재차 세웠다.[320] 이렇게 중앙당에서 결정한 정책이나 구체적 사업은 모든 조직의 당세포에 하달했고 말 그대로 대대적으로 진행했다. 당시 이러한 사업 방법이 가능했던 이유는 개별 기관에 깊숙이 뿌리박은 당원들이 존재했기 때문이었다. 다수의

---

318 "학회 지도자의 역할을 높여 당학습을 질적으로 강화", 『로동신문』, 1949.09.25.

319 "제19차 당대회 문헌연구", 『로동신문』, 1952.11.28.

320 "평화 쟁취에 총진군!", 『로동신문』, 1951.04.24.

비당원 인력들은 일상적으로 함께 생활하며 모범적으로 활동하는 당원 동료의 사업 동참 요구를 거부하기 힘들었다. 그리고 노동당원이라는 권위는 시간이 지남에 따라 더욱 높아져 그 언사를 무시하는 것은 불가능했다.

제3절 보건의료서비스의 제공

북조선 주민들에게 제공했던 보건의료 혜택은 크게 무상치료와 예방의학적 조치로 분류할 수 있다. 예방의학은 사회주의 보건의료체계의 주요한 특징 중 하나로 질병을 사전에 막는 위생과 방역을 포함한다. 이와 함께 정양 및 요양, 휴양 혜택을 제공했다. 초기 무상치료와 정양·요양·휴양 혜택의 제공 방법은 사회보험법을 채택해 실행했다. 이에 우선 대상자는 피보험자와 그 가족들이었다. 전쟁 기간에는 전 인민을 대상으로 무상치료제를 시행했고 더불어 사회보장법을 제정해 해당자들에게 사회보험법에 규정한 보건의료 혜택을 제공했다.

사회보험법에는 무상치료와 정양·요양·휴양 혜택 외에도 다양한 연금과 보조금을 제공했다. 그러나 본 저서는 보건의료와 관련한 항목만을 대상으로 했기 때문에 무상치료와 예방의학, 그리고 정양·요양·휴양 혜택만을 검토했다.

1. 무상치료 혜택

북조선은 환자들의 중증 상태에 따라 1차에서 4차급 보건의료시설로 이송하는 체계를 구축했다. 1차급 치료는 행정구역의 가장 말단인 농촌의 리(里)와 도시의 동(洞)에 설치한 진료소에서 담당했다. 2차급 시설은 입원환자를 치료할 수 있는 농촌의 군과 도시의 구역인민병원을 들 수 있다. 보통의 환자들은 2차급에서 완치하는 경우가 대부분이었다. 그러나 2차급 시설에서 치료가 어려운 중증질환자는 3차급 병원으로 이송했는데 이를 담당하는 기관은 각 도와 시의 중앙인민병원이었다. 만약 3차급에서도 완치가 힘든 경우 평양의 전문병원인 4차급 시설로 이송했다. 대표적인 4차급 중앙병원은 조선적십자종합병원으로 전신은 소련적십자병원이었다.

(1) 1차급 시설의 치료 혜택

〈시기 I〉의 경우 의료기관이 없는 지역이 많았다. 이 지역들은 북조선적십자사와 소련적십자사가 담당해 순회 진료를 진행했다. 1947년 8월, 의사 1인과 간호사 2인 등 총 11명으로 구성한 북조선적십자사의 순회진료반이 의약품과 의료물품들을 담은 궤짝을 대형자동차에 싣고 농촌으로 출발했다. 목적지에 도착하자 이 자동차를 본 농부들은 "요전 왔던 소련적십자 자동차와 같은 자동차가 왔구나"라며 반겼다. 이 마을에는 며칠 전 소련적십자사에서도 다녀갔다. 마을 반장은 반원들에게 이를 알리기 위해 뛰어다녔고 환자들은 진료를 위해 자기 차례를 기다렸다. 이날 순회진료반은 122명을 치료했다.[321] 북조선적십자사의 순회 진료는 1948년에도 이어져 11월 10일부터 20일까지 열흘 동안 500여 곳의 직장과 농촌에서 진행했다. 이들은 무료진료와 함께 위생방역에 대한 교육을 겸했다. 이때 동원한 보건의료인은 연인원 3천 명에 달했다.[322]

---

[321] 《농촌순회진료반》 태운 대형자동차는 달린다", 『로동신문』, 1947.08.03.
[322] "북조선적십자사 무료진료 순회", 『로동신문』, 1948.11.16.

농촌에서의 순회 진료는 진료소 설치가 차츰 증가하면서 반비례하여 줄었다. 그러나 1949년의 경우 진료소가 담당하는 지역의 범위가 평균 8~13km에 달했다. 이에 순회 진료를 지속할 수밖에 없었다.[323] 특히 전쟁으로 많은 보건의료시설의 파괴로 보건의료인들은 더 많은 순회 진료를 수행해야 했다.

1951년 황해도는 해방 이후 구축한 수십 개의 병원과 2백여 개의 간이진료소가 전쟁으로 파괴됐다. 도인민위원회 보건부는 의사, 간호원, 위생선전원들로 구성한 이동치료대 15개를 조직해 무상치료를 제공했다. 위생방역사업을 위해서는 이동방역대를 조직해 운영하기도 했다.[324] 1952년 함흥시는 방역위원회의 주도로 18대의 이동치료대를 농촌으로 파견했다. 이동치료대는 시내 각 의료기관의 간호원과 직장위생초소원들로 구성했다. 이들은 환자 치료와 함께 농촌 주민들의 위생 및 건강상태를 점검했다. 이들의 활동은 궁극적으로 농촌의 노동력을 합리적으로 동원할 수 있도록 했다.[325]

전쟁의 장기화로 피난민과 전재민들이 증가하면서 당국은 이에 대한 대처가 필요했다. 먼저 1951년 평양에 10개의 전재민수용소를 개설해 수용자들에게 식량과 의류를 공급하고 치료서비스도 제공했다. 두 번째 대처로 시인민위원회 보건부와 적십자회 평양시위원회의 지도로 의료인들이 11개의 구호소를 설치해 폭상자 등을 무료로 치료했다. 세 번째로는 이동구호대와 기동구호대 등을 조직해 폭격지에 직접 나가 응급치료를 펼쳤다.[326]

323 조선중앙연감편집위원, 『조선중앙연감 1959』, 조선중앙통신사, 1959, 227쪽.
324 "이동치료대와 방역대활동", 『로동신문』, 1951.04.04.
325 "농촌 각지에 이동 치료대 파견", 『로동신문』, 1952.06.26.
326 "전재민구호사업 활발히 진행" 『로동신문』 1951.03.02.

조선적십자회는 피난민 등을 위해 직접 진료소를 설치해 운영했다. 조선적십자회 강계시위원회는 적십자회 강계시진료소를 설치해 강계시 인근의 전재민 및 피난민들을 대상으로 순회 진료를 펼쳤다.[327] 전쟁이 소강상태로 접어들면서 농촌의 진료소들을 복구하기 시작했다. 그러나 치료비를 낼 수 있는 주민들은 많지 않았다.

(2) 2차급 시설의 치료 혜택

북조선 당국은 초기부터 보건의료시설 구축 시, 두 차원에서 건설했다. 하나는 행정구역 단위였고, 또 하나는 생산조직 등 집단에 기반했다. 이에 2차급 시설로는 지역적 기반의 군(구역)병원과 생산 단위마다 설치한 직장병원을 들 수 있다.

〈시기 I〉에는 2차급 시설이 많지 않았다. 이는 평양과 각 도의 주요 도시에 있던 일제 시절의 기존 병원을 활용해 3차급 병원을 먼저 구축했기 때문이었다. 이에 반해 생산시설들을 복구 및 신설하면서 공장이나 사업소에 직장병원을 개설했다. 특히 1946년부터 사회보험법의 채택으로 전체 종업원과 부양가족을 대상으로 치료 혜택을 제공했다. 1948년 11월 초 신설한 평양화학공장병원은 60병상 규모로 설립했고 공장의 노동자와 그 부양가족들을 대상으로 치료사업을 전개했다. 병원은 일정 시기마다 건강검진과 위생방역사업을 진행해 양질의 노동력을 지속해서 공급하는 역할을 담당했다.[328]

이러한 역할은 전쟁이 끝난 이후에도 이어졌다. 평양연초공장은 매월 4차례에 걸쳐 노동자들에게 DDT 등을 배포해 전염병의 매개체인 이, 벼룩, 빈대 근절을 위해 노력했다. 이 공장부속병원의 준의와 간호

327 "전재민과 피난민을 위한 따뜻한 순회진료진행!", 『로동신문』, 1951.01.14.
328 "사회보험의 혜택", 『로동신문』, 1949.12.16.

원들은 친절하게 환자들을 맡아 치료했다. 특히 다수를 차지하는 여성 노동자들의 위생조건을 보장하기 위해 여성위생실을 새로 건축하고 목욕탕을 수리하는 등의 활동을 벌였다.[329] 이렇게 직장병원은 노동자들의 치료는 물론이고 위생방역사업, 더불어 노동환경개선까지 맡으며 노동자 건강과 관련한 전반적인 사업을 담당했다.

1953년 시작한 무상치료제는 당연히 직장 내의 보건의료시설에도 적용했다. 무상치료제 시행 첫날인 1953년 1월 2일 한 직장간이진료소에서 진료한 하루 동안의 내용을 살펴보면, 총 42명의 환자 중 사회보험 환자는 31명이었고 부양가족 환자 2명, 일반 환자는 9명이었다. 접수비와 치료비는 모두 무상이었다. 약값은 일반 환자 중 5명만이 유상이었다. 3일에는 42명 중 투약을 받은 일반 환자 4명에게 약값을 받았다.[330]

무상치료제를 실시한 초기 보건의료기관에서 가장 중점을 둔 사안은 환자 접수의 간소화 노력이었다. 사회보험 가입 환자는 신분증 제시만으로 바로 진료를 받을 수 있었다. 부양가족의 경우, 종래에는 사회보험부양가족 진료권을 15일만큼 발급받아 병원에 제출했지만 무상치료제 도입 이후에는 사회보험부양가족 증명서만 있으면 무상으로 치료를 받았다. 무상치료제 실시로 인민들의 보건의료시설 접근이 훨씬 수월해졌다.

(3) 3차급 시설의 치료 혜택

국가 건설 초기 북조선 보건 당국은 평양을 중심으로 보건의료기관을 구축하기 시작했다. 평양은 해방 당시 평안남도 도청소재지였다.

---

329 "로동자들의 위생 조건 보장을 위해 노력", 『로동신문』, 1953.11.27.
330 "무상 치료제 실시에 인민들 무한히 감사", 『로동신문』, 1953.01.06.

그러던 것이 1946년 평양특별시로 개편하며 평안남도와 분리했다. 평양특별시에는 중구역, 동구역, 서구역, 남구역, 북구역 등 5개 구역으로 행정구역이 나눠있었고 이를 1958년 대성구역 신설 때까지 유지했다.

우선 일제 강점기 북조선에 있던 관립병원들을 모두 국영병원인 인민병원으로 전환했다. 평양에만 4개소의 인민병원을 설립했다. 이 중 220병상으로 가장 규모가 컸던 시설을 북조선중앙병원으로 명명해 운영했다. 이 병원은 치료비가 개인병원의 1/10 미만이었다. 특히 산부인과 진료는 무상이었다. 이외에도 1947년 평양의 보건의료시설로는 인민치과병원 1개소, 인민진료소 3개소, 인민약국 3개소, 사회보험병원 9개소가 존재했다. 이들 의료기관에서 한 달 평균 3만7천여 명의 환자들이 저렴한 비용으로 치료받았다.[331]

북조선중앙병원은 일반 환자의 진료 외에 극빈자의 치료도 담당했다. 이 병원 바로 뒤편에는 사회사업구호원이라는 시설이 위치해 극빈자와 행려자들을 수용했다. 사회사업구호원 수용자들의 치료는 북조선중앙병원 의사와 촉탁간호원이 담당했다. 치료자 통계 자료에 의하면 1947년 1월부터 11월까지 연인원 1,147명의 환자가 치료받았다. 완치 뒤 퇴원한 사람은 573명을 기록했다. 12월의 경우 수용 환자는 42명이었고 이 중 10명이 북조선중앙병원에 입원 중이었다.[332]

북조선중앙병원이 북조선의 국영중앙병원으로 역할하기까지는 우여곡절이 많았다. 그 과정을 살펴보면 다른 기관의 상황도 비슷했을 것으로 짐작된다. 이 병원은 1946년까지만 해도 매우 낙후했다. 그 원인은

331 "인민병원의 혜택받는 환자 1개월 평균 3만2천여명", 『로동신문』, 1947.07.13.
332 "외롭고 가난한 환자에게 인민주권의 따뜻한 손길", 『로동신문』, 1947.12.11.

일제 강점기 때의 체계를 그대로 유지하며 사상적으로 낙후한 운영진들이 중요한 자리를 차지하고 있었기 때문이었다. 그러나 1946년 11월 김일성이 제시한 건국사상총동원운동과 인민경제부흥발전 호소를 계기로 병원 내의 선진분자들이 궐기하면서 분위기가 반전됐다. 특히 1947년 1월 최응석이 원장을 맡으면서 본격적인 변화를 시도했다. 최응석은 2개월 동안 숙청과 교양사업을 통해 인원을 재배치했다. 3월 중순부터는 대대적인 원내 대청소를 시작하며 질서와 규율을 세워나갔다. 그 성과는 4월 초부터 나타났다. "모든 것을 환자를 위하야"란 구호 아래 전 직원들은 다양한 서비스를 제공했다. 가장 먼저 환자를 친절히 대했다. 두 번째 변화는 의사들의 회진 횟수를 늘려 환자 치료에 열성을 보였다. 세 번째는 다른 병원과 달리 입원환자들의 식사를 병원에서 공급했다. 네 번째로는 병자에 대한 면회 시간을 오후 5시부터 7시까지 제한해 병원다운 모습을 갖추기 시작했다. 그 결과, 1947년 2월 초까지는 하루 환자 수가 100여 명에 불과하던 병원이 4월부터는 그 숫자가 500명에 달했다. 이미 400병상으로 병원 확장공사를 진행해 7월에 완료할 예정으로 1947년 하반기부터 북조선의 대표적인 중앙병원으로의 역할을 예고했다.[333]

평양시제1인민병원도 1946년 12월 말부터 일반 인민병원으로 전환해 진료를 시작했다. 이 병원도 일제 때 평양에 소재한 4개의 관립병원 중 하나로 해방 직후에는 전염병병원으로 운영했다. 그러던 것이 1947년 사회보험법 시행으로 무상치료 대상자가 늘면서 일반 환자까지 진료할 수 있도록 인민병원으로 전환했다. 평양시제1인민병원도 국가병원이었으므로 저렴한 비용으로 환자를 치료했다. 특히 야간 진료를 위

333 "모두가환자를위해 정성과친절을다한다", 『로동신문』, 1947.04.13

해 숙직 의사 1명과 3명의 의사를 병원에 항시 대기해 응급환자에 대응했다. 또한 왕진서비스도 제공했다. 왕진 치료의 통계를 보면 1947년 4월 10일(목) 7회, 11일(금) 15회, 12일(토) 6회, 13일(일) 3회, 14일(월) 4회, 15일(화) 4회, 16일(수) 17회로 차츰 증가하는 추세였다.[334]

지방의 주요 도시 상황을 살펴보면, 함흥의과대학부속병원은 해방 이후 국가병원으로 개편하면서 해방 전의 120병상을 170여 병상으로 증설했다. 그리고 사회보험법 시행을 준비하며 200병상으로 더욱 확대를 꾀했는데, 외래환자 규모는 일제 시기의 30~40명에서 120~130명으로 증가했다. 이 병원도 입원환자에 대한 식사를 병원에서 부담했다. 외부에서 가져오는 식사와 가족의 간호를 완전히 금지하기 위해 40명의 간호원을 채용했다.[335]

북조선은 1947년 사회보험법을 시행하면서 이를 계기로 보건의료시설들을 정비했다. 또한 치료와 더불어 입원환자에게 식사와 왕진서비스 등 다양한 혜택을 선보이기 시작했다. 북조선인민위원회 보건국은 전체 국영병원의 입원환자에게 1일 500g씩의 양곡 배급을 받아 병원식으로 제공했다. 특히 북조선중앙병원과 각 도인민위원회 소재지인 신의주, 해주, 원산, 함흥, 청진의 제1인민병원에서도 1일 60원 정도의 국가부담으로 음식을 공급했다.[336] 그리고 이들 국영병원은 야간종합진료소를 설치해 오후 5시부터 8시까지, 노동자들이 퇴근 시간 이후에도 이용할 수 있도록 서비스를 강화했다. 1회 진찰료는 50원이었다.[337]

북조선은 전쟁 전까지 사회보험 피보험자 외에는 진료비와 약값을

334 "심야도불구야간왕진 인민보건에 헌신복무", 『로동신문』, 1947.04.13.
335 "인민보건을 위해 정성을 다해 분투", 『로동신문』, 1947.10.14.
336 "입원환자들에게 량곡을 배급한다", 『로동신문』, 1947.07.17.
337 "야간종합진료소 개설", 『로동신문』, 1947.07.08.

받았다. 하지만 국가병원의 경우 진료비가 저렴했다. 이는 국가병원을 확대하고 이용률을 늘이기 위한 정책의 일환이었다. 개인병원보다 친절한 서비스와 값싼 진료비를 경쟁으로 국가병원에 대한 긍정적 인식을 인민들에게 각인했다. 한편 더 많은 주민에게 치료 혜택을 제공하기 위해 담당구역제를 실시하기도 했다. 1947년 7월 보건국은 보건의료시설들이 일정한 구역을 맡아 질병 치료와 함께 위생선전과 예방사업을 담당하는 명령 제10호를 채택했다. 이는 당시 보건의료시설이 도시에 집중해 지역적으로 편중한 상황을 해소하는 방안이었다.[338] 그러나 이 제도는 제대로 자리를 잡지 못했다. 6·25전쟁으로 유명무실해졌기 때문이었다. 그러던 것이 10년 이상 지난 이후인 1960년대 의사담당구역제로 정식화하면서 다시 본격적으로 실시했다.

전쟁으로 파괴된 주요 도시의 중앙병원들은 전쟁이 소강 국면에 들어서면서 복구와 진료를 시작했다. 그러나 의사와 간호원은 물론이고 의약품 등 모든 자원이 부족했으므로 정상화에는 한계가 있었다. 결국 부족한 보건의료자원과 피해가 컸던 많은 주민을 위한 특단의 조치가 필요했다. 1953년 1월 1일부터 전 국민을 대상으로 〈전반적 무상치료제〉를 실시한 배경이었다.

1952년 12월 전체 보건의료인들은 무상치료제 사업을 위한 제반 준비에 집중했다. 특히 이전보다 간단한 절차로 신속한 접수가 가능한 방안을 찾았다. 이는 한정된 인원으로 몰려올 많은 환자를 대비하기 위함이었다. 우선 사회보험 가입 환자는 종래에 일일이 진료권을 발급해 방문하던 것을 신분증명서 제출만으로 대체했다. 그 부양가족들 또한 부양가족을 증명하는 서류를 한번 제출하면 질환이 완쾌할 때까지 치료

338 "북조선의 보건사업은 민주주의적으로 발전", 『로동신문』, 1948.04.20.

와 투약을 무료로 받았다. 일반 환자도 공민증과 출생증을 제출하면 치료비가 무상이었다. 다만 투약의 경우에는 국가가 정한 소정의 비용을 지불해야 했다. 이는 의약품의 생산과 공급이 충분치 않았던 당시 상황을 반영한 조치였다.[339]

(4) 4차급 시설의 치료 혜택

1947년 6월 초 소련적십자병원이 평양에 개원했다. 병원은 소련으로부터 직접 공수한 의약품과 전기치료기, 라듐선치료기 등 현대적인 의료장비가 즐비했다. 그리고 선진의학기술로 무장한 소련 의사들이 활동했다. 이러한 선진 시설과 인력으로 난치병을 고친다는 소문이 퍼져 환자들이 밀려들었다. 1일 평균 300여 명의 외래환자와 110명의 입원환자를 진료했다. 1948년 한 해에만 3만5천 명의 환자를 치료했다. 특히 일제 강점기 자신들을 천대하던 일본 의사와는 달리 친절하고 상냥한 소련 의사들의 모습은 주민들에게 큰 감동을 주었고 뇌리에 깊게 각인됐다.[340]

소련적십자병원이 4차급 시설로 역할을 담당했던 이유는 당시로서는 최신의 의료장비와 소련 의사라는 자원에 기인했다. 특히 이 병원의 운영 방법과 체계는 북조선 국영병원의 모범으로 사회주의 보건의료시설이 이전 시대와 무엇이 다른지 북조선 보건의료인뿐 아니라 주민들에게도 명확히 보여주는 하나의 전형으로 역할했다.

339 "인민의 건강을 위해 헌신하는 보건 일꾼들", 『로동신문』, 1953.01.14.
340 "쏘련의학기술과 그 친절에 인민들 경탄하고 감사한다", 『로동신문』, 1948.08.22.

2. 예방의학 혜택

예방의학은 질병 발생 전에 제공하는 조치로 대표적으로 위생과 방역을 들 수 있다. 위생은 건강에 위해를 가하는 요소들을 사전에 없애고 건강 증진을 위한 생활환경과 조건들을 마련하는 조치이다. 방역은 전염성 질환의 발생이나 전염을 미리 막는 활동을 일컫는다.[341] 위생과 방역은 그 밀접성으로 인해 이를 따로 분리하기 어렵다. 그렇기 때문에 북조선 당국도 위생방역사업을 동시에 추진했다.

북조선이 당시 예방의학 혜택을 중요시했던 이유는 전염병이 만연한 상태였기 때문이었다. 이는 한반도 역시 제2차 세계대전의 전장 중 하나로 전쟁은 전염병에 취약한 환경을 조성했다.

1946년 2월 북조선임시인민위원회 창립 직후부터 전염성 질환을 예방하기 위한 강제 조치들을 시행했다. 4월 1일 북조선임시인민위원회 결정 제6호로 〈환경개선과 전염병 예방에 관한 결의문〉을 채택했다. 결의문은 총 14개 조치사항을 담고 있었다. 이 결의를 토대로 각 도·시·읍·면인민위원회는 본격적으로 건물 및 거리청소, 오물 제거 및 운반, 위생시설 수리, 공동화장실 설치 등을 전개했다. 라디오와 신문을 활용해 주민들에게 위생선전을 펼쳤다. 특히 전염병 유행 지역에서는 대중의 집합을 금지하고 발열 환자와 의심자는 발견 즉시 방역검열의사의 진찰을 받도록 규정했다. 조치 위반자는 2백 원에서 1천 원의 벌금 또는 1개월 구금에 처할 것을 결정했다.[342]

그러나 이러한 노력에도 불구하고 1946년 7월, 콜레라의 유행으로 환자 18명과 12명의 사망자가 발생했다. 이에 북조선임시인민위원회

---

341 「조선말대사전」(온라인) 검색일 : 2019.12.31.
342 김광운, 『북조선실록 2』, 585~586쪽.

산하에 북조선콜레라방역위원회를 설치했다. 사망자가 발생한 평안남도에는 콜레라방역비상위원회를 조직했다. 이 위원회는 해안과 도로, 기차역 등에 검역소를 설치해 검역을 개시하는 명령 제1호를 발령했다.[343] 콜레라는 1946년 가을부터 수그러들기 시작했다. 북조선 당국은 처음으로 대응한 전염성 질환의 체계를 확고히 수립하기 위해 1946년 11월 북조선중앙방역위원회를 결성했다.

북조선중앙방역위원회가 1947년 시행한 구체적인 예방의학 혜택은 5월 25일부터 6월 15일까지를 돌격주간과 하기방역주간으로 설정해 인민들에게 예방접종을 실시했다. 사업의 정상적인 시행을 위해 북조선 당국은 예방접종과 방역에 필요 백신과 약품을 전국 주요 시·군에 배급했다. 그리고 의사, 간호원, 의학생, 민청 및 여맹원 등 1,587명을 동원해 100만 회 이상의 예방접종을 시행했다. 특히 천연두 예방을 위해 9월 30일까지 생후 1개월 이상 유아부터 12세까지의 아동과 40세 이상 주민들을 대상으로 종두를 진행했다.[344] 동시에 6월 말까지 각 시·군의 수질검사와 매달 일정한 날을 정해 대대적인 청소사업을 전개했다.[345]

인민들을 대상으로 하는 선전 및 교양사업은 여름방학을 이용해 김일성대학 의학부를 비롯한 각지의 의학전문학교 학생들이 담당했다. 학생들은 학생위생선전대를 구성해 위생선전을 담당했다. 이들은 농촌, 공장, 광산 등을 순회하며 강연회와 좌담회를 개최해 위생지식을 제공했다.[346]

---

343 "평안남도 전역에 제1기 방역령 발령", 『정로』, 1946.07.01.
344 "인민병원의 혜택받는 환자 1개월 평균 3만2천여명", 『로동신문』, 1947.07.13.
345 "여름철의 전염병 발생 철저히 방지하자", 『로동신문』, 1947.06.06.
346 "하기 방역에 대처 중앙방역위원회의 사업", 『로동신문』, 1947.07.20.

위생방역사업은 각급 인민위원회 차원에서도 전개했다. 1948년 평양시인민위원회는 3월 21일부터 27일까지 일주일간을 춘기대청소주간으로 설정해 첫날에는 자신의 집과 직장을 대대적으로 청소했다. 청소로 모인 오물은 시인민위원회가 동원한 자동차와 마차로 민청 조직원들이 적재장으로 옮겼다. 둘째 날에는 마을의 시가지 청소를 대규모로 전개했다. 이때 보건의료인들은 전체 인민들의 보건위생상태를 점검 및 지도하기 위해 각 가정을 방문했다.[347]

대대적인 위생방역사업 외에도 북조선 당국은 전체 노동자와 사무원들을 대상으로 신체검사를 시행했다. 1947년 북조선인민위원회 보건국은 9월 15일부터 11월 말까지 제1차 신체검사를 진행했다. 이는 노동자들의 건강과 체력을 증진 및 향상하고 체력관리의 합리화를 도모하려는 목적이었다. 신체검사는 유해직장 및 소년노동자의 경우 6개월에 1회, 이외 노동자들은 매년 1회씩 시행했다. 신체검사의 기본 항목은 피부, 영양, 질병 상태 점검이었다. 필요한 경우 체온, 맥박, 혈압, 폐활량, 투베르쿨린 반응, 객담, 소변, 엑스레이 검사 등을 시행했다. 검사결과는 각 직장에 10년 이상 보관했고 직장을 옮길 시, 새 직장에 이를 이송했다. 신체검사 담당의사는 검사결과를 보건 당국에 보고하는 동시에 치료, 휴양, 노동시간 제한, 직종 변경 등의 의견을 직장 책임자와 피검자에게 알려 조치해야 했다.[348]

1948년 북조선 당국은 신체검사를 전체 인민으로 확대했다. 북조선인민위원회 교육국은 인민체위검정을 실시했다. 인민들의 기본 체력을 정확히 파악하고 인민 스스로 자기 체력과 체육에 관심을 높여 건강 향

347 "평양거리를 깨끗이 더 아름답게 하자", 『로동신문』, 1948.03.21.
348 "그루이미이 체력과리를 합리하, 전기·림시 신체검사 단행", 『민주조선』, 1947.00.10.

상을 도모하는 데 목적이 있었다. 인민체력검정을 실시하기 위해 시와 군 또는 각급 공장 및 기업소, 학교 등에는 인민체력 검정구를 설치하고 각 검정구에 체력검정위원회를 조직했다. 체력검정은 기본검정과 특수검정으로 구분해 실시했다. 체력검정에 합격한 사람에게는 체력장을 수여했다. 체력검정 결과표는 고급중학교, 전문학교 이상의 학교를 지원할 때 입학원서에 첨부해 제출했다. 직장에 취직할 때도 필요했다.[349] 이렇듯 전체 인민들에게 신체검사를 시행해 그 결과를 취업이나 입학에 필수 서류로 사용하게 함으로써 이를 하나의 관리 및 통제 도구로 활용했다.

1946년 콜레라방역의 경험으로 갖춰진 위생방역체계는 1948년 국가수립 이후 더욱 체계화 과정을 거쳤다. 이를 통해 전체 인민들을 포괄해 예방의학 혜택을 제공했다. 그러나 1950년 전쟁을 거치며 기존에 구축한 위생방역체계는 변화를 겪을 수밖에 없었다. 장기적인 전쟁상태는 위생방역사업 강화를 더욱 요구했다. 따라서 전쟁 기간 위생방역 조직은 더욱 촘촘해졌다. 이 체계를 북조선 당국은 전쟁이 끝난 이후에도 지속하고자 했다.

6·25전쟁 당시에는 인민들에 대한 예방의학 혜택을 제공하기 위해 조선적십자회의 회원들을 많이 동원했다. 조선적십자회는 이미 해방 직후 전국에 지부를 설립해 수십만의 회원들을 거느리고 있었다. 이에 이들이 적극적으로 나섰다. 조선적십자회는 1951년 2월, 3차례에 걸쳐 방역주간을 설정해 대중운동으로 방역사업을 전개했다. 부상자와 폭상자를 대상으로 치료사업을 병행했다. 따라서 방역과 치료를 동시에 추진하도록 기동방역대, 치료방역대, 이동위생치료대 등 다양한 조직을

---

349 "체력향상을 위해 인민체위를 검정", 『로동신문』, 1948.07.20.

구성했다. 이 조직들에는 보건의료인들과 적십자회 회원을 포함했으며 각 지역의 민청 및 여맹 등 사회단체 소속원들의 협조로 사업을 전개했다.[350]

전쟁 기간 북조선이 위생방역사업을 더욱 강화한 때는 1951년 초 대두한 미군의 세균무기에 기인했다. 세균무기 대응을 위해 1951년 6월 29일 중앙방역위원회를 국가비상방역위원회로 개편해 태세를 갖췄다.[351] 이와 함께 전 지역에 검병반을 구축하고 순회검병제를 실시했다. 마을 중심지에 격리병사를 설치해 전염병 예방과 감염환자 격리 및 치료 활동을 펼쳤다.[352]

세균무기 대응으로 새롭게 조직한 검병반은 모든 인민반에 설치했고 검병반장과 검병원으로 구성했다. 이들의 역할로는 첫째 가정마다 검병일지를 게시하고 매일 1회씩의 검병호구조사를 통해 환자 발생 시 바로 상급기관에 연락했다. 두 번째는 환자들을 격리수용소에 수용해 전염병 확산을 사전에 막았다. 마지막으로 매월 위생일인 2, 12, 22일에 민청, 여맹 등의 회원들과 함께 대대적인 청소를 시행했다.[353]

북조선 당국은 1951년 9월부터는 봄과 여름에 정기적으로 하던 방역사업을 겨울철까지 확대해 동기방역사업을 실행했다. 이 또한 세균무기 대응 차원이었다. 당시에는 거의 일 년 내내 위생방역사업을 전개했다고 해도 과언이 아니었다.[354]

한편 위생방역체계는 보건의료시설 구축에서와 마찬가지로 지역적

350 "위생 방역사업에 적십자회 맹활동", 『로동신문』, 1951.03.19.
351 "중앙 및 각급방역위원회 개편을 내각에서 결정", 『로동신문』, 1952.12.15.
352 "하기 방역 태세", 『로동신문』, 1951.07.08.
353 "동기방역사업에 열성", 『로동신문』, 1951.10.10.
354 "동기방역사업이 막점을 기해「방역 깜빠니아」일간을 설정", 『로동신문』, 1951.09.20.

체계와 함께 직장과 학교 등 집단조직에 기반해 구축했다. 각 직장에는 직장방역위원회를 조직했다. 직장방역위원회는 동기방역월간 기간이 도래하면 회의를 개최해 자신의 직장에서 추진할 구체적인 사업계획을 수립했다. 기본적으로는 전체 종업원들과 함께 의류 소독과 대대적인 청소를 시행했다.[355] 학교에서도 학생들에게 위생방역서비스를 제공했다. 학교에 목욕실과 증기소독탱크를 설치해 매주 1회씩 정기적으로 목욕과 의복을 소독했다. 또한 매월 1회 의사를 초빙해 전체 학생들을 대상으로 건강검진을 진행했다.[356]

전쟁을 겪으면서 예방의학 혜택은 더욱 인민들에게 밀착했고 북조선 당국은 전쟁 중에 구축한 더욱 견고한 위생방역체계와 전염병에 대한 경각심이 꾸준히 이어지길 기대했다.

3. 정양·요양·휴양 혜택

북조선 당국이 초기 인민들에게 보건의료서비스를 제공하는 방식은 사회보험에 따른 실시였다. 그 근거 규정은 1946년 6월 24일 공포한 노동법에 마련했다. 노동법 제18조는 의무적 사회보험제를 규정했으며 제19조에는 의료 혜택 내용을 담았다. 관련 규정에 따라 1946년 12월 19일 사회보험법을 공포해 혜택의 세부사항을 법으로 규정했다. 실질적 혜택 시행은 1947년 1월 24일부터 시작했다. 당시 피보험자에게 제공하는 혜택은 보험료를 7개월 이상 납부한 사람을 대상으로 했다. 이에 1946년 6월 24일 노동법 시행 7개월 뒤인 1947년 1월 24일부터 실

---

355 "동기 방역 월간 사업", 『로동신문』, 1952.11.24.
356 "동기 방역 월간 사업", 『로동신문』, 1952.11.25; "혼합 왁찡 예방 주사 실시", 『로동신문』, 1952.11.27.

행하게 된 것이다. 사회보험법은 기본적으로 노동자와 사무원 등 직장인들이 우선 적용대상이었다. 이에 주무 부서는 북조선인민위원회 노동국의 사회보험부였다.

북조선 당국은 공포한 사회보험법을 6대 원칙에 기초해 규정했다고 밝혔다. 그 내용은 아래와 같다.

> 첫째, 사회보험은 모든 노동자, 사무원에게 예외 없이 적용할 것.
> 둘째, 사회보험은 의무적이며 피보험자 임금의 1% 이외는 국가 및 기업가의 불입금으로 실시할 것.
> 셋째, 사회보험은 임금 상실의 모든 경우 즉 질병, 불구, 폐질, 실업 그리고 여성들을 위해서 임신 및 출산 등에 빠짐없이 적용할 것.
> 넷째, 피보험자에 대한 의료상 방조는 무료이며 그 가족에까지 의료상 방조를 줄 것.
> 다섯째, 사회보험 급부는 입금에 따라 결정할 것.
> 여섯째, 사회보험 사업의 처리에 피보험자가 적극적으로 참여할 것.[357]

사회보험법에 규정한 의료 혜택은 피보험자들에게 치료와 입원을 무상으로 제공했다. 또한 정양소, 요양소 및 휴양소를 무료로 이용할 수 있었다. 요양소는 1개월에서 3개월간을, 휴양소는 10일 동안 무료입소가 가능했다. 그러나 당시 무상치료는 모든 질병에 해당한 혜택은 아니었다. 성병은 피보험자에게도 의료비의 70%를 징수했다. 그리고 부양가족의 경우 무상이 아닌 저렴한 비용으로 의료서비스를 제공했다.[358]

1947년 사회보험법을 시행할 때 피보험자는 381,492명이었고 부양가족은 약 1백만 명이었다. 당시 북조선의 인구가 약 1천만 명이었으니

---

357 "사회보험법의 의의와 발효 1년간의 성과", 『민주조선』, 1948.01.24.

358 부양가족의 일반질환에 대해서는 40%, 결핵성 질환과 정신병은 30%, 요양소 및 휴양소 이용은 40%, 성병은 100%의 의료비를 징수했다. "사회보험법(2)", 『로동신문』, 1947.01.11.

14%의 사람들에게 혜택이 돌아갔다.[359] 특히 피보험자는 임금의 1%만을 보험료로 납부했으므로 적은 부담으로 큰 혜택을 누릴 수 있었다.

사회보험법을 시행하면서 북조선인민위원회 노동국은 혜택의 내용과 수혜자의 세부적 통계를 지속해서 발표하며 대대적으로 홍보했다. 그 개요는 아래 〈표 3-3〉과 같다.

〈표 3-3〉『로동신문』에 게재한 사회보험법 수혜자 개요

기간 및 총 수혜자	서비스 내용
1947.01.24~31 1만 명	- 피보험자 의료서비스 5,531명 - 부양가족 의료서비스 1,355명
1947.01.24~03.31 44,168명(연인원 57만 명)	- 피보험자 의료서비스 21,912명 - 부양가족 의료서비스 18,391명
1947.01.24~06.30(5개월) 319,223명 (연인원 1,892,211명)	- 피보험자 무료치료 및 입원 183,985명 - 부양가족 의료서비스 109,277명 - 요양소 무료입소 343명 - 휴양소 3,103명(7월 17일까지 기준) - 무료 전지 및 귀향 요양 25명(7월 17일까지)
1947.01.24~08.31 연인원 약 92만 명	- 구체적 내역 없음
1947.01.24~10.30 541,962명(연인원 3,295,721명)	- 피보험자에 대한 무료치료 306,548명 - 부양가족에 대한 방조치료 175,747명 - 요양소 무료입소 961명 - 휴양소 무료입소 16,389명 - 온천, 약수지에 무료 전지 요양 25명 - 해산비 156명

---

[359] 1949년 12월, 북조선 당국의 공식적 발표에 의하면 전체 인구는 9백6십2만2천명이었고 농민은 6백6십6만8천명(69.3%), 노동자 및 사무원은 2백5십만8천명(26.0%), 기타 4십4만6천명(4.7%)라고 게시했다. 북조선 인구가 1천만 명이 넘은 시기는 1960년부터이다. 김성보, "전쟁과 농업협동화로 인한 북한 농민생활의 변화", 『동방학지』, Vol.0 No.143, 2008, 336쪽; 1953년 근로자 및 부양가족은 2,932,730명, 1955년 3,747,243명으로 집계됐다. 조수룡, "북한의 전후 복구 3개년계획(1954~56) 수정과 1955년 봄 식량 위기," 『한국민족운동사연구』, 97, 2018, 256쪽.

1948.10.30 155만3,984명 (연인원 871만804명)	– 피보험자에 대한 무료치료 1,748,467명 – 부양가족에 대한 방조치료 1,021,968명 – 해산보조금 156명 – 피보험자에 대한 입원방조 25,333명 – 부양가족에 대한 입원방조 15,607명 – 휴양소 입소자 12,382명(1947년 9월말 기준) – 정양소 입소자 520명(1947년 12월말 기준) – 요양소 입소자 794명(1947년 9월말 기준)
1949.01.01~1949.09.30 연인원 10,426,600명	– 휴양자 수 36,944명 – 정양자 수 13,472명 – 의료상 방조 7,061,965명 – 산전산후휴가보조금 53,890명 – 해산보조금 861명

출처 : 1947년부터 1950년까지 『로동신문』에 게재된 기사를 참조해 정리.

사회보험 혜택 시작일인 1947년 1월 24일부터 8일 동안 1만 명에게 혜택을 제공했다. 의료 혜택은 약 7천 명이 받았다. 1947년 10월까지는 약 54만 명이 혜택을 누려 빠른 속도로 수급자가 증가하는 모습을 보였다. 1년 뒤인 1948년 10월에는 155만 명으로 수혜자는 3배로 증가했다. 흥미로운 점은 수혜자의 수를 마지막 자릿수까지 발표하는 꼼꼼함을 보여준 점이다. 이는 사회보험법의 시행으로 인한 혜택자의 지표 자체가 집권세력에게 중요한 선전 수단이었음을 보여준다.

〈표 3-3〉에 의하면 요양서비스는 1947년 4월부터, 휴양서비스는 5월부터 시작했다. 그리고 정양서비스는 1948년부터 언급했다. 그러나 1949년에는 휴양과 정양서비스 수혜자만을 집계하고 있어 초기에는 정양과 요양서비스에 대한 개념이 명확하지 않았던 것으로 보인다.

1947년 4월에 개소한 요양소는 초기 결핵 환자들을 수용했다. 그리고 1947년 5월부터 개소한 휴양소는 총 12개로 삭주, 주을, 신천의 3개 휴양소를 5월 24일에 가장 먼저 개소해 노동자들을 맞았다. 당시 정기휴가 대상자는 1947년도 인민경제계획 책임량 이상을 실행한 모범노동자와 사무원 등이었다. 대상자 중에는 광산과 탄광의 지하노동자, 공장의 유해노동자, 철도 및 체신기관의 기술기능자와 국가기관, 정당, 사회단체의 열성자, 농촌경제계획을 완수한 농민들을 포함했다.[360]

이렇듯 첫 휴양 혜택은 할당계획을 초과 완수한 모범노동자와 열성 농민들에게 우선적으로 혜택이 돌아갔다. 이는 관련 시설이 충분치 않았기 때문이었다. 다른 측면에서는 노동자들의 생산성을 높이는 방안이기도 했다. 즉, 정부 정책을 적극적으로 지지하고 실행한 열성자들에게 주는 포상의 개념으로 활용한 측면도 있었다.

1947년 5월 24일 주을휴양소는 첫 휴양생으로 노동자 38명, 사무원 5명, 문화인 1명 등 44명을 수용했다. 이들은 휴양소 진찰실에서 진찰을 받는 것으로 휴양생활을 시작했다. 이들 눈에는 흰 침대에 눈부시게 깨끗하고 화려한 담요와 이불을 갖춘 29개의 침실과 다양한 문화생활이 가능한 독서실, 오락실, 전망실 등을 갖춘 휴양소의 모습을 볼 수 있었다. 더불어 옥돌로 만들어진 욕탕에는 라듐 성분을 다량으로 포함한 온천이 노동자들을 기다렸다. 이들은 이곳에서 10일 동안 휴양했다.[361]

요양서비스는 노동자와 사무원 중 초기 결핵 환자들을 대상으로 했다. 1947년 한 해 해주요양소는 436명의 노동자와 사무원들을 치료했다. 1948년부터는 매달 평균 85명의 사회보험 환자가 입소했다. 요양소에 입소하기 위해서는 결핵심사위원회의 판정이 필요했다. 입소가 결정되면 기본적으로 2개월간 요양소를 이용할 수 있었다. 추가 요양이 필요한 경우에도 결핵심사위원회의 판정으로 연장할 수 있었다. 요양소에 입소하면 가래와 대변 및 엑스레이 검사를 진행하고 병의 정도

---

360 "근로하는 인민대중의 료양소와 휴양소개설", 『로동신문』, 1947.05.31.
361 "우리건국일꾼들을 맞이하는 사회보험 『주을』휴양소", 『로동신문』, 1947.05.29.

에 따라 의사가 조제한 약과 주사를 투약받았다. 환자들에게는 매일 3,500kcal의 영양가 높은 음식을 제공했다. 이는 일반인이 섭취해야 할 하루 2,800kcal에 비해 훨씬 많은 양이었다.[362]

1947년 북조선인민위원회 보건국은 효과적이고 체계적인 사업 보장을 위해 결핵 박멸사업과 결핵디스판셀(결핵전문진료소)을 연계하는 방안을 마련했다. 그 결과로 11월 26일 북조선중앙요양심사위원회를 조직해 12월 1일부터 사업을 개시했다. 이 조직은 당시 결핵디스판셀이나 김일성대학 의학부 폴리클리닉 결핵실에서 관리하던 환자를 대상으로 요양 여부를 판정했다. 또한 각 도(道)결핵디스판셀 내에 도(道)요양심사위원회를 조직해 해당 지역의 결핵사업에 대한 지도와 검열을 맡겼다. 중앙요양심사위원회의 중앙위원으로는 중앙결핵디스판셀 소장과 보건국 의무부장, 노동국 사회보험부장, 김일성대학 의학부 포리크리니크 결핵실 책임자, 북조선직업총동맹 대표로 구성했다. 중앙결핵디스판셀과 중앙요양심사위원회는 매월 1일과 15일 2회씩 정기적인 연석회의를 개최했다.[363]

요양심사위원회를 조직한 이후 본격적으로 활동을 시작한 1948년부터 요양 혜택을 받으려면 진단서와 의견서 및 엑스레이 사진 등을 이 위원회에 제출해 적격 여부를 판정받았다. 그런데 1947년 12월부터 1948년 초의 거의 비슷한 시기 『로동신문』에는 결핵심사위원회와 요양심사위원회를 동시에 언급했다. 이는 정식 명칭은 요양심사위원회였으나 결핵 환자의 판정 기관으로 결핵심사위원회라고 기사를 작성한 것으로 보인다.

---

362 "완비된 시설 속에서 료양받는 근로자들", 『로동신문』, 1948.02.03.
363 "결핵을 박멸하는 중앙료양심사위원회사업", 『로동신문』, 1947.12.10.

1948년부터는 정양서비스도 제공했다. 주로 증산과 건국사업에 과로한 노동자들의 건강 회복을 위해서였다. 정양생으로 선발된 사람들은 20일간 양질의 음식을 제공받으며 좋은 환경에서 휴식했다. 정양 기간 노동자들은 평균 1.5kg의 체중이 늘었다. 이들은 식사 때마다 흰밥에 고깃국, 다채로운 요리를 먹었다. 점심에는 우유와 과일 150g을 제공받았다. 식사를 마친 후에는 산책, 운동 등 자유시간을 갖거나 온천욕을 즐겼다.[364]

당시 대표적인 정양소로는 삼방정양소와 주을정양소를 꼽았다. 삼방정양소는 일제 강점기 특권계급들의 유흥지대인 삼방약수포에 설치한 시설이었다. 그리고 주을정양소는 온천으로 유명한 지역에 있던 시설로 일본 고위급들의 전용 별장을 개조해 운영했다. 이러한 시설에서 정양을 즐기며 혜택 받은 노동자들은 일제 때와는 다른 자신의 처지를 실감했고 혜택을 제공한 국가에 고마움을 느꼈다. 더 나아가 국가에 보답하기 위해 증산에 더욱 매진할 것을 맹세하며 정양소를 떠났다. 이렇게 노동자들은 스스로 인민 정권의 배려라고 인식하기도 했으나 북조선 당국은 노동자들이 이를 인식할 수 있도록 다양한 프로그램을 제공했다. 삭주휴양소 입소자들은 국가 배려에 대한 소감을 공유하는 좌담회에 참석해야 했다. 청수공장의 한 노동자는 "지배인으로부터 온천에서 10일간 휴양하라는 말을 들었을 때 꿈이 아닌가 생각했다."며 "공장 동무 8명이 함께 왔는데 훌륭한 식사와 완비된 시설, 직원들의 친절한 접대에 충심으로 감사드린다."고 소감을 피력했다. 수풍발전소의 노동자는 휴양생활을 통해 문화 수준을 높이고 건강을 증진해 향후 사업에 더욱 자신을 가지게 됐다며 국가의 배려에 더 큰 보답을 위한 노력을 다

---

364 "근로자의 락원 국영삼방정양소", 『로동신문』, 1948.06.24; "행복한 환경", 『로동신문』, 1949.01.08.

짐했다.[365]

〈시기Ⅰ〉기간, 이러한 시설과 혜택은 계속 확대됐다. 야외무도장, 골프장, 오락실 등 각종 문화시설을 더욱 완비했다. 입소자들에게 제공하는 식사와 부식물들을 자급자족하기 위해 채소밭과 과수원을 운영하고 돼지와 젖소, 닭, 오리 등을 기르며 점차 진화해갔다.[366]

북조선 당국은 사회보험 미가입 계층에도 휴양서비스를 제공했다. 대표적 계층으로 농민과 학생들이 대상이었다. 1947년 7월 6일부터 10일간 각 도(道)에서 선발한 150여 명의 농민이 내금강휴양소에서 휴양했다. 이들에게는 평생 처음으로 받는 국가적 혜택이었다. 평안남도 농민동맹은 휴양서비스를 받은 평안남도 농민 21명을 평양의 인민식당에 초청해 휴양 소감을 듣는 좌담회를 개최했다. 이들은 한결같은 목소리로 각종 편의시설로 꾸며진 휴양소에 대한 인상과 금강산에서의 휴양에 깊은 감사를 나타냈다. 더불어 이 모든 것이 "우리 김 장군의 덕"이라며 더욱 열심히 농사를 지어 조국에 보답할 것과 특히 현물세를 남보다 제일 먼저 내겠다고 목소리를 높였다.[367]

1947년부터 시작한 휴양 혜택은 새로운 집권세력이 인민들을 위한 정책을 취한다는 선전효과가 컸다. 그리고 처음으로 시작한 인민경제 발전계획에 따라 증산을 촉진하기 위한 동기부여를 제공하기도 했다. 또한 국가로서는 증산을 위해 노동자들의 건강을 적극적으로 담보할 필요가 있었다. 당시 제공한 휴양 혜택 등은 실제로 분명한 효과를 가져왔다. 혜택을 받은 노동자들은 양질의 음식을 먹고 충분한 휴식을 취하면서 체중 증가와 함께 건강 호전의 가시적 성과가 나타났다.

365 "좌담회 새로운 감격과 결의를 말하는 휴양자", 『로동신문』, 1947.05.30.
366 "인민정권의 고마운 시책 정휴양소의 시설을 확충", 『로동신문』, 1949.10.26.
367 "금강산휴양소에서 돌아온 평남 농민들의 좌담회", 『로동신문』, 1947.07.22.

학생들을 대상으로는 여름방학을 이용해 인민학교 아동부터 대학생에 이르기까지 전체 학생에게 휴양 혜택을 제공했다. 일반휴양과 특별휴양, 건강한 학생과 허약한 학생 등으로 나누어 서비스를 실시했다. 일반휴양의 경우 건강한 학생들이 대상이었다. 특별휴양은 학업성적이 우수하고 소년단지도사업에 열성적인 모범학생들로 조직했다. 이들은 외금강에 설립한 중앙소년단지도일군양성소에 입소했다. 각 도·시인민위원회 교육부장은 할당 정원 내에서 참가 학생을 선발해 7월 1일까지 교육국에 보고했다. 2기로 나누어 1기는 7월 25일부터 8월 8일까지, 2기는 8월 10일부터 25일까지 진행했다. 각 지역별 할당 정원은 평양시 30명, 황해도 30명, 함경남도 26명, 함경북도 24명, 강원도 24명, 평안남도 30명, 평안북도 36명 등 200명이었다. 이외에도 노동자 및 사무원의 자녀 중 학업성적이 우수하거나, 신체가 허약한 학생, 또는 가정형편이 어려운 학생을 선발하기도 했다. 이들도 할당 정원이 지역마다 정해져 있었다. 평양 93명, 평남 59명, 평북 93명, 함남 58명, 함북 83명, 황해 59명, 강원도 55명 등 500명으로 남학생과 여학생의 비율을 2대1로 선발할 것까지 규정했다.[368]

6·25전쟁 중에도 휴양서비스는 계속 이어졌다. 그러나 관련 시설들의 파괴로 휴양서비스를 사회주의 국가들이 담당했고 국제휴양이라는 이름으로 진행했다. 이는 주로 조선직업총동맹(이하 직총)이 주도했는데, 해당 국가의 연계기관과 국제연대 차원에서 이뤄졌다.

1951년 6월, 북조선 노동자들이 루마니아의 휴양소를 방문했다. 이는 루마니아 노동총연맹 집행위원회의 초청으로 추진했다.[369] 루마니아

368 "하기휴가를 리용해 학생들도 휴양시킨다", 『로동신문』, 1947.05.28.
369 "영웅적 조선로동자들을 루-마니아 휴양소에 초청", 『로동신문』, 1951.06.08.

휴양단은 북조선에서 처음으로 시행한 국제휴양서비스로 직총 간부와 국기훈장 제1급의 철도노동자 등 25명의 모범일군들로 구성했다. 이 중 5명은 여성이었다. 휴양단은 8월에 출발해 약 3~4개월 동안 휴양한 뒤 12월 4일 귀국했다.[370] 이들은 루마니아에 머물면서 휴양과 함께 수많은 환영대회와 좌담회에 참석해 미국과의 "영웅적 투쟁"을 소개하기도 했다.[371] 또한 루마니아의 원유, 금속공장과 발전소 등 현대적 시설의 공장들과 탁아소 등을 참관했다.[372] 루마니아 노동총연맹의 초청은 일회성 행사가 아니라 1952년에도 진행했다. 이때에는 28명의 노동자가 약 3개월 동안 휴양했다.[373]

국제휴양은 1953년에도 이어졌다.[374] 루마니아 외에도 중국과 몽골에서 진행했다.[375] 동독의 고등교육국 초청으로 동독에서도 행해졌는데, 대상은 소련에서 유학 중이던 북조선과 중국의 학생들이었다.[376]

무상치료와 정양·요양·휴양 혜택은 사회보장법을 근거로 제공하기도 했다. 이는 1951년 8월 30일 내각 결정 322호로 〈국가사회보장에 관한 규정〉을 채택하면서 시행했다. 대상자는 독립 국가 건설과 6·25 전쟁 과정에서 병을 얻었거나 부상에 따른 노동능력 상실자 및 연로자, 사망 및 행불자의 유가족들이었다. 사회보장 규정에는 "동 법에 규정

---

370 "루-마니아 휴양소에 초청받은 조선로동자 일행 출발", 『로동신문』, 1951.08.23.

371 "루-마니아 휴양중이던 조선 로동자들 귀국", 『로동신문』, 1951.12.06.

372 "루-마니아 방문 휴양단 현경순 단장의 귀환담", 『로동신문』, 1951.12.10.

373 "루마니야 방문 조선 로동자 휴양단 출발", 『로동신문』, 1952.07.24.

374 "조선 로동자 휴양단을 루마니야에서 또 초청", 『로동신문』, 1953.07.02.

375 "중국 홍성휴양소에서", 『로동신문』, 1952.01.13; "우방 몽고를 방문 중이던 조선 로동자 휴양단 귀환", 『로동신문』, 1952.10.14; "전국 몽고 직맹 중앙 평의회에서 조선 로동자 휴양단을 또 초청", 『로동신문』, 1953.05.02; "제2차 몽고 방문 휴양단 출발", 『로동신문』, 1953.07.26.

376 "독일에서 휴양 중이 조선학생들 「괴테의 집」을 참관", 『로동신문』, 1952.08.17.

된 사회보험에 의한 보장을 포함하는 것"이라고 정의해 대상자들에게 무상치료와 정양 등의 혜택이 주어졌다. 그러나 사회보장의 주목적은 대상자의 장애 정도와 노동능력에 따라 적합한 직업을 제공하거나 기능 습득의 기회를 보장하는 데 있었다. 물론 북조선은 이 의도를 숨기지 않았다. 불편한 신체조건을 가진 인민들도 최대한 활용해 그들의 노동능력을 "조국의 민주건설"에 인입하고자 했다. 이에 사회보장의 3가지 형태 중 기본적 형태를 직업보장에 두었다. 이외에 두 번째 형태로는 현금 및 현물을 제공했고 마지막 혜택은 국가보호시설 수용이었다.[377]

제4절 보건의료의 재정적 지원

국가의 정책을 실현하려면 다양한 자원을 투입해야 한다. 그 자원 중 중요한 요소가 재정적 뒷받침이다. 특히 보건의료 기반이 거의 없이 초기부터 국영 보건의료체계를 대거 구축한 북조선의 경우 필요한 자금의 규모는 방대할 수밖에 없었다. 하지만 현재까지 보건의료 재정에 대해 거의 밝혀진 바가 없다. 북조선 당국이 유일하게 공개하는 국가예산에도 구체적 항목을 일목요연하게 보여주지 않기 때문에 국가적 지원을 확인하는 것은 어렵다. 이에 북조선 당국이 기존에 발표한 예산과 『로동신문』 기사에 드러난 자료들을 통해 북조선 당국의 보건의료 재원 조달 방법을 확인해봤다.

---

[377] "조선민주주의인민공화국 내각 결정 제322호, 국가사회보장에 관해", 『로동신문』, 1951.09.10; "「국가사회보장에 관해」(1951년 8월 30일 내각 결정 제322호)의 별지, 국가국가사회보장에 관한 규정", 『로동신문』, 1951.09.11.

1. 국가예산

북조선만을 한정해 독자적 예산 수립 문제를 논의한 시작점은 1945년 10월 평양에서 개최한 [5도 인민위원회 연합회의]에서였다. 회의 결정사항으로 시·군·면 단위까지 인민위원회를 조직하기로 하면서 이를 재정적으로 뒷받침할 예산문제를 논의했다. 회의 참석자들은 재정분과, 산업분과 등으로 나누어 총회에 제출할 결정서를 준비하면서 각 도의 재정일군들이 참여해 각 도의 예산뿐 아니라 북조선 전체 종합예산을 편성하는 문제를 토론했다. 이러한 과정을 거쳐 1945년 11월부터 1946년 3월까지를 회계연도로 구성한 북조선 최초의 종합예산을 편성했다. 이를 세부적으로 살펴보면 〈표 3-4〉와 같다.

〈표 3-4〉 세입·세출 예산(1945.11.01~1946.03.31)

세입 예산						
과목	중앙		지방(도)		합계	
	금액(원)	(%)	금액(원)	(%)	금액(원)	(%)
조세	72,951,000	82	21,004,000	14	93,955,000	40
재산 및 기업 수입	12,700,000	14	6,865,000	5	19,565,000	8
영조물(營造物)	3,874,000	4	5,304,000	4	9,178,000	4
잡수입	0	0	56,404,000	38	56,404,000	24
도채	0	0	57,549,000	39	57,549,000	24
합계	89,525,000	100 (38)	147,126,000	100 (62)	236,651,000	100 (100)

세출 예산						
과목	중앙		지방(도)		합계	
	금액(원)	(%)	금액(원)	(%)	금액(원)	(%)
정무비	79,267,000	89	21,138,000	14	100,405,000	42
교육비	3,800,000	4	11,478,000	8	15,278,000	6.5
보건후생비	0	0	**11,896,000**	8	**11,896,000**	5
산업비	0	0	21,173,000	14	21,173,000	9
건설비	440,000	–	10,517,000	7	10,957,000	5
잡지출	6,018,000	7	67,383,000	46	73,401,000	31

| 도채 | 0 | 0 | 3,541,000 | 2 | 3,541,000 | 1.5 |
| 합계 | 89,525,000 | 100 (38) | 147,126,000 | 100 (62) | 236,651,000 | 100 (100) |

출처 : 국사편찬위원회, 『북한관계사료집 13』, 국사편찬위원회, 1992, 228쪽.

당시 예산은 중앙과 지방예산으로 분리했고 그 비율은 약 4:6이였다. 지방예산이 더 많았던 상황으로 당시 권력이 중앙이 아닌 지방으로 분산해 있었음을 보여준다. 지출 중 정무비가 42%로 가장 많았다. 정무비는 새로운 정권기관 및 각급 인민위원회 경비 지출항목으로 초기 조직 구성과 운영에 많은 비용을 소요했음을 나타내는 지표였다. 보건의료 관련 예산은 보건후생비로 과목을 정했다. 중앙지출 없이 모두 지방예산에서 지출했으며 전체 지출의 5%를 차지했다.

1946년 2월 북조선임시인민위원회 성립 이후 다시 예산을 수립했다. 이를 4월 14일 『정로』에 '세입·세출 예산표'로 게재했다. 그 내용은 아래와 같다.

〈표 3-5〉 세입·세출 예산표(1946.04.01~1946.12.31)

세입부			지출부		
과목	금액(원)	(%)	과목	금액(원)	(%)
조세수입	471,601,370	76	회의비	1,348,000	0.2
전매수입	33,000,000	5	국세조사비	971,400	0.2
교통사업수입	56,000,000	9	재무비	164,136,363	26.3
잡수입	63,535,912	10	교육비	118,557,498	19.0
합계	624,136,669	100	**보건비**	**38,538,987**	**6.2**
			사회사업비	2,640,000	0.4
			체신사업비	10,000,000	1.6
			국영사업비	100,000,000	16.0
			수리사업비	50,000,000	8.0
			산업조성비	36,345,469	5.8
			건설비	36,985,653	6.0
			잡지출	6,908,299	1.0
			예비비	57,705,000	9.3
			합계	624,136,669	100

출처 : "북조선임시인민위원회 1946년도 예산성립," 『정로』, 1946.04.14.

이 예산의 회계연도는 4월부터 12월까지 9개월 기간으로 상정했다. 세입의 약 80%가 조세수입이었다. 지출항목 중 보건비는 6.2%로 38,538,987원을 계획했다. 보건비의 세부 내역으로는 위생방역비, 방역연구비, 의료부속병원비, 보건기관설치비, 의사양성소, 체력검사비, 지방보건보급품, 보건잡비 등이었다.[378]

〈표 3-5〉에서 세입부의 총합계는 624,136,669원이나 실제 각 항목을 합하면 624,137,282원으로 613원의 차이를 보였다. 이러한 계산상의 오류는 수시로 발생했다. 1948년 정식 국가 수립 이후 최고인민회의가 발표한 예산도 숫자 오류가 나타났다. 당국 발표 자체의 오류인지 신문 등에 게재하는 과정에서의 오류인지는 정확하지 않으나 초기의 혼란을 반영한다고 할 수 있다.

『정로』에 발표한 1946년의 예산은 중앙예산만을 게시했다. 그러나 1946년 예산도 역시 중앙과 지방예산으로 나누어 수립했다. 그 비율은 약 7:3이었다. 1945년 발표한 예산과는 달리 중앙예산을 대폭 확대했다. 이는 급속한 중앙으로의 권력 이동을 보여주는 지표였다. 보건비도 첫해에는 모두 지방예산으로 충당했으나 중앙예산에서 41,178,000원(7%), 지방예산으로 14,252,000원(5%) 등 총 55,430,000원(6%)을 상정했다. 그러나 이 예산은 실제 집행과정에서 대폭 증가해 보건비와 교육비를 합쳐 전체 지출의 32%를 차지하는 447,587,000원으로 결산했다.[379] 북조선 당국은 초기 보건비를 전체 예산의 5~6%로 상정했던

---

378 한림대학교 아시아문화연구소, 『북한경제통계자료집 1946·1947·1948년도』, 113~147쪽.

379 전현수는 러시아 대외정책문서보관소의 자료를 추가해 1946년의 국가예산의 계획과 결산을 재구성했다. 그러나 이 자료는 『정로』에 발표한 수치와 일치하지 않았다. 전현수의 자료는 중앙예산의 보건비가 41,178,000원이었으나 『정로』의 게시 지표는 38,538,987원이었다. 다만 사회사업비 2,640,000원을 합하면 41,178,987원

것으로 보인다.

1947년 2월 27일 제26차 북조선인민위원회에서는 1947년도 종합예산안을 결정해 공표했다. 이 종합예산은 1월 1일부터 12월 31일까지의 회계연도로 전체적 재정계획 아래 종합적으로 편성한 첫 예산이었다. 1946년 예산안과 비교하면 과목의 항목도 많이 달라졌다. 세입부는 조세수입을 직접세와 간접세로 세분했다. 전매수입은 국영기업 이익공제 수입으로 변경했다. 지출부에서는 보건비가 교육, 보건, 사회사업비 등을 포함해 사회문화사업비로 통합했다. 1947년 종합예산안의 사회문화사업비는 24.8%였다.[380] 1947년도에도 중앙과 지방예산의 비율을 7:3 정도로 유지했다. 사회문화사업비는 중앙예산으로 744,342천 원 (17%), 지방예산으로 876,153천 원(39%) 등 총 1,620,495천 원으로 전체 지출의 약 25%를 차지했다.[381] 이 수치는 바로 전해 예산인 〈표 3-5〉에서 교육비 19%와 보건비 6.2%, 사회사업비 0.4%의 총합계인 25.6%와 비슷한 비율이었다. 따라서 1947년도에도 보건비가 전체 예산의 6%였음을 유추할 수 있다.

1948년 9월 2일부터 10일까지 제1차 최고인민회의를 개최해 헌법을 제정하면서 정식 국가를 창설했다. 이때 채택한 첫 헌법의 제7장에 국가예산에 대해 다음과 같이 규정했다.

제95조 국가예산의 근본목적은 일체 국가재산을 종합해 위력 있는 민족경제를 조직하며 문화 및 인민의 생활을 향상시키며 민족보위를 공고화하는 데 있다.

으로 비슷한 숫자를 나타냈다. 하지만 명확하게 설명되지 않은 부분이 많았다. 이에 전체적 비율과 경향성을 확인하는 수준에서 만족할 수밖에 없었다. 전현수, "해방 직후 북한의 국가예산(1945~1948)", 191~194쪽.

380 "사설, 1947년도 북조선종합예산의 사명의 중대성", 『로동신문』, 1947.03.14.
381 전현수, "해방 직후 북한의 국가예산(1945~1948)", 197쪽.

제96조 국가예산은 매년 내각이 편성해 최고인민회의의 승인을 받아야 한다.

제97조 국가의 수입 및 지출은 유일국가 예산에 통합된다.

제98조 일체 주권기관은 국가예산에 규정하지 아니한 지출을 할 수 없다. 일체 주권기관은 재정규율에 복종하며 재정계통을 공고히 해야 한다.

제99조 국가재정의 절약 및 합리적 이용은 재정활동의 근본원칙이다.[382]

이에 따라 국가예산은 최고인민회의에 보고해 대의원들의 토론을 거쳤다. 그리고 최종 승인 뒤 법령으로 발포했다.

정식 국가 창건 이후 수립한 1948년도 종합예산은 중요한 예산 수립 총괄 방향으로 사회문화사업 보장을 강조했다. 이에 사회문화사업비가 크게 늘었다. 1947년 결산액 1,875,968천 원에서 43%가 증가한 2,691,518천 원(중앙 1,210,200천 원(17%), 지방 1,481,318천 원(41%))으로 전체 지출의 25%를 계획했다. 1947년과 비율은 같으나 예산 규모가 많이 증가했다.[383]

6·25전쟁이 발발했던 1950년에는 2월 24일부터 3월 3일까지 제1기 제5차 최고인민회의를 통해 1950년 국가종합예산에 관한 법령을 채택했다. 이렇게 법령이라는 형식을 취한 이유는 더욱 강력한 절대성을 부여한 것으로 수립한 예산대로의 집행을 강조한 의미였다.

이 법령에 따르면 노동자와 기업 및 기관으로부터 납부 받은 사회보험료를 국가예산 세입부에 포함했다. 지출부에서 사회문화사업비는 교육, 보건, 사회보험, 사회사업, 문화선전, 출판, 간부양성의 세부항목으로 구성했다. 이 중 보건사업비의 경우 1949년도보다 413,760천 원이 증가한 1,147,638천 원의 지출을 예정했다.[384] 그러나 보건사업비를

---

382 국토통일원, 『북한최고인민회의자료집 제1집』, 113쪽.

383 전현수, "해방 직후 북한의 국가예산(1945~1948)", 200~202쪽.

384 "복리증진위한 공채발행을 기쁨으로써 고대하고 있다", 『로동신문』, 1950.04.05.

전체 예산 합계의 백분율로 환산하면 4.3%로 초기 예산 비율 5~6%와 비교하면 금액은 증가했으나 전체 예산에서 차지하는 비중은 줄었다.

〈표 3-6〉 1950년 국가종합예산에 관한 법령

세입부			지출부		
과목	금액(원)	백분율(%)	과목	금액(원)	백분율(%)
직접세	6,160,648,000	23.0	인민경제지출	10,934,085,000	40.9
거래세 및 이익공제수입	12,412,139,000	46.4	사회문화사업비	5,659,944,000	21.2
관세 인지	531,884,000	2.0	-교육사업	2,967,231,000	11.1
사회보험료	922,514,000	3.5	-보건사업	1,147,638,000	4.3
국유자산수입	65,298,000	0.3	-사회보험	838,654,000	3.1
기타 세외수입	1,405,143,000	5.3	-사회사업	102,498,000	0.4
회수금	1,481,500,000	5.5	-문화선전사업	339,597,000	1.3
전년 잉여금	1,243,622,000	4.7	-출판사업	25,262,000	0.1
차관	1,000,000,000	3.7	-간부양성	239,064,000	0.9
공채	1,500,000,000	5.6	국가운영비	4,480,811,000	16.8
합계	26,722,748,000	100	민족보위비	4,305,400,000	16.1
			예비비	1,342,528,000	5.0
			합계	26,722,768,000	100

출처 : 국토통일원, 『북한최고인민회의자료집 제1집』, 610~611쪽.

1950년에 발표한 국가종합예산의 과목은 이후 큰 변화 없이 유지했다. 그러나 인민경제지출, 사회문화사업비 등의 세부 내역을 드러내지 않고 발표하는 경우가 많았다. 이마저도 전쟁 발발로 이 회의를 마지막으로 최고인민회의를 개최하지 않아 국가예산에 대한 발표도 없었다.

국가예산의 경우 세세한 항목별 지표를 공개해도 자료의 방대함으로 인해 세부적 지표의 정확성과 숨겨진 의미 및 의도를 짚어내기가 상당히 어렵다. 더구나 지표를 명확하게 발표하지 않은 북조선의 국가예산으로는 보건의료 재정을 일목요연하게 살펴보는 것은 불가능했다. 금액을 발표했던 초기의 경우에도 발표한 금액이 예산 지표인지, 최종결산 전의 예비적 결산인지, 또는 최종결산 지표인지 같은 해의 자료라도 그 기준이 다양했다. 또한 이 수치를 인용하는 인사들도 어떤 기준에 따른 지표인지 정확히 밝히지 않고 숫자를 언급해 혼란은 가중될 수밖에 없었다. 이에 더해 북조선은 1960년부터는 금액이 아닌 비율로만 지표를 발표해 더욱 구체적 금액을 파악하기가 어려웠다.

그러나 1960년 2월 개최한 최고인민회의 제2기 7차 회의 때, 1951년부터 1960년까지의 사회문화시책비와 그 세부 내역인 보건사업비의 결산 내역을 공개했다. 이는 당시 회의의 주요 안건으로 인민보건사업 강화에 관한 건을 집중 논의한 결과였다. 인민보건사업에 대한 향후 계획을 수립하는 과정에서 그동안 추진했던 사업의 평가 자료로 보건비에 대한 결산 내역을 중요 자료로 제출한 것이었다. 그 자료는 〈표 3-7〉과 같다.

〈표 3-7〉 1951~1960년 사회문화시책비 및 보건비 내역　　　　　단위: 원

항목 \ 년도	1951	1952	1953	1954	1955
사회문화시책비	29,000,000	43,000,000	56,000,000	79,000,000	95,000,000
보건사업비	6,000,000	10,000,000	15,000,000	18,000,000	19,000,000
비율(%)	20.69	23.26	26.79	22.78	20.00
항목 \ 년도	1956	1957	1958	1959	1960
사회문화시책비	121,000,000	177,000,000	247,000,000	392,000,000	502,000,000
보건사업비	23,000,000	35,000,000	56,000,000	92,000,000	120,000,000
비율(%)	19.01	19.77	10.53	23.47	23.90

출처 : 국토통일원, 『북한최고인민회의자료집 제2집』, 614쪽.

〈표 3-7〉의 지표는 십만 단위에서 반올림한 수치로 1957년의 『조선

중앙연감』에 게재한 결산 지출에 의하면 1953년 5,597,341원(11.3%), 1954년 7,922,888원(8.6%), 1955년 9,510,304원(9.5%)이었다. 괄호안의 비율은 전체 지출 결산 대비 사회문화시책비 지표이다. 1956년은 집행예정액 기준으로 12,118,785원(12.7%)로 보고했다. 이는 화폐개혁 전의 단위로 1960년의 최고인민회의 발표 때에는 이를 감안해 표시했다. 이렇게 북조선 당국이 공개한 여러 수치를 참고해 관련 자료를 정리한 결과 〈시기Ⅰ〉의 보건의료와 관련한 국가예산은 〈표 3-8〉과 같이 정리할 수 있다.

〈표 3-8〉〈시기Ⅰ〉세출총액 중 보건비 비율(%)

연도	세출총액	사회문화비	보건비	사회문화비 중 보건비 비율
1946	100	25.6/22.1*	6.2	24.1
1947	100	24.8	-	-
1948	100	25.2	5.1	20.2
1949	100	19.3/19.2*	4.8	24.9
1950	100	21.2	4.3	20.3
1951	100	-	-	20.7
1952	100	-	-	23.3
1953	100	11.3	-	26.8

출처 : 조선민주주의인민공화국 국가계획위원회 중앙통계국, 『1946~1960 조선민주주의 인민공화국 인민경제발전 통계집』, 국립출판사, 1961년, 30쪽; 국토통일원, 『북한최고인민회의자료집 제2집』, 614쪽; 『조선중앙연감』1949~1954년판 등의 자료를 토대로 재정리. * 같은 시기에 발표한 다른 지표는 함께 게시했다.

6·25전쟁 전까지는 세출 총액에서 보건비가 차지하는 비율은 약 5~6% 수준이었다. 그러나 그 이후에는 4% 수준으로 떨어졌다. 보건비를 포함한 사회문화비는 평균 25%로 책정했으나 1953년에는 그 비율이 11.3%로 대폭 줄었다. 이에 사회문화비 속에 포함한 보건비도 4%보다 더 떨어졌을 확률이 높다. 전쟁은 보건의료와 관련한 예산에

도 큰 영향을 미쳤던 것이다.

〈시기 I〉의 보건의료 예산을 소련의 사회복지 예산 중 의료비 지출 예산과 비교한 결과, 소련은 1940년에 의료비 비율이 21.7%였다. 1950년에는 16.9%, 1955년 18.9%로 약 20% 수준을 유지했다.[385] 이 지표를 통해 북조선 보건 당국자들은 사회주의 보건의료체계를 상정하며 소련의 예산 비율을 참고했을 개연성도 재기할 수 있다. 비슷한 시기 북조선에서도 사회문화비 중 보건비 비중을 20%대로 유지했기 때문이었다.

2. 수출입

『로동신문』은 의약품이나 의료장비 등 보건의료서비스 제공에 필요한 물자를 수출입으로 확보하는 소식을 보도했다. 〈시기 I〉에는 관련 기사가 1건에 불과했다. 그러나 〈시기 II〉, 〈시기 III〉에는 각각 24건으로 증가했다. 자국 내에서 확보하지 못하는 물자들은 해외에서 수급하는 것이 당연했다. 특히 북조선의 무역은 국가가 독점적으로 수행하는 구조였다. 그리고 계획에 따라 국가재정으로 행해졌기 때문에 재정적 지원에 포함해 살펴보았다.

북조선이 통상관계를 개시한 첫 국가는 역시 소련이었다. 소련과는 1949년 3월 17일 [경제적 및 문화적 협조에 관한 협정]을 체결하면서 무역을 시작했다. 1948년 북조선의 국가 창건과 동시에 소련군은 모두 철군했고 바로 다음 해에 국가 대 국가로의 통상관계를 정식으로 수립한 것이었다. 협정 체결 이후 무역 총액이 4배 이상 상승했다. 1946년 양국의 무역 총액을 100이라고 할 때 1949년에는 459.8%로 4.6배가 증가했다. 북조선의 수입 물자는 1946년 대비 산업자재는 2,083%, 생

---

385 김진숙 "북한 '약학부문사업'과 보건의류 연구" 27쪽.

활필수자재는 250%로 확대했다. 수출 물자로는 유색금속(822%)과 흑색금속(395%), 화학제품(826%) 등을 거론했다.[386]

북조선은 소련과 통상관계를 맺기 전에도 무역을 통해 보건의료 관련 물자를 확보했다. 1946년 보건국은 "긴급히 요구되는 의약품의 경우 응급대책으로 소련으로부터 수입해 공급했다."고 밝혔다.[387] 특히 소련에서 공수한 소련제 의약품과 의료기구 및 의료장비들은 이미 북조선 전역에 설치한 소련적십자병원에서 원조로 기부 받아 사용 중이었다. 북조선 보건의료 당국자들은 성능이 입증된 소련의 보건의료 물자들을 수입으로 확보하고자 노력했다. 그러나 이러한 정상적인 통상관계는 6·25전쟁으로 중단됐고 소련으로부터 해방 직후와 같이 원조를 받는 관계로 다시 회귀했다.

3. 대외원조

대외원조는 해방 직후부터 북조선 보건의료에서 중요한 자리를 차지했다. 특히 해방과 함께 주둔한 소련의 원조는 절대적이었다. 우선 보건의료 부분의 가장 큰 원조는 1946년부터 운영하던 15곳의 소련적십자병원을 1949년 11월 12일 북조선에 무상으로 양도한 것이었다. 소련적십자사병원 양도 조인식은 보건성에서 열렸으며 보건부상 리동화가 참석해 조인서에 서명하고 소련 측에 감사장을 전달했다.[388]

북조선과 소련은 1948년 9월 9일 국가 수립 전부터 소련군의 철군에 대해 논의했다. 그리고 같은 해 연말을 기해 완전히 철수하기로 결

---

[386] "조쏘무역은 날로 발전되고 있다", 『로동신문』, 1950.03.17.
[387] "보건국의 사업경과", 『정로』, 1946.03.29.
[388] "쏘련적십자사병원 15개소 공화국정부에 무상으로양도", 『로동신문』, 1949.11.19.

정했다. 철군 이후 소련과의 원조관계를 마감했다.

이렇게 6·25전쟁 전까지 북조선에 원조를 제공한 국가는 소련이 유일했다. 그러나 전쟁 발발로 대외원조의 공여국은 사회주의 국가들로 확대했다. 전쟁 기간 『로동신문』에 게재한 보건의료 관련 대외원조 개요는 다음 〈표 3-9〉와 같다.

〈표 3-9〉 사회주의 국가들의 보건의료 관련 대외원조 개요

일시	원조국	물자 내역
1950.	헝가리, 중국, 동독	헝가리, 1950년 7월 첫 의료단 파견과 함께 2천 명 수용 가능한 병원의 일체 설비품, 4차량의 의약품 / 중국, 1950년 8월 134상자의 약품 / 동독, 1950년 12월 전염병예방주사약 및 구급약 등 159상자
1951.01.	폴란드	부상병들과 부상 전재민들 후송용 위생비행기 2대
1951.03.	체코슬로바키아	1개 화차(기차)에 의약품과 고가의 의료기구, 여성들이 정성으로 제작한 환자내의
1951.03.	폴란드, 동독	폴란드, 의약품 27상자, 치료기구 6상자 / 동독, 의약품 100여 상자, 치료기구 4상자
1951.05.	루마니아	의료단과 함께 7차량의 의료품(1,040여 상자), 2차량의 약품, 2차량의 야전병원시설, 1대의 위생차
1951.05.	폴란드	82개 차량의 구호물자 중 의약품 1차량
1951.09.	동독	의약품 1,893상자, 최신 시설을 갖춘 야전병원차 2대
1951.09.	폴란드, 동독, 알바니아, 오스트리아	폴란드, 9월 초순 각종 의약품 및 화학약재 381상자, 중순에 의약품 1차량, 하순에 의약품 44톤 / 동독, 9월 중 3차에 걸쳐 의약품 749상자 / 알바니아, 위생자동차 5대 / 오스트리아, 의약품과 현금 10만 원
1951.10.	불가리아	8화차 분의 의료기재와 약품 190상자, 병원용 비누 40상자, 천막 및 그 부속품 296조, 담가 61개 등으로 이 물자는 2개의 종합병원을 새로 건설할 수 있는 분량의 물자
1951.	소련, 헝가리, 동독, 프랑스	소련, 의약품 787상자 / 헝가리, 의약품과 의료기구 / 동독, 위생자동차 1대 / 프랑스, 의약품 1상자 / 세계민청에서도 의약품 2상자
1952.02.	헝가리	의약품(호무마링) 등 14개 화차
1952. 01~02.	폴란드, 동독	폴란드, 의약품 1차량 / 독일, 위생자동차 5대, 의약품 1차량
1952.05.	체코슬로바키아	8차량의 의료기자재 및 의약품과 함께 30명으로 구성된 의료단 파견

1952. 01.~05.	불가리아	식료품 2만9천8백여 상자, 일용품 7천3백70여 상자, 피복류 1천3백여 상자, 신발 4백60여 상자, 많은 의약품을 포함한 142차량의 원호물자
1952.06.	중국	반세균 의약품과 기자재
1952.06.	루마니아, 동독, 헝가리, 폴란드, 체코슬로바키아	루마니아, 의약품 및 의료기구 14차량 / 동독, 의약품 및 의료기구 18차량 / 헝가리, 의약품 및 의료기구 6차량 / 폴란드, 의약품 및 의료기구류 7차량 / 체코슬로바키아, 의약품 67상자

출처 : 1950년부터 1953년까지 『로동신문』에 게재된 기사를 참조해 정리.

사회주의 국가들이 제공한 원조에는 물자 지원과 함께 자국의 의료인들을 파견하는 인적 지원도 병행했다. 이러한 원조를 북조선에 제공하기 위해 사회주의 국가들은 모금운동을 비롯해 다양한 방법으로 자금을 마련했다. 루마니아는 민주여성동맹과 적십자사가 원조운동을 주도했다. 이들은 모금을 위해 루마니아의 8개 지구에서 135회의 집회를 개최했다.[389]

체코슬로바키아 직업총동맹위원회는 각 기업소, 공장, 농촌 등에서 "미제국주의의 강도적 무력침공"을 항의 규탄하는 집회를 개최했다. "공동의 원수"를 격멸하기 위한 돌격대를 조직해 생산 배가 운동을 전개했다. 이 운동에는 거의 모든 노동자가 참여했고 시간 외 노동을 통해 얻은 소득으로 원조물자를 마련했다.[390]

폴란드는 1951년 7월 10일부터 1주일간을 조선원조주간으로 설정해 캠페인을 진행했다. 약 30만 명 이상의 인민이 참가해 많은 원호물자를 수집했다. 탄광노동자들은 "조선 원조 투쟁"이라는 구호를 내걸고 자기들의 계획을 70% 이상 초과 완수해 얻은 금액 전부를 원호물자 구입에 제공했다. 특히 공장, 기업소, 농촌 등에서는 김일성 부리가다(작

---

[389] "체코슬로바키아및 루-마니아에서 조선인민원조운동을 광범히 전개", 『로동신문』, 1951.01.23.

[390] "체코슬로바키야 인민들의 거대한 원조", 『로동신문』, 1952.05.09.

업반), 조선 부리가다 등을 조직해 증산 경쟁을 전개했다. 이렇게 마련한 자금으로 전쟁 첫해에만 비누 700상자, 붕대 103상자, 의약품 27상자, 의료기구 6상자, 위생기구 등을 지원했다.[391]

사회주의 진영은 6·25전쟁을 자본주의 국가들을 반대하고 증오하는 기재로 활용하는 한편, 노동자들의 적개심을 증산의 동력으로 이용했다. 특히 1951년 미군의 세균무기 동원이 기정사실로 드러나며 사회주의 국가들은 의료단 파견과 보건의료 물자 지원을 확대했다. 1952년 6월, 중국은 세균을 퇴치할 의약품과 기자재를 보건성에 기증했다. 물자 중에는 자동차 15대, 액체 분무기 2백 대, 각종 실험기구, 주사기, 살충제 등을 포함했다.[392]

각 나라에서 보내온 구호물자들은 평양의 중앙전재민구호위원회로 집결해 수량을 확인하고 분류를 거친 뒤 각 도의 전재민구호위원회로 배당하는 과정을 거쳤다. 의약품 등의 보건의료 물자는 야전병원과 후방 인민병원에 분배했다.[393] 또한 구호물자들을 보건의료인들에게 전달하기도 했다. 자강도 전재민구호위원회는 각계각층에 물자를 분배하면서 보건일군들에게 의류 1백여 점을 공급했다. 양복을 받은 의료인들은 감사에 보답하기 위해 더욱 "의료방역 투쟁에 분투할 것"을 맹세했다. 그리고 감사의 서신을 작성해 공여국에 전달하기도 했다.[394] 이렇게 북조선 당국은 원조물자를 전재민뿐 아니라 중요한 역할을 담당한 직군이나 모범적 활동을 보인 인사들에게 배포해 더 높은 열성을 발휘하도록 유도하는 데도 활용했다.

391 "형제적 파란인민의 거대한 원조", 『로동신문』, 1952.04.20.

392 "중국 형제들로부터 반세균 의약품과 기자재 다량 기증", 『로동신문』, 1952.06.16.

393 "루-마니아인민들로부터 보내여온 구호물자 각 지방에분배", 『로동신문』, 1951.05.15.

394 "자강도 보건 및 축산 일꾼들에게 다량의 구호 물자를 분배", 『로동신문』, 1952.06.19

북조선 당국은 원호물자를 전시하는 전람회를 개최하기도 했다. 평양시 전재민구호위원회는 1951년 7월 9일 오후 5시에 현품전람회 개관식을 시작했다. 개관식에는 박헌영 부수상 겸 외무상 등 주요 정부 관계자 다수가 참석했다. 전람관은 소련관, 중국관, 파란관(폴란드), 웽그리아관(헝가리), 루마니아관, 체코슬로바이키아관, 불가리아관, 독일관, 몽고관(몽골), 불란서관 등을 설치해 각국이 지원한 물자를 전시했다.395 전람회는 8월 10일까지 열렸다. 개관 첫 주에 1만여 명의 시민들이 다녀갔고 매일 수천여 명이 관람했다. 이를 통해 인민들은 '형제국가'의 열렬한 성원과 원조에 다시금 감격하며 승리에 대한 자신감을 더욱 굳게 다졌다.396

1953년 7월 전쟁이 끝난 이후에도 사회주의 국가들은 대외원조를 지속했다. 그러나 지원물자와 원조의 내용에는 변화를 보였다. 그 방향은 파괴된 북조선의 경제를 복구하는 개발원조의 성격으로 전환했다.

1953년 7월 28일, 폴란드는 북조선 경제를 복구하기 위한 원조 제공 결정서를 채택했다. 결정서를 토대로 폴란드는 기계와 시설 등을 제공해 일부 공업기업소와 도시들을 복구하기로 했다.397 8월, 헝가리 내각에서도 1953년 내로 공업시설과 소비품을 제공하고 파괴된 도시와 농촌들을 재건하며 공장 및 제조소의 복구를 결정했다.398

당시 보건의료와 관련해 언급한 원조로는 헝가리 건축 부문 노동자들이 농촌 진료소 등 각종 건물의 설계도를 제공하는 방안을 포함했

395 "각국원호물자 현품전람회 개관", 『로동신문』, 1951.07.11.

396 "각국 원호물자 전람회 성황", 『로동신문』, 1951.07.28.

397 "파란 내각 상임 위원회에서 조선 민주주의 인민 공화국에 원조를 줄데 대한 결정 채택", 『로동신문』, 1953.08.03.

398 "웽그리야 인민 공화국 내각 조선 인민의 복구 사업을 원조할 데 대한 결정 채택", 『로동신문』, 1953.08.09.

다.[399] 폴란드의 건축설계사무소도 문화궁전 등 대규모 건물의 건축기술설계를 무상으로 제작할 것을 결정했다. 그리고 학교와 병원의 설계 문건을 제작해 제공했다.[400]

소련은 1953년 8월, 최고소비에트 제5차 회의를 통해 10억 루블의 무상원조를 결정했다.[401] 북조선은 이 원조를 활용해 파괴된 경제의 복구와 장래 공업 발전을 위한 기본 토대인 김책제철소, 성진제강소, 남포제련소, 흥남화학공장, 승호리시멘트공장, 수풍발전소 등을 복구할 계획이었다. 더불어 전쟁으로 파괴된 교육 및 보건사업을 위한 활용도 예정했다.[402] 소련의 대외원조 규모가 확정된 이후 그 이용에 관한 구체적 문제를 논의하기 위해 1953년 9월 김일성은 직접 소련을 방문했다. 방문을 통해 과거 다년간 받아온 채무액의 반 이상을 삭감 받았다. 또한 잔여분의 보상 개시 기한을 연기하는 등 그 조건을 더욱 유리하게 조정하기도 했다.[403]

1953년 합의한 국가별 대외원조 내역은 다음과 같다.

〈표 3-10〉 1953년 합의한 국가별 원조 내역   단위: 백만 루블

구분	무상원조		차관의 탕감 또는 상환 연기	합계
	금액	비율(%)		
소련	1,000	35.6	371	1,371
중국	1,600	57.0	1,450	3,050

---

399 "우리의 복구 사업을 웽그리야 근로자들 원조", 『로동신문』, 1953.08.17.

400 "형제적 국가 인민들 조선 인민의 인민 경제 복구건설 원조를 결의", 『로동신문』, 1953.08.21.

401 "쏘련 인민의 따뜻한 형제적 손길 10억 루블리의 복구 원조금", 『로동신문』, 1953.08.10 호외.

402 "쏘련 정부에서 우리나라의 대규모 공장들과 교육 보건 시설의 재건 복구 사업에 원조할 것을 표시", 『로동신문』, 1953.09.01.

403 "쏘련 인민의 거대한 원조", 『로동신문』, 1954.08.08.

동독	45			–	45
체코슬로바키아	35			–	35
폴란드	19	7.4		–	19
루마니아	65			–	65
헝가리	25			–	25
불가리아	20			–	20
몽골	현물(가축)			–	–
합계	2,809			1,821	4,630

출처 : 조수룡, 『전후 북한의 사회주의 이행과 '자력갱생' 경제의 형성』, 50쪽 재인용.

〈표 3-10〉에 의하면 소련과 중국의 역할이 지대했음을 보여준다. 특히 소련보다 중국의 지원액이 훨씬 많았음을 확인할 수 있다. 그러나 보건의료와 관련한 원조는 중국보다 다른 사회주의 국가들의 역할이 두드러졌다.

4. 민간후원금

『로동신문』 기사에는 국가의 공식적인 예산 외에도 민간의 후원금으로 보건의료자원을 개발한 현실을 확인할 수 있었다. 그러나 이는 〈시기 Ⅰ〉에만 나타난 현상이었다.

1946년 1월 26일 오후 3시 평안남도인민위원회 보건부 회의실에서 [평안남도 의료관계자 대회]를 개최했다. 대회는 명목상 의료인들이 모여 건국에 적극적으로 협력할 방안을 토의하는 자리였다. 그러나 주목적은 건국헌금 배당액 300만 원을 신속하게 모금하는 데 있었다. 후원금은 최고 10만 원부터 최하 1천 원까지 10등급으로 나누어 제시했다. 그리고 대회를 통해 재산 정도에 따라 참석자 삼백여 명이 한 사람도 빠짐없이 염출(捻出)하기로 결정했다.[404]

---

404 "삼백만원목표 보건부헌금염출", 『정로』, 1946.01.31.

평안남도인민위원회는 건국헌금 배당액 300만 원을 모금하기 위해 당시 유산계급인 의료인을 대상으로 대회를 조직했던 것이다. 특히 배당액이라는 표현은 다른 지역의 도인민위원회에도 할당했음을 의미했다. 당시 평양을 포함한 평안남도인민위원회는 그 규모와 대표성에서 선도기관의 역할을 담당했다. 이에 평안남도인민위원회의 염출 소식을 당기관지에 게재해 전국적으로 배당금 모금 동참을 요구한 것으로 보인다.

이를 통해 초기 북조선 당국의 자금 확보 방법을 엿볼 수 있다. 물론 건국헌금 전체를 보건의료 관련 비용으로 지출하지는 않았다. 그러나 당시 후원금을 낼 수 있는 계층으로 의료인을 상정했고 이들에게는 보건의료 분야에 자금이 필요하다는 의미부여를 당연히 제시했을 것으로 짐작된다.

또한 건국 초기, 각급 인민위원회는 자체적으로 보건의료시설들을 구축했다. 평안남도인민위원회 보건부는 1947년 11월 말까지 무의면을 없앨 계획으로 대대적인 보건의료시설 확충에 들어갔다. 그러나 당시 전체 140개나 되는 면(面)에 보건의료시설을 갖추기는 쉽지 않았다. 이에 부족한 비용은 주민들이 충당했다. "부족한 건물비 등은 농민들이 스스로 그 태반의 비용을 부담했다."고 언급할 정도로 자신들의 마을에 필요한 시설들을 후원금과 노동력 제공으로 건설했다.[405]

이외에도 일반 주민들이 참여한 사례는 많았다. 1947년 11월 10일 원산의학전문학교가 개교했다. 이 학교는 강원도 인민들의 열성으로 건설했다. 『로동신문』에는 건설자금 모금에 참여한 인사들의 명단을 게재해 이를 널리 알렸다. "안변의 김에 진 씨(氏) 5만원, 원산시의 임성

---

[405] "각 면에 하나씩 공동목욕탕 시설" 『로동신문』 1947.10.05

실, 김익찬 각 3만원, 원산시 정회향약방 최성화 11만원, 원산시의 김구수, 김호량 씨 각 2만원, 이밖에 김원보 등 합계 20만5천원과 원산시보건동맹에서 11만5천원을 기부"했다.[406]

1947년 7월 2일, 평안남도 대동군 용산면에서 인민병원 개원식을 거행했다. 이 병원 건립은 1947년 6월 초순 인민병원 설립 준비위원회 회의에서 당시 병원을 운영하던 김완준이 본인 소유의 의료기구와 산부인과 기계 100여 종, 의약품 120여 종, 주사약 70여 종 및 기타 병원 비품 일체를 기증하기로 하면서 성사됐다. 또한 회의 때 김완준을 용산면인민병원의 원장으로 임명했다. 기증한 물품은 당시 시가로 약 80만원이었다. 일부 개인병원 의사들의 사유재산을 국가병원으로 이전한 사례였다.[407]

북조선 인민들은 이밖에도 정부에서 발행한 공채를 구매해 국가에 기여하기도 했다. 1950년 2월 개최한 제1기 제5차 최고인민회의는 15억 원의 공채 발행을 결정했다.[408] 이 결정은 6·25전쟁 전에 채택한 결정으로 공채 발행을 통해 해방부터 약 5년간의 성과를 계속 확대하면서 보건의료를 비롯한 복리증진사업에 필요한 자금을 확보하는 방안이었다. 결정 채택 이후『로동신문』은 공채 구매를 다짐하는 보건의료인들의 기사를 게재하기 시작했다. 이들은 자신들이 5년간 체험한 북조선의 보건의료 정책이 얼마나 인민을 위한 것인지, 이를 지속시킬 방법과 정당성은 무엇인지를 설명하는 데 많은 지면을 할애했다. 더불어 인민들의 복지향상을 위한 시설 확보에 많은 예산이 필요하고 이 공채가 큰 역할을 할 것이라고 한목소리를 냈다. 동시에 더 많은 공채 구매를

---

406 "의학전문학교 건설에 기부금",『로동신문』, 1947.11.15.
407 "약품과 자재를 기증",『로동신문』, 1947.12.07.
408 국토통일원,『북한최고인민회의자료집 제1집』, 613쪽.

위해 여유자금 축적과 절약을 다짐했다.[409]

해방 직후 북조선 인민들은 건국의 기쁨으로 헌금이나 모금에 기꺼이 나섰다. 그리고 건물이나 물자의 자발적 기증은 국가의 부담을 덜어주는 중요한 재정적 지원의 하나였다. 이밖에도 당국은 공채를 통한 예산 확보를 추진하는 등 다양한 재정 확보 방안을 고민했다.

제5절 보건의료 정책 및 관리

1. 의사결정

모든 국가의 정책은 의사결정을 통해 그 실행 근거를 마련한다. 그러나 북조선의 보건의료와 관련한 의사결정은 여전히 많은 부분 공백으로 남아있다. 물론 보건의료와 관련한 의사결정에는 법령과 같이 그 조항을 모두 공개해 세부내용을 파악할 수 있는 규정들도 있다. 그러나 공개한 법령 외에 각종 지시, 세칙 등의 파악은 쉽지 않다. 그럼에도 불구하고 『로동신문』에는 각종 규정의 결정이나 실행 소식을 전하기도 했다. 이렇게 확보한 의사결정 내용은 〈부록 8〉에 첨부했다.

그러나 〈시기 I〉에는 누락 기사가 많았고 모든 의사결정을 보도한 것이 아니기 때문에 전체 규정이라고 할 수는 없다. 또한 보도한 경우에도 전체 내용이 아닌 가장 핵심사항을 소개하는 수준이었기 때문에 구체적이고 세부적인 사항을 파악하는 데는 한계가 있었다.

---

409 "국가에 공헌할수있는 공채 구입에 나의여유력을제공, 의사 정영윤", 『로동신문』, 1950.03.19; "국가의료성발전을 위한 공채가속히나오기를기대, 원산중앙병원 의사 주원순", 『로동신문』, 1950.03.30; "의료시설확충에 감격해 한장의 공채라도 더 많이 해주시 중앙병원 의사 리척홍" 『로동신문』 1950.04.15

북조선 당국의 의사결정 형식을 보면 명령, 포고, 결정, 지령, 법령, 지시, 정령 등 다양했다.[410] 그러나 1948년 국가 수립 이후에는 내각과 최고인민회의 상임위원회에서 결정해 발표하는 규정들이 많았다. 시간이 경과함에 따라 차차 체계가 잡혀갔던 것이다. 내각에서는 세부규정을 논의해 채택했다. 입법이나 법의 개정은 최고인민회의나 최고인민회의 상임위원회에서 결정해 법령이나 정령으로 발표했다. 물론 전쟁 중에는 군사위원회의 명령으로 중요한 결정들이 행해졌다.

보건의료와 관련한 첫 의사결정은 1945년 11월 21일 평남군경무사령부(平南軍警務司令部)에서 명령 제6호로 포고한 〈국가 및 사유기업소 등록에 관한 건〉이었다. 당시 북조선에서 활동하던 모든 기관에 공식적인 등록을 명령한 포고였다. 등록 기간은 12월 10일 전이었고 평양시에 주둔 중이던 소련군 경무사령부로 직접 방문해 등록할 것을 적시했다. 미등록의 경우 영업소의 폐업조치를 언급했다. 등록을 요하는 개인기업으로 공장, 제조소, 요리점, 상점 등과 함께 병원을 명시했다.[411]

1945년 8월 21일 소련군 선발대가 함흥에 도착한 이후 8월 말 소련군은 북조선 전역에 배치를 끝냈다. 이와 동시에 사회질서 확립과 경제 및 문화생활을 정상화하고 주둔군의 식량, 생필품, 연료 등의 체계적

---

410 명령은 하부 기관이나 대상에게 의무적으로 집행하도록 내리는 지시. 포고는 (곧 엄격히 지킬 것을 요구하는 국가의 강한 의사를) 세상에 널리 공포해 알리는 것 또는 그런 문건. 결정은 (어떤 문제에 대해 가질 태도나 행동 방향을) 정하는 것 또는 정한 내용. 지령은 (상급기관이 하부 단위에) 지시하는 명령. 법령은 최고입법기관이 제정하여 공포하는 최고의 법률적 효력을 가지는 법 문건. 법령은 최고인민회의만 채택하고 기본법령과 보통법령으로 구분. 지시는 (윗 기관이나 조직 또는 사람이) 아래에 무엇을 하라고 가리켜 요구하는 것 또는 그러한 내용. 정령은 최고인민회의 휴회 중의 최고주권기관인 조선민주주의인민공화국 최고인민회의 상임위원회가 채택하고 공포하는 법 문건. 「조선말대사전」 (온라인) 검색일 : 2020.03.31.

411 "기업은 등록제로", 「정로」, 1945.12.05.

보장을 위해 경무사령부를 설치했다. 소련군 경무사령부는 북조선의 6개 도와 85개 군(郡), 7개의 시(市)에 설치했다.[412] 소련군은 북조선의 전 지역을 장악한 이후 본격적인 관리에 들어갔으며 보건의료시설도 예외는 아니었다.

1946년 2월 북조선임시인민위원회 설립 이후 이 기구 명의로 규정을 발표하기 시작했다. 보건의료와 관련한 규정들은 북조선임시인민위원회 보건국이 주도했다. 그 시작은 1946년 3월 보건국장 윤기녕 명의로 발표한 〈제약허가에 관한 규정〉이었다.[413]

제약허가에 관한 규정에 대해

1. 국방약(局方藥), 신약, 주사약, 혈청, 백신을 제조코자 하는 자는 보건국장의 허가를 요함.
2. 가정약(賣藥) 및 가정약품외품을 제조코자 하는 자는 도인민위원회 위원장의 허가를 요함.
3. 이상 규정에 위반한 자는 2천원 이하의 벌금 또는 구류 또는 과료에 처함.
4. 본 포고는 공포일부터 시행함.
5. 본 포고 시행 전의 허가로 현재의 영업자는 본 포고에 의해 재허가를 요함.

1946년 3월 14일 북조선북조선임시인민위원회 보건국장 윤기녕

국민의 건강과 직결된 의약품 제조에 관한 규정을 먼저 포고했다. 이를 근거로 북조선 내에서 의약품을 제조할 경우 전문의약품은 보건국장에게, 일반의약품은 각 도의 인민위원회 위원장에게 허가를 받아야 생산할 수 있었다.

북조선은 북조선임시인민위원회 설립 직후인 3월 23일, 김일성의 방송 연설을 통해 향후 추진하고자 하는 정책의 대강인 20개조 정강을

---

412 전현수, "38선 확정에서 남북정상회담까지④ 소련의 북조선 독자정권 구상과 토착 공산주의자들의 반발", 『신동아』, 2005년 11월호, 554~567쪽.
413 "제약허가규정 보건국서포고", 『정로』, 1946.03.21.

발표했다. 이는 당시 집권세력들의 향후 방향을 제시한 일종의 청사진이었다. 20개의 정강 중 제1조는 일제 잔재의 철저한 숙청, 제2조는 반동 및 반민주주의 분자들과의 투쟁을 언급해 과거 지배세력의 청산을 최우선으로 선언했다. 그러면서 민주세력의 활동 보장과 함께 선거를 통해 지방의 행정기관인 인민위원회 결성에 대한 의무와 권리를 천명했다. 당시 집권세력과 비슷한 정치적 성향의 인민위원회를 지방에까지 조직해 전국적인 관리의 시작을 알린 것이다. 또한 인민들의 건강한 삶을 보장하기 위해 제15조에 노동자와 사무원의 생명보험 및 노동자와 기업소의 보험제 실시를 규정했다. 그리고 마지막 제20조에 국가병원 확대와 전염병 근절, 빈민들의 무료치료를 제시했다.[414] 20개조 정강 발표 이후 그 기조에 따른 규정들을 본격적으로 채택했다.

먼저 전염성 질환 근절을 위한 규정들을 발표했다. 제2차 세계대전을 끝낸 전쟁의 여파로 전염병에 대한 방역과 일상으로의 회복을 위한 복구 및 정리 작업이 필요했다. 1946년 4월 1일 북조선임시인민위원회 결정 제6호로 〈각 도시·촌락 청소·미화 및 전염병 예방에 관한 결의문〉을 결정했다. 이는 해방 이후 무질서하게 방치됐던 환경을 정비하겠다는 의지로, 전염성 질환을 퇴치 및 방지하기 위해서도 환경개선은 필요했다. 이 결의문은 총 14개 조항으로 이루어졌고 환경개선과 산림녹화, 전염병 관리에 대한 사항을 담았다. 특히 5월 1일 노동절 전까지 각 도·시·읍·면인민위원회가 맡아 이행할 사업들과 위반자에 대한 처벌 등을 규정했다.[415]

---

414 김일성, "20개조정강", 『김일성저작집 2』, 127쪽.

415 북조선 각 도시·촌락 청소·미화와 전염병 예방에 관한 북조선북조선임시인민위원회 결의문 : 1. 4월 5일 전으로 공공기관 및 시설 청소와 오물 제거 2. 4월 5일 전으로 도보건부는 위생검사원을 공공기관 등의 위생상태 감시 6. 5월 1일 전으로 공공기관 등의 변소 등 위생설비 관리 완수 7. 5월 1일 전으로 주요 장소에 공동변소 설

5월 25일에는 보건국 지령으로 환경개선 및 방역과 관련해 〈위생검사원 규칙〉과 〈인민소독소 직제〉를 채택했다. 이 두 지령은 공중위생과 환경개선, 전염병 예방을 목적으로 이를 담당할 인력과 시설을 규정했다. 위생검사원은 의사, 약제사, 위생기술자, 위생행정 담당자 등에서 충당했고 그 임명권은 도인민위원회 위원장에게 있었다. 인민소독소는 북조선의 10개 주요 도시인 평양, 남포, 신의주, 해주, 원산, 함흥, 청진, 철원, 사리원, 나진에 설치했다. 그리고 소장 1인과 소독인 2명을 포함해 총 7명으로 구성할 것을 규정했다.[416]

당시 청결한 환경을 담보하기 위해 오물처리가 중요한 문제로 대두했다. 따라서 1946년 7월 4일에 〈오물청소 규칙〉까지 공포했다. 흥미로운 점은 오물을 배출한 쓰레기통은 넘치기 전에 집결 장소로 반출해야 했고 처리 비용도 납부했다. 규칙 위반자는 1백 원 이하의 벌금을 부과했다. 오물 배출비용과 벌금 등은 각급 인민위원회의 수입으로 귀속해 활용했다.[417]

이러한 노력에도 불구하고 1946년 여름 콜레라가 창궐했으며 피해가 극심했다. 이에 대응해 위생방역과 관련한 규정들을 발령했고 이는 1947년 2월 북조선인민위원회가 수립될 때까지 이어졌다.[418]

이 시기 보건의료와 연계해 가장 먼저 발포한 법령은 1946년 6월 24일에 채택한 노동법이었다. 총 26조로 구성된 노동법은 제18조에 의무적 사회보험제를 규정해 노동능력 상실자, 임신 및 해산 휴가자에 대한

치 8. 5월 1일 전으로 광장과 도로 등에 가로수 등을 식수 14. 결의 위반자는 200원~1,000원의 벌금 또는 1개월 구금. 위 사항의 관한 위임은 각 도보건부와 보안부에 있다고 규정했다. 국사편찬위원회, 『북한관계사료집 5』, 572쪽.

416 "방역시책에 만전", 『정로』, 1946.06.01.

417 "오물청소규칙", 『정로』, 1946.07.16.

418 조선중앙연감편집위원, 『조선중앙연감 1960』, 245쪽

보조금, 불구 및 질병자, 유가족에 대한 연휼금(年恤金)[419] 혜택을 제시했다. 제19조는 피보험자들 대한 의료 혜택을 규정했다. 동시에 이를 위한 재원 마련도 명시했는데 국가기관 등은 임금의 5~8%를, 사기업은 임금의 10~12%의 범위에서 사회보험료 납부를 결정했다. 피보험자는 임금의 1%를 납부했다.[420]

1946년 9월 28일 북조선임시인민위원회 결정 제87호로 〈사회보험료 납부절차 규정〉을 발표해 보험료 수납을 시작했다. 그러나 초기 보험료 납부 실적은 저조했다. 11월 한 달간의 징수현황에 의하면, 평양 90%, 평안북도 76%, 평안남도, 함경남도, 함경북도, 황해도, 강원도의 순이었다. 징수율은 평안남도 이하 지역은 아예 수치를 발표하지 않을 정도로 부실했다. 강원도는 11월 20일에야 징수기관을 설치했기 때문에 가장 낮은 징수율을 보였다.[421] 이에 당국은 사회보험법 시행의 의의를 다시 환기하며 납부를 독려했다. 그리고 북조선임시인민위원회 노동부는 벌금 부과와 국세징수법에 따른 통고 처분, 현장 방문을 통한 장부 대조 등의 실력행사를 강조하는 공고문을 게재했다. 당시 납부 지연에 따른 벌금은 부과금의 0.5%였다.[422]

사회보험의 혜택은 노동법에 근거했다. 때문에 사업의 주요 책임 기관은 북조선임시인민위원회의 노동부가 관장했다. 1947년 1월 24일, 사회보험 혜택 실시일이 다가오면서 노동부의 움직임은 빨라졌다. 1946년 10월 29일 노동부는 각 도·시·군인민위원회의 노동부장 및 과

---

[419] 생활상 경제적 도움을 받아야 할 대상에게 한 해 일정액을 제공하는 일종의 보조금이다.「조선말대사전」(온라인) 검색일 : 2020.03.31.
[420] 김일성, "북조선 로동자, 사무원에 대한 로동법령",「김일성저작집 2」, 278쪽.
[421] "각 도 사회보험료 징수상황을지지",「로동신문」, 1946.12.04.
[422] "사회보험 실시에 따르는 보험료 납부에 대해",「로동신문」, 1946.11.17.

장 회의를 개최했다. 그리고 노동조직과 규율, 노동보호안전시설, 사회보험, 단체계약 등 당면 문제들을 논의해 결정서를 채택했다. 특히 노동자들에게 각종 보조금, 연휼금 그리고 의료 혜택을 본격 실시하기 위해 각 직장과 연계할 의료기관의 지정과, 관련 시설들의 조직 및 편성 등을 결정했다.[423] 1946년 12월 19일에는 사회보험법과 함께 〈노동자·사무원 및 그 부양가족에 대한 의료상 방조 실시와 산업의료시설 개편에 관한 결정서〉를 채택했다. 1947년 1월 24일부터 사회보험법의 혜택이 정상적으로 실행될 수 있도록 규정들을 추가해 갔다.

당시 사회보험법에 따른 치료서비스는 대상자와 진료과목 전체가 무료는 아니었다. 그러나 사회보험법의 의료 혜택은 계속 확대하는 방향으로 나아갔다. 1948년 6월 8일 〈노동자와 사무원에 대한 의료 혜택을 확대하는 결정서〉를 공포했다. 북조선인민위원회 제149호 결정서로 노동자와 사무원은 취업한 날로부터 바로 의료 혜택을 받을 수 있었다. 1946년 12월에 채택한 사회보험법의 경우 취업 후 7개월 이상 보험료를 납부한 뒤에야 그 혜택을 받은 것에 비하면 큰 변화였다.[424]

또한 북조선 당국은 사회보험법의 대상자가 아닌 일반 주민들에 대해서도 의료 혜택을 꾸준히 확대했다. 1948년 3월 13일 보건국 명령 23호로 〈치료비 규정〉을 발표했다. 이 규정으로 치료비는 낮아졌고 무상치료의 대상 범위도 넓어졌다. 대상으로는 조산(早産)에 따른 치료, 3세까지의 유아, 임신으로 인한 임산부 지정전염병, 정신병 환자, 뇌질환 요양소 수용자, 혁명가 및 유가족, 고아원과 양로원 수용자, 극빈자, 급비생, 해당 전문진료소에서 치료받는 결핵 및 성병 환자 등이었

423 "로동행정의 당면한 제 문제를 토의 결정", 『로동신문』, 1946.12.01.

424 "북조선인민위원회제149호결정, 로동자·사무원에대한 의료상 방조범위확장에 대한 결정서", 『로동신문』, 1948.06.16.

다.[425]

북조선 집권세력들은 1948년 9월 9일 국가 수립 전에 인민 생활이 급속히 향상하고 있으며 초기 김일성이 직접 발표한 20개조 정강에서 제시한 보건의료의 진전을 실현하는 모습을 보여주고 싶었던 것으로 보인다. 특히 무상치료 대상자의 확대는 이러한 현실을 보여주는 가장 좋은 실례였다. 실제로 보건의료서비스의 확대로 이병률은 해마다 크게 저하했다. 물론 당국의 혜택은 궁극적으로 인민들의 노동규율 강화로 귀결했고 노동력의 공장 및 기업소 고착을 촉진했다. 더불어 노동생산능률 제고를 자극해 인민경제계획의 완수를 보장하는 일석이조의 효과를 가져왔다.[426]

그러나 1950년 6·25전쟁은 막대한 피해로 다가왔다. 이로 인해 직접 피해를 입은 전재민과 피난민들을 구호하고 기본적 생활을 보장하는 문제가 절실하게 대두됐다. 이의 해소 방안으로 1951년 1월 25일 내각 결정 187호로 〈조국해방 전쟁 시기에 있어서 인민생활 안정을 위한 제 대책에 관한 결정서〉를 채택했다. 이는 전재민을 비롯한 전체 주민들의 구제 및 생활 안정을 위한 대책으로 보건의료와 관련해서는 각 도·시·군·면의 의료기관을 시급히 정비하고 의료기관이 없는 무의촌에는 이동치료반을 조직, 파견해 무상치료 혜택을 제공하기로 했다.[427]

또한 1951년 8월 30일에는 내각 결정 322호로 〈국가사회보장에 관한 규정〉을 채택했다. 그 대상은 민주독립국가 건설 투쟁 또는 6·25전

---

[425] "북조선의 보건사업은 민주주의적으로 발전", 『로동신문』, 1948.04.20.

[426] "조선민주주의인민공화국 내각 결정 제114호 사회보험법 개정에 관한 결정서", 『로동신문』, 1950.05.28.

[427] "조국해방 전쟁시기에 있어서 인민생활 안정을 위한 제대책에 관한 결정서", 『로동신문』, 1951.01.29.

쟁 당시, 발병 및 부상으로 노동능력을 상실한 자와 연로자, 사망 또는 행방불명된 자의 유가족, 그리고 노동능력이 없는 무의탁자 등이었다. 사회보장 규정에는 사회보험법의 보장 내용을 포함한다고 정의해 이들도 무상치료 혜택의 대상이 됐다.[428]

전쟁 1년여 만에 인민들을 위한 다양한 규정들을 채택한 이유는 막대한 피해를 방치할 수 없을 정도로 대상자가 많았기 때문이었다. 이러한 최악의 상황에 직면한 김일성은 1952년 1월 20일 보건성 책임일군들에게 1953년부터 국가부담에 의한 〈전반적 무상치료제〉 실시를 지시하기에 이르렀다.

> 우리에게는 전반적무상치료제를 실시할 수 있는 조건과 가능성이 있습니다. 우리는 이미 보건일군들을 적지 않게 양성했으며 전쟁으로 인해 파괴된 의료기관들도 복구했습니다. 우리에게는 사회보험법에 의한 무상치료제를 실시해본 경험도 있습니다. 우리가 주어진 조건과 가능성을 잘 리용한다면 전시조건에서도 능히 전반적무상치료제를 실시할 수 있습니다.[429]

김일성의 언급대로 북조선은 이미 노동자 등을 대상으로 사회보험법에 근거한 무상치료제를 실시했다. 전쟁 전까지 일반 주민들의 의료 혜택도 지속해서 확대하는 정책을 추진했다. 특히 "조국해방 전쟁"이라며 영웅적으로 싸운 전체 인민들에게 가시적인 국가의 혜택은 절실했다. 특히 대다수의 인민은 비용을 지불하고 치료받을 형편이 되지 못했다. 더불어 국가적 차원에서 미래를 도모하기 위해서도 인민들의 건강

---

428 "조선민주주의인민공화국 내각 결정 제322호, 국가사회보장에 관해", 『로동신문』, 1951.09.10; "국가사회보장에 관해」(1951년 8월 30일 내각 결정 제322호)의 별지, 국가국가사회보장에 관한 규정", 『로동신문』, 1951.09.11.

429 김일성, "전반적무상치료제를 실시하기 위한 준비를 잘할데 대해", 『김일성저작집 7』, 조선로동당출판사, 1980, 22쪽,

과 생명을 보호하는 것이 무엇보다 필요했다.

김일성의 지시 10개월 만인 1952년 11월 13일, 내각 결정 제214호로 무상치료제 실시를 채택해 1953년 1월 1일부터 시행하기로 했다.[430]

무상치료제의 주요 내용은 국가병원에 입원하는 북조선의 모든 인민은 치료와 약값이 무상이었다. 다만 외래진료의 경우 처방 약값은 유상이었다. 그러나 사회보험 및 사회보장 대상자와 국가기관, 협동 및 사회단체 복무자의 부양가족과 전재민 구호대상자 및 특수한 환자들에 대한 약값은 무상이었다.[431] 기본적으로 병원에 입원해 치료받는 입원환자의 경우 전체 비용을 무상으로 상정한 규정이었다. 결국 전 인민 대상의 무상치료제는 전쟁으로 인해 그 실시가 더욱 촉진된 결과를 가져왔다.

2. 평가 및 비판

(1) 평가

북조선의 대표적 평가방법 중 하나는 국가가 모범적인 개인에게 훈장을 수여하는 것이었다. 이는 최고인민회의 상임위원회에서 최종적으로 결정해 정령으로 그 명단을 공개했다. 훈장의 종류에는 1948년 10월 12일에 제정한 국기훈장(1·2·3급)과 1950년 7월에 도입한 자유독립훈장(1·2급), 이순신훈장(1·2급) 등이 있었다.[432]

훈장 제정 전에는 국가공로메달을 수여했다. 1948년 2월 북조선인

---

430 "공화국 내각에서 인민 보건을 강화할 데 대한 결정을 채택", 『로동신문』, 1952.12.12.

431 이철수·이일학, 『남북한보건의료 7 : 북한보건의료법제—원문과 해설』, 계축문화사, 2006, 119쪽.

432 『북한 지식사전』 (온라인) 검색일 : 2020.01.17.

민회의 결정으로 세균학자 최형규에게 공로메달과 표창을 수여했다. 이는 탁월한 기술로 방역사업에 막대한 기여를 인정했기 때문이었다. 최형규는 전염병연구소 창건 당시부터 연구사업에 열중했다. 1946년에는 장티푸스 백신 제조에 성공해 백신 4백만cc를 생산했다. 그리고 콜레라 발생 당시에도 비상한 노력으로 콜레라 백신 제조에 개가를 올렸다.[433]

1951년 8월 12일, 8·15해방 6주년을 맞아 산업, 농촌경제, 교통, 문화, 예술 부문에 탁월한 기여자들에게 훈장과 메달을 수여했다. 당시 발표한 훈장 및 메달의 순서를 보면 국기훈장 제1급, 노력훈장, 국기훈장 제2급, 자유독립훈장 제2급, 전사의 영예훈장 제2급, 국기훈장 제3급, 군공메달, 공로메달 순으로 발표했다.[434] 이를 통해 1951년에 노력훈장과 전사의 영예훈장을 새롭게 제정했음을 확인할 수 있었다.

현재 북조선의 훈장 종류에는 김일성훈장, 국기훈장(1·2·3급), 자유독립훈장(1·2급), 노력훈장, 전사의 영예훈장(1·2급) 등이 있다.[435] 김일성훈장을 추가한 것 외에 1950년대 초 제정한 훈장 종류가 큰 변화 없이 이어지고 있다.

1951년 해방 6주년 기념 훈장 수여자는 총 107명이었다. 이들 중 보건의료 관계자는 국기훈장 제3급에 김문하 조선적십자사 중앙위원회 부장, 김복득 보건성 국가위생검열원, 량진홍 청진의학대학 학장, 리부현 보건성 제1특별병원 과장, 양철환 함흥의학대학 학장, 주성순 청진의학대학 강좌장, 최창석 보건성 의무국장 등 7명이었다. 공로메달은 총 13명이 받았는데 이는 총 수여자 1,251명 중 약 1%로 그 명단은

---

433 보건성, 『인민보건 6호』, 73쪽.
434 "조선민주주의 인민공화국 최고인민회의 상임위원회 정령", 『로동신문』, 1951.08.13.
435 『조선말대사전』(온라인) 검색일 ; 2020.01.17

강왈순 조선적십자사 평북도위원회 위원장, 김량하 평의대 강좌장, 김배준 보건성 부장, 리기향 보건성 부원장, 리용겸 보건성 제1특별병원 과장, 박동열 평의대 강좌장대리, 문기영 보건성 제1특별병원 과장, 리춘자 조선적십자사 서울시위원회 간호원, 리창식 조선적십자사 중앙위원회 부장, 백기준 조선적십자사 중앙회, 임록재 중앙위생 화학연구소 부소장 등이었다.[436]

이들에 대한 훈장 및 메달 수여식은 1951년 12월 1일에 개최한 보건성 3·4분기 총결회의 때 거행했다. 김두봉 최고인민회의 상임위원회 위원장이 직접 수여했다. 수상자 대표로 최창석 보건성 의무국장 외 2인과 리기향 보건성 부원장 등 3명이 받았다.[437] 1951년이면 전쟁 기간으로 조선적십자회의 활동이 두드러졌기 때문에 관련자들이 포상 명단에 많이 포진했다. 이후 보건의료인에게 수여한 훈장 및 메달 서훈 현황은 〈부록 9〉에 첨부했다.

훈장과 공로메달은 사회주의 국가들의 의료단에도 수여했다. 통상 파견 임기를 마치고 고국으로 돌아가는 의료단원들이 대상이었다. 의료단 단장이나 엑스레이 기사와 같이 중요한 인물에게는 급이 높은 훈장을 수여해 차등을 두었다. 그러나 공로메달은 의료단 전체에게 수여해 감사를 표했다.[438]

이렇게 훈장이나 메달을 수여하는 방법 외에도 더 특별하고 최고의 영광으로 여겼던 평가방법은 김일성을 직접 만나거나 그의 격려 편지를 받는 것이었다. 1951년 11월 30일부터 12월 1일까지 보건성에서는

436 "조선민주주의 인민공화국 최고인민회의 상임위원회 정령", 『로동신문』, 1951.08.14.
437 "보건일꾼들에 대한 훈장 및 메달수여식 성대히 거행", 『로동신문』, 1951.12.03.
438 "조선 주재 루마니야 제2차 의료단원들에 대한 훈장 및 메달 수여식", 『로동신문』, 1952.11.12.

3·4분기 총결회의를 개최했다. 회의에 앞서 김일성은 회의에 참여한 일부 보건일군들을 직접 접견해 "간곡한 격려의 말씀"을 전달했다. 이를 전달받은 참석자들은 무한한 감사와 감격으로 영광에 보답하기 위해 당면 과업을 적극적으로 실천할 것을 결의했다.[439] 최고 지도자를 직접 만나 격려를 받았다는 것은 훈장 등과 같이 공식적인 의미는 아니었다. 그러나 소수에게 적용한 김일성의 특별한 배려는 그 의미가 해를 거듭할수록 더욱 커지는 양상을 보였다.

한편 북조선에서는 개인을 대상으로 한 개별적 평가와 함께 집단적 평가를 병행했다. 1951년 10월 국가비상방역위원회는 위생방역사업에서 우수한 성과를 올린 시·군(구역)·면·리에 [승리의 기]와 표창장을 수여하기로 했다. [승리의 기]는 방역사업에서 우수한 성과를 거둔 시·군에 전달했고 도(道)와 군(郡)방역위원회의 표창장은 면(面)과 리(里)에 연 2회 수여했다.[440] 이는 집단주의를 지향하는 사회주의 국가의 특징을 보여주는 것으로 이미 〈시기 I〉에도 조직이나 행정구역 등을 대상으로 하는 집단적 평가를 추진하고 있었다.

(2) 비판

국가의 정책 및 관리에는 평가를 통해 그 기여를 장려하는 방법과 함께, 잘못된 행위에 대해 이를 지적하고 변화를 유도하는 감시가 따르기 마련이다. 〈시기 I〉에는 이러한 역할을 『로동신문』의 비판기사가 일부 수행했다.

---

[439] "김일성수상의 격려의 말씀에 의사 보건일꾼들 새로운 결의", 『로동신문』, 1951.12.06.

[440] "방역사업에서 성과올린 시군에 "승리의기"를 수여하기로 결정", 『로동신문』, 1951.10.23

이 시기『로동신문』에 게재한 비판기사는 총 12건이었다. 비판의 내용은 병원과 진료소, 의약품관리소의 운영에 관한 건이 5회였고 사회보험 및 사회보장의 시행에서 보여준 운영의 미숙을 지적하는 기사가 6건이었다. 나머지 1건은 보건성의 전반적 운영을 비판하는 보도였다.

비판의 방법은 기자들이 취재해 비판기사를 게재했다. 비판기사 이후 비판 행위에 대해 어떠한 변화와 후속 조치가 있었는지 기관의 책임자가 기고문을 게재하는 형식이었다. 이러한 형식은 1953년 말부터 [독자들의 편지에서]라는 고정란을 두어 투고를 받는 변화를 보였다. 독자들의 입을 통해 더욱 구체적인 비판을 시도했다.

비판기사가 12건으로 적었던 이유는 〈시기 I〉의 경우『로동신문』의 누락 기사가 많았고 보건의료와 관련한 비판만을 대상으로 했기 때문이다. 해방 직후에는 당기관지의 주요한 기능 중 하나가 이러한 비판기능으로 존재했다.

당시 주요한 비판 대상이던 국영병원은 다음과 같은 비판에 직면해 있었다. 첫째 청소상태가 항상 불량해 병을 치료하는 곳이 아니라 병균을 발생케 하는 시설이라는 오명이었다. 둘째는 의료기술자의 대부분이 전문학교 출신 이상임에도 사상적으로 매우 낙후했다고 평가받았다. 개인주의적 탈을 벗지 못했고 "나는 적어도 의사"라는 오만한 태도로 학습하기를 싫어했다. 더욱이 의료와 정치를 분리하는 그릇된 관념도 팽배했다. 셋째로는 소요되는 의약품 및 위생재료 등의 보충을 등한시했다. 또한 환자들에게 제공하는 의약품을 환자들이 내는 약값보다 저렴하게 사적으로 소비해 "민주 건국의 좀"이라고 비판받았다. 넷째는 심각한 불친절이었다. 이는 "내 병원이 아니고 내 수입이 아니므로 특별히 환자에게 친절할 필요가 없다."는 이기주의와 개인주의 사상의 팽배에 기인했다. 다섯째는 의료인들이 개인의 향락을 위해 장부를 속여 사적 이익을 취하는 등 병원 재정에 부정사례가 많았다. 이는 국가 재산을 내 재산과 같이 소중하게 취급하지 않은 태도에서 비롯했는데, 국가병원 인입에 자발성이 결여한 결과였다. 비판의 대부분은 보건의료 인력에 향해 있었다.

비판의 구체적 사례로 평의대부속병원의 보건의료인들은 인민구호소에서 파송한 피난민과 극빈 환자의 수용을 꺼렸다. 그리고 인민위원회에서 제정한 약값 규정을 어기며 의료인 임의대로 약값을 받아 개인적으로 착복했다. 제10인민병원 원장의 경우 환자 숫자를 허위로 기록해 그 수입을 사취하기도 했다. 특히 많은 의약품과 물자들이 도난당했는데 대장의 기록이 정확하지 않아 도난 실태를 파악할 수도 없었다. 더 심각한 문제는 부정적 행동이 쉽게 고쳐지지 않았다. 비판을 받은 이후에도 약품대장, 물품대장, 비품대장은 여전히 정리되지 않았으며 약품 창고도 정돈하지 않은 상태가 계속 이어졌다.441

북조선 당국은 『로동신문』을 통해 국가병원과 의료인들이 크게 확대되어 보건의료 환경을 대대적으로 개선했음을 선전했으나 실질적 운영에서는 심각한 문제가 있었음을 보여준다.

이러한 국가병원 의료인들의 부패 원인에 대해 일제가 남겨놓은 악습과 개인주의 및 이기주의의 발로로 파악했다. 이는 국가병원의 위신을 갉아먹는 행위였다. 더욱 치명적인 것은 새로운 정권에게도 좋지 않은 영향을 미치는 심각한 행태였다. 이를 해소하기 위해 집권세력들은 1946년 말부터 건국사상총동원운동을 전개하며 보건의료인들의 사상의식 개조를 시도했다. 그러나 이러한 현실은 쉽게 개선되지 않았다. 그리고 전쟁이라는 비상체제로 인해 부패 청산이 미루어졌다.

---

441 "인민병원의 현상", 『로동신문』, 1947.01.09.

1953년부터 『로동신문』에 독자가 직접 겪은 상황을 투고하면서 그 비판의 강도는 세졌다. 또한 그 내용은 더욱 생생했다. 자강도의 한 공장진료소 간호원은 진료소장의 관료주의와 비리에 대해 투고했다. 이 공장에 다니는 노동자의 부인은 질병으로 공장진료소에 입원했다. 그런데 질환이 완쾌하지도 않은 상태에서 진료소장은 환자에게 퇴원을 독촉했다. 가정형편이 어려워 진료소에서 계속 치료를 받아야 했으나 진료소장은 남편으로부터 3천 원의 현금과 다리미를 상납받고도 결국 내쫓고 말았다. 이 비리 원장은 국가로부터 공급받은 의약품과 물자의 사용도 제멋대로였다. 진료소장의 모친이 입원했을 때는 가장 기름지고 좋은 부식물을 모친에게 모두 제공했다. 이러한 상황에서 자강도인민위원회 보건부 의약과장이 병원을 방문했고 진료소사업과 소장의 폐해가 개선될 것을 기대했다. 하지만 상급기관의 의약과장은 진료소 내의 몇몇 간부들과 한밤까지 술을 마시고 다음 날 그냥 돌아갔을 뿐이었다.[442]

이 투고를 통해 진료소장이 공장 노동자와 그 가족들을 어떻게 대우했고, 국가에서 공급한 물자를 어떠한 방법으로 착복했는지, 그리고 이를 관리할 상부기관 간부들의 사업 행태가 어떠했는지를 적나라하게 보여주고 있다. 더불어 더욱 놀라운 것은 투고 간호원은 자신의 이름은 물론이고 진료소장 이름까지 공개해 비판했다.

보건성을 비롯한 지도기관의 관료주의는 이미 지속해서 비판됐다. 하지만 쉽게 개선되지 않았다. 비판 보도 이후에는 후속 조치를 게재해 비판을 개선하는 모습을 보여주었다. 그 과정을 살펴보면 비판의 대상이 됐던 보건성은 초급당위원회 차원에서 총회를 소집하고 반관료주의

---

442 "독자들의 편지에서, 쌀쌀한 손길", 『로동신문』, 1953.12.06.

투쟁을 통해 나타난 결점과 그 원인 및 시정 대책을 토의했다. 회의를 통해 비판 내용이 사실인지 확인하는 절차를 거쳐 비판이 정당하다고 판단될 경우 신속히 시정조치를 담은 결정서를 채택했다. 비판에 대한 조사와 시정은 각 기관의 당기관인 초급당이 담당했다. 보건성 초급당 위원회는 당원들이 참석한 총회 결정서를 보건성 성원 전체가 공유할 수 있도록 간부회의와 전체회의를 진행해 모든 성원들이 인지하는 과정을 거쳤다.[443]

보건의료인들의 관료주의는 특히 환자들에 대한 불친절로 나타나 이에 대한 비판도 많았다. 1953년 11월 청진시중앙병원 외과에 동통이 심한 환자가 업혀왔다. 그러나 이 환자는 병원 퇴근 시간에 왔다는 사실 하나로 의사와 간호원의 얼굴은 냉랭함을 넘어 찌푸려졌다. 환자는 입을 다물지 못할 정도로 아픔을 호소했으나 의사는 환부를 대강 소독한 뒤 처방전을 주며 모레 오라고 했고 환자는 애걸하며 처치를 요청했다. 그러나 외과 과장이 없어 더는 치료가 곤란하다며 의사는 나가 버렸고 간호원도 역시 어둡고 추운 진찰실에 환자를 남기고 진료실을 떠났다. 이외에도 이 병원 접수구 앞에는 항상 줄이 길게 늘어서 있었다. 이는 진료 받을 환자는 많은데 접수는 오전밖에 받지 않아서였다. 접수를 시작하는 9시 30분에도 접수구는 열리지 않았고 답답한 마음에 환자들이 접수구를 두드리면 안에서는 "기다리시오. 지금 준비 중이요."라며 시간만 경과했다. 추위에 떨며 거의 한 시간 이상을 기다리던 환자들이 재차 독촉하면 톡 쏘는 접수원의 날카로운 소리와 동시에 "준비는 무슨 준비란 말이요, 동무들에게 누가 노동시간을 침범할 권리를 주었소."라는 환자들의 성난 항의로 한바탕 소란이 벌어졌다. 한편 이

---

443 "로동신문 자료에 의해", 『로동신문』 1952.06.28

병원 약국 앞 벽보판에는 "따뜻한 손길"이라는 제목 아래 "환자에게는 친절하며 그의 고통을 조금이라도 덜 하기에 노력할 것"이라는 내용이 담긴 구호가 버젓이 게재돼 있었다. 선전 벽보와 현실은 완전히 달랐다. 병원에 종사하는 모든 인원, 심지어 접수원까지도 환자에게 무책임했고 불친절했다.[444]

이러한 비판은 비단 병원이나 진료소만의 문제가 아니었다. 평양시 의약품관리소에서는 5개월 동안 탐오, 절취분자와의 투쟁을 진행했다. 이를 주도한 인물은 평양시의약품관리소의 세포위원장이었다. 세포위원장은 영예군인 출신으로 퇴역 이후인 1953년 4월 이 직장에 새롭게 배치됐다. 그러나 평양시의약품관리소의 업무과장을 중심으로 비리를 일삼는 간부들이 서로 감싸고 감추어주는 이해관계로 연계된 사실을 곧 확인했다. 이를 바로잡으려는 과정에서 세포위원장까지 비리에 끌어들이려고 하거나 비리 간부들은 종업원들과 세포위원장을 이간질하고 비방하기도 했다. 심지어 상급기관에 거짓 보고로 아예 쫓아내려는 시도까지 했다. 하지만 결국 이들의 비리가 공개됐고 이를 계기로 전체 종업원들의 사업 질서가 확립되기 시작했다.[445]

당시 의약품을 매개로 한 비리가 많았고 이는 한 개인의 문제가 아니라 조직 전체가 연루된 상황이었다. 다만 6·25전쟁을 거치며 당성이 높고 고지식한 영예군인들을 관련 기관에 배치해 이들을 중심으로 비리와의 투쟁을 전개하는 모습을 보였다.

이렇게 북조선의 집권세력들은 정권에 우호적인 인사들을 전면에 배치해 유리한 상황을 점유하려는 계급투쟁을 전개한 사례가 많았다. 농

---

444 "탐오에 물젖은 진료소장", 『로동신문』, 1953.07.05.
445 "탐오 절취 문자와의 투쟁 경험", 『로동신문』, 1953.10.02.

업협동화 과정에서도 당시 농촌경제의 주도권을 쥐고 있던 부농과 중농 상층 중심의 지방 유지층을 빈농 및 혁명 투쟁 참가자, 애국열사 가족, 제대군인 등 사회주의 권력의 지지층으로 이전하는 과정을 동반했다.[446]

의약품 공급을 담당하는 의약품관리소 인력들은 개인 비리와 함께 무책임한 사업 태도에도 문제가 심각했다. 함흥제약공장은 환자 치료에 필요한 각종 의약품을 생산했으나 의약품관리소 일군들의 무책임으로 막대한 양의 의약품이 체화상태였다. 이러한 체화는 6~8월에 생산한 제품이 10월이 돼서야 겨우 공급되는 상황이었다. 심지어 제약공장에서 생산한 의약품 인수를 의약품관리소에서 거부하는 현상도 나타났다. 그 결과 현장에서는 의약품 부족으로 치료가 원활하지 못했고 함흥 시내 인민약국에서는 의약품이 빈번히 품절되는 사태를 초래했다. 이러한 비판을 제기한 공장 노동자들은 문제의 해결 방안도 제시했다. 우선 보건성 등 함흥시의약품관리소를 지도하는 상급기관에서 이러한 현실을 정확히 인지해 결함의 조속한 시정조치를 요청했다. 또한 근본적인 의약품의 생산 및 공급사업 개선을 요구했다. 특히 인민약국이 도(道) 소재지인 함흥에만 있어 농촌에서는 개인 상인에게 비싼 의약품을 구매하는 실정으로 인민약국 확대를 제안했다.[447] 이렇게 관료적이고 무책임한 보건의료인들과 대비해 영예군인이나 젊은 노동자들은 강력하고 과감한 비판과 함께 해결책을 제시해 보건의료 부문의 문제점을 해결하는 실마리를 찾고 있었다.

당시 비판기사 중 다수를 차지하는 항목은 사회보험 및 사회보장 정

446 김성보, 『남북한 경제구조의 기원과 전개』, 역사비평사, 2000, 346쪽.
447 "독자들의 편지에서, 의약품 관리 일꾼들에 대한 요구" 『로동신문』 1953. 11. 29.

책이었다. 1947년 1월부터 사회보험법에 제시한 혜택들을 본격적으로 시행하면서 문제점들이 드러나기 시작했다. 정책 시행 과정에서 많은 시행착오가 나타났던 것이다. 특히 기업 등의 보험료 납부가 중요한 이슈였는데 사업 시행 초기, 보험료 납부에 대한 기업주들의 반발이 심각했던 것으로 보인다.

당시 사회보험법의 채택은 인민들의 생활 향상과 함께 새로운 경제 토대를 수립해 산업 부흥을 추동하는 중요한 법령이었다. 이에 그 실시를 조금이라도 방해하는 세력은 "반국가적 악질분자"로 간주했다. 그렇지만 기업들은 보험료의 납부의무를 회피하기 위해 다양한 방법들을 동원했다. 특히『로동신문』은 보험료 납부 기피와 함께 기업들의 비리 행태들을 대대적으로 보도해 사적 기업들과의 계급투쟁을 전개하는 양상이 벌어졌다.

서성연사공장의 지배인은 사회보험료를 허위로 보고했다. 이외에도 시간 외 근무를 한 노동자 57명의 임금을 지불하지 않았다. 그리고 노동자에게 배급할 백미 30말을 지배인과 간부 9명이 가로채기도 했다. 고려제철소 사장은 사회보험료 검사원의 검사요구를 거절하며 "다 납부했으니 검사는 필요 없다, 장부 및 서류는 없으니 처벌하라."며 위력적으로 공무집행을 방해했다. 평양특수고무공장 기업주는 임금지불장부를 이중으로 만들어 실제 임금을 은폐했다. 이를 두려워하는 경리책임자를 도피시키고 검사를 회피하기도 했다. 조선제철 강서공장은 피보험자의 임금에서 보험료를 공제했으나 국가에는 납부하지 않았다. 청진시 공화장유공장은 8·15해방절 상금 244,000원에 대한 보험료를 누락했고 국세도 납부하지 않았다.[448]『로동신문』의 보도는 단순히 보

---

[448] "사회보험료 직맹비 횡령한 악덕기업주 대동휘장공장 차병덕의 죄상",『로동신문』, 1947.01.12.

험료 납부 기피 문제를 제기하는 것을 넘어 노동자의 권리를 착취하는 악질기업 이미지를 부각해 공분을 일으키려는 의도가 분명했다.

한편 "반국가적 악질분자"는 기업주에게만 해당하는 사항은 아니었다. 사회보험법을 악용해 더 많은 혜택을 받으려던 노동자들은 적발 시 재판에 회부해 6개월간 보험금 지불정지 처분을 받았다. 대표적 부정행위는 의료권을 대여하는 경우였다. 남포제련소의 한 노동자는 부양가족인 아내의 명의로 의료권을 받아 폐질환자인 처남을 평안남도중앙병원에서 3일간 치료받게 했다. 그리고 황해제철소 노동자는 직장에서 의료권을 받아 친구에게 대여했고 그 친구는 황해도중앙병원에서 치료를 받았다. 두 번째 유형은 의료 혜택을 악용한 사례였다. 남포제련소의 한 노동자는 경한 소화불량임에도 바쁜 의사에게 왕진을 청했다. 하지만 의사가 방문했을 때는 집에 없어 헛걸음을 시켰다. 또한 황해제철소의 일부 노동자들은 무단결근을 하고도 식량 배급을 받기 위해 사회보험병원을 찾아가 진단서를 강요하면서 "진단서를 해주지 않으면 죽인다."고 협박을 일삼기도 했다.[449]

〈시기 I〉의 비판은 제보자와 비판자 모두의 실명을 거론했고 그 비판의 내용도 신랄하다는 특징을 보여주었다. 또한 『로동신문』에 게재된 비판을 접수한 기관은 이를 개선하기 위한 대책들을 후속 기사로 보도하는 등 당시의 생생함을 확인할 수 있었다. 이렇게 신문의 비판기능이 살아있었던 이유는 그 비판의 대상이 집권세력이 아니라 이전 시기의 관료적이고 이기적인 '반동분자'에게 향해졌기 때문이었다. 결국 당기 관지의 비판기능을 통해 계급투쟁을 수행했다고 할 수 있다.

---

449 "사회보험법 악용하는 악질분자는 엄벌", 『로동신문』, 1947.03.12.

제6절 소결

북조선은 자신들의 보건의료체계 구축을 시작하면서 먼저 인력 확보와 시설 확충에 전력했다. 보건의료 기반이 거의 없던 초기에는 의료시설의 경우 기존 일제 강점기의 시설을 우선 활용했다. 보건의료 인력은 사회주의 국가들에서 파견한 해외인력으로 많은 부분 충당했다.

해외인력은 해방 직후 소련군과 함께 입북한 소련 군의들과 적십자 의료단이 모태가 됐다. 6·25전쟁은 다른 사회주의 국가들의 의료단 파견의 계기를 제공했다. 이들은 1957년 일괄 귀국했고 그전까지 북조선의 보건의료인들과 함께 주요한 의료 인력으로 활동했다.

이들 해외인력이 10여 년간 북조선에 상주하며 보건의료체계 구축에 끼친 영향은 다음과 같다. 첫째 사회주의 보건의료의 기본적 전제 중 하나인 예방의학의 중요성을 북조선 의료인들뿐 아니라 주민들에게 인식하게 했다. 그리고 위생방역체계 전반에 대한 구축과 위생방역사업의 세부적 교육방법을 전수하며 그 전형을 제시했다. 두 번째 영향은 환자를 대하는 사회주의 보건의료인들의 희생적 태도를 각인했다. 이는 전쟁이라는 비상상황에서 목숨을 담보로 수혈하고 환자 치료에 정성을 기울인 해외인력의 모습을 '참된 인민의 복무자'로 인식하는 계기였다. 그리고 이 모습은 일제 강점기의 권위적이고 관료주의적 태도의 보건의료인들과 대비해 더욱 깊게 뇌리에 박혔다. 이후 북조선 당국과 주민들은 이와 같은 태도를 북조선의 의료인들에게도 요구했다. 세 번째로는 단기 육성 의료인 양성과 함께 여성 의료인들이 대폭 증가했다.

해방 직후 북조선이 직면한 보건의료 분야의 우선순위는 전염성 질환을 방어하고 퇴치하는 것이었다. 이는 장기적으로 교육을 받아야 하는 의료인보다 위생방역사업과 간단한 처치가 가능한 인력이 더욱 필요함을 뜻했다. 그리고 급속한 보건의료시설의 확대에 대응하기 위해서도 많은 보건인력이 필요했다. 그러나 이를 정규교육자로 수급하는 것은 한계였다. 이에 단기 양성 보건의료인들을 많이 배출했다. 그 결과 간호원, 조산원, 준의(펠셀), 위생초소원, 검병반장 등 다양한 명칭의 인력들이 활동했다. 특히 여성 보건의료인들의 활동을 전면화했다. 이는 다른 전문 직종에 비해 두드러진 현상으로 사회주의 국가에서 파견한 여성 인력들의 영향도 주요했다.

보건의료시설 구축은 이미 있던 기존 자원을 충분히 활용했다. 일제강점기 때의 관립병원들을 모두 국영병원으로 전환했다. 그리고 각 지역에 조직한 인민위원회의 주도로 인민병원들을 설립하기 시작했다. 인민위원회는 기존 건물을 확보하고 당국이 병원설비 등을 제공해 국영병원으로 개원했다. 또한 개인병원 원장이 시설 일체를 기탁하기도 했다. 이는 제약공장이나 연구소 및 의학대학, 휴양소 등 다른 보건의료 관련 시설 구축에도 적용했다. 소련군이 15개의 주요 도시에 설립해 운영한 소련적십자병원도 기존 보건의료시설을 활용한 기관이었다. 이 시설들은 소련 의료인의 파견과 소련에서 공수한 현대적 의료장비 등을 원조해 중앙급 병원의 모태를 형성했다. 이렇게 구축한 보건의료시설을 다양한 명칭으로 부르며 자신들의 환경에 맞는 보건의료기관을 찾는 유동적 시기였다.

북조선 당국은 이러한 다양한 방법과 시도를 전개하며 보건의료자원들을 확대해 나갔다. 그리고 6·25전쟁 직전인 1950년 상반기에 드디어 북조선 전역에 의사가 없는 지역(무의면)을 완전히 해소하는 성과로 나타났다. 대대적으로 구축한 보건의료자원은 정부의 집행기구인 보건성이 주도해 조직적 배치를 추진했다. 그 주요한 방법은 중앙의 보건성

을 정점으로 각 도인민위원회의 보건부와 산하 행정구역의 보건과를
수직적으로 연계해 지시를 하달했다.

이 시기 보건의료서비스는 위생방역을 중심으로 한 예방의학 혜택이
대부분이었다. 이는 해방 직후 한반도 역시 제2차 세계대전의 전장 중
하나로 전쟁은 전염병에 취약한 환경을 조성했다. 그리고 6·25전쟁은
그 취약한 환경을 연장시켰다.

무상치료 혜택은 1947년 사회보험법의 본격적인 실시를 계기로 제
공했다. 사회보험법에는 피보험자와 그 가족을 대상으로 무상치료와
정양·요양·휴양 혜택을 포함했다. 북조선은 초기 공장과 기업소의 노
동자를 우선 대상으로 해 보건의료 혜택을 제공했다. 이는 당시 북조선
의 경제 상황에서는 당연한 선택이었다. 다만 그 혜택의 대상을 확대하
는 정책은 전쟁 전까지 이어졌다. 그렇지만 해방 직후부터 5년간 구축
한 북조선의 보건의료체계는 6·25전쟁으로 대거 파괴됐다. 그리고 다
시 새롭게 건설하는 과정을 거쳤다. 특히 전쟁 중이던 1953년 1월부터
전반적 무상치료제를 실시했다. 전쟁피해의 심각성은 아이러니하게도
사회주의 보건의료체계인 국영체계로의 급속한 전환을 이루는 계기로
작용했다.

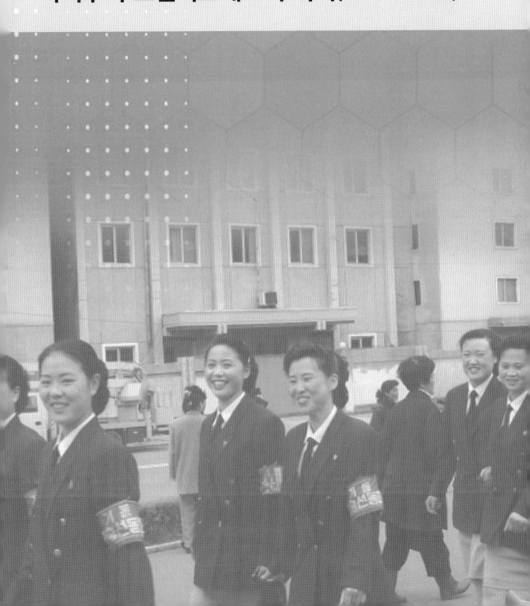

제4장

사회주의 보건의료제도 구축기(1954~1960년)

북조선은 전쟁이 끝난 1954년부터 각 부문에서 전쟁 전 수준의 회복을 목표로 인민경제복구발전3개년계획을 추진했다. 그 계획은 당초 예정보다 1년 앞당겨진 1955년에 완수했다. 이렇게 빠른 속도로 목표를 완료할 수 있었던 배경은 해방 직후 5년간 추진한 경제발전의 경험과 함께, 사회주의 국가들의 대규모 원조에 기인했다. 그러나 외부의 도움은 대가가 따르기 마련으로 독자성을 발휘하는 데 한계가 있었다.

북조선 집권층은 김일성을 중심으로 한 빨치산파와 소련파, 연안파 등 다양한 정치세력의 집합체였다. 해방 직후 이들은 사회주의 지향이라는 공동의 목표로 집권층을 형성했다. 그러나 이들은 시간이 경과하면서 소련과 중국의 입장에 따라 정치 및 경제 정책에서 부딪치기 시작했다. 이 과정에서 1956년 8월 개최한 당중앙위원회 전원회의에서 김일성의 권위와 권력에 도전하는 가장 첨예한 종파투쟁이 발생했다. 이를 '8월 종파사건'이라고 칭한다.

8월 종파사건의 배경은 1953년 스탈린 사망 이후, 1956년 2월 개최한 소련공산당 제20차 당대회에서 중공업 우선 정책과 개인숭배 등 스탈린의 주요 정책을 비판하며 시작했다. 해방 직후부터 소련의 스탈린 정책을 따라 사회주의 혁명을 추진한 국가들에서는 동요가 일어날 수밖에 없었다. 북조선도 1956년 3월 당중앙위원회 전원회의를 개최해 스탈린에 대한 비판 연설을 청취했다. 그리고 당내에 약간의 개인숭배 현상이 있음을 인정했다. 이를 계기로 김일성에 대한 수령칭호는 물론 '경애하는'과 같은 수식어를 일체 불허했다.

그렇지만 이러한 당내 변화는 오래가지 않았다. 같은 해 4월 개최한 제3차 당대회에서 김일성은 당 최고 권력기구인 상무위원회를 자신의 추종세력으로 채웠다. 개인숭배 문제에서도 자신은 집체적 지도를 일관되게 실천했으나 이미 숙청된 박헌영과 그 추종세력들이 개인숭배를 자행했다고 비판했다. 경제 정책도 인민 생활 향상을 위한 경공업 우선 정책을 제안한 소련파와 연안파의 주장이 아닌 중공업 우선 정책을 계속 추진하는 결정을 채택했다. 이렇듯 개인숭배 문제와 경제 정책 등 주요한 내용에서 변화가 없자 비판세력들의 불만은 고조됐다. 급기야 반김일성 움직임이 싹텄다. 당시 이해관계가 같았던 연안파를 위시한 반김일성 연합은 1956년 8월 30일 열린 당중앙위원회 전원회의에서 김일성을 비롯한 지도부를 공격했다. 그러나 이 공격은 실패로 끝났다.[1]

첫 종파투쟁에서 최종적으로 승리한 김일성은 북조선의 유일한 지도자로서 지배 발판을 마련했다. 이로써 주체와 자립을 강조하는 정책을 더욱 강력하게 추진할 수 있었다. 그리고 북조선 당국은 더욱 급속하게 사회주의 체계 구축을 시도했다. 그 결과 1958년 사회주의 개조 완료를 선언하기에 이르렀다. 새로운 사회주의 혁명 단계에 돌입한 북조선은 전 인민을 대상으로 새로운 인간형으로의 개조를 시작했다. 보건의료 부문도 예외일 수 없었고 공산주의 인간형으로의 개조를 목표로 한 정책들을 대대적으로 추진했다.

제1절 보건의료자원의 개발

1. 인력

(1) 의사

〈시기Ⅱ〉 기간, 『로동신문』 보도로 가장 많이 언급한 인력은 〈시기

---

1 이종석, 『북한-중국관계: 1945~2000』, 도서출판 중심, 2000, 209~212쪽.

Ⅰ〉과 마찬가지로 해외인력이었다. 의사의 경우, 해외인력 바로 다음으로 많이 거론했다. 〈시기Ⅰ〉에는 의사보다 간호원의 언급이 더 많았다. 의사가 보건의료계의 대표 직역으로 차츰 자리 잡는 과정이었다.

1954년 6월 4일 북조선은 내각 결정 제79호로 〈인민보건사업을 개선 강화할 데 관하여〉를 채택했다. 결정에는 의료 인력을 새롭게 양성하는 사업과 동시에 기존 보건의료인들을 정비하고 기술 향상을 위한 재교육 추진을 규정했다. 그 일환으로 1954년 9월 10일부터 18일까지 한방의생 자격시험을 시행했다. 그리고 9월 20일부터 11월 2일까지는 의사, 위생의사, 약제사, 펠셀, 위생펠셀, 조산원, 조제사, 보철사, 간호원 등의 자격시험도 진행했다.[2]

한방의생의 응시자격은 기존 한방의사와 외국에서 한방의생 자격을 취득한 사람, 약종상 등록증 소유자로 한방치료 경험이 만 5년 이상인 자로 제시했다. 시험과목은 정치, 약침, 한방의학 등을 비롯해 각종 질환 치료방법과 병리 등 7개 과목이었다. 시험은 각 도인민위원회와 평양시 및 개성시인민위원회 보건부에서 실시했다.[3]

한방의생은 〈시기Ⅱ〉 초반까지도 보건의료인이라는 개념보다 상공업자, 즉 환자에게 치료와 한약을 팔아 돈을 버는 상공인으로 인식했다.[4] 그래서 자격 부여에도 기존 보건의료인들과 차이를 보였다. 한방의생의 자격시험은 3년에 한 번씩 심사를 받아 기존 자격을 연장하는 개념이었다. 이에 반해 의사의 자격시험은 의사의 자격을 얻거나 한 단계 높은 급으로의 전환을 의미했다. 이런 명확한 차이는 한의사 양성 교육기관이 따로 없었던 환경에 기인했다.

---

2 "보건 일꾼 국가 자격 시험을 실시", 『로동신문』, 1954.08.18.
3 "보건성에서 한방의생 자격시험을 실시", 『로동신문』, 1954.08.02.
4 "인민의 출복닭게 익학 거을 군게 격위" 『로동신문』, 1956.11.30.

북조선에서 한의사를 일반 보건의료인으로 인식하기 시작한 시점은 1956년 제3차 당대회 때였다. 제3차 당대회 결정사항으로 북조선 당국은 보건의료 정책에 한의학을 적극적으로 활용할 방침을 천명했다. 또한 1958년 사회주의 개조 완료로 개인 한의사들을 한의종합의원이라는 협동단체 소속으로 편입했고 개별 상행위를 중단했다. 이러한 과정을 거치며 북조선 한의계에 변화를 가져왔다. 1956년 이후 한방의생이라고 폄훼해 부르던 명칭도 한의사로 명명했다. 그리고 한방치료를 확대하기 위해 1959년에는 평양, 함흥, 청진, 개성 등에 한의전문병원을 신설했다. 더불어 116개소의 산업병원에 139개의 한방과를 설치했다.[5] 이러한 일련의 과정을 거치며 차츰 한의사도 일반 보건의료인으로 편입했다.

1957년 3월 중순, 보건성은 한의사 재교육을 위한 6개월 강습을 조직했다. 재교육 대상은 평양시를 비롯해 각 도중앙병원 한방치료과와 협동단체인 한의종합의원에서 일하는 한의사들이었다. 강습은 한의학의 옛 고전들과 함께 진단 및 처방에 대한 체계적 교육을 시행했다. 더불어 당시 중국 한의계에서 달성한 성과도 소개했다. 특히 신의학의 기초 이론에 대한 교육도 포함했다. 이는 평의대에서 진행했다. 교육 과목은 동의 총론, 동의 진단학, 동방의학사, 잡병학, 부인소아과학, 침구학, 인체해부생리학, 전염병학, 소독학 등이었다.[6]

당국은 1957년 재교육을 받은 한의사 90여 명을 국가 보건의료시설에 배치했다. 400여 명은 100여 개소의 한의협동조합진료소에서 복무했다. 이 한의협동조합진료소는 1957년 103개에서, 1959년 153개,

5 조선중앙연감편집위원, 『조선중앙연감 1960』, 246쪽.
6 "한의사들에 대한 재교육 사업", 『로동신문』, 1957.06.14.

1960년 6월에는 182개로 증가했다.[7] 한의종합의원을 이후 한의협동조합진료소로 개편한 것으로 보인다.

북조선 당국은 한의사들의 재교육 과정에서 노동당투쟁사 및 보건정책 등 정치사상 교양도 잊지 않았다. 국가기관에 영입하면서 사전 사상교육을 통해 확실한 관리를 했던 것이다. 또한 우수한 기술과 경험을 소유한 한의사들에게는 1급, 2급에 해당한 기술자격을 사정했다. 〈한의사 자격 사정에 관한 규정〉 공포에 따른 조치로 한의사들의 열성을 더욱 고무했다. 그리고 한의학의 발전과 유능한 한의사를 더 많이 양성하는 계기가 됐다. 한의사들의 기술자격으로 1960년에는 239명에게 1급을, 1,495명에게 2급 기술자격을 부여했다.[8]

〈시기 Ⅱ〉, 한의사들의 전면 등장과 함께 가장 많은 활약을 보인 보건의료인은 〈시기 Ⅰ〉에 펠셸이라고 불리던 준의였다.[9] 1953년 1월부터 실시한 〈전반적 무상치료제〉는 완벽한 준비 이후 추진한 정책이 아니었다. 그러므로 무상치료제 실시 초기에는 도시와 거리가 먼 농촌 주민들의 경우 정책을 정확히 인지하지 못하는 경우가 많았다. 그리고 인지하더라도 의료시설이 멀리 떨어져 있어 수월하게 이용할 수 없었다. 당시 이를 해결하는데 주요한 역할을 한 의료인이 준의였다. 준의는 전쟁을 거치며 많이 양성했고 전쟁을 통해 임상경험도 겸비한 인력이었다. 이들은 농촌의 진료소 소장으로 부임하거나 인민병원 또는 공장 등 산업병원에서 의사를 도우며 중요한 인력으로 성장했다.

태천군 일하리 간이진료소 소장은 준의였다. 소장의 가장 중점적인 활동은 간이진료소에 주민들이 많이 찾아와 진료를 받게 하는 것이었

7 조선중앙연감편집위원, 『조선중앙연감 1958』, 조선중앙통신사, 1958, 139쪽.
8 조선중앙연감편집위원, 『조선중앙연감 1961』, 조선중앙통신사, 1961, 229쪽.
9 펠셸이라는 명칭은 1955년까지 사용, 그 이후에는 완전히 사라지고 쥰의로 통칭됐다

다. 무상치료제 시행 초기 주민들은 진료소를 많이 찾지 않았다. 이 제도가 널리 알려지지 않은 측면도 있었으나 더 큰 이유는 여전히 낡은 생활 습관과 미신의 존속으로 진료소 이용을 꺼리는 경향이 강했기 때문이었다. 이를 해소하기 위해 준의들은 마을의 위생지도원 및 위생반장들을 동원해 위생방역사업과 무상치료제 실시에 관한 자세한 해설로 주민들의 이해를 도왔다.[10]

함경북도 경흥군 아오지공장병원 내과 소속 준의도 환자들의 존경과 사랑을 받았다. 이 준의는 환자가 많은 날에는 치료를 못 받고 돌아가는 환자가 없도록 근무시간을 연장했다. 진료가 끝난 후에도 왕진 요구에 언제든 응했다. 그리고 매주 한 번씩 조직하는 소독대에도 빠짐없이 참가하는 성실성을 보였다. 특히 이 병원 원장은 의사들에게 소련과 체코슬로바키아 등의 선진의학기술을 가르쳤는데 이를 열심히 습득해 환자 치료에 적극적으로 반영했다.[11] 또한 준의들은 자신들의 의술을 높이기 위해 노력하는 동시에 함께 일하는 간호원이나 간병원들을 교육하는 역할을 담당하기도 했다.[12]

이러한 열정적인 모습의 준의들은 대부분 여성이었다. 이들은 오랫동안 의료 혜택을 받지 못하던 농촌 주민들에게 국가의 무상치료 혜택을 가장 최전선에서 선전하면서 치료와 위생방역사업을 담당했다.

준의들이 주민들의 호응과 존경을 받기 위한 활동에는 나름의 전형성이 보였다. 첫째 어떤 조건에서도 환자의 왕진 요청을 마다하지 않았다. 특히 시간과 거리의 원근을 가리지 않고 응급환자를 맡았다. 심지어 간호까지 담당했다. 이러한 행동이 쌓여가며 존경심은 두터워졌고

10 "인민 보건 향상에 헌신하는 모범 펠셀 김경옥 동무", 『로동신문』, 1954.02.18.
11 "헌신성 높은 녀의사", 『로동신문』, 1954.04.07.
12 "인민의 충실한 복무자들", 『로동신문』, 1955.05.21.

주민들은 준의를 "인민의 의사"라고 부르며 애정을 나타냈다.[13] 그렇지만 한편으로 생각하면 『로동신문』을 통해 이러한 준의들의 행동을 지속해서 강조한 것은 그렇지 못한 현실의 반영이기도 했다. 당시 북조선 보건의료 당국은 환자들의 왕진 요청에 무조건 응하는 보건의료인의 자세를 인민들에게 친절과 애정을 보여주는 확실한 방법이라고 인식했다. 이는 또한 인민들의 신뢰를 확보하는 가장 빠른 방법이라고 파악한 것으로 보인다.

둘째 오전에는 진료, 오후에는 현장에 나가 치료와 위생방역사업을 추진했다. 이 두 사업은 따로 떼놓을 수 없을 정도로 밀접하게 연계됐다. 오전에는 진료소에 찾아오는 환자를 진찰했고 오후에는 마을의 위생반장과 함께 각 가정을 순회하며 환자의 유무를 살폈다. 동시에 주민들의 위생상태와 마을의 위생환경을 점검했다.

이렇게 진료소 소장의 업무가 마을의 위생방역사업을 일상적으로 담당하게 되면서 이와 관련한 인력을 양성하는 책임도 자연스럽게 맡았다. 특히 진료소 인력들은 정규 의학대학 졸업생이 아닌 준의와 간호원 1~2명을 포함하는 소수로 운영했기 때문에 이들만으로는 방대한 지역의 보건의료사업을 전개하는 것은 한계였다.

한편 준의의 양성은 전쟁 이후 대규모의 복구건설을 추진하면서 노동자와 인민들의 건강을 담보하는 차원에서도 중요했다. 이에 단기간에 양성할 수 있는 준의를 배출하는 동시에 전쟁 기간 양성한 준의들을 의사로 재교육했다. 준의를 의사로 양성하기 위해 평의대에는 2년제 특설반을 설치했다. 의학전문학교와 도중앙병원에서도 1년제 특설반을 운영해 전쟁 때 양성한 전시인력들을 재교육했다. 1954-1955학년도

---

[13] "독자들의 편지에서 : 인민들의 존경받는 마을의 녀의사," 『로동신문』 1954.01.09.

의학전문학교 모집 요강에 의하면 준의 1백 명과 전시자격인력 1백50
명을 선발해 재교육했다.[14]

〈시기 Ⅱ〉의 북조선 의사들은 전쟁을 거치며 의료기술을 높였다. 그
리고 이러한 현실은 자신감으로 표출됐다. 또한 의료기술을 더욱 향상
하기 위해 소련의 의학을 연구하고 배우고자 하는 의지가 높았다. 평의
대병원 소아과 의사 리유호는 파블로프의 제자에게 직접 소아과 전문
이론과 임상기술을 습득해 이를 북조선의 실정에 접목하려 노력했다.[15]
또 다른 의료인은 소련의 선진치료법인 야전외과학을 연구해 창상과
골절 치료에 적용하기도 했다. 그 결과 치료 일수를 1/3로 단축하면서
후유증을 줄였다.[16]

선진의학기술과 신의학에 경도된 당시 보건의료계의 분위기는 1956
년 9월 17일부터 19일까지 3일간 개최한 전국보건일군대회에서 '우리
의 귀중한 보건일군들'로 선정한 인사들과 이유에서도 고스란히 드러
나 있다. 이날 최고의 의료인으로 선정된 10명의 명단은 아래와 같다.

평의대의 교수 김시창(두개부외상 정신질환 및 뇌종양 등 뇌수술 전문)·박사 홍학
근(의학도 양성)·신성우(개안수술과 각막이식수술에 저명)·교수 리재복(폐결핵
과 골수염의 혈액 충전법에 저명)·강좌장 임문빈(고등신경활동에 대한 검사를 처
음 도입해 정신병학 연구와 치료에 획기적 성과), 보건성 제34호병원장 방우영(스
트레프트 마이신을 통한 복합요법을 창안해 불치병 치료 개척), 과학원 의학연구
소 후보 원사 도봉섭(생약 자원 발견), 중앙결핵전문진료소 소장 리정우(결핵 예방
및 치료와 결핵전문 의료인 양성), 함흥의과대학병원 원장 한세헌(병원사업을 예
방의학적 방향으로 옳게 지도), 함북도중앙병원 기술부원장 김태극(식도협착, 폐장

14 조선중앙연감편집위원, 『조선중앙연감 1954-55』, 조선중앙통신사, 1955, 74쪽.
15 "존경받는 일꾼들", 『로동신문』, 1954.12.15.
16 "존경과 사랑 받는 외과의", 『로동신문』, 1954.09.23.

북조선의 '귀중한 보건일군' 10명은 의료기술의 혁신과 의료인 양성, 사회주의 보건의료 정책의 올바른 지도 등의 분야에서 높이 평가받았다. 특히 선진의학기술의 활용에 남다른 능력을 발휘한 의사들을 많이 포함했다. 그러나 이는 1956년까지의 상황이었다.

1956년 8월 종파사건 이후 12월 15일부터 17일까지 3일간 평양국립예술극장에서 평의대 졸업생 대회를 개최했다. 평의대는 약 10여 년 동안 1천 명에 달하는 의료인을 배출했다. 이들은 북조선 전역의 중요 보건의료기관에 포진해 있었다. 이들을 대상으로 대회를 열어 다음과 같은 결의를 다졌다. 첫째 위생예방사업을 더욱 강화할 것, 둘째 인민들에 대한 봉사성을 높일 것, 셋째 선진의학이론을 더욱 심오하게 연구할 것, 넷째 국내산 약초를 이용해 더 많은 의약품을 생산할 것 등이었다.18 북조선 당국은 1956년 8월 종파사건 이후 보건의료계에서 가장 중추적 역할을 하는 평의대 졸업생들을 대거 소집해 치료와 선진의학보다 예방의학에 방점을 둘 것을 강조했다. 그리고 관료적이고 형식적인 보건의료인들을 향해 인민에게 더욱 봉사할 것을 강제했다. 특히 약초 이용의 강조는 신의학에 경도된 당시 의료인들에게 한의학과의 접목을 재차 제시한 것이었다. 결국 당국의 보건의료 정책에 복종할 것을 강요한 최후통첩성의 행사였다.

그리고 북조선 당국은 주체적 보건의료 정책 실현을 위해 단순한 통첩에 머무르지 않았다. 우선 보건의료인들을 대상으로 본격적인 사상개조에 돌입했다. 특히 개조의 필요성을 강조하기 위해 보건의료인들

---

17 "우리의 귀중한 보건 일군들", 『로동신문』, 1956.09.20, 『로동신문』, 1956.09.21.
18 "평양 의학 대학 졸업생 대회 지해" 『로동신문』, 1956.12.19.

의 사상에 문제가 많다는 현실을 드러낼 필요가 있었다. 실제로 고등교육기관의 교수와 학생, 해외유학생 등 지식인들은 당시 당 정책을 비판하는 주요 세력 중 하나였다. 이는 1956년 2월 소련공산당 제20차 당대회에서 후르시초프가 스탈린의 개인숭배와 강압적 대외정책을 공개적으로 비판하며 폭력적인 전제정치 중단의 의지를 표명한 이후 더욱 가속됐다. 소련의 제20차 당대회는 사회주의 종주국인 소련이 사회주의로의 다양한 길을 인정하며 자유 표방을 선언한 것으로 폴란드와 헝가리 등 동유럽 국가에서도 자유화 운동이 촉발됐다. 이에 반해 북조선은 그 영향을 차단하기 위해 동유럽 유학생 및 전쟁고아들을 1957년 1월에 일제히 본국으로 소환했다. 하지만 귀국 유학생 중에는 이러한 정부의 조치에 노골적으로 불만을 표출하거나 거만한 행동으로 비판받는 사례도 나타났다. 북조선 당국은 이러한 당시 분위기를 8월 종파사건과 연계했다. 그리고 지식인들을 상대로 대대적인 사상투쟁을 전개하는 계기로 삼았다. 1960년부터는 아예 유학생 파견을 중단해 외부의 자유화 바람을 원천 봉쇄했다.[19]

지식인들에 대한 사상투쟁은 다음의 과정을 거치며 진행했다. 첫째 공산주의 사상교육을 강화했다. "공산주의 교양을 강화하자", "반혁명 분자들과의 투쟁을 강화하자"라는 구호를 내세우며 강연과 담화를 대대적으로 전개했다. 두 번째는 강습과 결부해 병원 내부에서 나타난 결함과 그릇된 경향들을 폭로 및 비판하며 개개의 사업을 평가했다. 예를 들면 의료인들은 한때 환자들에게 약을 주고 불법으로 돈을 받거나 이중처방으로 가족들에게 비싼 약을 투약했던 행태를 공개적으로 고백했다. 공개적으로 과거의 잘못을 들추어 다시 뉘우치는 절차를 거쳤다.

19 신효숙, "북한사회의 변화와 고등인력의 양성과 재편(1945~1960)", 67~71쪽.

과거 고백 시간 이후에는 당조직의 간부를 통해 개인이기주의가 예방치료사업[20]에 어떠한 해독을 주었는지 긴 설명을 들어야 했다. 설명의 사례는 항일 빨치산들이 혁명투쟁 과정에서 보인 생생한 이야기가 모범으로 대두했다. 이는 혁명을 위해 일하는 보건의료인들이 가져야 할 품성을 깨우쳐 주는 방법이었다. 세 번째 단계에서는 실제로 환자에 대한 봉사성을 높이는 방안을 적극적으로 추진했다. 환자의 대기시간이 긴 폐단 일소나 군중 속에 직접 나가 치료와 위생방역에 전염하도록 강제했다. 특히 그동안 기술적 측면만 치중하고 군중 속에서 정치사업을 하지 않았던 편향을 바로잡기 위해 『로동신문』을 정독하게 하고 당의 정책과 결정을 깊이 연구하는 습관을 들이도록 했다. 네 번째는 당 정책 연구에 대한 당적 통제를 강화했다. 병원초급당 위원들은 분공(分功)을 맡아 당원들의 학습상황을 수시로 평가했다. 당시 북조선의 전체 보건의료인들은 위와 같은 방법으로 사상 검증 뒤 마지막 단계에 접어들어서야 의학기술 제고를 위해 기술학습회, 사인검토회, 깔따(병역서) 비판회 등을 하며 치료의 질을 높이는 사업이 가능했다.[21]

북조선 당국은 보건의료인들의 가장 큰 폐해로 의학기술에 대한 신비주의와 사업에서의 형식주의를 들었다. 이는 의사들에게 부르주아 사상 잔재가 여전히 남아있기 때문이라고 판단했다. 낡은 사상 잔재를 청산하지 않고는 사회주의 길로 나아갈 수 없었고 사회주의 혁명을 위해서도 의사들과의 사상투쟁은 필연적이었다.

사상투쟁은 결국 북조선 집권세력이 원하는 공산주의 인간형을 구축

---

20 『로동신문』에 게재한 기사 내용 중 1958년 이전에는 '치료예방사업'이라고 표기했다면 이후 '예방치료사업'으로 게재하기 시작했다. 사용하는 용어에도 신경을 쓰는 등 치밀한 사상개조를 단행했다.

21 "보건 일군들 속에서 낡은 사상 잔재를 극복하고 예방 치료 사업을 강화", 『로동신문』, 1959,04,07,

하는 과정이었다. 당국은 이를 촉발하기 위한 군중운동으로 천리마작업반칭호쟁취운동을 대대적으로 전개했다.

1960년 1월 29일 평양임상병원 내과가 천리마작업반칭호를 받았다. 평양임상병원이 펼친 이 운동의 전개 과정은 다음과 같다. 우선 내과의 모든 성원은 이 운동 참여를 결심한 이후 상호비판과 임상비판회를 통해 서로의 결함을 수정하는 시간을 가졌다. 그 비판의 기준은 항일 빨치산 참가자들의 회상기였다. 이를 모범으로 공산주의 인간형이 무엇인지 고민했다. 상호비판 시에는 의료인들이 모두 수평적, 즉 평등한 관계에서 진행했다. 선배로서 또는 의술로서의 권위를 인정하지 않았다. 두 번째 단계는 환자 진료에 협의진단(협진)을 통해 집단주의를 강화하기 위해 노력했다. 협진은 개별책임제와 함께 [한 번 더 확인하기 운동], [담당 입원실별 경쟁운동] 등을 통해 치료의 질을 집단적으로 높이는 방법을 동원했다. 세 번째는 주 1회 이상 기술학습을 진행해 의술을 높였다. 간호원과 간병원 중에는 병원야간준의학교와 평의대 야간학부에 다니며 의학기술을 연마하기도 했다. 심지어 의료인들은 혈압기, 주사기 등을 자체로 수리해 재활용했다. 또한 필요한 의료기구를 직접 제작해 사용했다. 마지막 단계는 담당구역 내의 모든 기관과 기업소, 각 지역에 직접 나가 집단검진과 각종 질병 예방법, 위생선전 등을 전개했다. 그 결과 이 병원 담당 지역은 위생모범동(洞)으로 선정되는 쾌거를 가져왔다.[22]

보건의료기관의 천리마작업반칭호는 이 운동에 참여한 모든 성원이 공산주의적 인간형으로 변모하려는 노력의 시간이었다. 그 과정에서 성원 간에는 집단주의 정신을 고취했다. 또한 주체적이고 자립적인 사

---

22 "당의 보건 전사답게", 『로동신문』, 1960.03.10.

업 태도를 견지하게 했다.

1959년부터 1960년까지 집중적으로 전개한 보건의료인들에 대한 사상개조 결과, 당국의 결정을 신속하게 실행하는 인력들로 변모해갔다. 국가의 최종 결정이 가장 아래 단위까지 침투해 일사불란하게 추진하는 체계를 구축한 것이다. 특히 북조선 집권세력은 1958년 모든 생산수단을 국가 및 협동적 소유로 전환하면서 보건의료인들의 위치를 명확히 하고자 했다. 사회주의 개조 완료로 북조선의 인민들은 과거와 같이 소수 착취계급의 치부를 위해 일하는 계급이 아니었다. 인민의 노동은 인민 전체의 부(富)를 확대하는 사명이었다. 그러므로 부의 확대에 적극적으로 나서는 사람이 애국자였다. 따라서 보건의료인들은 이러한 애국자들의 건강을 우선하여 담보해야 했고 그 행위는 역사적 의미를 갖는 역할이자 사명이었다.[23]

(2) 간호원 및 조산원

〈시기 I〉의 간호원은 의사보다 더 많은 언급과 활약을 보였다. 그러나 〈시기 II〉에는 간호원 본연의 임무가 부여되는, 즉 의사의 조력자 역할로 한정되는 모습이 뚜렷했다.

간호원은 의사의 환자 치료 행위에 지장이 없도록 진찰실과 수술방 등을 깨끗이 정돈했다. 그리고 도구들을 갖춰놓는 일로 하루를 시작했다. 환자들에게는 편안하고 친절한 태도로 안심하며 치료를 받도록 했다. 특히 〈시기 II〉에 간호원의 가장 중요한 임무 중 하나는 가제, 붕대, 탈지면 등을 절약해 국가에 조금이나마 이익을 줄 수 있어야 했다. 이러한 절약의 강조는 6·25전쟁 당시 부족한 물자를 해결하기 위한 자

---

23 한천일, "인민의 복리의 부단한 증진은 인민 민주주의 사회의 특징이다", 『근로자』, 1955년 8호, 84쪽.

구책이었다. 그렇지만 절약은 전쟁을 중단한 이후에도 계속해서 강조됐으며 〈시기Ⅲ〉까지도 이어졌다. 간호원들은 심지어 못 쓰게 된 붕대들을 빨아 재생하기도 했다.[24]

조산원은 산모들의 해산을 돕는 인력이었다. 모든 산모에게 해산 방조의 혜택을 준다는 것이 북조선 당국의 주요한 정책이자 선전이었기 때문에 조산원을 해방 직후부터 양성했다. 그렇지만 중요성을 강조한 현실과 대비해 해산 방조의 혜택이 즉각적으로 제공되지는 않았다. 농촌의 경우 1958년 9월 시점에도 혜택을 받지 못하는 여성들이 많았다. 이를 해소하기 위해 1958년 11월 개최한 보건일군열성자회의 이후 본격적인 관련 사업들을 전개했다.

강원도 회양군인민병원에는 1년제 조산원학교를 졸업한 조산원이 한 사람밖에 없었다. 한 사람의 조산원으로 군내의 모든 산모에게 혜택을 제공할 수는 없었다. 이 조산원은 보건일군열성자회의 결의 실천을 결심하고 일별, 월별, 분기별로 계획을 세워 자신과 함께 보건위생사업을 전개할 위생열성자를 양성하기 시작했다. 조산원이 직접 교육한 위생열성자는 80여 명에 달했다. 이들을 해산방조대원 및 위생열성일군들로 키워 함께 읍내 59개 인민반의 각 가정을 방문해 약 900여 회의 해설과 간담회를 개최했다. 간담회 내용은 국가의 보건의료 정책과 여성 위생상식이었다. 매주 수요일은 임신부들의 내원 진찰일로 정해 정기검진을 진행했다. 특히 해산 방조를 위한 구급연락망을 편성해 긴급 상황에 대비했다. 위생열성일군들을 대상으로 자격 조산원 양성을 위한 사업도 병행했다. 이러한 사업의 결과, 1959년 1·4분기 동안 144건의 해산 방조를 하며 담당 지역의 해산 방조 계획을 100% 완수했

---

24 "환자의 누가 간호장 변용남 동무", 『로동신문』, 1953.07.06; "성실한 간호원", 『로동신문』, 1954.04.30.

다.[25] 이 활동을 주도한 조산원 최정심은 노력영웅칭호를 받았다.[26]

1958년 11월 보건일군열성자회의와 1959년 4월 전국보건일군회의를 거치며 보건의료와 관련한 정책과 방향에 큰 변화가 있었다. 두 회의 모두 김일성이 직접 참가했으며 그만큼 교시의 파급효과가 컸다. 공산주의 전사를 요구하는 당의 호소에 보건의료인들은 적극적으로 호응하며 이를 위한 활동이 들불처럼 일어났다. 이러한 변화 중 가장 흥미로운 점은 조산원이 군인민병원의 원장을 역임하기도 했다.

1960년 3월 문덕군인민병원 원장은 두 달 전까지만 해도 이 병원의 조산원이었다. 원장의 아버지는 일제 강점기 광산노동자로 고역에 시달리다 약도 써보지도 못하고 사망했다. 어머니도 이듬해 세상을 떠났다. 부모를 여읜 원장은 어려서부터 식모살이로 모진 고생을 하다 해방을 맞았다. 그리고 국가의 정책으로 생애 처음 글을 배울 수 있었다. 6·25전쟁 때는 자신에게 글을 가르쳐준 조국을 지키기 위해 야전병원 간호원으로 참전했다. 정전 후에도 간호원으로 계속 일하다가 조산원 학교에 추천받아 조산원이 됐다. 그리고 이 조산원은 북조선 당국의 지시로 병원의 원장으로 임명됐다.[27]

1956년 8월 종파사건을 거치면서 지식인들에 대한 사상투쟁 결과, 당성이 강한 노동자들이 기관의 대표를 맡았다. 이들을 통해 관료주의적이고 권위적인 상층부를 제거해 나갔다. 간호원과 조산원들의 경우 일제 강점기 때의 의사들보다 더 많은 어려움을 겪었던 계층이었다. 또한 해방을 맞아 교육 등의 혜택으로 국가에 대한 충성도가 높았다. 특히 1958년 사회주의 개조 완료 이후 계급적 평등을 더욱 강조하며 새

25 "대중의 두터운 신망과 사랑 속에서", 『로동신문』, 1959.04.21.

26 "훌륭한 공산주이 전사", 『로동신문』, 1961.06.21.

27 "오직 인간의 생명을 위해", 『로동신문』, 1960.03.01.

롭게 길러진 신진 보건의료인들은 각 기관의 관리자로 등장했다. 이들은 봉건적 태도나 특권의식을 버리지 못하는 '낡은' 의료인들을 감시하고 비판하는 역할을 충실히 담당했다.

(3) 예방의학 인력

전쟁이 끝난 이후 위생방역을 담당하는 인력은 더욱 많아졌다. 그 확대 방법은 특정한 인력을 배출하는 방식이 아니라 주민들 속에서 예방의학 인력들을 양성하는 방향으로 나아갔다.

위생지도원은 〈시기 Ⅰ〉과 마찬가지로 예방의학 인력들을 지도하는 역할을 담당했다. 이를 좀 더 구체적으로 살펴보면, 위생지도원은 위생반장들을 동원해 위생방역사업을 진행했다. 그리고 각 인민반에서 위생반장을 선임하는 역할을 맡기도 했다. 물론 보건사업도 담당했다. 군인민병원과 연계해 대상 아동들에게 종두 접종을 했으며 협동조합에 30여 종의 상비약을 갖추어 농민들이 사용할 수 있도록 편의를 봐주기도 했다.[28]

위생반장은 1957년부터 이전의 검병반장 명칭을 변경한 직책으로 인민반의 위생방역사업 책임자였다. 이들 역시 집 주변과 오물 적치장을 매일 청소하고 위생 좌담회를 조직해 교육하거나 홍역, 백일해 등의 미경과자를 조사하며 예방접종을 도왔다.[29] 위생반장들은 자신이 속한 인민반에 부과된 작업에 참여하는 것은 물론이고 다양한 추가 활동을 요구받았기 때문에 대부분 당원과 같은 열성자들이 맡았다.

사회주의 개조를 완료한 1958년부터 북조선은 혁명의 새로운 단계를 알리며 위생방역사업을 더욱 강화했다. 동시에 이를 수행할 전문 인

---

28 "마을의 위생 지도원", 『로동신문』, 1956.05.11.
29 "모범 위생반장", 『로동신문』, 1957.01.07.

력들을 대대적으로 양성해 이들을 위생열성자로 명명했다. 이들의 양성은 전국적 단위에서 대규모로 추진됐다.

1958년 평양시인민위원회 보건부는 평양 시내의 모든 보건기관에 배포할 [위생열성일군 양성을 위한 참고자료]를 인쇄했다. 참고자료에 의하면 위생열성일군은 3개월을 1기로 해, 매주 2회, 1회에 2시간씩 총 52시간 동안 강습받았다. 강습 내용은 당의 보건정책, 일반위생, 가정치료, 여성 및 어린이위생 등이었다. 보건의료인들에게는 위생열성일군 양성의 할당량을 배당했다. 의사와 준의는 각 100명, 간호원은 40명을 양성해야 했다. 당시 평양의 보건의료인들은 총 1만3천여 명의 위생열성일군 양성을 결의했다.[30]

지방의 경우 개성시중앙병원의 의료인들은 10월 도시위생월간을 맞아 개성시의 4개 동(洞)에 대한 위생지도사업을 전개하면서 동시에 위생열성자를 양성했다. 그 구체적 양성 방법을 살펴보면, 간호원은 위생반장과 위생사업에 열성적인 주민들을 대상으로 직접 위생 시설물 개조사업을 지도했다. 의사들은 1개 동(洞)에 3~4개의 위생그룹을 조직해 1주일에 1회씩 교육했다. 교육은 단순한 위생지식뿐 아니라 위생사업에 대한 지도 및 계획서 작성 방법 등으로 향후 교육생들이 지도적 역할을 수행하는 데 어려움이 없도록 했다. 이러한 사업을 통해 개성시중앙병원은 1959년 상반기까지 1만5천 명의 열성자를 양성했다. 이들의 역량은 간호원 수준이었다.[31]

열성위생일군의 양성은 지역적 차원과 함께 각 사업장 단위에서도 배출했다. 평양제사공장의 경우 공장위생지도위원회가 열성자 양성을

---

30 "위생 열성 일군을 양성한다", 『로동신문』, 1958.11.22.
31 "위생 열성 일군 대렬을 확대", 『로동신문』, 1958 11 15

담당했다. 당시 양성사업의 목표는 300여 명의 여성노동자를 간호원 수준의 역량을 갖게 하는 것이었다. 이 사업은 조선적십자회의 지역지부가 조직한 위생원양성반 사업과 연계해 매주 2회씩 교육했다. 교육 내용은 인체해부생리학으로부터 초보적인 위생학, 질병상식, 구급치료법 등이었다. 위생지식을 체계적으로 습득할 수 있게 구성했다. 때로는 노동자들이 교대로 공장진료소에서 간단한 치료법과 주사 놓는 방법을 실습하기도 했다. 이렇게 양성한 위생원들은 매주 2회 이상 점심시간을 이용해 위생선전 또는 주민들을 대상으로 한 좌담회를 개최했다. 또한 이들을 합숙실 마다 2~3명씩 배치해 위생반장과 위생초소원으로 활약하게 했다.[32]

이 시기 대대적인 위생방역사업 추진의 주요한 목표 중 하나는 농촌지역의 환경을 위생적으로 변모하는 데 있었다. 이를 위해 농촌의 진료소장들에게 위생열성일군을 교육하고 양성하는 역할을 부여했다. 특히 위생열성일군의 양성사업 자체가 하나의 위생방역사업이기도 했다. 인민들은 사업의 단순한 대상자가 아니라 실질적인 행위자로 기능하도록 교육했다.

위생 관련 인력 양성은 조선적십자회도 담당했다. 이 조직은 1958년 내로 상급위생원 1,690명과 위생원 12,720명 양성을 계획했다. 이들을 양성하기 위해 적십자회 평양시위원회는 구역별로 위생강습을 조직했다. 상급위생원 양성반은 인민보건 정책, 인체해부생리학, 장기전염성 질환에 대한 개념과 예방책 등을 교육했다. 특히 이 강습은 각 지역의 선전원과 위생초소장들을 대상으로 했고[33] 1959년에 28만500여 명

32 "300여 명의 위생원을 양성", 『로동신문』, 1958.09.27.
33 "위생 강습을 진행", 『로동신문』, 1958.05.17.

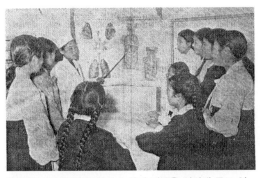
위생열성일군들에게 인체 소화기 계통을 설명해 주고 있
는 평양제사공장 위생지도원 한옥남(출처 : 『로동신문』,
1959.04.18)

을 양성했다.[34]

〈시기Ⅱ〉, 위생방역
사업에 많이 동원한 인
력 중 하나는 의대생
및 의학생들이었다. 이
들은 학생 신분이었으
나 이미 보건의료인의
역할을 담당했다. 의대
생들은 봄철위생월간

기간, 한 달 가까이 농촌에 파견됐다. 당시 봄과 가을에 위생월간을 진
행했으므로 의대생들은 최소 1년에 2개월 동안 농촌에서 위생방역사업
에 동원됐을 개연성이 높다.[35]

의대생들이 농촌에 파견되면 마을과 가정들이 일신됐다. 의대생들은
마을의 목욕탕과 세탁소, 소독탱크를 새롭게 설치했으며 변소와 우물
을 수리하거나 개조했다. 특히 학생들은 조합원들의 일터에 같이 나가
홍역, 백일해 등의 예방법과 이, 파리, 모기 박멸법 및 쥐, 참새 퇴치법
등을 알기 쉽게 교육했다. 또한 위생반장, 인민반장, 작업반장에게 위
생강습을 제공하면서 동시에 외양간과 돼지우리 등의 시설물을 조사해
부족한 부분을 고치는 등 훌륭한 수리기사로 활약했다.[36]

의학전문학교 학생들 또한 학생 신분이었으나 방학을 이용해 다양한
활동을 전개했다. 강계의학전문학교 학생들은 방학 동안 농민들과의
사업을 결의하고 장강군 종포리 제1농업협동조합을 방문했다. 이들은

34 조선중앙연감편집위원, 『조선중앙연감 1960』, 245쪽.
35 "대중과 함께", 『로동신문』, 1960.03.12.
36 "위생 시설을 고쳐 주다", 『로동신문』, 1960.03.12.

매일 5천 평의 논을 맡아 모내기하며 일손을 도왔다. 당연히 농민들을 대상으로 한 위생선전을 진행했다.[37]

(4) 사회주의 국가들의 적십자 의료단

〈시기Ⅱ〉『로동신문』에는 총 190건의 인력과 관련한 기사를 보도했다. 해외인력에 대한 보도는 83건(43.7%)이었다. 〈시기Ⅰ〉의 106건(35.3%)보다 높은 비율로 이들의 비중은 더 커졌다. 이를 세부적으로 살펴보면 루마니아 의료인의 기사가 21건으로 가장 많았다. 헝가리 18건, 소련과 불가리아가 각 12건, 체코슬로바키아 10건, 폴란드 9건, 동독 의료인이 1건으로 나타났다.

중국 의료인의 경우 〈시기Ⅰ〉에는 총 106건의 해외인력 중 42건(39.6%)으로 집계됐다. 그러나 〈시기Ⅱ〉에는 언급이 전혀 없었다. 이는 6·25전쟁이 끝난 이후 다른 사회주의 국가들은 북조선에 남아 활동을 계속한 반면 중국 의료인들은 모두 귀국했거나 남은 인원도 북조선 주민들이 아닌 중국 인민지원군의 치료를 담당했기 때문으로 보인다. 중국 인민지원군은 1958년까지 수십만의 인원이 북조선에 주둔해 있었다.

이들 해외인력은 1957년을 기하여 일괄 자국으로 돌아갔다. 소련적십자 의료단은 1957년 4월 28일 모두 귀국했다. 1945년 북조선 땅에 발을 디뎠던 소련 의료인들은 12년 동안 활동하며 구축한 시설과 물자를 북조선 보건성에 무상으로 이관하고 떠나갔다. 이들은 귀국에 앞서 1957년 4월 24일 평양 모란봉극장에서 대대적인 환송대회를 열었다. 최용건과 홍명희 부수상을 위시해 조영철·최창석 보건부상, 조선적십자회 중앙위원회 관계자 등이 참석했다.[38] 최용건은 환송사에서 "의학

---

37 "각지에서", 『로동신문』, 1955.06.14.
38 "쏘련 적십자 의료단 평양시 환송 대회 진행", 『로동신문』, 1957.04.25.

자 등 수백 명의 소련 의료인들을 파견해 북조선 주민들에게 무상치료를 하고 보건의료인들에게는 친절히 선진의학이론과 기술을 전수함"에 감사를 전했다. 더불어 최신의 의약품과 의료기자재를 기증해 도시와 산업지대에 17개의 병원을 설치한 사실에 재차 고마움을 나타냈다. 특히 1946년 콜레라와 1949년 일본뇌염으로 고통당할 때, 미군의 세균전 당시 등 어려운 시기마다 우수한 역학자들을 파견해 수많은 생명을 구한 점을 강조했다.[39]

1957년 이들이 떠난 이후 1960년까지 소련 보건의료인들의 고마움을 회상하는 기사를 신문에 계속 게재했다. 친절하게 환자를 안심시키며 곧 완치될 수 있다는 희망을 전하던 의사[40], 미군의 폭탄 속에서 환자를 구하고 자신은 결국 목숨을 잃은 간호원[41], 8·15해방절을 맞으며 해방의 은인이자 생명의 은인인 소련 보건의료인을 회상하며 감사의 정을 느끼는 북조선 의료인의[42] 보도가 이어졌다.

〈시기Ⅱ〉에는 소련 의료인보다 루마니아와 헝가리 의료인들을 더 많이 언급했다. 루마니아는 1951년부터 1956년까지 총 7차례에 걸쳐 의료단을 파견했다.[43] 이들은 통상 1년 동안 활동했다. 전쟁 중에 파견된 의료단은 외과의사 중심으로 전쟁 피해자 치료에 방점을 두었다. 1953년 6월부터 활동한 제4차 의료단부터는 깁스 및 견인장치 수술, 뇌수술, 엑스레이 시술 및 물리치료 등 다양한 분야의 선진의술로 환자

39 "쏘련 적십자 의료단 평양시 환송 대회에서 한 최용건 부수상의 환송사", 『로동신문』, 1957.04.25.
40 "조쏘 친선의 이야기 : 잊을 수 없는 은인들", 『로동신문』, 1959.08.09.
41 "이 땅에 청춘을 바친 간호장 마르샤 동무", 『로동신문』, 1959.08.14.
42 "생명의 은인", 『로동신문』, 1960.07.23.
43 "루마니야 적십자 의료단 래조 5주년 기념 보고회 진행", 『로동신문』, 1956.06.06

를 치료하는 의료인들이 방문했다.[44]

각국 의료단은 1954년부터 북조선 전역을 일정하게 분담해 본격적인 전후복구사업을 추진했다. 루마니아 의료단의 경우 처음에는 평안북도에서 활동을 전개했다. 이후 평안남도로 옮겨 평안남도중앙병원[45]을 거점으로 진료와 위생방역사업을 펼쳤다.[46] 평안남도는 루마니아 원조로 난방장치를 갖춘 평안남도인민위원회 청사를 신축했으며 전쟁으로 30개의 병상밖에 남지 않았던 남포시의 평안남도중앙병원을 최신의 설비와 의료용품들로 구비하여 400병상 병원으로 건설했다.[47] 이렇듯 이들 사회주의 국가들은 자신들이 담당한 지역의 중요 시설과 함께 보건의료시설을 맡아 복구하거나 신설했다.

당시 해외 의료단의 방문과 활동은 해당 지역을 넘어 당국 차원에서도 중요한 사업이었다. 이에 의료단들이 교차할 때마다 환영 및 환송회를 대대적으로 개최해 고마움을 전했다. 1954년 6월 13일 루마니아 의료단 환송 및 환영 행사가 남포영화관에서 열렸다. 이때 평안남도인민위원회 및 당위원회 위원장과 함께 최고인민회의 상임위원회 리극로 부위원장과 보건상 리병남 등 중앙당과 정부 인사 등 8백여 명이 참석했다.[48] 루마니아의 제7차 의료단은 1957년 7월 평안남도중앙병원의 모든 시설과 비품들을 북조선에 무상으로 이관하는 조인식을 겸한 환

---

44 "귀국하는 제4차 루마니야 적십자 의료단원들", 『로동신문』, 1954.06.17.

45 루마니아 의료단이 거점병원으로 운영하던 평안남도중앙병원은 남포시제1인민병원, 남포시중앙병원, 남포시인민병원 등으로 다양하게 불렸다. 이는 1950년대까지 병원체계가 완성되지 않고 행정구역의 변화도 많아 명칭이 유동적이었음을 보여준다.

46 "제5차 루마니야 적십자 의료단 래조", 『로동신문』, 1954.06.13.

47 "의로운 벗 루마니야 의료단", 『로동신문』, 1954.08.23.

48 "교체되는 루마니야 적십자 의료단을 위해 남포시에서 환송 환영회 진행", 『로동신문』, 1954.06.16.

송대회를 끝으로 귀국했다.[49]

헝가리는 1954년 3월, 제6차 적십자 의료단 제1그룹이 입국했다. 7월 2일에 제6차 의료단 제2그룹이 평양역에 도착했다. 이들은 총 35명의 인원으로 황해도중앙병원에서 활동했다.[50] 북조선은 전후복구사업을 본격적으로 추진하던 1954년 행정구역을 개편했다. 황해도를 황해남북도로 분리했는데 헝가리는 황해북도중앙병원을 담당했다. 헝가리는 1950년 7월 가장 먼저 의료단을 파견했다. 1955년 리병남 보건상 등 7백여 명이 참가한 가운데 5주년 기념보고회를 진행했다.[51] 1957년 6월에는 제8차 마지막 의료단 환송 행사를 평양의 국립예술극장에서 개최했다. 최고인민회의 상임위원회 김두봉 위원장을 비롯해 당, 정부, 사회단체 관계자 1,400여 명이 참가하는 대규모 행사였다.[52]

헝가리 제7차 의료단은 치료 활동 외에도 1955년 5월 사리원시인민위원회를 방문해 성금 7만여 원을 학교 복구건설 기금으로 써달라고 전달했다. 성금은 본인들의 생활비를 절약해 모은 기금으로 북조선 주민들에 대한 남다른 애정을 나타냈다.[53] 제8차 의료단은 1957년 6월 22일 귀국길에 올랐다. 평양에서 개최하는 환송회에 참가하기 전, 사리원시에서 조인식을 개최해 황해북도중앙병원 전체 설비와 자신들이 거주하던 사택 건물과 비품 그리고 도서들을 이관했다.[54]

49 "루마니야 적십자 의료단 환송 대회 진행", 『로동신문』, 1957.07.27.

50 "제6차 웽그리야 적십자 의료단 래조", 『로동신문』, 1954.07.05.

51 "웽그리야 적십자 의료단 래조 5주년 기념 사리원시 보고회 진행", 『로동신문』, 1955.11.16.

52 "웽그리야 적십자 의료단 환송회 진행", 『로동신문』, 1957.06.21.

53 "웽그리야 적십자 의료단원들이 학교 건축 기금으로 다액의 금품을 희사", 『로동신문』, 1955.05.18.

54 "웽그리야 적십자 의료단의 시설 및 비품을 부건성에 이관", 『로동신문』, 1957.06.21.

헝가리 의료단은 본국에 돌아가서도 헝가리 주재 북조선 대사관 관계자들과 친선모임을 지속했다. 1960년에 개최한 모임에는 헝가리 제1보건부상 등 160여 명이 참석해 전후 북조선의 사회주의 건설의 성과를 소개한 영화 [오늘의 조선]을 감상했다.[55]

불가리아는 1952년 2월에 첫 의료단을 파견했다. 통상 타국 의료단의 교체 주기가 1년이었던 것에 비해 불가리아 의료단은 비교적 긴 기간인 2년 동안 머물렀다. 1954년 4월 3일, 2차 의료단 51명이 신의주에 도착해 평안북도중앙병원에서 사업을 전개했다.[56] 제3차 의료단은 2개 그룹으로 나누어 파견했다. 1954년 6월에 제1그룹이, 7월에 제2그룹이 도착했다. 제2그룹은 14명의 의사를 비롯한 간호원 및 기타 인원 등 25명으로 구성했다. 이들은 자강도중앙병원을 맡아 활동했다.[57] 불가리아 의료단은 평안북도와 자강도를 맡아 활동했다.[58]

체코슬로바키아적십자 의료단은 함경북도중앙병원을 담당해 사업을 전개했고 총 6차례에 걸쳐 의료단을 파견했다.[59] 의료단은 청진시 소재의 함경북도중앙병원에서 치료 및 예방사업을 추진했다. 당시 함경북도중앙병원은 체코슬로바키아의 원조로 결핵과, 내과, 피부성병과, 전염병과 등의 조립식 병동과 건물들을 복구 및 신축했다. 그리고 각종

---

55 "웽그리야 주재 우리 나라 대사관 일'군들 웽그리야 의료 일'군들과의 친선 모임", 『로동신문』, 1960.02.15.

56 "볼가리야 의료단 일행 래조", 『로동신문』, 1954.04.07.

57 "볼가리야 적십자 의료단 제2그루빠 래조", 『로동신문』, 1954.07.12.

58 1955년 4월 북조선의 식량 상황이 최악으로 치달았는데 헝가리 대사관의 보고에 따르면 불가리아가 운영하는 신의주와 강계의 병원에도 영양실조로 부어오른 다수의 환자가 입원했다고 전했다. 신의주와 강계는 평안북도와 자강도의 대표 도시였다. 조수룡, "북한의 전후 복구 3개년계획(1954~56) 수정과 1955년 봄 식량 위기", 268쪽.

59 "체코슬로바키야 의료단원들의 고귀한 방조", 『로동신문』, 1957.03.23.

의료기자재 및 의약품 등을 다량으로 제공받았다. 그 결과 총 16개 전문과와 500병상 규모의 현대적 임상병원으로 변모해갔다.[60]

폴란드는 1952년에 첫 의료단을 파견했고 2차 의료단은 1953년 12월에 입북해 1954년 8월까지 8개월간 활동했다. 의료단은 총 47명이었다. 3차 의료단은 58명으로 구성했는데 함흥의과대학병원을 중심으로 함흥지구의 공장, 기업소와 주변 농촌 등 함경남도 일대를 담당했다.[61] 폴란드 의료단은 제5차 의료단을 마지막으로 1957년 8월 귀국했다.[62] 폴란드의 원조로 함흥시에는 20개 전문과를 갖춘 500병상의 함경남도중앙병원을 건설했다.[63]

사회주의 국가들의 의료단들이 1950년부터 1957년 귀국 전까지 전개한 활동 개요는 〈부록 4〉에 첨부했다.

양강도의 경우 한 개 국가가 전적으로 맡지는 않았으나 여러 국가에서 보내온 보건의료 물자들을 당국이 분배해 운영했다. 1955년 1·4분기 동안 소련, 중국, 체코슬로바키아, 동독에서 기증한 의료기구 35종을 비롯한 20여 톤의 의약품을 양강도의약품관리소에 분배했다. 양강도중앙병원과 혜산시인민약국 등에도 공급했다. 또한 양강도중앙병원에는 체코슬로바키아에서 기증한 엑스레이와 소련에서 보낸 수술대 및 전열멸균기, 중국의 외과 및 내과 장비, 독일의 청진기 등을 배당했다.[64]

---

60 "조선 인민에게 준 체코슬로바키야 적십자 의료단의 의료상 방조", 『로동신문』, 1956.12.05.

61 "파란의료단 성원 교체", 『로동신문』, 1954.08.25.

62 "함흥시에서 제5차 파란 의료단 환송회 진행", 『로동신문』, 1957.07.31.

63 "제5차 파란 적십자 의료단 귀국", 『로동신문』, 1957.08.04.

64 "우방 제국가 인민들이 보내는 다량의 의료 기자재와 의약품 계속 도착", 『로동신문』, 1955.05.20.

〈시기 II〉에 해외인력의 활동은 북조선 보건의료에 많은 영향을 끼쳤다. 우선 이들은 당시 최신 의학기술을 전수하는 역할을 담당했다. 루마니아 제5차 의료단원 중 신경외과 의사는 소뇌농양으로 전신운동장애와 안면신경마비 환자를 파블로프 학설에 기초해 경부교감신경에 노보카인 주사요법과 뇌수술로 완치했다. 치과의사는 선천성 상순파열 환자와 화상 환자들에게 성형수술을 진행했다. 안과의들은 백내장 환자들을 수술로 광명을 찾아주었다. 특히 당시 북조선에 만연하던 폐 및 뇌디스토마 환자를 엑스레이 투시로 확진하고 수술로 치료했다. 이들은 폐절제술이나 뇌수술 등을 능숙하게 시행해 불치병으로 인식하던 질환들을 하나둘 정복했다.[65]

헝가리 의료단도 최신의 의학기술, 예를 들면 폐절제술, 뇌수술, 능막적출술, 심장수술 등 극히 어려운 수술을 전수했다. 결핵 환자를 엑스레이 투시로 진단하고 인공기흉술과 흉곽정형술, 능막박리술 등을 통해 단기간에 치료했다.[66] 이외에도 선진적인 분만 방법인 소피야노브만 요법을 적용하거나 북조선에서는 하지 않던 위투시법 또는 직장(直腸)으로 관장하는 후투시법을 실시해 큰 성과를 거두었다. 소아과의 경우 지금까지 실시하지 못하던 요추천자로 뇌막염과 뇌척수막염을 치료했다. 더불어 소아질환에 대한 수혈법, 투베르쿨린 검사 등으로 치료의 질을 높였다.[67]

체코슬로바키아 의료단 역시, 식도암과 자궁암 등 난치성 질병을 치료했다. 마지막 5차 의료단은 1956년 12월 귀국하기 전 1년 동안 수많은 외래환자 치료와 수천 건의 대수술을 수행했다. 더불어 각종 의학콘

65 "친선의 손길", 『로동신문』, 1955.01.11.
66 "형제적 우의", 『로동신문』, 1955.06.18.
67 "친근한 벗들의 우의", 『로동신문』, 1955.02.14.

퍼런스를 통해 북조선 의료인들에게 식도암, 폐절제 및 적출, 뇌수술 등 고도의 기술을 필요로 하는 의학기술들을 전수했다.[68]

두 번째 영향은 위생보건사업을 진행하며 예방의학을 우선하는 사회주의 보건의료의 운영원리를 보여주었다. 이들은 거점병원에만 머무르는 것이 아니라 수시로 자신들이 담당한 각 도의 병원과 진료소들을 순회하며 현지 의료인들을 교육했다. 또한 공장과 광산, 학교 및 아동시설에서 집단검진을 시행하는 등 찾아가는 서비스를 제공하며 질병 발생 전 예방 검진의 필요성을 강조했다.[69]

세 번째로는 해외인력들은 파견 기간을 자신들의 의학기술과 연구 성과를 높이는 계기로 적극적으로 활용했다. 1956년 7월에 도착한 루마니아 제7차 의료단 중에는 북조선에 만연한 폐 및 뇌디스토마에 대한 연구와 간장 질환, 기생충 질환 등의 연구를 진행하는 의료인이 있었다.[70] 제5차 의료단원 중 한 의대 교수는 폐디스토마 박멸을 위한 연구 결과를 조선의학회에서 발표하기도 했다.[71] 특히 북조선에서 연구한 뇌디스토마 관련 자료들은 폴란드 의학계에서 귀중한 자료로 활용했다. 북조선 의료인들과 함께 연구한 뇌디스토마 연구자료들은 바르샤바 의대 교수에게 전달돼 그대로 폴란드 의학지에 실렸다.[72] 통상 1년간의 의료단 활동을 통해 개인적으로 관심 있는 연구를 병행한 것이다.

더불어 의료단들은 당시 다양하고 새로운 의료기법을 북조선 환자에

---

68 "체코슬로바키야 적십자 의료단원들 조선 인민의 치료 예방 사업에 헌신", 『로동신문』, 1955.07.07.

69 "정다운 루마니아 의료단원들", 『로동신문』, 1956.06.18.

70 "조선 인민의 치료사업에 기여하고 있는 제7차 루마니야 의료단의 활동", 『로동신문』, 1956.09.13.

71 "친선의 손길", 『로동신문』, 1955.01.11.

72 "의로운 벗들의 따뜻한 손'길", 『로동신문』, 1957.04.14.

게 시행하며 자신들의 의술을 숙련하는 기회로 삼았다. 특히 자신들이 담당했던 각 도중앙병원의 북조선 의료인들과 함께 임상시험을 추진했고 그 결과를 논문으로 작성해 공개했다.

평안남도중앙병원의 루마니아 외과 의사 보이나와 북조선 의사들인 한득렬, 위계련, 리상설은 [금속 공업 분야에서 외상의 예방과 구급 치료]에 대한 논문을 보건성 기관지인 『인민보건』에 발표했다. 이들은 외상 환자를 대상으로 노동자들의 육체적 상태에 따른 사고 발생 영향을 연구했다. 평안북도중앙병원의 불가리아 의료단 월꼬브와 산부인과 의사 김인숙 외 3명은 [브롬 코페인으로서 임신 조기 중독증의 치료에서 얻은 효과와 평가] 논문을 발표했다. 이는 북조선 임산부를 대상으로 임신 초기 중독증의 주요한 증상인 구토가 태아에 미치는 영향 등을 연구한 결과였다.[73] 이 외에도 함경북도중앙병원에서는 브라지밀 드라질과 하니꼬바 루드까라는 체코슬로바키아 의사와 이 병원의 북조선 의사인 리군자가 소아 척수 마비에 대한 물리요법을 48명의 소아 환자를 대상으로 실험하기도 했다.[74]

1957년 해외인력이 일시에 빠져나간 상황은 정치적 판단에 따른 결과였다. 북조선은 전쟁을 겪으며 소련과 중국을 위시해 많은 사회주의 국가들의 지원과 원조를 받았다. 이를 통해 빠른 전후복구를 진행할 수 있었다. 그러나 원조액과 비례해 공여국들의 영향력은 높아갔다. 김일성은 이에 대한 불만을 숨기지 않았다. 1955년 말 연설에서 "전쟁 당시, 당내 인사들 사이에서 소련식이 좋으니 중국식이 좋으니 다투는 추태를 보였다."며 "이제는 우리식을 만들 때가 되지 않았냐"며 '주체'를

---

73 보건성, 『인민보건 7』, 조선의학사, 1957, 17~19쪽.

74 보건성, 『인민보건 8』, 49쪽.

처음으로 내세웠다.[75]

특히 1956년 8월 종파사건은 소련과 중국의 비호를 받던 당내 반대파들이 김일성의 숙청을 시도한 사건이었다. 그렇지만 김일성을 중심으로 한 빨치산파가 오히려 반대파를 모두 숙청하며 김일성의 유일지배체제를 확립하는 계기를 가져왔다. 김일성은 해방 직후부터 힘들게 지켜온 정치생명이 끝날 수 있었던 심각한 위기를 경험했다. 이러한 국내외의 상황에서 1956년 유일적 지배를 획득한 김일성 등의 집권세력은 원조 감소라는 피해를 감수하며 1957년 사회주의 의료단의 철수와 1958년 중국 인민지원군의 철군을 동시에 강행했다. 이러한 과정을 거치며 북조선은 소련과 중국의 영향력에서 사실상 벗어났다. 1963년 6월 북경을 방문한 김일성의 측근 최용건은 모택동에게 "1956년을 제2의 해방으로 부른다."고 언급할 정도로 8월 종파사건은 최대의 위기이자 사회주의 국가들의 간섭에서 벗어난 중요한 전환점이었다.[76]

2. 시설

(1) 보건의료기관

북조선 보건 당국이 1953년 정전 이후 추진한 보건의료시설의 복구 및 신설은 세부적 계획에 따라 진행했다. 계획의 내용은 아래와 같다.

---

75 이종석, "중·소의 북한 내정간섭 사례연구 8월 종파사건", 『세종정책연구』, 제6권 2호, 2010, 398쪽.

76 조수룡, "북한 역사상 제1대 사건, 1956년 8월 전원회의", 『내일을 여는 역사』, 74호, 2019 212쪽

〈보건의료시설 전후 복구 및 신설 계획〉[77]

- 평양에 1953년 소련적십자병원을 개원.
- 1954년까지 평의대부속평양종합병원 복구.
- 각 도(道)에 도중앙병원 개설. 이는 사회주의 국가들 원조로 총 840병상 계획.
- 각 시·군의 병원들도 1953년까지 모두 복구 정비.
- 진료소밖에 없었던 신설 군(郡)들에 1954년까지 15병상을 갖춘 병원 건설.
- 기타 각지에 널리 분포된 간이진료소망도 더욱 확충.
- 황해도와 강원도에는 200병상 규모의 병원을 각각 2개소 이상 건설.
- 각 도(道) 25병상 병원마다 산부인과 침대를 2대씩 배정. 25병상 이상 병원은 10%를 산부인과 침대로 배정, 연평균 2만 명 이상의 산모 수용.
- 어린이를 위해 1954년에 150병상 규모의 병원을 각 도에 1개소 이상 설치.
- 결핵 환자를 위해 이미 있던 평안남도와 황해도의 결핵병원 확장과 평안북도, 자강도, 함경북도의 전상자병원 확충.
- 1954년도에는 함경남도와 강원도에 각 100병상의 결핵병원 신설.

이 계획에 의하면 북조선 당국은 1954년까지 빠른 속도로 보건의료
시설을 신설하거나 복구할 예정이었다. 그리고 사회주의 국가에 각 도
(道)를 분배해 중앙병원을 건설할 계획도 수립했다. 계획 당시 담당 국
가가 없던 황해도와 강원도에는 200병상 규모의 중앙병원 건설을 예
정하기도 했다. 더불어 전쟁으로 많은 사상자가 발행하면서 국가 차원
에서 모성보호를 통한 인구 증가를 도모했다. 이에 산모와 어린이의 건
강을 담당할 시설을 상정했다.

계획 중 가장 먼저 언급한, 평양에서의 복구건설은 폭격을 피해 지
하로 이전해 운영하던 병원을 지상으로 옮기는 작업부터 시작했다. 이
작업은 병원의 모든 의료인이 나섰다.[78] 평양에서 가장 먼저 복구를 시
작한 의료시설은 평의대부속병원으로 형체조차 찾아보기 어려울 정도
로 완파된 상태였다. 이를 복구하기 위해 병원의 모든 관계자는 4개 작
업반을 조직해 공사를 시작했다. 1953년 9월부터는 2백여 명에 달하는

---

77 "복구 확장되는 인민 보건 시설," 『로동신문』, 1953.10.11.
78 "보건 일꾼들의 눈부신 투쟁", 『로동신문』, 1953.09.06.

인력을 동원했다.[79] 그 결과 1954년 11월 평의대병원의 외과병동을 복구할 수 있었다. 이는 단순 복구가 아닌 100병상 규모로 확장한 것으로 무균 수술실, 수술 준비실, 수혈실, 처치실, 엑스레이실, 실험실 등 30개의 치료실을 완비했다. 1955년에는 외래치료시설까지 복구했다. 이 병원은 1957년 8·15해방기념일 전으로 완료할 예정이었다. 그러나 1957년 11월 말 『로동신문』 보도에 따르면 약 2,700㎡의 건평으로 입원실 공사가 거의 끝났다는 소식을 전해 애초 1954년에 완공하기로 한 목표가 1957년 말로 미뤄진 것을 확인했다.[80]

1953년 개원을 예정했던 소련적십자병원은 1955년 7월 30일 준공해 개원식을 거행했고 8월 1일부터 치료를 개시했다. 개원식은 김일성과 최고인민회의 상임위원회 김두봉 위원장, 최용건·박창옥·홍명희 부수상 등 주요 인사들이 대거 참석해 성대하게 치러졌다. 병원은 동평양에 위치했다. 총 건평은 약 2만㎡에 400병상 규모였다. 의료진은 400여 명의 의사 및 간호원 등을 포진해, 당시 북조선에서 가장 규모가 큰 병원이었다. 개원 당시 병원의 원장은 소련인으로, 경과보고에서 소련적십자회에서 파견한 성원들이 지난 10년 동안 북조선 주민들에 대한 치료, 예방에 노력해 왔으며 1945년 해방 이후 계속해서 북조선 보건의료에 자문과 지원을 담당했음을 밝혔다.[81]

그러나 소련적십자병원도 모든 병동을 완공한 뒤 개원한 것은 아니었다. 1957년 4월 연건평 7,700㎡에 200병상 규모로 소아과와 산부인과 병동을 완공할 예정이었다. 이를 마지막으로 소련적십자병원이 애

79 "각지의 보건시설 착착 개건", 『로동신문』, 1953.10.22.

80 "복구된 림상 병원", 『로동신문』, 1954.11.10.

81 "쏘련 적십자 병원 개원식 거행", 『로동신문』, 1955.07.31.

초 계획했던 시설을 완료했다.[82] 소련적십자병원 완비 소식을 알린 지 얼마 되지 않은 4월 28일, 소련적십자 의료단은 고국으로 돌아갔다. 이후 이 병원은 조선적십자종합병원으로 명칭을 변경해 현재까지 이어지고 있다.

평양에는 이밖에도 1955년 중구역 서문동에 특별병원을 건립했다.[83] 1957년 남구역에는 중앙결핵전문진료소(중앙결핵전문치료예방원)[84]과 평양시전염병원 등에 대한 완공 예정 소식을 전했다.[85]

이러한 대형병원 외에도 평양시에는 1953년부터 진료소의 복구 및 신설을 개시했다. 진료소 건설은 우선 평양을 4개 지역으로 나누어 남구·북구·동구·중구진료소를 설치했다. 4개의 진료소는 인구 밀집 지역에 위치를 옮겨 보다 많은 주민이 이용할 수 있도록 건설했다.[86] 평양시의 보건의료시설 설치 계획은 1957년 3·4분기 50개의 간이진료소 설치를 완수하면서 완료했다. 그 결과 가장 말단 행정 단위까지 동(洞)진료소가 갖춰졌다.[87]

평양의 주요시설 복구에는 전체 평양주민들을 동원한 것은 물론이고 더불어 중국 인민지원군을 투입했다. 중국은 6·25전쟁 때 120만 명의 인민지원군을 파병해 전상자만 36만6천여 명에 달할 정도로 대규모 군

---

82 "금년에 30여 만 평방베터의 교육, 문화, 보건 시설을 건설", 『로동신문』, 1957.04.17.

83 "민주 수도에 건설 될 새 건물들", 『로동신문』, 1955.03.03.

84 『로동신문』 보도에 따르면 1957년 4월에는 중앙결핵전문진료소로, 11월에는 중앙결핵전문치료예방원으로 소개했다. 예방원은 질병을 미리 발견해 등록하고 체계적으로 치료 및 퇴치하는 역할의 의료기관을 통칭한다. "각지에서 치료 예방 기관 증설", 『로동신문』, 1957.11.28.

85 "금년에 30여 만 평방베터의 교육, 문화, 보건 시설을 건설", 『로동신문』, 1957.04.17.

86 "복구 정비되는 진료소들", 『로동신문』, 1953.11.01.

87 "주민들의 편의를 위한 기쁜 소식", 『로동신문』, 1957.02.13.

사 지원을 아끼지 않았다. 이들은 1958년까지 북조선에 주둔했다. 1954년 3월, 중국 인민지원군 총사령부는 "조선 인민을 도와 재건 활동을 진행할 것에 관한 지시"를 내렸다. 이에 1955년 당시 주둔해 있던 25만 명의 인민지원군을 복구사업에 동원했다. 그렇지만 북조선의 노동력은 여전히 부족했다. 이를 보충하기 위해 중국은 1954년 연변조선족자치주의 조선족을 전후복구건설에 동원하기도 했다. 더 나아가 1958년경에는 조선족 일부를 아예 북조선에 이주하는 정책도 펼쳤다.[88] 중국 인민지원군은 특히 보건의료시설 복구 및 신축에 도움을 줬고 이렇게 건설한 병원을 조중친선병원으로 명명했다.[89]

1953년 수립한 계획대로 각 도(道)의 중앙병원들은 사회주의 국가들의 원조로 완성해갔다. 이들의 활동 지역과 개건을 담당한 보건의료시설을 정리하면 〈표 4-1〉과 같다.

〈표 4-1〉 의료단 파견 국가들의 역할 분담 내용

no	지역	담당 국가	중심 의료기관 및 규모
1	함경북도	체코슬로바키아	함경북도중앙병원 / 500병상, 16개 전문과
2	함경남도	폴란드	함경남도중앙병원(함흥의학대학병원) / 500병상, 16~20개 전문과
3	자강도	불가리아	자강도중앙병원
4	평안북도		평안북도중앙병원 / 200~300병상, 12개 전문과 및 56종 수술 가능
5	평안남도	루마니아	평안남도중앙병원 / 330~400병상, 32개 전문과, 하루 외래환자 1,000여 명
6	황해북도	헝가리	황해북도중앙병원 / 16개 전문과, 300병상
7	양강도	소련 등	양강도중앙병원 / 소련, 중국, 체코슬로바키아, 동독 등에서 보낸 물자들 제공

88 이종석, "북한 주둔 중국인민지원군 철수에 관한 연구", 『세종정책연구』, 2014-19, 2014, 7쪽; 최명해, 『중국·북한 동맹관계』, 오름, 2009, 94쪽.

89 "신축된《조중 친선 병원》", 『로동신문』, 1957.02.28.

| 8 | 평양 | 소련 | 소련적십자병원 / 430병상 |
| | | 동독 | 중앙피부성병전문치료예방원 / 100병상, 14개 전문과 |

출처 : 1945년부터 1957년까지 『로동신문』에 게재된 기사를 검토해 정리.

1954년 평안북도 신의주시에 200병상 규모의 신의주중앙병원(평안북도중앙병원)을 복구했다. 병원은 불가리아의 원조로, 실험실과 수술실을 갖춰 골절수술을 비롯한 56종의 수술이 가능했다. 엑스레이 설비와 함께 신경과와 소아과 등 12개의 전문과를 완비했다. 이외에도 신의주시에 1954년 2월 10일부터 응급환자를 위한 구급소와 인민약국도 증설해 본격적인 보건의료서비스를 제공했다.[90]

1955년 7월 3일 폴란드 원조로 건설한 함흥의과대학병원의 준공식을 거행했다. 병원은 500병상 규모로 건평 1만1천㎡에 16개 전문과를 갖춘 시설이었다. 준공식에는 최창석 보건부상을 비롯해 함경남도 당 및 정권기관 인사들과 폴란드 대사, 폴란드 의료단이 참석했다. 이외에도 사회주의 국가들의 의료단들을 초청했다.[91]

1957년 9월 27일에는 동독의 원조로 평양에 중앙전문치료예방원(중앙피부성병전문치료예방원)이 개원했다. 예방원은 약 100병상 규모의 입원실과 14개 전문과, 각종 최신식 의료설비 및 과학연구실 등을 설치했다. 개원식에는 홍명희 부수상, 리병남 보건상 등이 참석했다.[92] 동독은 이외에도 양국이 확정한 함흥시의 건설 원조금 내에서 위생자기공장, 함흥호텔, 만세교, 함흥백화점 등과 함께 결핵병원을 1964년까

---

90 "보건 위생 시설 확장", 『로동신문』, 1954.02.21.
91 "파란 인민들의 원조로 건설된 함흥 의대 병원 준공식", 『로동신문』, 1955.07.06.
92 "독일 인민의 원조로 건설된 중앙 전문 치료 예방원 개원", 『로동신문』, 1957.09.28. 1958년에 발행한 조선중앙연감에는 10개 과라고 게재해, 운영했던 전문과가 시기에 따라 변화를 보였다. 조선중앙연감편집위원, 『조선중앙연감 1958』, 140쪽.

지 건설하기로 합의했다. 이 합의는 1960년 1월 6일 북조선 국가건설 위원회와 독일 조선원조본부 간에 맺은 의정서에 따른 조치였다.[93]

루마니아는 평안남도중앙병원을 건설해 1959년 8월 22일에 개원했다. 이날은 루마니아 해방 15주년 기념일로 이에 맞춘 일정이었다. 1956년 10월 북조선을 방문한 루마니아 노동당 제1비서의 제의로 병원 건설을 결정했다. 1958년 3월 28일, 두 나라 보건성 간에 의정서를 조인하면서 현실화했다.[94] 병원 개원식에는 김일성이 직접 참가할 정도로 당시 최신의 설비를 자랑했다.[95] 병원은 총건평이 10만㎡로 북조선이 자체적으로 건설하는 회의실, 결핵과, 소아과 등을 제외하고 루마니아가 담당해 축조한 규모는 18,500㎡였다. 병원 본관에는 외과, 내과, 부인과, 산과, 이비인후과, 피부성병과 등을 설치했다. 처치실, 물리치료실, 광선욕실, 엑스레이실 등 최신식 의료기구들을 갖추었다. 수술실은 골격수술실과 일반 외과수술실을 각 2개씩 배치했다. 총 18개의 외래 진찰실과 14개의 치료실 등 32개의 각종 전문과에서 하루 1,000여 명의 외래환자 진찰이 가능했다. 루마니아는 비상 변압선 등 큰 설비부터 핀셋과 같은 작은 기자재에 이르기까지 병원에 필요한 모든 물자를 자국에서 공수했다.[96]

황해남도와 강원도는 담당 국가가 없었다. 북조선 당국이 황해남북도를 분할한 시기는 1954년이었다. 이때에는 헝가리 의료단이 사리원에서 활동했다. 이에 헝가리가 황해남도까지 포괄했을 것으로 짐작된

93 "조선 민주주의 인민 공화국 국가 건설 위원회와 독일 민주주의 공화국 정부 조선 원조본부간의 의정서 조인", 『로동신문』, 1960.01.08.
94 "우리 나라 보건성과 루마니아 보건 및 사회 보장성간에 의정서 조인", 『로동신문』, 1958.04.01.
95 "형제적 루마니야 인민의 고귀한 선물—평남도 중앙 병원", 『로동신문』, 1959.08.23.
96 "성심 성의의 원조", 『로동신문』, 1958.04.10.

다. 강원도의 경우 워낙 험준한 지역으로 다른 나라의 접근이 애초부터 어려웠다고 판단된다.

사회주의 국가들이 각 도(道)에 건설한 중앙병원은 이후 평안북도인민병원과 같이 인민병원으로 모두 명칭을 변경했다. 그러나 명칭 변경 이후에도 평양의 4차급 병원과 같이 의학기술이 높고 최신 설비로 장비한 병원들을 중앙병원으로 칭했다.[97] 이렇게 〈시기 II〉에는 다양한 형태와 규모의 보건의료시설을 갖추는 기간이었다. 그리고 시설의 명칭도 수시로 바뀌는 등 여전히 유동적인 시기였다.

도중앙병원 외에도 산하의 군(郡) 단위 병원들도 복구 및 신설해 개원하기 시작했다. 평안남도 강서군인민병원은 수술실과 엑스레이 장비를 갖춘 2층 건물에 50병상 규모로 복구했다.[98] 지방 군인민병원의 규모는 이와 비슷했을 것으로 짐작된다.

이외에도 대규모 생산시설에는 직장병원들도 건설했다. 1953년 황해제철소와 흥남비료공장에는 120병상 규모의 현대적 병원을 신설해 종업원과 가족들을 위한 진료를 시작했다. 평양방직공장과 검덕광산 등의 부설병원들은 기존 설비를 확장해 복구했다. 신설 및 복구한 산업병원들의 경우 진료과는 2~3배로, 병상은 3배 이상으로 확대했다.[99]

또한 소도시와 산간 및 해안지대 등 농촌에 리(동)진료소 및 농업협동조합의 간이진료소가 속속 들어섰다. 이는 1956년 제3차 당대회에서 채택한 〈모든 리에 진료소를 설치할 데 대한 결정〉에 따른 것으로 이 결정 이후 농촌의 진료소 구축 속도가 빨라졌다. 북조선의 이러한 노력은 1958년 11월과 12월에 걸쳐 전국적으로 600여 개의 진료소 및

---

97 "뜨거운 인간애와 높은 의술을 지닌 우리 당의 참된 보건전사", 『로동신문』, 2019.08.16.
98 "강서인민병원 개원", 『로동신문』, 1953.10.17.
99 "각 생산 직장들의 산업 치료 기관 날로 확장", 『로동신문』, 1953.12.19.

간이진료소를 신설하는 성과를 가져왔다. 그 결과 1개의 진료소가 책임지는 반경이 1949년에 평균 8~13km이던 것이 1958년에는 4.6km, 1959년 3.7km로 단축됐다. 그리고 진료소 1개가 담당하는 리(동)의 평균 개수도 1949년에는 7.5개던 것이 1956년 4.2개, 1957년 3.2개, 1958년 2.3개로 감소했다.[100] 이러한 과정을 거쳐 1960년, 모든 리(동)에 진료소 설치를 완료했다.[101]

그러나 당시 진료소 건설은 양적 확대에 열을 올리는 "폭풍우식" 사업 방법이었다. 이러한 사업 행태는 필연적으로 실적 위주로 흘렀고 질은 무시됐다.[102] 특히 평양의 대형병원은 중앙의 건설사업소 등 건설 관련 전문기관에서 담당했으나 지방의 중소규모 의료시설은 "애국적 사회 노력"이라는 이름으로 주민들을 동원하는 경우가 많았다.[103] 결국 당시 건설한 농촌 지역의 진료소는 질적 담보가 불가능했다고 평가할 수 있다.

〈시기 Ⅱ〉에 보건의료시설 확충의 중요한 표적 대상 중 하나는 여성과 어린이들을 위한 시설이었다. 이는 1953년 10월 내각 지시 제99호인 〈모성·유아 보호사업을 확장 강화할 데 대하여〉 발포로 본격화했다. 우선 각 도중앙병원의 소아과를 정비 및 강화하는 한편, 평양제1인민병원에 부인과 및 소아과 시설을 확장하는 사업에 착수했다. 직장여성들을 위해서는 산원을 새롭게 신설했다. 평양제1인민병원 산원은 직

100 조선중앙연감편집위원, 『조선중앙연감 1959』, 227쪽.
101 조선중앙연감편집위원, 『조선중앙연감 1960』, 246쪽.
102 "각지에서 최근 1개월간에 600 여 개소의 진료소 및 간이 진료소를 신설", 『로동신문』, 1958.12.17.
103 "치료 시설을 확장" 『로동신문』, 1955.05.07.

장여성들에게 출산에 필요한 모든 서비스의 제공을 목표로 했다.[104]

1956년 함경북도도 근로 여성들을 위한 시설을 계속 확대했다. 먼저 김책제철소, 성진제강소, 고건원탄광 등 주요 공장과 기업소에 탁아소를 건설해 여성노동자들에게 편의를 제공했다. 도중앙병원과 공장병원, 각 시·군병원에 산원을 설치해 임산부들에게 해산 방조를 보장했다. 그 수는 1955년, 1954년에 비해 2배로 증가했다.[105] 1959년에는 어린이들을 위해 각 병원에 소아과 병상을 확대했다. 이는 1958년에 비해 154.3%, 1957년에 대비해 194.5%로 증대한 수치였다. 해방 직후와 비교하면 42.5배를 증설한 것이었다.[106]

내각 지시까지 발포해 모성 및 유아 보호사업에 관심을 돌린 이유는 전쟁으로 인명 피해가 컸고 생산성 확대를 위해 필수적인 노동력의 재생산이 국가적으로 중요했기 때문이었다. 덧붙여 부족한 노동력을 해소하기 위해 여성 노동의 적극적인 활용이 필요했으며 그 여건을 마련하는 조치이기도 했다.

〈시기Ⅱ〉에는 동의병원들도 각 도(道)에 신설했다. 더불어 인민병원과 중요 산업병원에 동의과를 설치했다. 특히 1960년부터 동약까지 인민들에게 무상으로 공급하는 정책을 실행했다. 이에 1956년에는 10개밖에 없던 동의과가 1960년 332개로 늘었다.[107] 1962년에는 825개의 동의과를 전국에 신설했다. 이러한 과정을 거치며 한의학 진료를 보편화하기 시작했다.[108]

---

104 "모성과 유아들의 보건을 위해 부인과 및 소아과 까비네트 확장", 『로동신문』, 1953.10.09.
105 "함북도에서 탁아소와 산원의 수 증가", 『로동신문』, 1956.01.29.
106 "자녀들의 건강을 위해", 『로동신문』, 1960.06.09.
107 조선중앙연감편집위원, 『조선중앙연감 1961』, 229쪽.
108 조선중앙연감편집위원, 『조선중앙연감 1963』, 조선중앙통신사, 1963, 251쪽.

정전 이후 추진한 보건의료기관 설립의 자신감은 1960년 11월 조선
적십자병원 종업원 집회에서 남한의 서울에 조선적십자병원 분원 설치
를 결의할 정도로 우월감을 가졌다. 1960년은 남한의 4·19혁명 여파
로 통일의 염원이 표출한 시기로 이러한 당시 정세에서 북조선 당국은
자신들이 그동안 구축한 보건의료체계를 십분 활용하고자 했다. 북조
선의 의료인들은 "남한 형제의 생명을 구해야 하는 것이 의무"라며 서
울에 조선적십자병원 분원을 설치해 북조선의 기술과 설비를 전달할
것과 서울대학교 의대부속병원에 100여 점의 현대적 설비로 물리치료
실을 꾸려주고 수술실에 자동화 설비도 기증할 것을 결의했다.[109]

(2) 교육기관

〈시기Ⅱ〉에 평의대와 함흥의과대학 외에 청진의과대학과 해주의과
대학을 설립했다. 청진의과대학의 경우 1948년도에 신설해 1949년까
지 학생을 모집하다가 전쟁으로 모집을 중단했다. 다시 신입생 모집을
재개한 시기는 1956-1957학년도부터였다.[110] 1959년에는 해주의과대
학을 신설했다.[111] 이로써 총 4개의 의학(과)대학에서 의대생들을 교육
했다.

1955년까지 북조선 전역에는 의대를 포함해 14개 대학을 운영했다.
대학 규모가 1956년부터 늘어나기 시작했다. 1960년에는 37개로 증가
했다. 5년 동안 대학 규모가 2배 이상 확대했으며 더불어 학생 모집에
서도 다양한 변화가 나타났다.

1954-1955학년도부터 평의대에 위생학부 위생학과를 추가했다. 바

---

109 "서울에 조선 적십자 병원 분원을 설치할 것을 결의", 『로동신문』, 1960.11.27.
110 "1956-1957학년도 각 대학 학생 모집 요강", 『로동신문』, 1956.05.31.
111 "15개의 대학과 5개 전문 학교들이 신설 개교", 『로동신문』, 1959.09.02.

로 전해까지 평의대는 의학부 의학과, 약학부 약학과에서 학생을 모집했다.[112] 하지만 1953년 6월 평의대 졸업식 기사에 "의학부 제5회, 위생학부 제2회 졸업식을 개최했다."고 게재해 이전에는 의학부로 학생을 모집해 졸업은 의학부와 위생학부로 분리해 배출한 것이 아닌지 짐작할 수 있다. 그러던 것이 1954년 입학생부터 위생학부를 신설해 아예 학부를 분리했을 개연성이 있다. 위생의사는 해방 직후부터 양성했다. 전쟁 기간에는 더 많은 위생 전문 인력의 필요로 인해 단기교육으로 이들을 배출했다. 전쟁 중단 뒤에는 대학에 위생학부를 설치해 정규 교육을 받는 최고의 위생 전문가를 양성했다.

또한 1954년 평의대에 특설학부를 개설해 10월 1일부터 2년간의 수업을 시작했다. 이는 전쟁 기간 단기로 양성한 보건의료 인력들을 재교육해 정식 의사로 양성하는 교육과정이었다. 1956년의 모집 공고에 의하면 특설학부의 입학자격은 만 40세까지의 공민으로 의학전문학교 의학과 및 위생학과를 졸업한 뒤, 만 3년 이상 보건기관에서 복무한 자와, 의학대학 의학부 및 위생학부에서 3년 이상(4년제는 2년 이상) 수료한 뒤 보건기관에서 일한 사람, 펠셀(준의) 또는 위생펠셀로 만 3년 이상 보건의료기관의 사업 경험이 있고 고급중학교 정도의 기본 지식을 가지고 있는 자를 대상으로 했다. 총 모집 정원은 100명이었고 위생학부만 모집했다.[113]

평의대 특설학부는 1957년 3월 21일에 제1회 졸업식을 개최했다. 총 95명이 졸업했다. 2년 동안 내과, 외과, 소아과 등 29개 과목의 학습과 실습 과정을 거쳤다. 정규대학에서 4~6년간 진행하는 과정을 2년

112 "1954-1955학년도 각 대학 학생 모집 요강", 『로동신문』, 1954.07.23.
113 "1956-57학년도 평양의학대학 특설학부 학생 모집 요강", 『로동신문』, 1956.09.06.

동안 배웠음에도 모두 우수한 성적이었다고 보도했다.[114]

이 시기에는 예방의학을 담당하는 위생의사를 양성하려는 노력이 두드러졌다. 이는 사회주의 보건의료의 특성에 따른 결과였다. 북조선 당국은 〈시기Ⅱ〉에 사회주의 혁명의 일환으로 인민들에게 위생선전과 거주지 환경개선사업을 대대적으로 전개하면서 보다 많은 위생 전문 인력이 필요했고 이들은 더욱 필수 인력으로 자리 잡았다. 특히 위생의사는 주로 전쟁 때 단기 양성한 인력으로 대학교육을 받지 못했기 때문에 이들 현직 보건의료 종사자들을 재교육해 전문가로 배출했다.

한편 1955-1956학년도 모집 요강에는 평의대 약학부의 약학과를 조제학과와 제약학과로 세분해 모집했다. 그러나 이는 바로 다음 해인 1956-1957학년도에 약학부 조제학과로 통합했다.[115] 이를 통해 여전히 제약 관련 교육은 유동적 상황이었음을 보여주고 있다.

1957-1958년도 대학 신입생 모집 요강부터는 모집 내용을 보다 세부적으로 분류해 발표하면서 이전과는 달리 각 학과의 정원을 표기했다. 평의대는 총 420명을 모집했다. 의학부 의학과 240명, 약학부 조제학과 90명, 위생학부 위생학과 90명이었다. 함흥의과대학의 모집 정원은 의학과 270명이었고 청진의과대학 의학과는 210명을 모집했다.[116]

1958-1959년도부터 평의대는 통신학부를 개설했다. 직전 해인 1957-1958학년도의 경우 의학부의 의학과, 약학부의 조제학과, 위생 학부의 위생학과 등 3개 학부 3개 학과에서 학생을 모집했다면 1958-1959학년도에는 크게 본학부와 통신학부로 분류해 공시했다. 본학부

114 "평양 의학 대학 특설 학부 제1회 졸업식", 『로동신문』, 1957.03.23.
115 "1955-1956학년도 각 대학 학생 모집 요강", 『로동신문』, 1955.06.03; "1956-1957학년도 각 대학 학생 모집 요강", 『로동신문』, 1956.05.31.
116 "1957-1958학년도 각 대학 학생 모집 요강", 『로동신문』, 1957.06.09.

내에는 의학과, 구강학과, 약학과, 위생학과를 모집했고 통신학부는 약학과만을 모집했다. 통신학부의 입학 자격 요건은 17세 이상의 공민으로 대학에 입학할 수 있는 학력을 소유하고 지원 학과와 같은 직종에 근무한 재직자로 제시했다.[117]

1958년부터 대학의 신입생 모집에 새로운 변화가 있었던 이유는 사회주의 개조 완료 이후 새로운 혁명 단계 설정에 따른 교육과 인력 정책이 필요했기 때문이었다. 북조선 당국은 다음 혁명 단계의 완수를 위해 기술교육을 강화하고 더불어 전체 근로자들의 지식수준을 높여야 했다. 이를 실현하기 위해 1958년부터 전반적인 중등의무교육제를 실시했다. 이 정책의 목표는 전체 인민들을 인민학교 또는 초급중학교 졸업 이상의 지식을 소유하게 하는 것이었다. 이러한 차원에서 대학에서 신입생을 모집할 때도 기본적으로 생산직장과 기타 기관들에서 2년 이상 근무한 사람들을 대상으로 교육하는 체계를 구축했다. 이는 통신학부 개설의 계기였다.[118]

이렇게 북조선의 교육정책은 사회주의 혁명 단계마다 요구되는 필요의 담보와 함께 인민을 향한 시혜정책의 제시 차원에서 발표했다. 모든 인민이 기초적 교육을 받게 된 초등의무교육제는 1956년에 추진했다. 전쟁으로 완전히 파괴된 상황을 전쟁 전 수준으로 회복했음을 선언한 1956년, 즉 본격적인 사회주의 개조를 앞둔 상황에서 단행했다. 중등의무교육제는 농업협동화 완료로 사회주의 개조를 완료한 1958년에 교육의 사회주의적 조치로 시행했다. 이를 통해 전체 인민들의 지적 능력을 높이고 고상한 인간으로의 개조를 목표로 했다. 1959년 10월에는

---

117 "1958–1959학년도 각 대학 신입생 모집 요강", 『로동신문』, 1958.06.24.
118 하앙천, "우리 나라에서 문화 혁명의 가일층의 촉진을 위해 제기되는 몇 가지 문제", 『근로자』, 1958년 10호, 32~34쪽.

기술교육제도를 발표했다. 이는 학교 수업과 생산 노동의 결합을 시도한 정책으로 급속한 경제발전계획에 따라 기술자와 전문가의 확대가 대대적으로 요구됐기 때문이었다. 특히 사회주의 국가들의 기술원조가 중단되면서 자체의 기술자와 전문가가 대량으로 필요했다.[119]

고등교육을 받은 전문가의 대량 양성을 위해 1959년 3월 2일 내각에서는 〈대학 및 전문학교를 신설 확장할 데 대한 결정〉을 채택했다. 이를 계기로 대학이 37개로 대폭 증가했다. 새롭게 신설한 대학은 광산, 수리, 동력, 운수, 체신, 경공업, 기계 등 인민경제발전에 필요한 기초산업과 관련한 학과들로 교육기간은 4년이었다. 보건의료 교육기관으로는 해주의과대학을 이때 신설했다. 함흥 및 청진의과대학은 통신학부를 추가했다. 당시 의학대학의 교육 기간은 평의대 약학과 4년을 제외하고는 5년이었다.[120] 또한 통신학부의 활성화로 일하며 배우는 학생의 비율은 증가했다. 1949–1950년 대학생 총수에서 일하면서 배우는 학생 비율은 33.3%였다. 1960–1961년에는 57.3%로 늘었으며 이 비율은 계속 확대할 계획이었다.[121]

대학과 함께 대표적인 보건의료인 양성기관인 의학전문학교도 〈시기 Ⅱ〉에 다양한 변화를 보였다. 의학전문학교의 입학자격은 14세부터 30세까지의 공민으로 초급중학교 또는 이와 동등 이상의 학교 졸업자로 명시했다. 1954년의 의학전문학교는 함흥(함경남도), 순안(평안남도), 청진(함경북도), 해주(황해남도), 강계(자강도), 신의주(평안북도) 등 6곳에 개설한 상태였다. 함흥 및 신의주의학전문학교는 의학과와 약학과를,

119 신효숙, "북한사회의 변화와 고등인력의 양성과 재편(1945~1960)", 50~53쪽.
120 "1959–1960학년도 각 대학 신입생 모집 요강", 『로동신문』, 1959.05.12.
121 김종항, "우리 나라에서의 기술 인재 양성 사업에 대해", 『근로자』, 1962년 7호, 16~17쪽

청진 및 해주의학전문학교는 의학과 및 산과를, 평남의학전문학교는 의학과, 치과, 위생과 학생을 모집했다. 교육 기간은 3년이었다. 의학과를 졸업한 학생은 펠셀로, 약학과 졸업자는 조제사펠셀, 위생과는 위생펠셀, 산과는 산과펠셀 자격이 주어졌다. 치과는 치과의사로 불렸다.

〈표 4-2〉 1954-1955학년도 기술전문학교 신입생 모집 개요

NO.	학교명	학과	수업	졸업 후 자격	소재지
1	함흥의학전문학교	의학과		펠셀	함경남도 함흥시
		약학과		조제사	
2	평남의학전문학교	의학과		펠셀	평안남도 순안군
		치과		치과의사	
		위생과		위생펠셀	
3	청진의학전문학교	의학과	3년	펠셀	함경북도 청진시
		산과		산과펠셀	
4	해주의학전문학교	의학과		펠셀	황해도 사리원시
		산과		산과펠셀	
5	강계의학전문학교	의학과		펠셀	자강도 강계시
		산과		산과펠셀	
6	신의주의학전문학교	의학과		펠셀	평안북도 신의주시
		약학과		조제사	

출처 : "1954-1955 학년도 각종 기술 전문 학교 신입생 모집 요강," 『로동신문』, 1954.07.17.

1955-1956학년도에는 함흥·평남·청진·사리원·신의주의학전문학교 등 5개 학교에서 신입생을 모집했다. 전년도에 있던 강계의학전문학교가 없어졌고 해주의학전문학교는 사리원의학전문학교로 명칭을 변경했다. 평남의학전문학교는 치과와 위생과만을 모집했다. 신의주·청진·사리원의학전문학교에서는 의학과만, 함흥의학전문학교는 약학과만 모집했다. 교육 기간은 2년으로 줄었다.

〈표 4-3〉 1955-1956학년도 기술전문학교 신입생 모집 개요

NO.	학교명	학과	수업	졸업 후 자격	소재지
1	함흥의학전문학교	약학과	2년	조제사	함경남도 함흥시

2	평남의학전문학교	위생과		위생펠셀	평안남도 남포시
		치과		치과의사	
3	청진의학전문학교	의학과	2년	펠셀	함경북도 청진시
4	사리원의학전문학교	의학과		펠셀	황해도 사리원시
5	신의주의학전문학교	의학과		펠셀	평안북도 신의주시

출처 : "1955-1956 학년도 각종 기술 전문 학교 신입생 모집 요강," 『로동신문』, 1955.06.20.

1956-1957학년도에는 더욱 큰 변화를 보였다. 공업, 농업 등 다른 분야의 경우 고등기술전문학교와 기존의 기술전문학교를 분리해 모집했다. 의학의 경우에도 의학전문학교 중 사리원과 신의주의학전문학교를 고등의학전문학교로 개편했다. 그 결과 1957년 말의 의학 정규교육 체계는 3개의 의학대학과 함께 2개의 고등의학전문학교, 1개의 약학전문학교를 포함해 7개의 의(약)학전문학교체계를 수립했다.[122] 그러나 1956-1957학년도 학생 모집 요강에 의하면 사리원 및 신의주고등의학전문학교나 함흥약학전문학교는 나머지 의학전문학교과 같은 자격과 동일한 4년의 수업연한을 게시하고 있어 어떠한 차이가 있는지는 확인할 수 없었다. 다만 고등의학전문학교는 약학과만 모집하던 함흥의학전문학교가 1968년 함흥약학대학으로 승격해 의학대학의 전 단계로의 준비 과정이라고 짐작할 뿐이다. 한편 1956년 펠셀이라는 명칭은 완전히 사라지고 준의로 통칭했다.

〈표 4-4〉 1956-1957학년도 고등 및 중등기술전문학교 학생 모집 개요

NO.	학교명	학과	수업	NO.	학교명	학과
1	함흥의학전문학교	약학과	4년	4	사리원의학전문학교	의학과
2	평남의학전문학교	위생과		5	신의주의학전문학교	의학과
		치과		6	개성의학전문학교	의학과
3	청진의학전문학교	의학과		7	원산의학전문학교	의학과

출처 : "1956-57학년도 각종 고등 및 중등 기술 전문 학교 학생 모집 요강," 『로동신문』, 1956.06.11.

---

122 조선중앙연감편집위원, 『조선중앙연감 1958』, 139쪽.

북조선 당국은 의대와 의학전문학교의 신설 계획을 이미 1953년에 수립했다. 그 계획에 의하면 1956년까지 의대는 2개에서 3개로 확대하고 의학전문학교는 6개에서 8개로 증설할 예정이었다. 의대는 청진의과대학을 개설해 계획을 완수했다. 그렇지만 의학전문학교는 7개 기관의 개설로 그쳤다.[123] 하지만 1956년에는 의대와 의학전문학교 외에도 11개의 조산원양성소와 33개소의 간호원양성소를 증설했다. 그 결과 1956년 초까지 총 7,400여 명의 예비 보건의료인들이 교육받았다. 이 중 의대와 의학전문학교 학생 수의 변화 현황은 아래와 같다.

〈표 4-5〉 의학대학 및 의학전문학교 학생 수 현황

분류＼년도	1949	1953	1954	1955	1956
의학(의과)대학 학생 수	1,810	1,509	2,053	2,185	2,518
입학생 수	589	460	624	638	815
졸업생 수	51	83	204	283	423
의학전문학교 학생 수	2,524	2,076	2,700	2,595	2,525
입학생 수	1,191	995	1,091	540	909
졸업생 수	287	253	418	643	972

출처 : 조선중앙연감편집위원, 『조선중앙연감 1957』, 105쪽.

　　〈표 4-5〉에 의하면 의대와 의학전문학교의 학생 수는 1956년 거의 1:1로 수렴하고 있다. 그리고 의대의 입학생은 지속해서 늘어난 반면 의학전문학교의 입학생은 점차 줄어드는 경향을 보였다. 이는 고등교육을 받은 전문가를 육성하기 위한 일환이었다. 또한 의학전문학교를 졸업한 뒤 보건의료 현장에서 일하던 중등보건일군들의 재교육을 일상화한 결과였다. 이렇게 길러진 보건의료인들의 유형은 〈표 4-6〉과 같았다.

---

123 "복구 확장되는 인민 보건 시설", 『로동신문』, 1953.10.11.

〈표 4-6〉 양성 보건의료인의 유형 및 증가 비율

분류 \ 년도	1946	1949	1953	1954	1955	1956
의사	100	182	121	164	207	269
준의	100	252	547	643	774	968
약제사	100	190	341	510	921*	669*
조제사	–	100	286	336	460*	451*
조산원	100	328	118	234	282	414
보철사	–	100	74	100	100	111
간호원	100	232	501	553	584	702

출처 : 조선중앙연감편집위원, 『조선중앙연감 1957』, 105쪽. * 약제사와 조제사의 수가 전년보다 감소한 것은 제약공업 부문에 배치한 인원을 제외했기 때문이다.

위 지표는 1946년 의료인을 100이라고 했을 때의 증가 비율을 보여 준다. 10년 동안 준의가 9.7배로 가장 많이 늘었다. 다음으로 간호원 7배, 약제사 6.7배, 조제사 4.5배, 조산원 4.1배로 나타났다. 의사는 약 3배로 증가했다. 〈시기 I〉과 〈시기 II〉 초반까지 준의와 간호원들을 많이 양성해 인민들의 건강을 담보했음을 확인할 수 있다.

1959년 북조선의 보건의료인 양성은 해주의과대학의 신설로 총 4개의 의학대학과 3개의 고등의학전문학교, 4개의 의학전문학교를 비롯해 총 58개의 학교와 기관에서 배출했다. 특히 동의사를 대량으로 양성하기 위해 개성의학전문학교에 한의학과를 설치했다. 중앙위생간부양성소 등 각 도에서 운영하는 시설에서도 동의사를 배출했다.[124] 그리고 바로 다음 해인 1960년부터는 평의대에 동의학부를 개설해 동의사를 대학에서도 배출하기 시작했다.[125]

한편 『조선중앙연감』에는 1958년도에 전문의사 양성체계인 2년제 의학원을 졸업한 전문의사가 143명이라고 밝히고 있어 북조선에서도

---

124 조선중앙연감편집위원, 『조선중앙연감 1960』, 246쪽.

125 조선중앙연감편집위원, 『조선중앙연감 1961』, 230쪽.

전문의 과정이 있었던 것으로 보인다.[126] 하지만 이후 의학원 또는 전문의와 관련한 언급은 찾아볼 수 없었다. 이에 전문의 양성은 일반적 현상이 아니었고 여전히 자리 잡지 못했음을 짐작할 수 있었다.

(3) 연구기관

1957년 과학원 창립 5주년을 맞아 기념보고회를 개최했다. 5년 동안의 성과에 대해 과학원 원장 백남운은 물질적 토대 축성, 과학 간부 보장, 과학일군들의 사상 및 이론 체계 확립, 선진국들과의 과학적 연계 강화 등을 달성했다고 언급했다. 덧붙여 이 기간 사업 범위를 확장해 동방의학, 철학, 외국어 등 6개의 연구실을 신설했으며 연구생이 140여 명에 이르는 등 양적 발전이 지대했음을 평가했다. 특히 1956년 제3차 당대회 이후 과학 부문에 제시한 과업을 수행하기 위해 자연기술과학, 의학 및 생물학, 사회과학 분야에서 과학발전10개년계획을 수립했음을 밝혔다. 이 계획에 따라 의약학 및 생물학 부문 과학일군들은 미츄린 생물학과 파블로프 생리학의 토대 위에 당면한 과학적 문제들을 연구하고 있음을 강조했다. 그 결과 치료 및 예방의학, 고분자화학, 자연자원 탐사 등의 연구업적에 큰 성과를 달성했음을 보고했다.[127]

동시에 백남운은 과학발전을 위한 기본적 토대 구축에 5년이 경과했으나 여전히 사업 추진에 많은 부족함이 있었다고 고백했다. 특히 과학원 창립 초기 과학자들에게 요구했던 사회주의 과학자들의 집체적 연구와 인민적 입장의 정립이 미진함을 언급했다. 이의 부실로 인해 과학원과 대학 및 내각 산하 연구소와의 공동연구 수행에 차질을 빚었고 심

---

126 조선중앙연감편집위원, 『조선중앙연감 1959』, 227쪽.
127 "과학원에서 창립 5주년을 뜻깊게 기념", 『로동신문』, 1957.12.03.

지어 연구실 내에서까지도 협동을 발휘하지 못한 현실을 짚었다.[128] 이는 과학원 소속 과학자들의 사상에 의문을 표시한 발언으로 과학원 또한 1956년 8월 종파사건의 파고를 넘을 수 없었음을 보여준다.

결국 과학원은 조직개편을 단행했다. 과학원 산하의 의약학연구소 (창립 초기의 의학연구소)는 1958년 6월 보건성 산하로 이관해 의학과학 연구원의 창설로 이어졌다. 이는 내각 명령 제42호에 근거한 결과로 과학원 기관이던 의약학연구소 및 약초원과 보건성 산하 미생물연구소, 위생연구소 및 약품분석검정소, 보건성 중앙수혈처를 통합해 발족했다.[129]

북조선 최대의 지식인 집합체였던 과학원도 8월 종파사건의 여파를 피하지 못하며 과학원의 보건의료 연구기능을 내각으로 이관해 조직을 축소하는 처지에 놓였던 것이다.

(4) 정양·요양·휴양시설

〈시기Ⅱ〉에는 다른 보건의료시설과 마찬가지로 정양·요양·휴양기관도 전쟁으로 파괴된 시설의 복구건설로 시작했다. 특히 〈시기Ⅰ〉에 비해 〈시기Ⅱ〉에 복구하거나 신설하는 기관들은 처음부터 전체 시설을 계획해 규모를 크게 건설하는 특징을 보였다.

1955년 계획한 3개의 휴양소 건설현황은 다음과 같다. 1월에 착공한 함경남도 송단휴양소는 총 건평이 4,090㎡로 숙소는 2층 벽돌건물로 8동을 건설했다. 1개 동에는 25개의 침대가 놓였고 동시에 200여 명이 식사할 수 있는 식당과 250㎡의 오락실, 200㎡의 무도장과 목욕탕 등

---

128 "우리나라 과학 발전과 과학 일'군들 앞에 제기되는 과업", 『로동신문』, 1957.12.01.

129 "보건성에 의학 과학 연구원을 새로 창설", 『로동신문』, 1958.04.24; 조선중앙연감 편집위원, 『조선중앙연감 1959』, 219쪽.

을 갖췄다. 백마강을 낀 백마휴양소는 총 건평이 6,220㎡의 규모로, 3층으로 신축하는 2동의 숙소건물에 각각 150대의 침대를 갖출 예정이었다. 1955년 10월에 준공할 주을온포휴양소의 경우도 1,800㎡ 규모의 숙소와 온천탕, 휴게실, 골프장 등을 포함했다.[130]

이렇게 북조선은 〈시기Ⅰ〉을 거치며 휴양소 건설의 경험을 축적하면서 대규모 휴양소 건설을 지속했다. 그 결과 1956년 함경남도 리원군 남송정의 송단휴양소와[131] 묘향산휴양소를 준공 및 복구를 완료했다.[132]

요양소 확충의 경우 건설을 본격적으로 추진하기 전, 보건성과 과학원은 공동으로 요양지대 탐사를 진행했다. 탐사대는 의학자, 화학자, 지질학자와 기상학자들을 포괄했다. 1955년에 구성한 탐사대는 8월 초까지 평안북도 옥호동 약수지와 운산 온천지 등을 비롯해 영변, 삭주, 창성, 구성 일대와 자강도의 희천, 전천, 외기 등에서 온천 및 약수지를 조사했다.[133]

1957년 5월 석왕사요양소를 복구 및 건설했다. 한꺼번에 5백 명의 요양생을 수용할 수 있도록 3층 요양각과 690여㎡의 합숙소 및 5백여 개 좌석을 갖춘 문화회관 등을 완비했다. 주변에는 골프장, 무도장, 배구장, 병원 등의 각종 보건 및 문화오락시설과 식당, 이발관, 목욕탕 등 편의시설을 갖췄다. 석왕사요양소는 기존의 휴양소와 동시에 복구했다.[134] 이렇게 확대한 정·휴양소 현황은 아래 표와 같다.

---

130 "근로자들을 위한 휴양시설 확장", 『로동신문』, 1955.02.18.
131 "준공 가까운 송단 휴양소", 『로동신문』, 1956.05.23.
132 "묘향산 휴양소 복구 개소", 『로동신문』, 1956.07.05.
133 "료양 지대 원천 탐사대", 『로동신문』, 1955.07.03.
134 "석왕사 료양소를 복구건설", 『로동신문』, 1957.06.20.

<표 4-7> 정양·휴양소 증대 내역

년도	정양소	휴양소	야영소	직장정양소	계
1949	8	9	-	-	17
1954	5	3	-	24	29
1955	1	4	-	50	55
1956	1	7	-	59	67
1957	1	15	33	82	131

출처 : 조선중앙연감편집위원, 『조선중앙연감 1958』, 138쪽.

1957년에는 국영 정·휴양소와 함께 직장정양소와 직장야간휴양소들을 확장했다. 이 시설은 대규모 공장 및 기업소에서 독점적으로 사용하는 시설이었다. 특히 1957년 직장정양소의 확대가 눈에 띈다. 시설의 증대와 함께 정양 기간을 1회 10~15일부터 20일로 연장했고 직장정양소의 역할을 더욱 강화했다.[135]

〈시기Ⅱ〉에 복구한 시설들은 전쟁 전보다 그 내부시설들을 더욱 화려하게 정비해 대규모로 수용할 수 있도록 건설했다. 기본시설로 문화관과 보건관을 갖췄다. 문화관에는 도서실과 음악실을 운영했고 보건관에는 목욕탕, 위생상담실, 물리치료실, 진단실, 약국 등을 설치해 더욱 정교한 의료서비스를 제공했다. 〈시기Ⅰ〉보다 안정적 체계를 갖추기 시작한 것이었다.[136]

3. 물자

〈시기Ⅱ〉의 보건의료 물자에 관한 기사는 총 85건이었다. 이 중 생약을 포함한 약초와 관련한 기사가 42건으로 가장 많았다. 합성의약품은 38건, 의료기구 및 장비가 5건이었다. 〈시기Ⅰ〉에는 합성의약품의

135 "근로자들을 위한 정 휴양망 더욱 확장", 『로동신문』, 1957.04.17.
136 "봄철 맞는 정양소" 『로동신문』 1954.03.14

언급이 약초보다 많았다.

약초 중 9건(21.4%)의 기사가 인삼에 관한 보도였다. 이는 인삼의 주재배지였던 개성이 6·25전쟁으로 북조선에 편입한 결과였다. 북조선 당국은 개성 인삼을 두 가지 측면에서 활용했다. 하나는 정치적 활용으로 새롭게 편입한 개성 주민들이 국가의 다양한 혜택으로 얼마나 행복한 삶을 영위하는지 드러내는 차원이었다. 두 번째 접근은 실질적 필요와 경제적 활용에 있었다. 인삼은 예로부터 체력 향상을 위한 강장제로 이름 높은 한약재였다. 이에 다른 한약재와 마찬가지로 인삼을 다양하게 가공해 북조선 전역의 보건의료기관에 공급했다. 동시에 인삼을 합성의약품으로 대체하고자 했다. 이러한 실질적 필요에 더해 더욱 강조한 것은 외화 획득의 중요한 원천으로의 활용이었다. 홍삼 1톤을 수출할 경우 좁쌀 1,355톤, 면직물 326㎞, 트랙터 61대, 자전거 3,317대, 승용차는 62대, 고급 동내의 35,250벌을 수입할 수 있었다.[137] 인삼은 당시 북조선의 대표적인 수출 물자 중 하나로 인삼 생산량을 늘리기 위한 노력은 중요한 국가적 과제였다.

인삼 재배는 초기 국영농장을 비롯해 농업협동조합과 개인포전 등에서 자유롭게 생산했다. 하지만 차츰 조합 및 국영 부문으로 흡수하는 과정을 거쳤다. 1958년 사회주의 개조를 완료하며 개인 농민은 완전히 사라졌다.

북조선은 사회주의 개조 단계로의 이행을 의미하는 농업협동화 방침을 1953년 8월에 결정했다. 전쟁이 끝난 직후부터 사회주의 이행으로의 방향을 설정한 것이었다. 하지만 해방 직후에는 즉각적인 사회주의 이행이 아닌 인민민주주의 단계의 과도기를 설정해 점진적 개혁을 추

---

137 "〈개성을 찾아서〉 개성 인삼", 『로동신문』, 1956.09.03.

구했다. 인민민주주의란 국영기업, 개인기업, 협동조합, 소농경리 등 다양한 경제요소가 공존하는 혼합경제를 의미했다.[138] 이 기조는 전쟁을 겪으며 변화가 생겼다. 당시 북조선 내에는 분단의 고착화를 기정사실로 판단하며 북조선만이라도 빨리 사회주의로 개조해 체제 경쟁의 우위에 서야 한다는 논리가 설득력을 얻었다.[139] 이에 개성 인삼 농민들은 국영농장이나 협동조합에 편입될 수밖에 없었다.

인삼 외의 다른 약초들도 실질적 필요와 경제적 활용의 관점에서 언급했다. 이는 당시 북조선이 수출 가능한 물자가 일부 지하자원과 인삼, 과실, 약초 등 농수산물로 한정된 현실과 관련됐다. 이에 1950년 중반부터 약초에 대한 당국의 관심은 채취에서 재배로 옮겨갔다.

약초를 많이 채취하던 강원도, 자강도에서는 온 집안 식구가 약초를 채취해 국가 수매기관에 팔아 수입을 늘렸다. 그 수입으로 황소나 새끼 돼지, 생활필수품 등을 구매했다. 이는 밭농사의 수확에 비해 12배의 수입을 보장하는 방법이었다.[140] 실제로 약초 재취는 농업협동조합의 조합원들이 농한기를 맞아 현금 수입을 올리는 중요한 부업이었다. 평안남도 양덕군 농산농업협동조합은 농장의 파종이 끝난 뒤, 조합원 109명을 동원해 사흘 동안 약초 채취로 15만 원의 수입을 획득했다.[141] 수입의 확대가 가시화하면서 농업협동조합 내에 아예 약초 채취반을 따로 조직해 이에 열을 올리기도 했다.[142]

---

138 예대열, "해방이후(1945~1950) 북한 경제사 연구의 현황과 과제", 『사총』, Vol.86, 2015, 88·98쪽.

139 김성보, 『남북한 경제구조의 기원과 전개』, 290~293쪽.

140 "강원도 법동문 농민들", 『로동신문』, 1954.05.03.

141 "농촌들에서 약초 채취", 『로동신문』, 1957.06.05.

142 "약초 채취에 열성", 『로동신문』, 1954.09.23.

약초의 재배는 1954년부터 추진한 인민경제발전3개년계획의 성공을 위한 방안 중 하나로 지방원료 확보의 일환이기도 했다. 이에 그 원천을 적극적으로 찾기 위한 탐사 활동도 병행했다. 이 시기 집중적인 생약 자원 탐사는 과학원의 의약학연구소가 주도했다.[143] 더불어 각 대학 및 고급중학교와 전문학교의 학생들은 여름방학을 이용해 탐험대를 구성했고 약초를 찾아 금강산과 백두산으로 떠났다.[144] 이 탐사대의 전신은 1947년 김일성대학 의학부의 12명이 시작한 제1차 약초연구탐사대였다. 10년의 세월을 지나오며 학생들의 탐험대는 북조선 전역의 대학과 전문학교, 심지어 중학교를 포괄하게 됐다. 그 정도로 자원의 확보는 국가적 사업이었다.

1958년 약초연구는 과학원 의약학연구소로 개편한 보건성 산하의 의학과학연구원에서 계속했다. 특히 의학과학연구원은 중국에서 공수한 감초 재배에 성공하는 성과를 내기도 했다. 이외에도 대황, 천궁, 박하, 황기 등 40여 종의 약초를 시험 재배해 많은 수확을 얻었다. 이 경험을 토대로 1959년부터는 인근의 농업협동조합과 연계해 본격적인 재배에 돌입했다.[145]

약초의 생산 확대로 이를 원료로 한 한약들의 종류도 늘었다. 강원도약무관리소는 도내에 분포한 약초를 원료로 35종의 의약품을 생산했다. 생산한 의약품에는 보약제는 물론이고 기생충 치료와 방역에 사용하는 약품들도 포함했다. 약무관리소에서 시험 생산한 한약들은 약제사와 한의사들이 참여해 환자들을 대상으로 임상시험을 거쳤다. 그리고 그 효능을 확인한 후에 대량 생산하는 방식이었다. 대량 생산을

---

143 "고산 지대들에서의 생약 자원 탐사", 『로동신문』, 1957.05.16.
144 "백두산 및 금강산 탐험대 현지로 출발", 『로동신문』, 1957.08.07.
145 "백무고원에 인삼을 비롯한 40여 종의 약초를 재배", 『로동신문』, 1959.02.05.

위해 분쇄기, 압축기, 절단기 등 10여 종의 한약 생산 장비를 갖추고 제약 공정을 기계화하려는 노력도 있었다.[146]

북조선 당국은 약초를 적극적으로 활용하는 정책을 지속하며 연구에 몰두했고 효용가치가 높은 400여 종의 약초가 야생하고 있음을 파악했다. 또한 약초 재배 면적도 크게 확대했는데 1959년에는 1957년과 비교해 15.7배로 증대했다. 수매량도 1956년에 비해 12배로 상승했다. 그 결과 같은 기간 수출양도 수배로 늘었다.[147] 특히 당국이 주체와 자립을 강조하면 할수록 이에 비례해 약초의 활용은 더욱 강조됐다.

또한 1960년부터 한약을 무상으로 제공하면서 그 수요는 더욱 늘었다. 이에 당국은 1960년 2월부터 아예 "제약공업의 발전과 더 많은 외화를 얻기 위해 각종 약초를 광범히 재배하자!"라는 캠페인을 시작해 전 인민을 대상으로 한 대중운동을 전개했다.[148]

〈시기Ⅱ〉에 언급한 제약공장으로는 평양산소공장, 흥남제약공장, 신의주제약공장, 라남제약공장, 평양제약공장, 순천제약공장 등이 있었다. 이 공장들은 보건성 의약품공업관리국 산하 국영시설이었다.

1955년 8·15해방 10주년을 맞으며 류기춘 보건부상은 제약공업이 전쟁 이후 빠른 발전상을 보였다며 "1954년도의 의약품 생산량은 1953년 대비 253.8%로 상승했고 그 품종은 더욱 확대했다."고 밝혔다. 그러면서 1956년도부터 평양제약공장이 조업을 개시할 예정이며 사회주의 국가들의 원조로 대규모 아스피린공장을 신설할 계획이라고 발표했다.[149]

146 "지방 원료 원천을 리용해 35종의 보약, 방역약, 치료약을 생산", 『로동신문』, 1959.04.18.

147 "약초 재배에서 제기되는 몇 가지 문제", 『로동신문』, 1960.03.02.

148 "가치 있는 약초", 『로동신문』, 1960.02.03.

149 "[illegible]", 『로동신문』, 1955.07.23.

〈시기Ⅱ〉의 제약공장도 전쟁으로 파괴된 공장들의 복구로 시작했다. 특히 제약공장의 복구는 사회주의 국가들의 도움이 절대적이었다. 이를 계기로 이전보다 규모와 시설에서 질적 발전을 가져왔다.

1956년 제3차 당대회를 앞두고 북조선의 대표적인 제약공장인 흥남제약공장 현황이 『로동신문』에 실렸다. 당시 이 공장은 각종 합성의약품만 57종을 생산했다. 이는 1천여 종의 원료를 사용해 생산하는 매우 정밀한 공정이었다. 이것이 가능했다는 사실은 1g의 1/1만까지 계량할 수 있는 화학천평기, 원심분리기, 증류기 등의 현대적 장비들을 소유했다는 의미였다. 이러한 물자들은 소련 및 동독에서 보내왔다. 그 결과 그동안 수입에 의존하던 의약품들을 일부 자체적으로 생산할 수 있었다.[150]

1958년 9월 흥남제약공장에 이소니찌드(이소니아지드)직장을 완공했다. 그리고 20일간의 시운전을 거쳐 본격적인 생산에 돌입했다. 이 직장은 연간 10톤의 생산능력을 가진 시설로 648㎡의 규모에 산화, 중화, 분해, 축합, 정제 등 5개 생산 공정을 갖추었다. 특히 유해 공정 모두를 기계화한 최신 시설이었다. 이소니찌드는 각종 결핵성 질환에 필요한 의약품으로 하루 생산되는 8kg의 수량은 1천 명의 환자가 100일간 복용할 수 있는 양이었다.[151]

1959년 11월에는 흥남제약공장에 슬파치하졸(설파티아졸)직장을 건설해 시험 생산에 들어갔다. 이 직장은 1958년 5월 공사에 착수했다. 총 건평 약 2,400㎡의 2층 건물로 12월부터 예방치료용 살균소독제인 슬파치하졸을 대량 생산할 예정이었다.[152] 이렇게 북조선 당국은 기존의

---

150 "맹세 실천에 궐기", 『로동신문』, 1956.04.20.
151 "흥남 제약 공장 이소니찌트 직장 조업 개시", 『로동신문』, 1958.09.06.
152 "슬파치하졸 직장이 건설되어 시험 생산을 개시", 『로동신문』, 1959.11.29.

제약공장을 복구하면서 이전보다 시설들을 현대화했다. 그리고 제약공장 내에 새로운 생산직장을 구축해 생산라인을 확대하는 방법으로 제약시설을 확대해갔다.

또한 〈시기 Ⅱ〉에는 아예 사회주의 국가의 원조로 새로운 제약공장을 건설하기도 했다. 1958년 9월에 완공해 조업을 시작한 순천아스피린공장이 대표적이었다. 이 공장은 1957년 루마니아 원조로 신설했고 루마니아 기사들이 직접 설계했다. 같은 해 5월에는 루마니아에서 파견한 건축, 설계, 전기 분야의 기술자 6명이 직접 방문해 기술적 도움을 주기도 했다. 공장은 1,900㎡의 규모에 37m 높이의 급수탑과 770㎡의 여과지(濾過池, 정수장 시설 중 하나) 건설을 동시에 추진했다. 애초 1958년 8·15해방기념일 전에 조업을 개시할 예정이었다. 그러나 일정이 늦춰져 9월 1일 시운전을 진행했고 9월 9일 국가 수립 10주년에 맞춰 조업식을 거행했다.[153] 순천아스피린공장은 1년에 35톤의 살리칠산을 생산할 수 있었고 아스피린 25톤과 늑막염 및 신경통 치료제 등 완제의약품을 생산했다. 루마니아는 공장 건설을 위해 56대 차량에 달하는 제약설비와 건설 자재를 제공했다.[154]

북조선의 제약공장들은 합성의약품과 함께 생약제제도 생산했다. 평양제약공장의 경우 약초를 이용하는 생약 생산을 늘리기 위해 대규모의 생약제제직장을 새로 조직했다. 생약제제직장은 1958년 내로 조업을 개시할 예정이었다.[155] 흥남제약공장의 생약직장도 함흥제사공장의 부산물인 피마자와 도라지 찌꺼기를 활용해 영양제와 소화제, 피부질

153 "루마니야형제들의 원조로 아스피린 직장을 건설", 『로동신문』, 1958.04.06.
154 "순천 아스필린 공장 완공", 『로동신문』, 1958.09.03.
155 "제약 공업을 일층 확대 발전시키기 위한 대책을 추진", 『로동신문』, 1957.06.06.

환제를 생산했다.[156] 신의주제약공장의 경우 수입 의약품을 대체하기 위해 연구 및 실험을 강화했는데 그 결과 바셀린 대용으로 송진과 대두유를 배합한 대용약을 만들기도 했다.[157] 북조선은 이미 이 시기부터 제약공장 내에 합성의약품과 한약을 함께 생산하는 체계를 구축했다.

1957년 주요 국영제약공장들을 보건성 의약품공업관리국 산하에서 화학공업성 내의 제약공업관리국으로 새롭게 배치했다.[158] 이는 당시 제약공업을 하나의 큰 산업으로 인식해 전문적인 관리를 시도한 정책이었다. 그러나 1960년 제약공업은 중공업위원회 산하로 재배치됐다.[159] 이는 1960년 각 산업을 중공업위원회와 경공업위원회로 크게 분류해 산업발전을 꾀한 결과였고 중공업위원회에는 화학공업 부문과 제약공업 부문으로 분리해 운영했다.[160] 이렇게 짧은 기간 제약공업의 관장 기관이 수시로 변했다는 의미는 다양한 실험을 했다는 방증이자 조직체계와 발전 전망이 여전히 유동적이었음을 보여주는 것이었다. 그럼에도 불구하고 〈시기Ⅱ〉를 지나며 의약품 생산시설의 현대화를 통해 수입에 의존하던 기본적 합성의약품을 자국 내에서 생산할 수 있는 기반을 마련했다.

또한 의약품의 생산은 〈시기Ⅰ〉과 마찬가지로 제약공장에만 국한하지 않았다. 강원도중앙병원은 약국의 제제 범위를 확대하려고 노력했고 그 결과 1954년 30종 이상의 의약품을 자체로 제제해 투약했다.[161]

---

156 "페잔물을 회수 리용해 10여 종이 의약품을 생산", 『로동신문』, 1957.03.17.
157 "제약 일군들의 로력 성과", 『로동신문』, 1956.03.14.
158 "의약품 증산과 품종 확대 대책을 강구", 『로동신문』, 1958.05.04; "화학 공업성 산하 10개 공장", 『로동신문』, 1958.06.19.
159 "중공업 위원회 산하 35개 공장, 기업소들 상반년 계획 완수", 『로동신문』, 1960.06.16.
160 조선중앙연감편집위원, 『조선중앙연감 1960』, 170쪽.
161 "각지에서", 『로동신문』, 1955.06.21.

함경북도 무산군제1병원 약제과장과 조제사들도 42종의 일반주사약과 21종의 의약품을 자체적으로 생산해 국가에 52만여 원의 이득을 주었다.[162]

〈시기II〉의 의료기구는 보건성 산하 평양의료기구공장에서 생산했다. 이 공장은 1960년에 현대적 시설로 신축했고 3개의 직장, 즉 의료기구, 유기화학, 세공반직장에서 수술용 외과도(刀), 핀셋, 지혈겸자(止血鉗子) 등 40여 종의 물자를 생산했다. 의료기구 품종의 확대와 질을 높이기 위한 노력을 전개해 냉각관과 더욱 견고한 주사기의 시험 생산에 돌입하기도 했다.[163]

의료기구는 희천공작기계공장에서도 생산했다. 이 공장은 만능수술대 제작에 성공한 소식을 전했다. 이 수술대는 상하좌우 조작이 가능해 중환자의 수술을 수월하게 했다. 특히 조작과 이동이 간편했으며 설치도 손쉬웠다.[164] 이외에도 의료기구는 각 도경제위원회 산하의 20개 공장에 의료기구직장을 설치해 생산하기도 했다. 이 공장들은 전문적인 의료기구공장은 아니었기 때문에 양질의 기구를 생산했다고 할 수 없었다. 다만 각 도(道)의 보건의료시설에서 사용할 기초적인 의료기구 생산을 담당한 것으로 보인다.[165]

의료장비는 1958년 처음으로 『로동신문』에 언급됐다. '승리호'로 명명한 엑스레이 장비였다. 보건성 의약품상사의 렌트겐부에서 제작했고 8명의 엑스레이 관련 의사와 기수 등의 공동연구 결과였다. 이들은 다년간 외국산 엑스레이를 수리하면서 쌓은 경험에 기초해 엑스레이 설

162 "의약품 생산을 확대", 『로동신문』, 1955.08.29.

163 "각종 의료기구를 생산", 『로동신문』, 1955.04.16.

164 "만능 수술대를 제작", 『로동신문』, 1960.11.06.

165 조선중앙연감편집위원, 『조선중앙연감 1961』, 230쪽.

계에 성공했다. 이 장비의 생산은 김책공업대학과 연계해 진행했다. 대학과 생산 단위, 즉 산학협동의 모형을 보여주었다. 북조선은 1958년부터 교육과 생산의 결합을 추구하는 정책을 펴면서 2년 이상 생산 공장에서 일한 노동자를 대상으로 대학 신입생을 선발했다. 이와 함께 의학대학 및 기술전문학교들도 보건의료와 관련한 물자들의 생산과 창의 고안 및 발명을 위한 연구를 병행했다. '승리호'는 그 과정에서 탄생한 하나의 모범사례였다. 그러나 북조선의 자랑과는 달리 엑스레이의 주요한 관구와 형광판 등 5개의 특수부품은 자체로 제작하지 못했다. 그럼에도 불구하고 '승리호'는 당시 가장 최신식의 장비로 일반투시와 함께 각종 골격 및 흉부 촬영 등이 가능하다고 선전했다.[166]

4. 의학지식

(1) 토론 및 발표

북조선 의료인들은 6·25전쟁으로 입국한 사회주의 국가들의 의료인과의 교류 확대로 선진의학이론 및 기술의 접근도가 높아졌다. 또한 전쟁 중 많은 부상자의 치료로 임상경험을 축적하면서 실제로 의학기술이 향상됐다. 이러한 상황은 북조선 보건의료인들이 신의학에 관한 관심과 열정을 최고조로 이르게 했다. 이에 8월 종파사건 전까지 당시 보건의료계는 다양한 학회를 개최하며 의료인들은 의학기술을 향상하기 위해 노력했다. 1956년까지 개최한 보건의료계의 학회 개최 현황은 〈표 4-8〉과 같다.

---

166 "중형 투시 촬영용 렌트겐 〈승리호〉를 생산", 『로동신문』, 1958.12.26.

일시	주최	학회 제목(장소)	내용
1954. 08.	보건성	제1차 수혈콘퍼런스 (평의대)	보건성 수혈처 사업총화보고. 평안남도중앙병원 루마니아적십자 의료단 수혈의사의 치료 경험 발표와 향후 발전 방안 토론.
1954. 11.	평양의학 대학병원	임상의학콘퍼런스	내과, 외과, 이비인후과 의료인들 논문 발표.
1954. 12.	보건성, 과학원	제1차 조선의학회	내과, 결핵과, 외과, 산부인과 등 사회주의 국가 적십자 의료단원의 34개 논문을 포함해 136개 보고서 발표.
1955. 04.	평안남도인민 위원회 보건부, 제5차 루마니아적십자 의료단	평안남도 제1차 의학콘퍼런스 (평안남도중앙병원)	도내의 각급 병원 의료인, 의학전 문학교 교직원, 평남도중앙병원의 루마니아적십자 의료단원 등 2백여 명 참가. 말라리아, 뇌디스토마, 골절, 신경 외상성 손상 등의 치료 및 예방 관련 42개 연구 성과 발표.
1955. 가을	보건성	제2차 조선의학회	-
1955. 12.	보건성	제1차 내과 및 외과 임상경험교환회	보건성 산하기관의 내과, 외과 의 료인과 조선인민군 군의, 소련적십 자병원 등 각국 적십자 의료단 관 계자 등 200여 명 참가. 보건조직, 궤양성 질환, 고혈압, 급성부종, 사지외과 등에서 얻은 새로운 성과와 경험들 소개.
1956. 03.	보건일군 직업동맹 중앙위원회	조선·소련간호원들 간호사업 경험교환회 (소련적십자병원)	소련의 선진적 간호기술을 적극적 으로 도입해 간호사업을 더욱 발 전시키려는 목적으로 개최.
1956. 03.	보건성 중앙미생물 연구소	과학콘퍼런스	BCG 생산 및 예방접종 성적에 관 한 생산 연구에서 거둔 성과와 향후 과업, 디프테리아 항독소 혈청 제조 과정에서 거둔 성과와 향후 과업, 살모넬라균 속에 속하는 세균에 대 한 과학적 자료 등 논문 발표.
1956. 05.	보건성 학술위원회	생리해부학 콘퍼런스	아메바 적리의 형태학에 관한 몇 가 지 문제, 적리의 형태학적 진단 및 외과적 합병증, 사체 부검 방법에 대한 몇 가지 문제 등 논문 발표.

1956. 05.	황해북도 중앙병원	혈액학콘퍼런스 (사리원 의학전문학교)	황해북도중앙병원 의료인 및 형가 리를 비롯한 적십자 의료단, 보건 성 학술위원회 및 보건교육 부문 일군 등 90여 명 참석. 적십자 의료단 성원들 중심으로 혈액학 논문 발표.
1956. 06.	평안남도인민 위원회 보건부, 제5차 루마니아적십자 의료단	평안남도 제2차 의학콘퍼런스	노동자 위생 및 직업성 질환, 역 학, 결핵, 모성 및 소아질환, 외과 및 외상, 기생충학 등에 대한 문 제들 고찰.
1956. 08.	보건성	약무일군 대상 제제실습 경험교환회	생약 자원의 활용 및 이용과 의약 품의 질을 개선하는 방안들 정보 공유.
1956. 가을	보건성	제3차 조선의학회	－

출처 : 1954년부터 1956년까지 『로동신문』에 게재된 기사를 검토해 정리.

1954년 12월에 개최한 제1차 조선의학회는 보건성과 과학원 공동주최로 열렸다. 당시 학회에는 최창익·홍명희 부수상 등 정치지도자를 비롯해 의학자와 연구자, 각 보건의료기관의 의료인 등 6백여 명이 참석했다. 또한 내과, 결핵과, 외과, 산부인과, 안이비인후과, 피부성병과, 약학 등의 주요 전문과들을 망라한 136개의 연구보고서를 발표했다. 이 중에는 사회주의 국가의 적십자 의료단 의사들의 논문도 34건을 포함했다.[167] 참석자의 면면과 그 규모를 통해 북조선의 대표적인 학회로서의 면모를 보여줬다.

조선의학회는 1955년과 1956년 가을에 제2차, 제3차 학회를 보건성 단독 주최로 진행했다.[168] 조선의학회의 전신은 1947년 북조선보건연맹이 결성한 북조선의학회로 1948년 국가 창설로 학회의 명칭을 조선의학회로 변경했다. 주최도 국가기관인 보건성으로 이관했다. 그러나

---

167 "조선 의학회 진행", 『로동신문』, 1954.12.20.
168 "제2차 조선의학회 진행", 『로동신문』, 1955.11.02.

조선의학회의 개최 소식은 1956년 제3차 학회를 마지막으로 더는 『로동신문』에 게재하지 않았다. 이는 8월 종파사건의 여파가 이 학회에도 미친 결과로 짐작된다.

북조선 당국은 학회 개최 소식을 신문에 게재하지는 않았으나 1957년부터 전문과목별로 세분한 학회들을 개최했다고 밝혔다. 1957년에 안과, 이비과(이비인후과), 렌트겐방사선학회 등이 처음 열렸다. 더불어 국제적 연계도 확대해 소련, 루마니아, 불가리아 등에서 개최한 7종의 국제학회에 북조선 대표를 파견했다. 이외에도 1956년 9월 폴란드 보건성 초청으로 폴란드 의약학콘퍼런스에 과학원 의약학연구소 생약학 연구실장인 도봉섭이 출국했다. 1958년 11월에는 중국에서 개최한 기생충학회 참석을 위해 대표단을 파견했다.[169] 이러한 의학 및 약학 부문 과학연구에서 달성한 성과에 기초해 [의약학 발전 10개년 전망계획]을 작성할 가능성을 얻었다고 자평했다.[170]

1956년까지 진행하던 북조선의 학회 등에는 북조선에 상주해 있던 해외인력들이 많이 참가했다. 이를 통해 해외 의료단들은 자신의 의학 지식과 경험을 확대했고 북조선 보건의료인들은 선진의학기술을 배우는 기회로 삼았다. 그러나 1957년 해외 의료단들이 일괄 귀국하면서 그동안 공공연하게 사용하던 콘퍼런스라는 외래어는 1958년 이후 완전히 사라졌다. 토론회, 학술보고회, 연구발표회와 같은 말로 대체했다. 그리고 의학회 진행 소식이 전해지기는 했으나 순수 의학적 차원이 아니라 예방의학적 견지이거나 신의학과 한의학을 접목하는 논문들의 발표가 대세를 이뤘다.

---

169 "친선의 왕래", 『로동신문』, 1958.11.06.
170 조선중앙연감편집위원, 『조선중앙연감 1958』, 140쪽,

특히 1960년 6월에 개최한 [전국 한의 경험교환회]는 8월 종파사건 이후 보건의료계의 지향점을 전형적으로 보여준 행사였다. 이 경험교환회는 전국의 한의사와 신의사 340여 명이 참석했다. 발표의 주요 내용은 내과, 외과, 산부인과, 신경과 등의 다양한 질환에 침구 및 한약 치료 경험이었으며 90여 건의 사례를 발표했다. 즉 행사 내내 한방과 신의 치료의 배합에 대한 문제를 집중적으로 토론했다.[171]

(2) 강연·강습 및 출판

강연과 강습의 주요 제공자는 북조선에 상주하던 사회주의 국가의 의료단이었다. 이들은 자신들의 의학지식을 『로동신문』에 기고하는 형식으로 전달했다. 1954년 5월 소련 의사는 소련의 결핵 예방 개요에 대해 기고했다. 기고문에는 당시 북조선에서 가장 심각한 질병 중 하나였던 결핵을 퇴치할 수 있는 정책적 조언을 담았다.[172] 또한 이들은 북조선의 의료인들과 친선 좌담회를 마련해 직접 만나기도 했다. 1959년 8월 조소친선협회 중앙위원회 산하에 의학 분과위원회를 조직해 평양에 체류 중인 소련 의료인과 평양 의료인들의 만남을 주선했다. 이를 기회로 의학지식을 공유했다.[173] 이외에도 사회주의 국가들은 원조물자 중 하나로 의학서적을 기증했다. 그리고 북조선 의료인들은 이를 활용해 의학지식을 확보했다.[174]

〈시기 II〉에도 북조선은 자체적으로 보건의료 관련 출판을 지속했다. 1956년 7월 국립출판사에서는 『학교 아동들의 위생』, 『개인 위생과

---

171 "전국 한의 경험 교환회 진행", 『로동신문』, 1960.06.21.
172 "쏘련의 선진 경험 결핵병의 예방", 『로동신문』, 1954.05.24.
173 "조쏘 량국 의료 일'군들 친선 좌담회를 진행", 『로동신문』, 1959.08.08.
174 "파란 인민 공화국으로부터 과학기술문건을 무역성에 전달", 『로동신문』, 1955.01.21.

공중 위생』, 『홍역의 예방과 간호』 등 3권을 출간했다. 이 저서들은 보건위생지식을 널리 보급하려는 의도로 기획했다. 그렇기 때문에 내용은 위생과 예방에 초점이 맞춰져 있었다.[175]

또한 1957년 발행한 보건성 기관지인 『인민보건』에 수록한 보건의료 관련 신규 도서에는 『외과 간병원의 상식』, 『위생 방역 사업(II)』, 『약국 편람』, 『외과 구급 진단의 간단한 기초』, 『혈액학』, 『화농성 골수염』, 『위생 의사 편람』, 『내과학(하)』, 『일반 간호법의 기초』 등이었다.[176] 대부분의 서적이 해외 의학자들의 출판물을 활용한 번역서였다.

그러나 출판사업도 1956년과 1958년을 거치면서 큰 변화를 겪었다. 우선 그동안 발행한 서적에 대한 비판을 통해 과오를 지적하기 시작했다. 첫 번째 지적 사항은 계급성의 부족이었다. 보건성 기관지 『인민보건』은 "순수 기술 잡지"로 전락해 선진적인 소비에트 의학을 지향하는 당 정책을 뒷받침하지 못했다고 평가했다. 두 번째로는 사상의 부족, 즉 유물사관에 투철하지 못함을 지적했다. 국립출판사 발행의 『로동자들의 위생』은 사회주의와 자본주의 체제의 노동조건 차이를 명확하게 규명하지 않아 독자들을 혼란에 빠트렸다고 비판했다. 이는 체제에 따른 질병 차이를 불분명하게 서술하는 오류에 빠졌고 결국 사회주의제도의 우월성과 노동 및 보건정책의 인민성이 드러나지 않았다고 판단했다. 이외에도 『백일해 예방과 간호』, 『주택과 위생』, 『위생 선전 자료집』 등의 출판물이 무사상성을 조장하는 서적으로 지탄받았다. 더불어 의학잡지 『조선의학』에 게재한 논문에도 유물론적 역사관에서 이탈한 주장의 글들이 많다고 비판했다. 그 실례로 신의학 수입에 실학파 학자

---

175 "보건 위생에 관한 서적을 출판", 『로동신문』, 1956.07.21.
176 보건성, 『인민보건 8』, 『인민보건 10』, 『인민보건 11』, 조선의학사, 1957, 신간나 배안내 면.

들의 역할이 주요했음에도 선조들의 역할을 무시한 논점이나 노예의 머리칼을 자른 것이 몸을 청결하게 하기 위함이었다거나 불교의 화장 (火葬)과 금욕이 전염병과 성병 예방에 긍정적이었다는 관점 등을 거론했다. 이 모두 관념론적 편견이 농후하다고 일갈했다. 세 번째 비판은 교조주의 및 형식주의적 편향을 근절하지 못했다는 주장이었다. 그 사례로 대중위생선전 출판물에 인민들이 이해하기 어려운 전문 용어를 사용하거나 『소아과 치료 수첩』과 같이 기계적으로 외국 출판물을 번역해 북조선 아동들의 체질에 부합하지 않은 약의 용량을 표시한 오류를 들었다. 또한 『민간료법』에는 과학적 고려 없이 비위생적인 방법을 권고하거나 번역서의 경우 오역들을 수정하지 않고 출판하는 행태를 짚었다. 네 번째로 해방 이후 13년이 지났으나 대학 및 전문학교용 교과서 집필이 성과적으로 추진되지 않았고 『동의보감』과 같은 선조들의 중요한 고전 의서들의 번역이 늦어지는 현실을 통해 북조선 학자들의 소극성과 안일함을 비판했다.[177]

이러한 비판을 시작으로 지식인들에 대한 사상투쟁을 전개했다. 1958년 5월 30일 당중앙위원회 상무위원회에서 〈반당·반혁명 분자와의 투쟁을 전 당 및 전 인민적으로 전개할 데 대한 결정서〉를 채택했다. 이를 근거로 1960년까지 중앙당집중지도사업을 계속했다. 이를 통해 반대파 및 지식인 숙청과 주민들의 성분 분류를 시행했다. 이 과정에서 약 2,500명을 감금 및 처벌했고 약 5,500명은 강제노동에 처해졌다. 그리고 약 8,000세대가 강제이주를 당했다.[178]

출판사업을 비판하며 거론했던 저서나 논문들의 저자들은 8월 종파

---

177 "당 보건 정책을 관철시키자", 『로동신문』, 1958.12.25.
178 강진웅, "1950-1960년대 국가형성기 북한의 생명정치와 사회주의 주체 형성", 181쪽.

사건의 주동자로 거론된 인사들과 연계됐을 개연성이 있었다. 또는 정치적으로 선명치 않거나 당의 정책에 소극적이던 인사들을 퇴출하는 방편으로 활용했다. 북조선은 이 시기를 거치며 보건의료 서적의 출판 방향이 완전히 달라졌다. 순수한 의학이론이나 기술의 관점이 아닌 이념적이고 계급적 관점의 출판물이 대세를 이루었다.

(3) 보건의료 연구

〈시기 I〉에는 보건의료와 관련한 연구를 보건성과 과학원, 그리고 의학대학에서 주로 진행했다. 8월 종파사건을 거치며 1958년 과학원 산하의 의약학연구소가 보건성 산하의 의학과학연구원으로 이관한 뒤에는 보건성을 중심으로 연구사업이 이루어졌다.

보건성 학술위원회는 이전 시기와 마찬가지로 관련 연구사업을 조직하고 지도하는 기관이었다. 임상 및 이론에서 해결할 연구과제와 개최할 학회 등의 준비는 연초에 이 기구의 회의를 통해 결정했다. 1955년 3월 보건성 학술위원회 제4차 회의를 개최해 향후 수년간에 걸쳐 외과학 부문 일군들이 연구할 9개 항목의 연구과제를 결정했다. 그리고 당해 연도에 진행할 연구 제목을 토의해 채택했다. 이때 결정한 연구로는 [소아 결핵의 예방대책과 BCG 생산 및 접종에서의 효능 제고], [전상자 후유증 치료에서 제기되는 정형외과의 기술 향상] 등 40여 건이었다. 10월경에는 고원지대의 지방병 문제에 관한 학회 개최를 예정했다.[179]

학술위원회 회의 이후 보건성은 양강도와 함경북도 고원지대의 지방병 원인을 연구하기 시작했다. 이에 대한 치료 및 예방대책 마련을 위

---

179 "보건성 학술 위원회 제4차 회의" 『로동신문』, 1955.04.05.

해 연구조직을 현지에 파견했다. 연구조직은 평의대 위생학 강좌 이하 경 학사를 책임자로, 내과 강좌장 박창호, 함흥의과대학 내과 강좌 교원 임태희, 평양종합진료소 내과의사 오우근 등 50명의 학자와 임상의사들이 참가했다. 이들은 단순한 연구를 넘어 고원지대 주민들을 치료하는 사업도 현지에서 병행할 예정이었다.[180]

이렇게 보건성 학술위원회의 사업은 의학대학과 연계해 진행했다. 의학대학은 북조선의 주요한 연구 주체 중 하나였다. 대학의 연구자들은 8월 종파사건 이전에는 파블로프 및 미츄린 학설을 기본으로 이를 북조선 현실에 적용하는 연구에 집중했다. 평의대 학생들의 경우 소련 학자들의 학설과 전쟁 기간에 얻은 경험을 살려 전후인민경제복구건설에 기여할 수 있는 연구를 진행했다. 예를 들어, [조선 농촌 가옥의 위생학적 제 문제]라는 연구주제로 농촌 가옥 수십 동을 의학적 견지에서 분석하고 위생학적으로 검토해 북조선에 이상적인 가옥에 관한 결과를 발표했다. 또한 [조선 음식물의 세균학적 분석]의 주제로 깍두기와 김치 등의 영양소를 세균학적으로 분석하는 연구도 추진했다. 당시 평의대 학생들은 각종 학술모임을 통해 활발한 과학 탐구를 모색했다.[181]

함흥의과대학에서는 1954년부터 진행한 폐디스토마 연구에서 큰 성과를 거두었다. 연구자들은 농촌 현지를 직접 방문해 연구를 진행했다. 환자 진단은 물론이고 농민들의 생활 습관과 위생 환경을 분석했다. 이러한 현장 연구의 결과 폐디스토마의 매개물인 게와 가재를 생식하는 관습이 병의 퇴치를 가로막고 있음을 확인했다. 이후 주민들을 대상으로 객담과 혈액 검사 및 흉부 엑스레이 촬영 등을 통해 환자를 정

---

180 "보건성에서 고원 지대 지방병에 대한 조산 연구 사업 진행", 『로동신문』, 1955.03.13.
181 "자라나는 젊은 의학도들", 『로동신문』, 1954.03.08.

확히 판별하며 효과적인 치료대책을 마련했다. 더불어 지방의 당조직과 위생방역기관, 사회단체 등과 연계해 중간 숙주인 가재와 게를 채집 및 매몰하는 사업을 군중운동으로 전개했다.[182]

1956년 제3차 당대회 직후 보건 당국은 당대회가 제시한 과학 부문의 과업 수행을 위해 과학발전10개년계획을 수립했다. 당시에는 과학원의 보건 관련 연구사업이 보건성으로 이관하기 전이라 과학원의 주도로 실행했다. 과학원은 동방의학, 핵물리, 수리통계, 철학, 남조선 경제 등 6개의 연구실을 개설해 과학발전10개년계획 시행을 준비했다. 동시에 고전편찬위원회를 조직해 민족유산의 계승 발전 및 촉진 방안을 마련했다. 그러나 1957년 과학원 총회 이후 단행한 조직개편으로 1958년부터는 보건의료 관련 연구를 보건성 산하의 의학과학연구원에서 담당했다. 그 결과 1957년 4월 한의학 연구의 일환으로 추진한 [의학자 이제마 탄생 120주년 기념행사]는 과학원 의학연구소가 주최였다면[183] 1960년 허준의 『동의보감』 저작 350주년을 기념하는 보고회는 보건성 의학과학연구원이 주관했다.[184]

한의학은 이미 1956년 3차 당대회를 통해 강조했다. 당대회 사업총결보고에서 김일성은 직접 "우리 인민들이 오랜 기간 사용하고 습관화된 한약을 깊이 연구하며 그의 우수한 점을 섭취해 대중 보건사업에 이용할 것"을 천명했다. 이를 실행하기 위해 〈한의학을 발전시키며 한방 치료 사업을 개선 강화할 데 대하여〉를 내각 명령 37호로 채택했다. 북조선 집권세력은 집권 초부터 한의학을 강조하며 이에 대한 활용을 제시했다. 그러나 실질적 정책으로의 이행은 쉽지 않았다. 이는 보건

---

182 "주민들의 건강 보호에 헌신하는 의학자들", 『로동신문』, 1956.09.23.

183 "리제마 탄생 120주년을 기념", 『로동신문』, 1957.04.21.

184 "우리 인민이 낳은 탁월한 의학자 허준과 그의 저서《동의보감》", 『로동신문』, 1960.12.16.

의료인들의 의식에서 한의학을 '낡은 것' 또는 '비과학적인 것'이라는 멸시 내지 무시하려는 경향 때문이었다. 한의사 스스로도 한의학 연구를 경시하거나 오랜 기간 전해오는 임상경험과 고전들을 무시하고 자신의 협소한 경험과 소위 비방(秘方)을 고집해 신뢰를 떨어뜨렸다. 그 결과 한의계는 한의학과 관련한 고전문헌이나 중국에서 달성한 성과 등에 대한 번역 출판사업에 관심을 돌리지 못했다. 그리고 우수한 민간요법, 침구요법, 지압요법 등을 적극적으로 수집하고 연구하는 사업을 등한시했다. 이에 북조선 당국은 우선 한의학을 현대의학과 결합해 과학의 한 부분으로 구축하는 것이 필요했다. 그리고 이를 한의사들의 주도가 아니라 신의사가 한의학을 연구하고 활용하는 방향으로 모색했다.[185] 특히 이러한 정책은 지식인에 대한 사상투쟁을 전개하던 시기와 맞물리면서 보건의료인들은 이러한 국가 정책에 반발할 수 없었다. 본격적인 한의학 연구와 정책을 펼 수 있는 환경이 조성된 것이었다.

북조선은 중국에서 진행한 한의학 정책과 연구를 집중적으로 검토해 자신들의 정책에 적극적으로 반영했다. 중국 공산당은 보건위생사업의 4대 원칙의 하나로 "한의와 신의의 단결"을 내세울 정도로 초기부터 한의학 연구를 강조했다. 물론 초기에는 혼란이 있었으나 반복 해설과 지속적인 비판을 통해 정책을 강제했다. 특히 대도시에 한방병원과 진료소들을 설치하고 한의병원에도 화학실험실 등을 갖춰 한의학의 실험과 진단에 과학화를 꾀했다. 일반 병원에도 한의과를 신설했고 한의과가 없는 경우 한의들의 입회 하에 진단을 진행했다. 더불어 한방의학연구의 전국적인 중심기관으로 북경에 한방의학연구소를 창설했다. 연구소 내에 100병상 규모의 부속병원을 설치해 내과, 외과, 침구과, 한방

---

185 "한의학 연구 사업에서 제기되는 몇가지 문제", 『로동신문』, 1956.07.22.

약 등의 연구를 지속했다. 또한 한의사 인력 양성을 위해 기존 신의사 5천여 명에게 3년 동안 한의학을 교육했다. 이와 병행해 아예 4백여 명의 의사들은 현직을 떠나 2년 동안 전문적으로 한의학 연구에 매진하는 사업도 시행했다.[186] 이러한 중국의 경험은 한의학을 강화하고자 하는 북조선 당국에 큰 영감을 주었다. 그 경험을 접목해 북조선에서도 한의학과 신의학의 결합 및 과학적 한의학 구축에 몰두했다.

(4) 학위 및 학직

〈시기Ⅱ〉에는 학위 및 학직 수여에도 변화를 보였다. 그 변화와 특징을 살펴보면, 첫째 논문심사 공개회의 시간이 오후 6시에서 3시로 당겨졌다. 〈시기Ⅰ〉의 경우 회의 공시는 오후 6시에 하고 실제 회의를 7시에 개최해 더욱 많은 사람이 참여하는 기회를 제공했다. 그러나 회의 시간이 3시로 앞당겨지면서 관련 학계 관계자만이 참여할 수 있었다. 두 번째는 공식심사위원이 3명에서 2명 이상으로 줄었다. 이는 논문심사가 느슨해졌다고 평가할 수 있다. 세 번째는 학위 논문심사 공개회의의 공시기관이 〈시기Ⅰ〉에는 국가학위수여위원회였다면 〈시기Ⅱ〉부터는 논문 제출자가 소속한 기관에서 주관했다. 즉 논문심사는 논문저자가 속한 기관에서 자체적으로 수행하고 이를 최종 승인하는 역할로 국가학위수여위원회의 위상을 변경한 것이었다. 그 결과 〈시기Ⅰ〉에는 논문심사 공개회의 때 바로 학위 등의 수여를 결정했으나 〈시기Ⅱ〉에는 논문 공시 이후 일정 기간 심사한 논문을 묶어 국가학위수여위원회 전원회의를 개최해 최종 승인했다.[187] 마지막 네 번째 변화는 논문심사 공개회의의 회부가 바로 논문 승인을 담보하지 않았다. 1957

---

186 "중국에서의 한의학 연구 사업", 『로동신문』, 1956.08.02.

187 "국가 학위 수여 위원회 1955년도 제2차 전원회의 진행", 『로동신문』, 1955.11.16.

년 9월에 학사학위를 받은 김병무와 1958년 9월에 학사학위를 받은 리포근은 1957년 5월에 공개심사를 받았으나 학위 승인은 8개월이나 차이가 났다. 이는 〈시기 I〉에는 논문심사 자체가 많지 않아 논문 제출이 자연스럽게 승인으로 이어졌다면 〈시기 II〉에는 제출 논문이 많이 늘어난 결과로 보인다.

국가학위수여위원회는 1958년부터 국가학위학직수여위원회로 명칭을 변경했다. 회의도 전원회의가 아닌 총회로 개최했다. 위원회의 명칭을 변경하기 전인 1957년까지는 전원회의 회의 차수를 계속 이어 계상했으나 1958년 이후에는 1년 단위로 회의 차수를 설정했다.

〈시기 II〉에는 박사학위 배출 없이 학사학위만 수여했다. 이는 의학뿐 아니라 다른 학문 분야도 마찬가지였다. 이는 전후복구사업을 대대적으로 전개하면서 연구자들조차 연구를 지속하기 어려운 상황이었음을 짐작할 수 있다.

연구를 전담하는 연구원과 연구생들의 모집도 지속했다. 특히 1952년 과학원 창설 이후 과학원 산하의 각 연구소에서 연구원을 모집했다. 1956-1957년도 연구생 모집 현황을 보면 모집 총인원은 143명이었다. 이 중 의약학연구소에서 20명을 모집했다. 세부 분야로는 의학, 약학, 생리학, 생약화학, 기생충학, 조직학, 포유학, 곤충학, 어류학, 동물생리학, 생물화학, 식물생리학, 유전학 등이었다. 40세 미만의 대학 졸업 및 이와 동등한 자격을 갖춘 사람을 대상으로 했다. 제출서류는 연구원 입적 원서, 대학 졸업증 사본, 이력서, 자서전 및 친척·친우 관계표, 건강진단서, 대학 또는 최종 근무 기관 책임자 평정서, 과학적 저작 및 발명 목록 등 6가지를 2부씩 제출해야 했다. 시험과목은 조선 노동당 투쟁사, 맑스-레닌주의, 전공과목 1종, 러시아어 또는 기타 외

국어 등 4과목이었다.[188]

각 대학도 연구생을 모집했다. 이는 내각 결정 제31호로 채택한 〈연구원에 관한 규정〉에 의한 것으로, 과학교육 부문의 간부를 양성하는 방안이었다. 연구생으로 선발되면 현직에 복무하면서 대학의 교수 등에게 과학적 지도를 받을 수 있었다. 1958-1959학년도 연구생 모집 요강을 보면 연구원 자격은 3년제 이상 대학을 졸업한 자, 기사급 국가 검정시험 합격자, 이와 동등한 자격자, 연구 및 기술혁신을 위한 사업에서 특수한 업적자 등으로 제시했다. 제출서류로 입적 원서, 관련 증서 사본 및 과학적 저작, 소속 기관 책임자 평정서, 이력서, 자서전, 가계표, 건강진단서 등과 함께 소속 직장의 당 및 사회단체 책임자와 직장 책임자의 공동 추천서를 요구했다. 시험과목은 조선노동당 투쟁사, 맑스-레닌주의, 러시아어, 전공과목 등이었다. 연구원을 뽑는 총 8개 대상 대학 중 보건의료와 관련한 대학은 평의대가 유일했다.[189]

〈시기 II〉에는 연구원과 연구생의 정치적 입장과 당성의 평가가 더욱 강화했음을 확인했다. 제출서류에 친척과 친우의 관계표와 소속 기관 책임자의 평정서, 더불어 소속 기관의 당 및 사회단체 책임자의 추천서를 추가해 순수한 연구의 열정만으로는 학자가 될 수 없었다.

---

188 "1956-1957년도 과학원 각 연구소 연구생 모집에 대해", 『로동신문』, 1956.09.08.
189 "1958-1959학년도 각 대학 연구생 모집 요강", 『로동신문』, 1959.04.23.

제2절 보건의료자원의 배치

1. 정부기구

(1) 중앙당과 보건성 등 내각기관

〈시기Ⅱ〉에도 사회보험 및 사회보장과 관련한 업무는 여전히 노동성이 맡았다. 1954년 2월 16~18일까지 3일간 노동성은 1953년도 노동 행정 및 사회보장사업에 대한 총화회의를 진행했다. 회의에는 평양특별시와 각 도의 노동부장 및 국가사회보장부장, 각 성(省)의 휴양소소장, 직맹 간부들이 참석했다. 김원봉 노동상은 사업보고를 통해 1953년 노동 행정에 많은 성과가 있었다며 사회보험의 각종 보조금 지출이 1952년 대비 156%로 증가했고 전쟁 기간임에도 근로자들에게 정·휴양 혜택을 제공했으며 생산기관에 야간휴양소 설치를 확대했음을 성과로 짚었다. 더불어 장기 치료가 필요한 환자와 임산부들에게 보조금을 정상적으로 지급했다고 강조했다. 김원봉의 보고 이후 참석자들은 토론을 거쳐 최종 결론을 도출해 이를 토대로 결의문을 채택했다. 참석자들은 결의문에 포함한 수행 과업을 안고 자신의 담당 지역으로 돌아갔다.[190]

보건성은 〈시기Ⅰ〉 기간에는 분기마다 사업총화회의를 개최했다. 이에 반해 〈시기Ⅱ〉에는 상·하반기로 나눠 2차례의 회의를 진행했다. 1955년 8월 29일, 1955년 상반기 인민보건사업 실행 총화회의를 열었다. 류기춘 보건부상은 사업보고 발표에서 분야별 목표와 실행에 대해 구체적 수치를 제시했다. 예를 들면 각 도의 병원, 인민약국 등 보건의

---

190 "로동 행정 및 사회 보장 사업 총화", 『로동신문』, 1954.02.25.

료시설의 신설 개수와 병상 수가 작년 상반기 실적 대비 27.4%, 연구실(까비네트) 총수는 103.5% 장성, 이에 대한 기본건설 투자액은 55.8%로 증가했다고 언급하는 식이었다. 위생방역 부문도 역시 위생선전사업에 참가한 보건의료인들의 연인원이 작년 대비 166%로 증가했다거나 전국 30여 개소의 중요 공장 및 기업소에 대한 위생검열 시행과 1천8백여 건의 사전 위생검열 추진을 지표로 보고했다.[191]

보고자가 구체적인 수치로 현황을 보고하는 형식은 국가가 계획한 최종 목표의 완수 현황을 더욱 명확히 알리는 방법이었다. 각 지역을 대표해 참석한 책임자들은 국가의 계획 완수 수치를 자신의 지역 및 단위와 대비해 수행 결과를 점검할 수 있었다. 그리고 서로의 현황을 비교하며 자신들의 현재를 파악했다. 결국 최종 계획의 완수를 위해 독려하는 과정이었다.

이렇게 보건성은 당국의 인민경제발전계획 추진 과정과 연계해 조직적 배치를 추진하는 경우가 많았다. 보건성은 1957년 2월 18일부터 3일간 전후인민경제발전3개년 기간의 보건사업 총화 및 1957년 사업을 성과적으로 실행하기 위한 대책회의를 진행했다. 전후인민경제발전3개년계획이 끝난 시점에 평가회의를 개최해 상정한 계획에 대한 목표 완수를 점검했고 미진한 부문을 검토해 새로운 향후 계획을 수립하며 마무리하는 과정을 거쳤다. 이 회의에는 각지 보건의료기관의 책임자와 도·시·군보건부장, 기타 관계 부문 간부들이 참가했다. 3년 동안 추진한 사업보고는 리병남 보건상이 발표했다. 이때에도 크게 보건의료와 위생방역 분야를 나눠 계량화한 수치로 보고했다.[192]

---

191 "1955년 상반년 인민 보건 사업 실행 총화 회의", 『로동신문』, 1955.08.31.
192 "전후 3개년간의 보건 사업을 총화하고 1957년 사업의 성과적 실행 대책을 토의", 『로동신문』, 1957.02.22.

보건성은 총화회의와는 별도로 보건의료사업에서 중요한 역할을 담당하는 인력과 따로 회의를 열기도 했다. 이는 총화회의의 향후 계획을 더욱 성과적으로 수행하는 방안이었다. 1955년 8월 29일 보건성 총화회의 직후인 8월 31일부터 9월 1일 양일간 북조선에 상주 중인 사회주의 국가의 적십자 의료단 단장들과 만남의 자리를 가졌다. 회의에는 평양시를 비롯한 각 도의 보건부장 및 중앙병원 원장들이 참여했다. 리병남 보건상은 "우방의 적십자 의료단들이 1954년 하반기부터 1955년 상반기까지 약 3만6천여 명의 입원환자와 63만1천여 명의 외래환자를 치료했다."고 1년간의 활동을 보고했다. 덧붙여 "북조선의 보건의료기관과 의료인 양성기관에 이론 및 기술적인 도움을 제공 중이며 강의와 임상 실습에도 참여해 1백20명을 전문의사로 육성했다."며 그 기여에 고마움을 나타냈다. 이외에도 지방 보건의료인들을 위한 현장 지도와 학회 및 세미나 진행에 대해서도 언급하며 활동을 치하했다. 보건상의 보고 이후 의료단 단장들의 토론이 있었다. 토론자들은 의료상 방조를 더욱 확대할 결의와 함께 북조선 인민보건 발전을 위한 다양한 의견을 교환하고 제시했다.[193]

보건성은 또한 보건의료와 관련한 다양한 부문별 회의도 주최했다. 우선 의약품과 관련해 1956년 1월 13~14일에 보건상을 비롯한 정부 관계자들과 의약품 생산을 담당하는 각 기업소 지배인 및 기술 간부, 모범노동자들이 참가하는 [의약품 공업 부문 연간 총화회의]를 진행했다. 회의의 총화 보고는 보건성 의약품공업관리국 국장이 발표했다. 이때에도 의약품 생산 계획이 전년 대비 104.6% 초과 달성했다거나 제약 부문 일군들이 150여 건의 창의고안을 해 48건이 생산에 도입했

<hr>

193 "보건성에서 우방 제국 적십자 의료단 단장들과의 회의 진행", 『로동신문』, 1956.09.03.

다며 구체적 수치로 계량화했다. 보고 이후 참석자들은 토론을 통해 계획 실행을 위한 규율 확립과 제품의 질 및 품종 확대, 동시에 제품 검사사업 강화를 결의했다. 폐회 직전에는 1955년 계획 실행에서 우수한 성과를 달성한 흥남제약공장에 보건성과 직총 중앙위원회의 공동 순회 우승기를 수여했고 공장 지배인에게 전달했다.[194]

1957년부터 주요 제약공장들이 보건성 의약품공업관리국 산하에서 화학공업성 내의 제약공업관리국으로 개편하면서 관련 회의의 주최는 화학공업성이 주관했다. 1958년 1월 27일 화학공업성 열성자회의를 화학공업의 중심지인 흥남에서 개막했다. 회의에는 화학공업성 산하 공장과 기업소의 모범노동자, 기술자, 관리 간부, 당 및 직총 관계자 등 1,000여 명이 참석했다. 이때에도 주요 보고를 국가계획 대비 초과 완수한 수치들로 발표했다. 또한 1958년 한해 더 많은 의약품 증산을 호소하는 결의문을 채택했다. 폐회 직전에는 흥남제약공장 등 1957년 4·4분기와 12월 생산 및 건설 계획을 완수한 우수 단위에 화학공업성 및 직총 공동 명의로 순회우승기를 수여했다.[195]

1958년 화학공업성 열성자회의를 개최한 목적은 당시 채택한 결의문에 고스란히 드러나 있다. 결의문에는 흥남제약공장의 이소니찌드직장 공사를 1958년 6월 30일 전으로 완료할 것과 1958년 8월 15일 전까지 순천제약공장 아스피린직장 공사 완수 결의를 포함했다. 더불어 1958년 인민경제계획 초과 실행을 위해 증산 경쟁을 전국적 운동으로 확대하는 생산기업소 간 경쟁운동 전개를 결정했다. 이 결정에 따라 흥남제약공장은 평양제약공장, 라남제약공장과 경쟁을 펼쳐 계획 목표를

---

194 "의약품 공업 부문 년간 총화 회의", 『로동신문』, 1956.01.16.
195 "화학공업성 열성자 회의 개막", 『로동신문』, 1958.01.29.

어느 단위에서 먼저 초과 달성하는지 다투기로 했다. 또한 평양시약공장은 해주화학공장과 경쟁운동을 전개하기로 협약을 체결했다.[196]

화학공업성 열성자회의는 1959년에도 개최했다. 7월 21일부터 3일 동안 진행한 열성자회의는 당중앙위원회의 "붉은 편지"를 받고 궐기한 화학공업 부문 노동자들이 상반기에 달성한 성과와 경험을 공유하는 행사였다. 그리고 하반기 계획을 성과적으로 실행하기 위한 대책들을 논의했다. 이때에도 제약공업에서 만니트공장을 비롯해 계획한 제약공장들의 건설 촉진을 결의서로 채택했다.[197]

한편 한의학 활용을 본격화하면서 1959년과 1960년에는 생약과 관련한 인력들을 소집해 집회를 진행했다. 이는 보건성이 주관하는 행사가 아니라 무역성이 주최했다. 1959년 7월 [전국 생약 수매 일군 협의회]를 평양에서 개최했다. 200명의 관련 부문 간부들이 참석했다. 한약의 수요 충족을 위해 약초 재배 면적과 수매 원천을 적극적으로 확장하고 생약 수출 확대를 결의했다. 또한 1959년 상반기 생약 재배 및 수매사업과 특히 수출에서 모범을 보인 자강도의 의약품 및 자재관리소와 화평군 중흥인민약국 소속의 15명에게 무역상 표창을 수여했다.[198]

1960년 2월 19~21일 3일 동안 전국생약일군회의를 개최했다. 각도·시·군 생약 부문 및 관계 기관 간부들 400여 명이 참석했다. 이 회의는 1959년 개최한 [전국 생약 수매 일군 협의회]를 확대 개편한 행사였다. 회의를 통해 1959년 협의회 개최로 생약 수매 및 공급체계가 확립돼 생약사업 전반을 계획화할 수 있는 토대가 마련됐음을 높게 평가

---

196 "2억8천만 원의 로력과 자재비를 절약하며 계획 외 4억7천만 원의 상품을 더 생산할 것을 결의", 『로동신문』, 1958.02.02.

197 "화학 공업 부문에서 당 정책의 철저한 관철을 위해", 『로동신문』, 1959.07.24.

198 "생약 원천을 적극 탐구 수매하며 수출량을 높일 것을 결의", 『로동신문』, 1959.07.07.

했다. 향후 계획으로는 〈한의 무상치료제〉 실시에 따라 생약의 국내 수요를 충족하는 동시에 외화를 더 많이 확보하는 방안으로 1960년 268종의 약초 수매 계획량을 105% 초과 완수하고 수출 계획을 180% 이상 초과 수행을 결의했다. 특히 봄과 가을에 약초 채취 기간을 설정해 군중적인 채취 운동을 조직할 것과 채취한 약초의 가공에서 국가규격을 엄수해 생약의 질을 높일 것을 강조했다.[199] 회의의 주관기관이 무역성이었던 것은 생약 확보의 궁극적인 목표가 무역을 통한 외화 확보에 있기 때문이었다.

전쟁이 끝난 이후에는 북조선 전역의 보건의료 담당자들을 소집하는 대규모 회의들을 개최했다. 1953년에는 전국보건일군회의가, 1956년에는 전국보건일군대회가 열렸다. 전국보건일군대회는 9월 17일부터 19일까지 3일간 진행했다. 대회는 같은 해 4월 개최한 제3차 당대회에서 평가한 보건의료 상황을 점검하고 결정한 향후 계획을 구체화하기 위한 회의였다. 더불어 8월 당중앙위원회 전원회의에서 특별히 다뤄진 〈인민보건사업을 개선 강화할 데 대하여〉의 결정사항을 전체 보건일군들에게 알리고 이를 성공적으로 실현하기 위한 행사였다. 이 회의를 주목할 필요가 있는데, 전국보건일군대회를 시작으로 본격적인 당의 지도를 전면화했기 때문이다.[200]

9월 17일 전국보건일군대회 개막식에는 내각의 홍명희, 정일룡, 박의완 부수상과 당중앙위원회 박정애 부위원장, 최고인민회의 상임위원회 리극로 부위원장 등 당과 내각, 의회의 고위직들이 참석했다. 리병남 보건상이 총화보고를 했다.[201] 대회는 1956년의 8월 종파투쟁의 여

199 "전국 생약 일군 회의 진행", 『로동신문』, 1960.02.23.
200 "전국 보건 일군 대회 준비", 『로동신문』, 1956.09.13.
201 "전국 보건 일군 대회 개막", 『로동신문』, 1956.09.19.

파를 여실히 확인한 행사였다. 대회 결과, 향후 보건의료사업의 중점 방향을 예방의학에 맞추며 대대적인 위생방역사업의 전개를 예고했다.

그러나 보건의료인들에 대한 사상투쟁의 전개는 같은 해 4월 개최한 제3차 당대회 때부터 전조를 보였다. 당대회를 통해 인적 쇄신과 정책 변화를 결정서에 담지 못하면서 집권세력들 간의 긴장은 최고조에 이르렀고 직접적인 충돌 시점인 8월 당중앙위원회 전원회의로 향하고 있었다. 이러한 상황 속에서 8월 종파사건이 있기 한 달 전인 7월에 보건성 초급당위원회 총회가 소집됐다.

1956년 7월의 보건성 초급당위원회 총회는 이전 회의와는 달리 적나라한 비판이 주를 이루었다. 그 비판의 방향은 당의 정책 방향을 제대로 관철하지 못한 당원들에게 집중됐다. 특히 결함의 가장 큰 문제는 이미 여러 차례 당중앙위원회 전원회의를 통해 같은 정책적 방향을 여러 차례 제시했으나 근본적인 시정 없이 같은 비판이 계속 재기됐다는 지점이었다.

북조선의 집권세력들은 해방 직후부터 사회주의 보건의료를 내세우며 예방의학적 방침을 강조했다. 하지만 이의 집행 기관인 보건성은 당의 보건정책 관철에 집중한 것이 아니라 "치료가 먼저냐, 방역이 우선이냐"는 부질없는 논란으로 시간과 정력을 허비했다. 그 폐해는 보건성 간부들 사이에 의무국과 위생방역국 중 보건성의 중심부서가 어디인지를 가리는 논쟁으로 나타났다. 국가 정책의 적극적인 사업 집행이 아니라 사업의 한계만을 따지며 자기 부서만 내세우려는 편협성이 만연했다. 이는 사업에 고스란히 반영됐다. 위생의사 양성에 관심을 돌리지 않았고 위생학 연구 인력도 치료 부문으로 전환했다. 더 나아가 간부 등용과 배치, 약품 및 기자재 수급, 예산 배정까지 예방의학적 정책에 거의 관심을 두지 않았다. 결국 예방의학적 방향으로 나아가려는 당의 보건정책 집행에 심대한 해독을 끼쳤다. 해방 이후 10년 동안 전개된 심각한 폐해의 중심에는 보건성 내 지도 간부와 당원들이 있었던 것이다.[202]

보건성 초급당위원회 총회는 보건성 간부들과 이를 당적으로 지도하지 못한 당원들을 집중적으로 공개 비판하며 숙청 단행을 시작한 출발점이었다. 당의 보건의료 정책 결정을 반대하거나 지연하는 현상을 더는 좌시하지 않겠다는 것을 명확히 보여주는 회의였다. 그리고 그 두 달 뒤인 9월에 전국보건일군대회를 개최해 당원뿐 아니라 전체 보건의료 관계자들에게 당의 단호함을 알렸다. 1956년 집권당의 단호함은 이후 몇 년 동안 지속됐다. 조선노동당이 전면에 나서 보건의료 정책에 대한 직접적인 지도를 전개했다.

2년 뒤인 1958년 10월 30일부터 11월 1일까지 보건일군 열성자회의를 진행했다. 전국의 치료예방 및 약무 부문 책임자들과 의학자 등 570여 명이 참가했다. 회의에는 우선 전체 당원에게 보내는 당중앙위원회의 편지 전달식이 있었다. 그 뒤 리병남 보건상의 보고가 있었다. 보건상은 예방의학사업을 가장 먼저 보고했으며 전체 보고의 대부분을 이에 할애했다. 이전 시기와 달리 회의 시작을 당중앙위원회의 편지 전달로 시작한 것은 당적 지도가 여전히 유지됨을 보여주는 장면이었다. 당중앙위원회의 편지는 모든 보건의료인들이 이를 지표로 적극적으로 행동에 나서야하는 하나의 표상이었다. 회의는 1958년 5월 4일 당중앙위원회 상무위원회의에서 채택한 〈위생사업을 군중적 운동으로 전개할 데 대한 결정〉 이후 약 6개월 동안 추진한 사업의 성과와 결함을 점검했다.

202 "당의 인민 보건 정책을 관철시키자"『로동신문』 1956.07.25

당 정책에 적극적으로 호응한 실례로, 평양시의 많은 보건의료시설은 야간 진료과를 조직해 진료 시간을 11~15시간으로 연장했다. 평양방직공장종합보건소의 의료인들은 생산 현장에서 상주하며 노동자들에 대한 위생교육과 노동조건 개선 등 예방사업을 전개했다. 자강도 강계시인민약국에서는 두 사람이 하던 약국 지부 관리를 한 사람이 담당해 2개의 지부로 확장하며 인민들의 편의를 도모했다.[203] 1958년에도 당의 강력한 지도가 계속됐고 일회성으로 끝나지 않았음을 보여주는 횡보였다.

1959년 4월 21일 평양 국립예술극장에서는 전국보건일군회의를 개막했다. 이 회의는 전국의 보건일군들과 중앙 및 지방당, 정권기관, 사회단체 책임자 등 1천500여 명이 참가했다. 리주연 부수상이 인민보건사업에 대해 보고했다.[204] 리주연 부수상의 보고 이후 맨 먼저 토론에 나선 사람은 리병남 보건상이었다. 회의는 4일간 진행했고 24일 폐막했다. 이는 국가 수립 이후 보건의료와 관련한 회의 중 가장 긴 기간 열린 회의였다. 마지막 날인 24일에는 김일성이 직접 참석했다.[205]

4일간의 회의를 통해 집요하게 언급한 사항은 보건의료인들 속에 깊이 뿌리박힌 낡고 부패한 자본주의 사상 잔재로 인해 당의 정책을 관철하지 못했고 결과적으로 사회주의적 보건의료제도 구축에서 성과를 거두지 못했다는 점이었다. 또한 이를 해소하기 위해 자본주의 사상의 철저한 청산과 함께 당과 혁명에 충실한 보건의료인들을 길러내는 교양사업을 강조했으며 이를 수행하는 방안을 집중적으로 토론했다. 리주

---

203 "예방을 치료 사업에 선행시키자!", 『로동신문』, 1958.10.31.
204 "전국 보건 일'군 회의 개막", 『로동신문』, 1959.04.22.
205 "인민 보건 사업을 획기적으로 개선 강화할 데 대한 대책을 토의", 『로동신문』, 1959.04.23.

연 부수상은 "과거에 교육받은 기술 지식인들이 자신을 빨리 개조하지 않는다면 그것은 개인을 위해, 사회를 위해 유익하지 않다."며 "우리는 안팎으로 붉어야 한다. 붉은 전사가 돼야 한다."고 강조했다. 리주연 부수상 외에도 회의 2일 차에 이미 16명이 토론에 참여할 정도로 열띤 논의를 전개했다. 논의의 중론을 모아 "당중앙위원회에 드리는 편지"를 만장일치로 채택하고 폐막했다.[206]

편지의 내용 중에는 "우리에게 남은 자본주의 사상 잔재를 철저히 청산하고 자신을 노동계급의 사상, 맑스-레닌주의 사상으로 무장시키며 보건의료 부문에서 우리 당의 사상체계를 확립하는 문제가 가장 중요함을 깊이 명심할 것"을 담았다. 더불어 예방의학적 방향을 기본으로 급성 전염병을 비롯한 토착 전염병을 1~2년 내로 근절할 것, 예방의약품 생산을 확대해 1960년부터는 국내 수요를 충족시키는 동시에 철벽같은 방역태세를 갖출 것, 환자 치료에 책임성과 봉사성을 더욱 높일 것, 오랜 전통의 한의학을 계승 발전하고 한의사를 계획적으로 양성하며 각 보건의료시설에 한방과를 설치하는 등 한의학적 혜택을 더욱 높일 것을 포함했다.[207]

전국보건일군회의 개최 이후 같은 해 11월에는 당시 결의의 실천 상황을 평가하는 보건일군 회의가 22일부터 23일까지 열렸다. 이 회의에는 보건기관의 의사, 간호원, 조산원 및 탁아소 보모들, 그리고 각 도·시·군당 및 인민위원회 부위원장, 각급 보건행정기관 일군 등 1,200여 명이 참가했다. 최창석 보건부상은 보고를 통해 4월 회의 이후 6개월 동안 "전체 보건일군들이 지도자의 교시와 당중앙위원회의 편지를 받

206 "전국 보건 일'군 회의 폐막", 『로동신문』, 1959.04.25.
207 "조선 로동당 중앙 위원회 드리는 편지", 『로동신문』, 1959.04.25

들고 낡은 사상 잔재를 철저히 극복하고 당적 사상체계로 튼튼히 무장하기 위한 투쟁을 완강히 전개했음"을 언급했다. 즉 1959년 내내 북조선 보건의료인들을 대상으로 대대적인 사상투쟁이 계속되고 있었다.[208]

북조선은 이미 6·25전쟁을 중단하면서 당을 정비하기 시작했다. 그리고 3년 뒤인 1956년 제3차 당대회를 계기로 당적 지도를 강화하는 방향으로 나아갔다. 특히 보건의료 분야는 1956년 8월 전원회의와 1958년 5월 4일 당중앙위원회 상무위원회에서 관련 논의를 집중했다. 사회주의 건설의 급속한 전진에 따라 변화한 환경에 맞는 보건위생사업을 개선할 필요가 있었다. 특히 이를 전 인민적 운동으로 전개하기로 방향을 설정하며 먼저 담당자와 열성자들을 대상으로 대규모 회의를 연이어 개최하는 조직적 배치를 강행했다.[209] 그리고 배치의 주체는 이전의 보건성이 아닌 당조직이 전면에서 수행했다. 이러한 과정을 거치며 북조선 보건의료인들은 완전히 새롭게 변해야 했다. 그 변화의 강제는 4년간 이어졌다.

(2) 지방당과 인민위원회

〈시기 II〉에 중앙과 마찬가지로 각 지방 인민위원회가 주도하던 조직적 배치를 당조직의 지도로 전환했다. 이에 『로동신문』도 많은 부분 각 지방의 당조직 움직임을 소개했다.

1956년 8월 위생방역사업을 전 군중적 운동으로 전개하기로 한 당중앙위원회 전원회의 결정 이후 각급 당조직들은 전원회의 결정서를 안건으로 다양한 회의를 개최해 실행대책을 마련했다. 우선 평양에서

---

208 "보건일'군들 속에서 당적 사상 체계를 더욱 확립하고 당의 보건 정책을 관철시키자", 『로동신문』, 1959.11.24.
209 "인민 보건 사업을 더욱 개선 강화할 데 대해", 『로동신문』, 1959.04.23.

는 1956년 9월 29일 평양시당위원회 전원회의를 개최했다. 보고와 토론의 많은 부분을 신랄한 비판에 할애했다. 예방의학적 정책과 위생방역 선전사업이 극히 형식적으로 진행됐고 산하 당조직의 활동이 미약한 사실을 지적했다. 또한 보건부는 하부기관에서 그럴듯하게 꾸민 통계 보고에 대한 정확한 검토 없이 문서에 만족하는 무책임한 행태를 지적받았다. 치료 부문의 경우 여전히 환자에게 불친절하고 냉대를 지속하는 보건의료인들을 비판하는 동시에 그 원인으로 구역당위원회 및 보건의료기관들의 당단체들이 지도적 역할을 등한시했기 때문이라고 성토했다. 결국 해결책은 보건의료인들을 대상으로 한 강력한 사상투쟁과 계급교양사업으로 수렴됐다.[210]

또한 1956년 9월 전국보건일군대회 개최 이후 각 도에서도 보건일군 열성자대회를 진행했다. 평양시는 10월 10~11일에 대회를 개최했다. 평양 내의 치료예방, 위생방역, 모성유아보호, 약품관리, 의학교육 및 연구기관들과 각급 보건행정기관의 열성자 590여 명이 참가했다. 대회에는 리병남 보건상과 평양시당위원회 위원장을 비롯해 당, 정권기관, 사회단체 인사 다수가 참가했다. 대회는 먼저 전국보건일군대회 결의문을 평양 대회 참석자들에게 전달하는 식순으로 시작했다. 그 뒤 평양시인민위원회 위원장으로부터 8월 전원회의 결정 실행에 대한 보고가 있었다. 보고에 이어 20명의 참가자가 토론에 참여했다. 대회 끝에는 8월 전원회의 결정 집행에 한목소리로 결의를 표명하는 결의문을 채택한 뒤 폐회했다.[211]

보건일군 열성자대회는 1956년 10월 8~9일 평안북도에서, 10~11

210 "인민 보건 사업 개선 대책을 토의." 『로동신문』, 1956.10.05.
211 "8월 전원 회의 결정의 정확한 실천을 위해" 『로동신문』, 1956.10.13.

일에는 황해남도에서 진행했다. 평안남도는 700여 명의 관계자들을 소집해 13~15일에 개최했다.[212]

　당원과 열성적인 모범일군들의 열성자대회 이후 각 산하 단위에서는 결의문 실행을 위한 구체적인 활동을 전개했다. 평양시인민위원회 보건부는 1956년 8월 전원회의 결정 실행의 중요한 조치 중 하나인 한방치료과 신설을 본격화했다. 사업의 세부적 움직임은 다음의 과정을 거쳤다. 평양시인민위원회 보건부는 1956년 11월 21~23일에 평양시 한의종합보건소 산하 한의사들과 개인 한방개업의들을 소집해 협의회를 조직했다. 이때 기술 실무적 준비가 된 한의사들을 먼저 치료예방기관에 파견하기로 하는 한편 한의종합보건소와 한방개업의들의 사업을 개선 강화하는 대책을 논의했다. 한의사들과의 협의회 전에는 평양임상병원에서 내과, 외과, 소아과 및 산부인과 의사들과 한의사들 사이에 연석회의를 진행했다. 이 회의는 진단과 실험의 정확성을 기하기 위해 신의사들이 한의들을 도와 신의학으로 해결하기 힘든 치료와 투약을 한의들에게 의뢰해 효과적으로 치료하는 문제에 관한 토론을 진행했다. 이렇게 한의사와 신의사들을 망라한 각종 회의를 먼저 진행해 관련자들의 의견을 수렴하는 과정을 거쳤다. 본격적인 사업을 추진하면서 평양시의 주요 병원인 평의대병원과 평양임상병원 등을 포함해 7개 병원에 한의사와 한의생들을 배치했다. 그리고 한방치료를 위한 입원실도 마련했다. 이러한 준비를 거쳐 12월 중순부터 각 병원에 설치한 한방치료과에서 환자를 치료할 예정이었다.[213]

　평양의대병원과 평양임상병원, 중구역병원 등은 1956년 12월 하순

---

212 "8월 전원 회의 결정의 정확한 실천을 위해", 『로동신문』, 1956.10.20.
213 "평양 시내 치료 예방 기관들에 한방 치료'과를 신설", 『로동신문』, 1956.12.03.

부터 한방치료를 실행했다. 이들 병원에 배치한 한의사들은 신의사와의 긴밀한 연계 아래 환자들에게 침, 뜸, 한약 처방을 제공했다. 이들 병원 외에도 동구역병원, 북구역병원, 중앙결핵전문진료소, 전염병병원에서도 한방치료를 추진하거나 실시를 준비 중이었다. 특히 소련적십자병원에서도 내과에 침구 전문의인 한의사를 두고 환자를 치료했다.[214] 평양의 주요 병원을 시범 단위로 하여 선도적으로 사업을 전개하면서 이를 차차 확대하며 평양의 전역으로 넓혀가는 방법을 활용했다. 한방치료사업은 1957년에도 이어졌고 환자 수도 처음 시행했을 때보다 7배로 증가했다. 특히 신경과, 부인과, 소화기 질환 부문에서 많이 활용했고 환자들과 인민들의 호응이 높았다.[215]

북조선 보건의료계는 1956년 8월 당중앙위원회 전원회의 이후 12월에 개최한 당중앙위원회 전원회의를 계기로 다시 당의 보건의료 정책에 적극 동참해야 했다. 김일성은 "사회주의 건설에서 혁명적 대고조를 일으키기 위하여"라는 연설을 하며 더욱 강도 높은 사회주의 개조를 천명했다. 이에 한방치료과 설치 외에도 전국의 치료예방기관 및 인력들은 총궐기해 다양한 사업을 펼쳤다. 1956년 12월부터 당장 평양의 30여 개 지역에 도시 간이진료소를 신설하기로 했고 펠셸과 조산원, 간호원이 한 팀을 이뤄 치료예방과 임산부의 왕진 및 해산 방조, 위생선전사업 추진을 결의했다. 평양에서의 시범사업 경험은 향후 청진, 원산, 함흥 등 전국의 주요 도시로 확산할 예정이었다. 이외에도 1957년 1월, 평의대병원, 평양임상병원, 평양사동탄광종합보건소 등 평양시의 보건의료인들은 2교대로 하루 12시간씩 환자를 치료했다. 평양시

---

214 "평양시내 각 병원에 한방'과를 설치", 『로동신문』, 1957.01.20.
215 "각 병원 한방 치료'과 사업 호평", 『로동신문』, 1957.02.16.

경림동을 중심으로 시행하고 있는 소아과 의사담당구역제를 더욱 철저히 추진하기 위해 평의대병원 소아과 의료진들이 전면에 나서 사업을 주도했다.[216]

북조선 당국은 당시 분위기를 고조하고 사업을 더욱 촉진하기 위해 평양시 전체 보건의료인들이 모이는 행사들을 배치했다. 이 중 하나가 1957년 3월 3일에 진행한 평양시 보건일군 궐기대회였다. 의학자, 의사, 간호원, 조산원 등 평양의 보건의료인들이 참석했다. 대회의 목적은 평양의 모든 보건의료인들이 당중앙위원회 1956년 12월 전원회의 결정 정신으로 무장해 보건의료 부문에 부과한 과업을 성과적으로 수행하기 위해서였다. 대회 말미에 참석자들은 사업 수행 결의를 다짐했고 평양시 전체 보건의료인들을 향해서는 결의 동참을 호소하는 호소문을 채택했다.[217]

1958년 1월 6일에는 평양시 보건일군열성자회의를 개최했다. 시내 각 치료예방기관의 의사, 약제사, 간호원, 조산원 등 770여 명과 리병남 보건상, 평양시인민위원회 위원장, 평양시당위원회 위원장 등이 참석했다. 내각의 주무 부처인 보건성을 필두로 지방 정권과 당조직의 책임자들이 모두 참석해 8월 당중앙위원회 전원회의 결정의 실행과정에서 거둔 성과와 우수한 경험들에 대한 담당자들의 보고 및 토론을 진행했다. 그리고 향후 사업에 대한 결의문을 채택했다. 특히 보건의료기관 상호 간의 연계를 강화하기 위해 부문별 경험교환회와 콘퍼런스를 개최해 성과가 높은 사업들을 일반화하기로 했다.[218]

---

216 "설비 리용률을 높이여 의료상 방조를 강화", 『로동신문』, 1957.01.12.
217 "평양시 보건 일군 권기 대회 진행", 『로동신문』, 1957.03.05.
218 "당의 보건 정책을 철저히 관철하기 위해 노력할 것을 결의", 『로동신문』, 1958.01.08.

1956년 8월과 12월의 당중앙위원회 전원회의 결정은 기본적으로 예방의학과 위생방역사업에 초점이 맞춰졌으므로 보건의료인들 외에도 위생방역 관련 인력들을 모두 동원하기도 했다.

1957년 6월 13~15일까지 위생선전을 담당하던 인력들을 소집해 전국위생선전일군 협의회를 진행했다. 도·시·군인민위원회 보건부와 위생방역기관 및 치료예방기관 일군들, 내무성 및 교통성의 위생선전 부문 담당자들이 참가했다. 협의회의 주요 내용 역시 위생방역 및 위생선전사업에 대한 신랄한 비판으로 채워졌다. 첫 번째 비판은 치료예방기관 일군들이 위생선전사업에 대한 중요성을 말로만 강조하고 바쁘다는 핑계로 행동으로 옮기지 않은 점을 들었다. 그리고 선전사업을 하면서도 군중들이 알아듣기 어려운 연설과 고압적인 지시로 일관했음을 지적했다. 두 번째로는 위생방역사업이 전 인민적 사업이라고 하면서도 사회단체인 민청, 여맹 등 관계 기관과의 연계 없이 사무실에 앉아서 통계나 잡는 안일한 사업 태도를 버리지 못했다고 비판했다.[219] 결국 위생방역 인력들의 사상 문제를 제기한 것으로 1956년부터 당의 주도 아래 시작한 조직적 배치는 북조선 전역의 모든 부문에서 비슷한 과정과 형식으로 이어지고 있었다.

평양뿐 아니라 지방의 당 및 정권기관의 움직임도 분주했다. 1956년 황해남도 신천군인민위원회는 8월 전원회의 이후 농촌위생문화사업 개선 대책을 안건으로 회의를 개최했다. 회의를 통해 신천군 차원의 결함들을 하나하나 짚었다. 결함의 원인은 군인민위원회 책임자들의 무관심이었다. 군인민위원회 간부들의 잘못된 관행을 바로잡기 위해 군인민위원회는 다음과 같은 결정사항을 채택했다. 첫째 인민위원회의

219 "위생 선전 일'군들의 협의회", 『로동신문』, 1957.06.16.

보건 부문 담당자들과 산하의 방역소 및 진료소의 인력들을 부차적인 사업에서 회부해 보건의료 임무에 전력하도록 조치했다. 이를 시행하면서 군내 보건일군 협의회를 소집해 사업상 애로를 청취했다. 두 번째 조치는 신천군 전체의 보건의료사업을 지도하기 위해 군인민위원회 보건 부문 담당 부위원장과 보건부장, 군방역소 소장 등 책임자들이 지역을 분담해 해당 지역에 파견했다. 이들은 현지에서 유숙하며 지역 보건의료인 및 인민들에게 당의 보건의료 정책을 설파했고 구현을 위한 사업을 직접 시행했다. 사전 준비 작업으로 새로운 사업 시도에 대한 설득과 협의를 전개했고 설득에 권위를 부여하기 위해 필요한 자금과 물자의 확보까지 담당했다. 특히 지역의 당조직과 함께 민청 및 여맹 등 사회단체들의 발동에 적극적으로 나섰다.[220] 파견 간부들의 사업 성패는 자신들의 사상을 검증하는 하나의 지표로 기능했다.

함경북도 당위원회도 1957년 3월 2일 전원회의를 개최해 1956년 8월 당중앙위원회 전원회의 이후 추진한 사업을 평가하고 향후 대책을 논의했다. 사업 평가로 여전히 사업이 형식적인 캠페인에 머무르고 있음을 지적했다. 도당위원회는 결함을 근본적으로 개선하기 위해 도 산하의 정권기관에 대한 지도에 집중했고 강력한 검열을 시행해 당의 정책적 방향을 끊임없이 강제했다. 이와 함께 민청, 여맹, 직맹 등 사회단체들을 적극적으로 활용하는 방안을 모색했다.[221] 이는 당중앙위원회의 결정을 현장에서 실행하기 위해 당조직과 함께 사회단체들의 조력이 절대적으로 필요했기 때문이었다. 더불어 당조직과 사회단체 간의 긴밀성을 높여 강력한 협조체계를 구축하려는 의도도 강했다. 결국 사

---

220 "농촌 위생 문화 사업을 어떻게 지도했는가", 『로동신문』, 1957.01.05.
221 "인민 보건 사업의 개선 대책을 토의", 『로동신문』, 1957.03.10.

업을 통해 사회단체들의 사상을 강화하는 또다른 방법이었다.

1956년부터 보건의료사업에 당이 직접 개입하며 전개한 사업방식은 1958년까지 이어졌다. 당이 전면에 나서 정책의 실행을 주도했다는 의미는 사상투쟁의 성격이 강했음을 내포한다. 또한 당이 전면에 나설 수 있었던 이유는 전쟁 이후 정비한 노동당의 권위와 조직체계가 안정적이었음을 대변하는 것이자 당원의 규모가 뒷받침한 결과였다.

이 시기 노동당이 사업을 주도하면서 해당 사업의 관계 기관이나 인력은 물론이고 일반 인민들도 적극적으로 사업에 동참해야 했다. 특히 국가의 정책으로 실질적인 혜택을 받는 인민들은 더욱 열성적으로 참여했다. 1958년 10월 평안남도 순천군과 평안북도 신의주시에서는 [사회보장 대상자 열성자회의]를 진행했다. 사회보장 대상자들은 회의를 통해 사회주의 건설에 적극적으로 이바지할 것을 결의했다. 사회보장 대상자는 나이가 많거나, 군(軍) 복무 및 노동을 하는 과정에서 상해를 입어 정상적인 활동이 어려운 사람들이었다. 그런데도 이들은 당중앙위원회가 보낸 편지에 호응하며 구체적인 행동에 나섰다. 이 회의는 제대군인의 발기로 열렸다. 또한 회의 참가자들은 사회보장 대상자이면서 이미 생산협동조합을 조직해 활동 중인 영예군인, 애국열사 가족, 인민군 후방가족, 장기 질환 환자들이었다. 참가자들은 한목소리로 4~5시간 노동으로 건강이 더욱 좋아졌다고 진술하거나 아예 사회보장 대상자로부터 자진 탈퇴해 더 많은 노동을 하겠다고 표명했다. 그러면서 다른 사회보장 대상자들에게 자신들처럼 사회주의 건설에 이바지할 것을 호소했다. 이들은 자신의 체력에 따라 1~8시간의 노동에 종사할 것을 결의하며 폐회했다.222 이러한 보도가 어느 정도 영향력을 발휘했

---

222 "적당한 로동에 참가해 사회주의 건설에 이바지할 것을 결의", 『로동신문』, 1958.10.19.

는지 확인할 수는 없다. 그렇지만 사회보장 대상자들이 받았을 압박은 짐작할 수 있다.

보건의료 부문에 대한 노동당의 관심은 3~4년 동안 이어졌다. 당의 의도를 일정 정도 관철했다고 판단한 북조선 당국은 〈시기 I〉처럼 각급 인민위원회의 보건부 및 보건과를 주축으로 자원의 배치를 수행하는 모습을 재개했다.

1958년 10월 29일 평양시인민위원회는 제10차 회의를 열고 〈위생사업을 전 인민적 운동으로 조직 전개할 데 관한 내각 결정〉 제52호의 실행대책을 논의했다. 논의 결과 목욕탕, 이발관, 세탁장 등 대중위생 및 편의시설을 신설 또는 확장하기로 했다. 구체적 실행계획으로 종업원 2백 명 이상의 공장과 기업소 목욕탕은 8·15 전까지 완비하고 공동 수도 및 우물을 이용하는 주택지구에는 3~5개 인민반마다 공동세탁소 1개씩을 설치하기로 했다.[223]

앞서 확인한 당이 주도하는 자원의 배치는 해당 인력의 사상개조를 동반하며 당의 의도를 전 인민에게 대대적이고 집중적으로 강제하는 형태였다. 이에 반해 인민위원회나 보건성과 같은 정권기관 및 내각이 주도하는 자원의 배치는 사업 집행 단위에서 구체적 목표를 완수할 수 있도록 독려하는 형식이었다. 조직적 배치의 주관 단위에 따라 분명한 차이를 보였다.

(3) 방역위원회

1946년에 창립한 위생방역전담 조직체는 이후 다양한 변화를 겪었다. 그러나 〈시기 II〉에 들어서며 차츰 안착했다. 이 시기 정립한 체계

---

[223] "도시 환경 개조 및 위생 사업 강화 대책 강구", 『로동신문』, 1958.05.31.

는 현재까지도 유효하다. 그 변화 과정을 정리하면 아래와 같다.

- 1946년 11월 북조선중앙방역위원회 조직.
- 1949년 내각 직속의 중앙방역위원회로 개편.
- 1951년 6월 29일 국가비상방역위원회로 재편하며 미군의 세균무기에 대응.
- 1956년 12월 21일 위생방역위원회로 명명하며 전쟁의 비상체계 해제. 이를 계기로 보건성이 위생방역사업의 최고지도기관으로 정립. 보건성 산하에는 위생방역의 기술조직체로 중앙위생방역소를, 군중조직체로 중앙위생방역위원회를, 검열기관으로 국가위생검열원 등 3개 계통의 체계가 구축.
- 1958년 5월 19일 위생방역위원회를 중앙위생지도위원회 체계로 변경. 도시·군(구역)에 위생지도위원회, 리(읍·로동자구·동)에 위생검열위원회 조직.
- 1960년 2월 최고인민회의 결정으로 〈인민보건사업을 강화할 데 관하여〉 채택, 국가의 지도적 역할을 높이는 방안으로 위생지도위원회와 위생검열위원회의 위상을 더욱 공고화.
- 1962년 10월 15일 내각 결정 제58호로 위생지도위원회 체계 폐지.

특히 〈시기 II〉에는 위생방역사업을 사회주의 개조와 연동하는 문화혁명으로 진행하면서 전 인민을 대상으로 한 군중운동을 대대적으로 전개했다. 1957년 전개한 대표적인 군중운동은 당시 전염성 질환의 주요 원인이던 "이 박멸"사업이었다. 이 사업의 전개는 1957년 9월 2~4일 각 도(道)의 보건부장들과 도·시·군 위생방역소장들을 소집한 협의회에서 결정했다. 협의회에서는 "이 퇴치"와 함께 각 지역의 위생열성일군을 동원해 전염병 환자의 은폐 및 누락을 막는 강력한 검병사업도 진행하기로 했다.[224]

한편 위생방역사업을 담당했던 중앙위생방역위원회는 1958년 중앙위생지도위원회로 개편했다. 위원회는 총 9명의 위원을 새롭게 선임했다. 『로동신문』을 통해 확인한 위원들의 면면을 살펴보면, 위원장은 최용건 최고인민회의 상임위원회 위원장이 맡았다. 부위원장들로는 리주연 내각 부수상, 리효순 당중앙위원회 상무위원, 김익선 당중앙위원회

---

[224] "보건성에서 동기 위생 방역 사업을 강화하기 위한 대책을 토의", 『로동신문』, 1957.09.06.

상무위원회 후보위원, 리병남 보건상을 거명했다. 그리고 위원으로는 리일경 노동당 선전선동부장을 확인했다.

1958년 5월 24일 중앙위생지도위원회 제2차 확대위원회 회의를 열었다. 바로 직전인 5월 4일 당중앙위원회 상무위원회 결정과 내각 결정 제52호에 근거해 위생사업을 강력히 추진하기 위한 대책과 차기년도 사업계획을 토의했다. 회의 결정사항으로 각 기관에서 실행할 사업방향을 하나하나 지시했다. 첫째 각 성, 국, 기타 중앙기관 및 도인민위원회 차원의 회의를 조직해 당과 정부의 정책을 곧바로 실행할 수 있도록 성령(省令), 결정, 명령 등의 채택을 주문했다. 둘째 시·군(구역) 및 리(읍, 로동자구, 동)인민위원회는 행정협의회, 각 공장, 기업소, 직장, 협동조합 등의 종업원회의 또는 총회, 학교에서는 교직원회의, 소년단회의 또는 학부형회의를 소집하고 주민지구에서는 인민반회의 등을 조직해 정책 실행의 결의를 추동할 것을 결정했다. 세 번째는 각 성의 담당지도제를 설정했다. 디스토마 토착 군(郡)에 중앙급 기관의 간부들을 파견해 직접 현지에서 지도하는 제도 마련을 제시했다. 이와 함께 도·시·군(구역) 단위의 간부들은 산하 시·군(구역)·리(읍,로동자구, 동)을 담당할 것을 지시했다. 마지막 네 번째로는 주민들의 애국주의적 열성을 고무하기 위해 지역별, 기관 및 단체별, 협동조합별, 세대별 또는 개인별 경쟁을 조직해 우수한 기관과 단체, 개인들을 표창하기로 했다.[225] 중앙위생지도위원회의 조직적 배치가 얼마나 상세한지를 보여주는 회의였다.

중앙위생지도위원회의 제2차 확대위원회 회의 이후, 그동안 진행한 사업에 대한 중간 평가는 2개월 뒤인 1958년 7월 11일에 열렸다. 중앙위생지도위원회 주최로 성 및 정권기관 지도 간부들의 협의회가 소집

---

225 "위생사업을 혁신할 구체적 대책을 강구", 『로동신문』, 1958.05.25.

됐다. 협의회에는 부위원장인 리주연 등 위원들과 각지 디스토마 토착지에서 직접 사업을 담당했던 각 성의 부상들, 사회단체 및 기타 중앙기관의 지도 간부들이 참석했다. 회의는 위생사업 지도를 통해 나타난 우수한 점과 결점을 평가했으며 결함을 빨리 수정할 방안과 우수한 경험을 교환하는 시간을 가졌다.[226]

1958년 『로동신문』에 보도한 중앙위생지도위원회 확대회의의 개최 시기는 4월, 9월, 12월이었다. 이를 통해 분기마다 회의를 개최했음을 확인할 수 있었다. 또한 회의에는 당과 정부에서 중요한 직책에 있던 9명의 위원과 내각의 상들, 중앙기관 및 각 도위생지도위원회 위원장 등이 모두 참석했다. 특히 도인민위원회 위원장이 도위생지도위원회 위원장을 겸직했기 때문에 당과 정권기관의 중요한 책임자들이 모두 모여 정기회의를 개최했다고 할 수 있다. 이는 당시 북조선 당국이 위생방역사업을 중요하게 인식했음을 짐작할 수 있다. 또한 중앙위생지도위원회도 노동당의 영향으로 사업 전개에 민청, 여맹, 직맹 단체들의 역할을 높이는 데 주력했다.[227]

1959년부터 중앙위생지도위원회 확대회의는 상반기와 하반기에 2차례 진행했다.[228] 1960년에는 1961년 제4차 당대회 개최를 앞두고 그 준비 차원에서 더욱 꼼꼼히 점검했다. 1960년 7월 11일 중앙위생지도위원회 제2차 확대회의를 진행해 8·15 전에 끝내기로 한 위생월간을 9월 15일까지 연장했다. 그리고 그 기간 내각의 상들과 중앙기관 책임

---

226 "위생 사업을 일층 개선·강화할 대책을 토의", 『로동신문』, 1958.07.12.
227 "1958년도 위생 사업을 총화하고 1959년도 위생 사업 방향을 토의", 『로동신문』, 1958.12.25.
228 "위생 사업 지도 수준을 일층 높이자", 『로동신문』, 1959.08.24.

자들이 각 도(道)를 담당해 집중적인 현장 지도를 실행했다.[229]

중앙위생지도위원회는 8월 26일 중앙급 기관 간부들과의 협의회를 개최해 9월과 10월을 위생 캠페인 기간으로 설정했다. 캠페인의 성과를 높이기 위해 단계별 실행사업을 설정했다. 제1단계는 9월 1일부터 25일까지로 주택, 공공건물 보수 및 미화와 위생시설의 완비, 청소 미화, 유해동물 박멸사업을 완료하기로 했다. 그 뒤 5일간을 제2단계로 설정해 모든 기관, 기업소, 가정을 대상으로 위생검열을 조직하기로 했다. 제3단계는 10월 1일부터 20일까지로 9월 진행한 사업을 공고히 하면서 좀 더 높은 단계로 끌어올리기 위한 사업들을 배치했다. 마지막 4단계에서 다시 모든 단위에 위생검열 실시를 예정했다.[230]

이렇게 1960년 내내 1961년 제4차 당대회를 준비했다. 즉 북조선은 1956년 제3차 당대회부터 1961년 제4차 당대회까지 약 5년 동안 위생 방역사업을 매개로 문화혁명을 수행했다. 그리고 당을 중심으로 모든 보건의료 관련 기관과 인력을 총동원했다.

(4) 지도자 교시

김일성의 교시는 1956년 8월 종파투쟁에서 김일성을 중심으로 한 빨치산파가 승리하며 그의 '말씀'은 더욱 중요하게 간주됐다. 김일성은 노동당 위원장 직책으로 각종 회의 때마다 중요 보고의 발표자였다. 그러므로 노동당이 결정한 규정 등을 실행하기 위해 개최한 각종 회의에서 김일성이 보고한 발표를 인용하는 절차는 당연했다.

하지만 8월 종파사건 이후 시간이 경과함에 따라 김일성의 교시는 내각의 명령보다 더 높은 권위를 부여했다. 1959년 11월 5일에 개최한

---

229 "중앙 위생 지도 위원회 제2차 확대 회의 진행", 『로동신문』, 1960.07.13.
230 "9, 10월 위생사업의 성과적 보장을 위한 과업 토의", 『로동신문』, 1960.08.28.

평양시인민회의 제3기 제12차 회의 안건의 근거로 "당중앙위원회 상무위원회 때 발언한 김일성 교시와 내각 명령 제51호 〈위생문화사업에서 혁신을 일으킬 데 관하여〉"라고 밝혔다. 즉 김일성 교시를 먼저 언급하며 중요성을 강조했다.[231] 특히 1958년 사회주의 개조 완료와 함께 새로운 사회주의 혁명 단계를 선언하며 당적 지도를 확대하는 과정에서 교시의 중요성은 더욱 부각됐다.

이러한 현실은 김일성의 '말씀' 한 마디에 실행 방향이 갑자기 수정되기도 했다. 1960년 12월 24일 중앙위생지도위원회 제3차 확대회의에서는 9월과 10월 2개월 동안 진행한 위생월간사업에 대한 평가 및 논의를 진행했다. 사업보고를 통해 1958년 5월 당중앙위원회 상무위원회 결정과 1960년 8월 24일 김일성의 교시로 큰 성과를 달성했다고 평가했다. 애초 중앙위생지도위원회는 1960년 7월의 제2차 확대회의 결정으로 위생월간 기간을 9월 15일까지 한 달간 연장하기로 했다. 하지만 이 결정은 10월까지 기간 확대를 언급한 김일성의 교시 한마디로 바로 두 달로 변경됐다.[232] 이렇게 김일성의 교시는 즉각적으로 실행에 옮겨졌다.

〈시기 II〉에 북조선의 집권세력은 위생문화사업을 매개로 인민들이 지도자의 교시와 당의 결정을 그 어떠한 규정보다 우선해서 인식하는 토대를 구축하고자 했다. 그리고 이를 실현하는 과정이었다. 이러한 토대 구축의 실현이 중요했던 이유는 북조선 인민들이 일사천리로 사업을 책임지고 완수할 수 있도록 강제하는 방법 중 하나였기 때문이다. 이는 오랜 기간 관료들이 비판받던 사업의 형식주의와 관료주의를 타

231 "문화 위생 사업에서 혁신을 일으킬 대책을 토의", 『로동신문』, 1959.11.08.
232 "9, 10월 위생 월간 사업을 총화하고 동기 위생 문화 사업을 강화할 대책을 토의", 『로동신문』, 1960.12.25.

파하는 방법으로 이들의 사상과 사업 태도를 바꾸는 방안이기도 했다.

2. 사회단체

〈시기Ⅱ〉의『로동신문』에는 사회단체 활동을 많이 보도하지 않았다.
특히 해방 공간에서 보건의료인들의 정치 활동의 구심점이었던 북조선
보건연맹에 관한 소식은 전혀 없었다. 또한 〈시기Ⅰ〉에 많이 언급한
북조선보건인직업동맹의 경우 [교육·문화·보건일군 및 공무원 직업동
맹]으로 명칭을 변경했다. 이는 1948년 국가 수립과 1958년 사회주의
개조 완료로 보건 분야를 포함해 교육과 문화 부문 인력들을 국가 소속
의 공무원으로 전환하는 과정에서의 변화였다. 이렇게 사회단체와 관
련한 변화는 컸다.

[교육·문화·보건일군 및 공무원 직업동맹] 중앙위원회는 1958년 2
월 3일 조직위원회 회의를 개최했다. 회의의 주요 안건은 1958년 한
해 공무원들이 국가 경비의 절약에 적극적으로 참여하는 방안에 대한
논의였다. 논의 결과 각 사무기관의 직맹 단체들을 주축으로 각종 소비
와 재정적 지출에서 엄격한 절약제도를 확립하면서 관련 교육을 강화
하기로 했다. 더불어 각 직맹 단체에서 수립한 절약 경쟁 목표를 완수
하기 위한 종업원회의를 소집하기도 했다. 그리고 공무원 개개인이 스
스로 경쟁 목표를 설정하는 결의문 채택을 유도했다.[233]

[교육·문화·보건일군 및 공무원 직업동맹]의 상위 기구는 직총이었
다. [교육·문화·보건일군 및 공무원 직업동맹] 회의를 통해 각 세부 부
문, 즉 교육과 문화, 보건의료 부문의 조직원들을 소집해 목표를 설정

---

[233] "공무원들이 1958년 국가 사무 기관 경비 예산 절약을 위한 투쟁에 적극 참가하도
록 조직 추동할 것을 토의",『로동신문』, 1958.02.05.

하고 결의문을 채택하는 방법과 같이 직총 중앙위원회도 각 산하의 직맹이 적극적으로 활동할 수 있도록 결정서를 채택해 하달했다.

1958년 12월 26일 직총 중앙위원회 제11차 확대전원회의를 개최했다. 회의는 직총의 중앙위원들과 직총 각 도·시위원회, 산별 중앙위원회 책임자, 전국의 직맹 열성자와 함께, 평양 내의 교육, 문화, 예술, 보건 부문 일군 등 1천300여 명이 참가했다. 더불어 최고인민회의 상임위원회 최용건 위원장과 부수상들, 당중앙위원회 부위원장들, 상무위원회 후보위원들, 내각의 상들, 당중앙위원회 부장 등 당과 정부 관계자들이 참석했다.[234]

직총의 회의는 여타의 사회단체보다 당 및 정부의 중요한 인사들이 더 많이 참석했다. 이는 북조선의 모든 직종을 포괄하며 국가가 수립한 생산 계획을 직접 담당하는 사회단체로서의 중요한 위상 때문이었다. 그러므로 당과 국가의 지도급 인사들은 직총의 활동을 추동하고 지원하는 역할에 많은 시간을 할애했다. 이러한 특수성으로 인해 직총은 당국과의 협의를 수시로 진행했으며 그 관계는 긴밀할 수밖에 없었다.

특히 사회단체와 당의 관계가 강하게 연계한 시기는 1956년 제3차 당대회 때부터였다. 당시 당규약의 개정을 통해 외곽단체들과의 관계를 명문화했다. 개정 당규약에는 "국가의 정권기관, 사회단체, 협동단체 등의 대회나 협의회 등에 당조직을 설치해 당의 지도를 수월하게 한다."고 규정했다. 이 규정은 1961년 제4차 당대회 때에는 아예 당규약 제7장에 민주청년동맹(민청)을 당의 후비대(後備隊)라고 명시했고 1970년 제5차 당대회에서는 당과 근로단체의 관계를 "근로단체는 당의 외곽단체이다. 근로단체는 대중의 사상 교육기관이며 당과 대중을 통합

---

234 "근로자들의 생활을 사회주의 건설자답게 문화 위생적으로 개선하자!", 『로동신문』, 1958.12.27.

하는 매체이자 당에 충실한 협력단체"라고 게시했다.[235]

1956년을 기점으로 사회단체들은 당과 인민의 중간에서 이를 연계하는 인전대(引轉隊)로서의 역할이 주어졌다. 이 관계는 시간이 지나며 더욱 긴밀해졌고 불가분의 관계로 이어졌다. 특히 위생방역사업을 문화혁명으로 추진하면서 당과 사회단체와의 연계를 실질적으로 작동하고 운영하는 실험의 기간을 거쳤다. 이를 통해 위생방역사업을 담당 부서에만 한정하지 않고 민청, 여맹, 직맹 등 사회단체들을 총동원하는 체계로 구축했다.

3. 개별 보건 및 생산기관

1954년 5월 4일 평의대는 학생 및 교직원 대회를 열었다. 대회 개최 목적은 당시 북조선 대표단이 제네바에서 열린 유엔회의에 제출한 "조선 문제의 평화적 조정에 대한 방안"을 지지하는 동시에 환영하기 위해서였다. 1954년 4월 27일 개최한 유엔 총회에 참석한 북조선 수석대표인 남일 외무상은 위 제안서를 제출하며 "남북문제는 미군 등 모든 외국군대가 철수한 조건에서 남북 인민들이 주체적으로 해결해야 한다."고 주장했다. 북조선 당국은 이 제안을 모든 인민이 전적으로 동의한다는 의미로 대대적인 집회를 배치했고 평의대의 소속원들도 동의의 표시를 나타내야 했다. 평의대의 대회를 통해 학생과 교직원들은 평화통일을 위한 투쟁 결의를 표명하는 토론 뒤 결의문을 채택했다. 이와 함께 유엔 총회 의장에게 보내는 편지를 채택했다.[236]

같은 해 11월 1일 저녁에는 평의대병원 종업원 집회를 개최했다. 이

---

235 이종석, 『조선로동당연구』, 346쪽.
236 "공화국 대표단의 방안을 열렬히지지", 『로동신문』, 1954.05.08.

는 평화 통일 촉진을 위한 최고인민회의 호소문을 지지하는 행사였다. 김병기 원장이 최고인민회의 호소문을 낭독했다. 이후 평화 통일의 결의를 담은 토론 이후 결의문을 채택하는 과정을 거쳤다.[237] 이렇게 국가의 정치적 행사에 보건의료기관의 인력들을 동원해 그 열망을 국내외로 과시했다.

북조선의 모든 보건의료기관은 노동당이나 인민위원회 등이 회의를 통해 결정한 정책 방향을 실현하는 가장 말단기관이었다. 당 및 인민위원회 회의의 결정은 하나의 명령처럼 작동했다. 이에 말단기관들은 명령을 이행해야 했다. 그 이행과정은 다음과 같았다.

평양시임상병원이 1956년 8월 당중앙위원회 전원회의 때 제시한 예방의학적 방침을 관철하기 위해 1959년 추진한 첫 움직임은 이 병원의 초급당위원회 추동이었다. 병원 초급당은 당중앙위원회가 전체 당원들에게 보내는 편지를 수신한 뒤 "언제나 환자들이 찾아와서 안심하고 치료를 받을 수 있도록 하자!"는 구호를 내걸고 치료의 질을 높이는 사업들을 시작했다. 특히 병원 내의 젊은 민청원들을 전면에 내세웠다. 민청원들은 "그날 환자는 그날로 접수 치료할 것"을 전체 병원 관계자에게 호소하면서 민청원들로 구성한 진료소에서 모범적인 활동을 선보였다. 민청원들의 열기는 병원 전체로 확산됐고 전체 보건의료인들도 다양한 활동들로 화답했다. 첫째 병원의 의료인들은 관할 구역 내 6개 중학교의 35개 학급과 인민반에 조직한 99개의 위생학습반, 34개소의 직장위생학교에서 위생 강연을 진행했다. 두 번째로는 주요 생산직장에서 안과, 이비인후과, 치과 등의 이동치료대를 조직해 8천여 명을 대상으로 집단검진을 시행했다. 세 번째 활동으로는 관할 구역 내 10개

---

237 "조선 인민의 일치한 목소리", 『로동신문』, 1954.11.03.

동(洞)을 매월 1회씩 순회하며 진료했다.[238]

국가의 주요 정책을 말단기관의 당원과 젊은 민청원들이 전면에 나서 실행하면서 사업 추진에 시기상조라며 반대하거나 의료인의 고유 역할이 아니라며 행동을 주저하는 인사들을 무마하는 힘으로 작용했다. 또한 사업 추진의 현실과 조건을 따지며 소극적인 태도의 사람들에게 투철한 사상과 의지만 있으면 성과를 낼 수 있다는 확실성을 보여줬다. 결국 이들은 당의 결정을 사업으로 강제하는 전위적 역할을 담당했다.

흥남제약공장과 같은 생산시설도 수시로 종업원 집회를 소집했다. 생산 단위의 행사는 주로 인민경제계획 완수를 기간 내에 촉진하기 위한 목적이었다. 1956년 제3차 당대회 직전인 4월 8일 흥남지구의 7개 중요 공장(흥남비료, 본궁화학, 룡성기계, 흥남제련소, 흥남제약, 본궁요업)의 종업원들은 연합회의를 개최했다. 회의는 다가 올 제3차 당대회를 경축하는 동시에 인민경제발전3개년계획을 최대한 빨리 초과 완수하는 방안으로 전체 노동자, 기술자, 사무원들을 향해 호소문을 발표했다.[239]

호소문 발표 이후, 일주일 만에 『로동신문』은 1면 첫 기사로 "맹세 실천에 궐기한 흥남제약공장 노동자들의 실천 현황"을 자세히 게재했다.[240] 당시 노동자들은 계획 과제의 빠른 수행을 당에 대한 충성의 표시로 내세웠다. 이는 〈시기Ⅱ〉에 전개한 사상투쟁의 결과였다. 이렇게

---

238 "치료 일'군들의 사상 관점을 바로잡고 의료 사업에서 봉사성을 제고", 『로동신문』, 1959.02.12.

239 "조선 로동당 제3차 전당 대회를 경축해 3개년 인민 경제 계획을 2년 8개월에 완수 및 초과 완수하기 위해 공화국 전체 로동자, 기술자, 사무원들에게 보내는 호소문", 『로동신문』, 1956.04.12.

240 "맹세 실천에 궐기", 『로동신문』, 1959.04.20.

당국은 공장 노동자들을 추동해 증산을 종용했으며 이 과정을 『로동신문』에 자세히 보도해 그 호소를 전국의 생산 단위가 받아 수행할 수 있도록 당기관지를 활용했다. 이 또한 조직적 배치의 다양한 방법 중 하나였다.

제3절 보건의료서비스의 제공

〈시기Ⅱ〉에 보건의료서비스 제공과 관련한 기사는 총 347건이었다. 이 중 예방의학 혜택이 239건으로 68.9%를 차지했다. 치료 65건, 사회보험 등과 연계한 정양·요양·휴양 혜택이 43건이었다. 예방의학 혜택이 거의 70%에 육박해 치료보다 예방을 앞세우는 사회주의 보건의료체계 구축의 노력을 여실히 보여주고 있었다.

1. 무상치료 혜택

(1) 1차급 시설의 치료 혜택

〈시기Ⅱ〉에 1차급 치료 혜택은 간이진료소와 진료소가 담당했다. 특히 간이진료소에 대한 언급이 많았다. 이는 진료소보다 인력과 시설을 간소화해 더 많은 지역에 설치할 수 있기 때문이었다. 간이진료소는 주민들의 간단한 질병 치료가 가능하도록 의약품과 의료기재를 갖췄고 소독수와 예방약품들을 비치해 마을의 위생방역사업을 담당했다.

황해북도 곡산군 무갈리간이진료소에는 소장과 간호원 각 1인 총 2명이 활동했다. 이들은 무갈리, 서촌리, 평암리 등 3개 리를 담당해 환자를 치료했다. 무엇보다 한밤이라도 환자들의 왕진 요구에 서슴지 않고 응했다. 매월 7회 이상 담당구역 내 농업협동조합을 순회하는 이동 치료와 함께 협동조합의 위생지도원을 대상으로 시기마다 필요한 위생 방역과 관련한 강습을 제공했다.[241]

간이진료소의 활발한 역할은 1957년까지였고 1958년부터는 진료소로 통칭했다. 그러므로 〈시기Ⅲ〉에는 간이진료소에 관한 언급이 전혀 없었다. 이는 1958년 사회주의 개조 완료와 무의리 소멸로 나타난 변화였다.

하지만 진료소가 제공한 혜택은 이전 시기와 마찬가지로 치료와 예방의학이었다. 무엇보다 대부분의 활동은 예방의학 제공에 초점을 맞췄다. 농촌 진료소는 농민들의 편의 보장을 위한 활동이 기본이었다. 이에 농번기에는 출근 시간을 오전 8시에서 6시로 앞당겼다. 퇴근 시간도 오후 5시에서 밤 9시로 연장하는 등 농민들의 활동 패턴에 따랐다. 오전에는 내원환자를 진찰하고 낮에는 현장에 나가 외상이나 소화기 환자를 위한 순회 진료와 더불어 위생선전을 담당했다.[242] 함경남도 정평군 장동리진료소의 의료인들도 모내기로 바쁜 조합원들을 위해 이른 새벽부터 아침 9시까지는 진료소에 방문한 환자를 진찰한 뒤, 9시 이후부터 저녁 7시까지 현장에 나가 조합원들과 함께 보냈다.[243]

진료소라는 기관명은 농촌의 리에서만 사용한 명칭은 아니었다. 평양에도 진료소가 있었다. 농촌 진료소와 서비스 내용에 큰 차이가 없었다. 1954년 평양중앙종합진료소는 오전에 환자를 진료하고 이후에는 담당구역 내 각 동(洞)과 리(里)에서 호별 왕진을 수행했다. 특히 홍역,

241 "봉사성 높은 간이 진료소 일'군들", 『로동신문』, 1957.10.16.
242 "농번기에 알맞은 진료소 사업 조직", 『로동신문』, 1957.06.15.
243 "사랑 받는 이동 치료대", 『로동신문』, 1959.06.16.

백일해 등 소아전염병의 방지를 위해 의사, 간호원들이 직접 가정을 방문했다. 다만 도시의 진료소는 치료에 좀 더 중점을 두었다. 의사들은 의료기술 수준을 높여 치료의 질을 보장하기 위해 임상비판회, 초독회 등을 진행했다. 간호원들의 실무수준을 높이기 위해 기술전습회도 계획했다.[244]

생산 및 직장 단위에도 진료소를 설치해 노동자와 가족들에게 1차 서비스를 제공했다. 1954년의 신의주펄프공장진료소에는 소장과 펠셀, 간호원 2인 등 총 4명이 활동했다. 이들도 공장의 관계자들에게 치료와 위생선전을 제공했다. 정기적인 건강검진은 중요한 업무로 건강 증진에 필요한 조언과 상담을 시행했다. 특히 종두와 예방접종의 빠짐없는 실시와 공장 내의 식당, 합숙소, 변소 등에 대한 소독사업도 병행했다.[245]

(2) 2차급 시설의 치료 혜택

〈시기Ⅱ〉 초반, 시·군(구역)을 담당하는 2차급 병원은 병상 확대와 의료서비스 질 향상에 관심이 높았다. 1954년 옹진군제1병원 원장은 35병상을 추가로 확대할 목표로 침대 마련을 위해 전국을 뛰어다녔다. 이는 입원환자가 늘면서 부족한 병상 확보가 필요했기 때문이었다. 원장의 역할 중에는 병원의 시설을 확충하는 것도 포함됐다.[246] 함경북도 경흥군제1병원의 의사들은 자신들의 의료기술을 높이기 위해 기술전습회를 진행했다. 더불어 간호원들이 환자들에게 양질의 치료 혜택을 제공할 수 있도록 교육을 실시했다. 또한 병원 조제사들은 22종의 의약

---

244 "인민 보건 향상에 복무", 『로동신문』, 1954.06.28.
245 "인민 보건 향상에 헌신", 『로동신문』, 1954.04.02.
246 "인민보건에 헌신", 『로동신문』, 1954.11.16.

품 582㎏을 자체로 생산해 환자들에게 투약했다.[247]

하지만 2차급 병원도 1956년 제3차 당대회를 기점으로 치료보다는 예방의학적 관점을 우선시하는 방향으로 변화를 보였다. 평안북도 구성군제1병원의 의사와 준의의 활동을 살펴보면, 첫째 어머니학교를 조직해 마을 여성들을 직접 교육했다. 구성읍 어머니학교는 임산부 및 수유부와 함께 위생 및 여맹 지도 일군 64명을 첫 수강생으로 해, 매주 4시간씩 3개월 동안 교육했다. 교육 내용은 개인 및 가정위생, 임산부의 위생, 해산 방조와 출산 때의 위생, 어린이 발육 및 영양법 등이었다.[248] 두 번째는 담당구역 내 위생지도원과 각 마을의 위생반장을 연계해 이들의 역할을 높이는 데 주력했다. 위생지도원과 위생반장에게 위생 보건에 대한 초보적 지식을 강습하면서 구급 환자 치료를 위한 연락망을 구축하는 사업을 전개했다. 세 번째로는 군(郡)내의 공장 노동자들과 농업협동조합의 조합원들에 대한 집단검진을 진행했다. 이를 통해 실질적인 예방대책 수립과 함께 이병률을 낮추는 노력을 병행했다.[249]

물론 북조선 당국의 예방의학을 앞세우는 정책이 2차급 시설의 보건의료인들에게 자연스럽게 받아들여진 것은 아니었다. 의료인들은 자기가 맡은 구역에 잘 나가지 않았고 나가더라도 형식적 사업에 머물렀다. 이들은 마을에 마지못해 방문했고 인민반장이나 기관 책임자를 만나면 "잘하자, 열심히 하자" 등 몇 마디 말을 끝으로 돌아오는 형편이었다. 이에 황해북도 린산군병원의 지도부는 담당구역에 나간 의료인들의 사업을 매일 세부적으로 보고 받았다. 이러한 평가 방식을 제도화해 의료

247 "성실한 의료 일군들", 『로동신문』, 1954.11.16.
248 "어머니 학교", 『로동신문』, 1957.03.11.
249 "우리 병원에서의 예방 치료 사업", 『로동신문』, 1957.03.24.

인들을 강제하고자 했다.[250]

예방의학을 강조하며 보건의료인들을 현장과 더욱 가깝게 접근시키려는 노력은 1958년 천리마운동을 계기로 강도가 높아졌다. 천리마운동은 전국적 차원에서 모든 생산 노동자들이 높은 노력 동원을 수행하는 군중운동이었다. 강도 높은 노동력을 제공하는 근로자들의 건강을 담보하기 위해 보건의료인들도 이 운동에 보조를 맞춰야 했다. 병원들은 치료시간을 2~4시간 연장해 밤 10시까지 내원환자를 진료했다. 평양시임상병원은 전문과적 치료가 필요 없는 경환자들을 위해 번거로운 접수 절차를 없애, 임의시간에 언제든 치료받을 수 있도록 조치했다. 이는 노동자들에게 빠른 서비스를 제공하려는 목적이었다. 그 결과 병원에는 왕진처와 신체검사과를 새롭게 설치했다. 또한 노동자들의 자녀들을 돌보기 위해 담당구역 내 유치원, 탁아소, 학교를 방문해 충치, 결막염 등을 치료했다.[251]

노동자들을 대상으로 한 활동은 공장 및 직장병원 등에서 더욱 강조됐다. 노동자의 질병 치료와 함께 건강한 상태에서 노동할 수 있는 여건 마련에 중점을 두었다. 특히 국가 차원의 중요 산업에 종사하는 노동자들의 건강은 주요한 관심사였다. 1954년 성흥광산병원은 갱내 노동자들에 대한 집단검진을 시행했다. 평안남도인민위원회 보건부에서 직접 파견한 집단검진그룹이 함께 진행했다. 검진단은 검진의 정확성 담보를 위해 검진 전에 광산의 간부들과 함께 갱내 작업장을 답사했고 노동자들과의 면담도 진행했다. 단순히 노동자들의 신체 검진에 머무르지 않고 작업환경 전반에 대한 점검을 선행했다. 신체 검진 이후에는

---

250 "담당 구역에 대한 위생 지도를 강화", 『로동신문』, 1958.10.14.

251 "치료 시간을 밤 10시까지 연장하고 왕진처를 설치 해 야간 왕진 치료 실시", 『로동신문』, 1958.10.14.

검진 결과에 따른 대책을 논의하기 위해 광산 운영진과 당조직, 근로단체와 함께 연석회의를 열었다. 회의 결과로 첫째 갱내의 환기시설 개선, 둘째 착암공들에게 마스크 착용 의무화, 셋째 습식 착암의 의무적 시행, 넷째 탈의실과 목욕탕 등 위생시설의 급속한 개선을 결정했다.[252]

예방의학을 선행하는 정책이 자리잡아 가던 1950년대 말에는 의료인들 스스로 예방의학서비스를 보다 다양하게 제공하는 방안들을 모색했다. 1959년 남중임산사업소병원의 의료인들은 임산사업소 직맹과 함께 연극, 재담, 촌극, 노래, 무용을 활용한 위생선전 프로그램을 제작했다. 이 프로그램으로 사업소 산하의 임산작업소와 농촌에서 순회 공연을 열었다. 이렇게 관심을 끈 이후 의료인들은 사업소 부근의 주택지구에 나가 우물, 목욕탕, 변소, 세탁소 등의 개조사업을 직접 지도했다. 하수구 설치와 돼지우리, 오물통의 정리, 도로의 포장, 가로수의 식수(植樹) 등 주변 환경을 문화, 위생적으로 개선하는 사업도 전개했다. 이렇듯 입원환자를 치료하는 2차급 시설도 예방의학적 관점을 정립해야 했고 북조선 당국도 이를 강력히 강제하는 시기였다.

(3) 3차급 시설의 치료 혜택

3차급 병원도 예방의학 방침에 적응해야 하는 사정은 마찬가지였다. 1956년을 기준으로 그 전후가 완전히 다른 모습이었다. 우선 그 이전 모습을 살펴보면 평의대병원은 소련의 최신식 의학기술을 연마해 각막 이식 수술로 환자들을 치료했다. 이러한 의학기술은 소련의 의학 신문과 잡지들에 게재된 선진 경험들을 번역해 토론하며 의학지식을 높인

---

[252] "근로자들에 대한 위생 보건", 『로동신문』, 1954.12.15.

노력의 결과였다.[253]

함흥의과대학병원의 의료인들 역시 소련의 선진의학기술을 연구하고 이를 토대로 한 환자 치료에 관심이 높았다. 병원 제2내과 과장은 파블로프 학설에 입각한 연구와 고혈압 환자에 대한 동맥 노보카인 실시, 신경통 환자에 대한 자가 혈액 주사 치료로 큰 효과를 봤다. 제3외과 과장은 1954년 5월부터 정형외과 수술로 주로 전쟁에서 다친 영예전상자들을 치료했다. 제3외과 과장은 모스크바 외상 정형외과 중앙연구소에서 소련의 저명한 외과 교수의 지도로 공부한 의사였다. 당국은 이 의사가 귀국한 직후 양시영예전상자병원에 배치했다. 100여 명의 환자에게 새로운 수술요법을 실시해 큰 성과를 거두었고 이러한 성과를 상급기관에서 발휘하도록 함흥의과대학병원에 조동(調動)[254]했다.

이렇듯 1956년 전의 대학병원 분위기는 전체 의료인들이 선진의학기술에 관심이 높았고 이를 습득하기 위해 노력하는 분위기가 역력했다. 매주 1회씩 소집하는 초독회에서도 소련 의학계의 새로운 소식 및 자료들을 연구했다. 이를 통해 얻은 경험을 발표 및 토론하며 실력을 높였다.[255] 또한 당시 사회주의 국가들이 맡아 새롭게 건설한 각 도(道)의 중앙병원에는 원조로 기증받은 새롭고 현대적인 의료장비들이 많았다. 북조선 보건의료인들은 기증받은 의료장비로 교육받았고 이를 활용한 치료에 관심이 높았다. 평안남도중앙병원 신경외과는 루마니아에서 기증한 전기뇌파기로 질환을 진단해 난치성 질병을 치료했다.[256]

---

253 "13개월 만에 다시 눈을 뜨게 한 안'과 수술", 『로동신문』, 1957.04.27.

254 조직적 또는 행정적 조치로 직장을 옮기는 것을 의미한다. 「조선말대사전」 (온라인) 검색일 : 2020.09.08.

255 "의료 일꾼들의 헌신적 노력", 『로동신문』, 1954.10.27.

256 "전기 뇌파기로 환자의 두개 각내 질환을 진단하고 있는 평남도 중앙병원 신경 외과 의사 최일목 동무", 『로동신문』, 1960.12.27.

그러나 1956년 당중앙위원회 8월 전원회의 이후 3차급 병원의 보건의료인들도 담당구역이나 농촌 지역 등 현장에 나가 기여하는 방안을 찾아야 했다. 함흥의과대학병원은 1956년 10월에 조직한 함경남도 디스토마퇴치대책위원회와 공동으로 디스토마퇴치를 위한 현지 방문사업을 전개했다. 이 사업은 12월 1일부터 진행됐다. 위원회는 함흥의과대학 주성순 박사와 미생물 강좌의 려렬범 교원 등 10여 명의 전문가로 구성했다. 이들은 한 개 군(郡)에 20일씩 체류하며 예방 및 치료방법을 연구하고 대대적인 위생선전을 진행했다. 의술이 높은 의대 교수들이 모든 리(里)를 순회하며 주민들의 객담과 대변, 피내 반응 검사 등을 실시해 질병 상황을 빠짐없이 등록했다. 동시에 포스터와 그림, 또는 가재를 직접 잡아 충란을 현미경으로 보여주는 등의 다양한 방법으로 예방대책을 해설했다. 이러한 현지 순회는 1957년 초까지 이어졌다. 1957년 3월 고원군을 마지막으로 조사를 완료했다.[257]

질병 치료와 연구에 몰두하던 의대 교수들조차 1956년 8월을 기점으로 예방의학 혜택 제공을 위한 활동으로 전환했다. 노동당은 1958년 5월 4일 당중앙위원회 상무위원회 결정과 1959년 4월 전국보건일군회의 이후 당의 예방의학적 정책 관철을 재차 채택하며 이 정책을 더욱 강화해갔다. 그 결과 보건의료인들은 더욱 현장으로 내몰렸다.

평의대병원 소아과의 사례를 통해 3차급 시설의 예방의학적 방침 실행과정을 살펴보면, 첫째 담당구역 내의 3세 미만 소아를 일제히 등록하고 관리하기 시작했다. 이를 위해 소아과의 모든 의료인은 내원환자의 치료가 끝나면 담당구역에 나가 가정의 위생환경과 어린이 및 가족들의 건강상태 등을 파악해 기초자료들을 축적했다. 등록 자료는 아동

---

257 "지스토마의 예방 대책", 『로동신문』, 1957.04.27.

들의 건강을 관리하는 중요한 자료로 활용했다. 그리고 수집한 자료를 연구해 병원을 많이 찾는 아동들의 근본 원인을 찾으려는 시도도 했다. 두 번째는 담당구역 내에서 운영하는 어머니학교에 참석해 매주 목요일 2시간씩 강연을 맡았다. 어린이 양육법, 소아전염병과 그에 대한 예방 등 실생활과 결부한 강의로 어머니들의 위생상식을 높이는 활동에 주력했다.[258]

물론 3차급 시설의 의료인들도 예방의학적 방침의 정책에 대한 반발이 만만치 않았다. 자강도중앙병원의 경우 1개 과에 30~40명의 의사, 준의, 간호원들이 있었지만 시간이 없고 치료사업이 바쁘다는 이유로 담당구역사업에 소홀했다. 이에 병원 지도부는 1959년 가을부터 내과, 외과, 소아과 등, 과별로 정확하게 한 개 동씩의 담당구역을 설정하는 반별담당제를 추진했다.[259] 그렇지만 보건의료인들은 여전히 의학기술 연구와 최신 의료장비 등을 활용한 중환자 치료에 더욱 관심이 높았다. 이에 북조선 당국이 나서 예방의학적 관점 정책을 뒷받침하는 각종 명령과 지시를 채택해 하달했고 동시에 당조직의 검열 강화로 이전과는 다른 강도로 의료인들을 강제했다.

(4) 4차급 시설의 치료 혜택

1947년 6월 평양에 개원한 소련적십자병원은 북조선에서 가장 규모가 큰 병원이었다. 당시 소련이 달성한 최신 과학기술의 성과에 기초해 각종 난치성 질병들을 치료했다. 이에 난치성 질병의 치료 메카로 정평이 나 있었다. 병원은 6·25전쟁으로 파괴된 뒤 1955년 복구해 다시 개원했다.

---

258 "어린이들의 치료 예방 사업에서 얻은 경험", 『로동신문』, 1957.11.24.
259 "담당 구역을 실속 있게 지도하자", 『로동신문』, 1960.02.20.

소련적십자병원은 북조선에 처음으로 설치하는 의료설비들이 많았다. 예를 들면 신경통, 위궤양, 염증 등을 치료하는 장비, 염증 증상과 소아마비를 치료하는 장비, 신경통, 고혈압을 치료하는 초단파장비, 피부병을 치료하는 광선치료기구 등 20여 종을 헤아렸다. 최신식 엑스레이도 8대가 갖춰져 있었다. 더불어 페니실린과 마이신 등 1,600여 종에 달하는 의약품도 쉽게 조달할 수 있어 난치성 질환 치료가 가능했다.[260]

정전 이후 이 병원에서 가장 많이 제공한 치료는 백내장 수술이었다. 오랫동안 앞을 못 보던 환자들은 각막이식 수술로 광명을 되찾았다. 16년, 20년 만에 처음으로 앞을 볼 수 있게 된 환자들은 소련 의사들을 생명의 은인으로 여겼다.[261]

소련적십자병원의 중요한 역할은 난치성 질환 치료와 함께 이러한 선진기술을 북조선 보건의료인들에게 전수해 치료기술 수준을 높이는 것이었다. 또한 사회주의 보건의료의 모범이 무엇인지 제시했고 더불어 이를 몸소 실천하며 보여줬다. 이에 소련적십자병원의 의료인들은 난치성 질환 환자 치료에 집중하는 동시에 예방의학서비스 제공에도 나섰다. 이들이 제공한 예방의학서비스에는 각종 직관물(直觀物)을 활용하거나 구두선전을 통해 주민들에게 위생문화사업을 펼쳤다. 그리고 절기 마다 적절한 위생방역을 실시했다. 물론 예방접종에도 활발히 참여했다.

북조선 당국은 소련적십자병원을 모델로 북조선의 보건의료시설과 의료인들을 개조하고자 했다. 즉 최상의 의료기술을 갖추고 있으면서 동시에 예방의학 혜택 제공을 위해 다양한 방법을 고안하는 적극적 의료인의 탄생을 기대했다.

---

260 "친근한 벗들, 생명의 은인들", 『로동신문』, 1957.03.11.
261 "쏘련 적십자 병원에서", 『로동신문』, 1955.12.16.

1957년 모든 해외인력이 귀국하면서 소련적십자병원에서 활동하던 소련 의료진들도 떠났다. 북조선 의료인들은 해방 이후 처음으로 그 누구의 도움 없이 보건의료사업을 전적으로 맡게 됐다. 그리고 그 주체성의 표현 중 하나로 1960년 소련적십자병원의 명칭을 조선적십자병원으로 변경했다. 당시 조선적십자병원이 내세운 중요한 서비스는 응급환자에 대한 처치와 난치성 질병에 대한 치료였다. 구급과 처치실에는 10여 명의 의사와 간호원들이 교대로 구급 환자를 위해 항시 대기했다. 새벽에도 전화가 울리면 구급차를 준비해 응급환자를 이송했다. 난치성 질환자들의 치료는 수차례의 협의회와 콘퍼런스를 통해 확고한 과학적 결론 이후에 시행했다.[262]

적십자병원에서 주로 수행하던 난치성 질환의 치료는 천리마작업반운동이 보건의료계를 강타하면서 전국의 모든 보건의료인이 수행해야 했다. 이는 하나의 캠페인처럼 대대적으로 전개했다. 특히 이 캠페인은 1960년 8월 [전국 천리마작업반운동 선구자대회]에서 "맹인들에게 광명을 안겨주라!"는 김일성의 교시로 촉발됐다. 보건의료인들은 시신경 위축 질환 치료에 너도나도 적극적으로 나섰다.[263] 그리고 그 치료는 단순한 신의학적 치료가 아닌 한의학을 활용하는 것으로 주체의학의 모습이 차차 드러나기 시작했다.

2. 예방의학 혜택

〈시기 II〉에 예방의학 혜택과 관련한 『로동신문』의 기사가 70%를 차지했는데 이를 좀 더 세부적으로 파악하기 위해 연도별 현황을 살펴봤

---

262 "장생 불로하리라!", 『로동신문』, 1960.04.30.
263 "뇌신경 외'과 분야에서의 획기적인 전진", 『로동신문』, 1962.05.04.

다. 1954년엔 이 혜택의 기사가 22건이었다. 1955년 12건, 1956년 9
건으로 줄었다. 그러던 것이 1957년 17건으로 증가했다. 1958년 107
건으로 갑자기 반등했다. 그 뒤 1959년 56건, 1960년 16건으로 차츰
예년 수준으로 회귀하는 추세였다. 1958년과 1959년에 특별하게 많은
기사가 쏟아진 것이었다.

이 혜택을 제공하는 조직에도 변화를 보였다. 1956년 12월 21일 내
각 결정 제118호에 의해 국가비상방역위원회를 위생방역위원회로 개편
했다. 1951년 6월 미국의 세균무기에 대응하기 위해 중앙방역위원회를
국가비상방역위원회로 개편한 지 약 6년 만에 비상체제를 해제했다.
위생방역위원회는 각 도·시·군(구역)·리(읍·동·노동자구)에도 조직했
다. 또한 기관 및 기업소의 경우 시·군위생방역위원회가 지도하는 직
장위생방역위원회를 구성했다. 특히 향후 위생방역사업을 전 인민이
참여하는 하나의 군중운동으로 전개할 것을 천명하면서 위생방역위원
회는 이를 조직 및 지도하는 역할로 명확히 규정했다.[264]

그러나 2년도 지나지 않아 위생방역위원회는 1958년 5월 19일 내각
결정 제52호로 해체했다. 그리고 9명의 위원으로 구성된 중앙위생지도
위원회 체계로 변경했다. 산하에는 도·시·군(구역)위생지도위원회와
리(읍·로동자구·동)위생검열위원회를 두는 조직으로 개편했다. 이러한
변화는 1956년부터 시작한 인민경제발전5개년계획 기간 내에 위생사
업을 근본적으로 개선하기 위한 목적으로 지도기관을 일층 강화한 조
치였다.[265] 그러나 이 또한 8월 종파사건의 여파에 따른 변화로 중요한
보건의료 조직 중 하나인 위생방역위원회도 인적 쇄신이 필요했다. 북

264 "국가 비상 방역 위원회를 위생 방역 위원회로 개편", 『로동신문』, 1956.12.28.
265 "위생 사업을 전 인민적 운동으로 조직 전개할 데 관한 내각 결정 채택", 『로동신
    문』, 1958.05.24.

조선은 이러한 조직개편에 맞춰 대대적인 군중운동을 전개해 그 변화를 전 인민에게 환기했다. 이 과정에서 1958년 위생방역과 관련한 기사가 대폭 증가한 것이었다.

우선 1956년 국가비상방역위원회가 위생방역위원회로 개편되기 전의 예방의학 혜택을 살펴보면 북조선은 1954년 1월부터 대대적인 '이소탕사업'을 전개했다. 평안북도방역위원회의 사업을 예로 들면 우선 산하기관 인력들을 대상으로 이 사업의 중요성과 방법을 교육하는 사업부터 시작했다. 평안북도방역위원회 산하에는 420개의 직장 및 학교방역위원회가 존재했고 536명의 위생지도원과 3,310명의 검병반장들이 포진해 있었다. 산하기관 관계자들과 위생방역 인력을 대상으로 2천3백여 회의 강습회를 진행했다. 동시에 사업 추진을 위한 조직을 구성했는데 산하의 시·군방역위원회는 1,497개의 소독대를 조직했다. 소독대는 도(道)내의 공장 및 기업소와 학교, 각 리(里)에서 이 박멸을 위한 소독을 시행했다. 학생들은 2,202대의 학생선전대를 조직해 선전사업을 담당했다. 또한 보건의료인 400여 명을 동원해 2만여 차례의 강연회와 좌담회를 개최했다. 특히 진료소의 의료인들은 마을이나 인근 직장의 목욕탕과 소독 탱크 설치 및 확장을 맡았다. 각 인민반의 검병반장들은 정확한 검병과 호구조사를 진행해 위생지도원에게 보고했고 위생지도원은 매일 마을의 검병과 청소를 지도하며 매주 1회씩 증기소독을 하도록 주민들을 독려했다.[266] 이러한 사업 방식은 여타의 지역도 마찬가지였다.

전쟁 중단 직후 전쟁의 여파를 정리하는 과정을 통해 위생방역사업 체계는 더욱 자리를 잡아갔다. 가장 기초 단위인 인민반은 하나의 검병

---

[266] "동기 방역 사업을 활기 있게 진행", 『로동신문』, 1954.01.12.

반 역할을 했고 인민반 주민들 중에 검병반장을 선출해 각 인민반의 위생방역사업을 책임지게 했다. 그리고 10개의 검병반을 한 단위의 위생초소로 묶어 3명의 위생지도원을 배치해 운영했다.[267]

인민들은 아침마다 검병반장의 지시에 따라 청소와 소독사업을 함께 수행했다. 매월 2, 12, 22일에 진행하는 3차례 위생일에는 학생과 의료인들이 진행하는 위생방역과 관련한 선전이나 좌담회 등에 참석했다. 이외에도 1년에 3차례 실시하는 봄, 여름, 겨울 위생방역주간 또는 캠페인 기간을 맞아 계절에 따른 사업에 동원됐다. 이러한 과정을 거치며 북조선 당국은 구축된 조직들이 정상적으로 운영하는지 확인했고 미비한 부분을 정비하며 지속적인 점검을 추진했다.[268]

예방의학 혜택을 제공하는 또 다른 조직으로는 보건성 산하의 위생방역소가 존재했다. 위생방역소의 주된 업무는 전염병 예방을 위해 예방접종 대상자를 조사 및 파악하는 사업이었다. 종두는 3월 말까지, 혼합백신은 4월 말까지 접종 완료를 계획했고 예방접종을 담당하는 접종원들의 훈련도 맡았다. 그리고 음식점과 여관 등의 위생시설을 점검해 음식점과 식료품에 대한 위생단속을 벌였다. 동시에 농촌에서 사용하는 음료수에 대한 수질검사를 일제히 진행하기도 했다.[269]

북조선은 1954년 초부터 20세 이하 청소년 전체를 대상으로 BCG 접종을 실시했다. 백신접종에 앞서 이의 효능을 실험하기 위한 동물 및 세균실험을 했는데 이는 보건성 중앙전염병연구소에서 진행했다. 백신에 대한 효능 확인 이후 고아들의 수용시설인 각지의 육아원, 애육원, 초등학원에서 우선적으로 접종했다. 그리고 탁아소, 학교 등 전국으로

---

267 "주택 지구에서의 방역 사업", 『로동신문』, 1954.02.11.
268 "춘기 방역 사업 활발히 진행", 『로동신문』, 1954.03.18.
269 "위생 방역 사업 활발", 『로동신문』, 1954.03.12.

차차 대상자를 확대했다.[270]

당시 여전히 전염성 질환을 퇴치한 상태가 아니었기 때문에 예방접종은 예방의학 혜택에서 중요한 자리를 차지했다. 또한 1954년부터 인민경제발전3개년계획을 추진하면서 대대적인 생산 증산과 건설사업을 진행했다. 이러한 여건은 건강한 노동력 확보가 더욱 절실했고 이를 위해서도 전염병으로부터 인민들을 보호하는 것은 국가적으로 중요한 사업이었다.

1957년부터는 전염성 질환 퇴치를 위해 디스토마 박멸사업을 중점적으로 전개했다. 이 사업은 국가적인 하나의 중점사업으로 결정해 모든 자원을 동원하는 방식이었다. 우선 디스토마 발생 만연지역에서 이 질환의 매개물인 가재와 게를 박멸하기 위한 군중운동을 전개했다. 동시에 유해물을 먹지 않도록 하는 해설 및 선전 활동을 대대적으로 시행했다.[271] 평안남도 순안시제6중학교 학생들은 4월에 2주간 동안 오전과 오후로 나누어 부근의 하천과 논에 나가 골뱅이, 게, 가재를 잡았다. 그 양이 2톤 500kg에 달했다.[272] 황해남도의 경우 매월 3일, 8일, 13일, 18일, 23일, 28일을 [디스토마 예방의 날]로 정했다. 마을별로 담당구역을 맡아 하천을 정비하면서 동시에 골뱅이와 가재를 잡았다.[273]

디스토마 박멸사업은 1959년까지 이어졌다. 이 사업은 농민들 속에 뿌리박힌 낡은 생활 습관을 철저히 청산하는 문화혁명의 관점으로 접근했다. 이를 위해 디스토마예방소를 설치하기도 했다. 평안북도 향산

---

270 "춘기 방역 사업 활발히 진행", 『로동신문』, 1954.02.25.
271 "춘하기 위생 방역 대책을 강구", 『로동신문』, 1957.03.18.
272 "골뱅이, 게, 가재를 박멸하자", 『로동신문』, 1958.05.09.
273 "각지의 위생 문화 사업", 『로동신문』, 1958.05.09.

군 디스토마예방소의 준의와 간호원들은 위생선전을 실시하며 현미경으로 디스토마 유충을 직접 농민들에게 보여주면서 경각심을 높였다. 이러한 과학적 방법을 통해 디스토마를 하나의 토착병이자 숙명적인 질병으로 치부하는 그릇된 인식을 깨우쳐 주고자 노력했다. 또한 일방적 지시가 아니라 전염성 질환의 이해도를 높이고자 했다.[274]

그렇지만 〈시기 I〉과 마찬가지로 위생방역에 들이는 노력을 낭비로 여기는 현상은 여전했다. 이를 근본적으로 해결하려는 당국의 노력은 이어졌다. 그러나 쉽게 수정되지 않았고 보건의료인들은 예방이 아니라 사후 발생한 질병 처리에 급급했다.[275]

이러한 상황에서 북조선 당국은 위생방역사업을 강화하는 다양한 방안을 선보였다. 특히 1956년 8월 인민보건사업 강화에 대한 당중앙위원회 전원회의 결정 이후 이전과 다른, 보다 다이내믹한 위생선전 방법들을 선보였다. 그 중 하나가 보건성 산하에 중앙위생선전관을 설치하는 것이었다. 이 기관은 많은 위생선전표본과 그림 등 위생 직관물들을 제작했다.[276] 제작한 직관물들을 활용해 전람회를 조직해 전국적으로 게시했다.[277] 두 번째 방법은 『생활 환경의 위생적 개조 사업』, 『장내성 기생충증을 예방하자』 등의 제목으로 10만 여부의 위생강연제강을 제작해 도·시·군·리에 배포했다. 세 번째로는 위생지식 보급을 위한 영화를 제작해 전국에 상영할 계획도 세웠다.[278] 마지막으로 위생문화사업을 강화하는 방법으로 1958년 교과 과정 중 하나로 위생교육을 실시

---

274 "중요한 것은 군중을 적극 발동시키는 것이다", 『로동신문』, 1958.05.17.

275 "하기 위생 방역 사업", 『로동신문』, 1955.06.17.

276 조선중앙연감편집위원, 『조선중앙연감 1957』, 105쪽.

277 "위생 선전 자료 제작", 『로동신문』, 1958.05.31.

278 "선진 사업을 강화할 대책 강구", 『로동신문』, 1958.05.17.

했다. 이를 위해 보건성과 교육문화성은 위생선전자료 제작에 들어갔고 개학 전 출판을 목표로 『위생독본』과 교원들을 위한 『위생참고자료』 발간을 준비했다.[279] 『위생독본』은 인민학교 1학년용과 2~4학년용 그리고 초급 및 고급 중학교용으로 구분했고 개인위생, 학교위생, 공공위생 등의 내용을 담았다.[280]

하지만 1958년부터 예방의학 혜택의 추진 방법이 이전 시기와는 근본적으로 다른 양상을 보였다. 가장 큰 변화는 첫째 당조직이 대대적으로 사업을 이끌었다. 그리고 그 실행은 사회단체들을 내세웠다. 황해북도 서흥군당위원회는 산하 모든 기관의 초급당위원회 위원장들을 소집해 협의회를 개최했다. 협의회 소집 이유는 위생문화사업에 혁신을 일으키기 위한 당적 지도문제를 논의하기 위해서였다. 협의회 이후에는 민청과 여맹, 농업협동조합, 보건의료 등 각 분야의 열성일군회의를 개최했고 각 부문과 기관이 수행해야 할 사업들을 분담했다. 특히 각각이 맡은 사업의 성과를 담보하기 위해 군당위원회는 검열사업을 강화하기로 결정했다.[281]

평양시 동대원구역의 위생방역사업 담당 조직인 동대원동위생검열위원회는 보건의료인과 사회단체 대표들로 위원회를 구성했다. 위원들은 총 5명이었다. 당시 분담 내용에 의하면, 민청 위원장은 공동위생부문을 맡았고 여맹 위원장은 가정위생, 진료소장은 위생선전 파트를 담당했다. 5명의 위원들은 자신이 맡은 각 부문별 사업에 대한 지도와 함께 계획한 사업을 정상적으로 수행했는지에 대한 검열도 담당했다.

279 "각급 학교용 위생 독본 발간을 준비", 『로동신문』, 1958.05.15.

280 "보통 교육 부문 각급 학교용 위생 독본과 위생 참고 자료를 다량 출판", 『로동신문』, 1958.07.05.

281 "위생 문화 선전 사업을 강화", 『로동신문』, 1958.05.24.

검열 방법은 매주 토요일인 위생일 마다 담당구역 내의 위생열성일군들이 제출한 보고서를 검토해 평가했고 오류를 수정했다.[282]

그렇지만 위생지도위원회나 위생검열위원회의 위원들은 인민위원회 또는 당위원회의 사업을 동시에 맡는 경우가 대부분이었다. 그렇기 때문에 이들은 기본적으로 수행해야 할 사업들이 너무 많았고 성과를 내야 할 사업들이 산재했다. 이러한 현실을 이해하던 이들은 맡은 사업에 대해 서로에게 아무런 독촉과 추궁을 하지 않았고 결국 사업은 형식적으로 흐를 수밖에 없었다. 그것은 시행착오가 반복되는 원인이었다.[283]

두 번째 변화는 위생일이 이전에는 매월 2, 12, 22일 총 3일이었으나 매주 마지막 토요일로 새롭게 설정해 4~5회로 늘었다. 또한 인민반에서 위생사업을 담당한 가장 말단 인력은 검병반장이 아니라 위생반장으로 명칭을 변경했다.[284] 하지만 담당하는 사업에는 큰 변화가 없었다.

평양시 동구역 정백동위생검열위원회는 "모기잡이 투쟁"을 전개했다. 우선 위생반장을 포함한 위생열성일군을 소집해 회의를 개최했다. 이를 통해 담당자 스스로 이 사업의 중요성을 인식하게 했다. 특히 위생반장들에게는 모기의 해독성에 관한 전문적인 강의를 제공했다. 위생반장들은 이를 자신의 인민반 주민들에게 해설했다. 해설 이후 전체 인민들을 동원해 실질적인 사업을 시작했다. 인민반별로 매일 800여 명의 인원을 동원해 하수도 청소를 진행했다. 그리고 이에 필요한 해충약을 배포하고 포충망과 모기약, 분무기 등을 인민반에 배당했다. 학

---

282 "평양시 동구역 동대원동 위생 검열 위원회에서", 『로동신문』, 1958.06.21.

283 "당 단체는 위생 사업 지도에서 물러설 수 없다", 『로동신문』, 1958.09.13.

284 "6월 28일은 첫《위생일》", 『로동신문』, 1958.06.26; "위생 사업을 실속 있게 진행", 『로동신문』, 1958.08.23.

생은 30마리, 주민은 20마리 이상씩을 할당해 주민들은 "투쟁 기간"이 끝날 때까지 매일 모기를 잡았다. 더불어 인민반장과 위생반장, 초소원 세 사람이 한 조로 감시대를 구성했다. 감시대는 매일 오후 5시 가정들을 방문해 모기에 물리지 않도록 단속하거나 환자의 유무를 확인했다. 사업 마감은 밤 10시 30분 동위생검열위원회에서 진행하는 평가회의 참석 뒤 일과를 마쳤다.[285]

세 번째로는 집단 간의 경쟁을 촉발하는 장치를 적극적으로 활용했다. 북조선 전역에서 모범위생가정표쟁취운동과 모범위생반표쟁취운동을 전개했다. 평양시 중구역 신암동위생검열위원회는 8·15 전까지 전체 호수의 60%를 모범위생가정으로, 모범위생반표는 전체 반의 80%를 목표로 군중운동을 전개했다. 이 운동을 더욱 속도감 있게 추진하기 위해 다른 지역과 경쟁을 하기도 했다.[286] 학교에서는 모범학급창조운동을 추진했다. 주 1회씩 모범학급을 표창해 학급 간 경쟁을 추동했다.[287]

〈시기Ⅱ〉에 다양한 방법으로 제공한 예방의학 혜택은 〈시기Ⅰ〉과 비교해 질적인 변화를 보였다. 이는 〈시기Ⅲ〉에 더욱 확대했다. 주민들은 서비스를 단순히 받는 것이 아니라 모든 인민이 이 서비스를 수행한다는 것에 더 적합하게 변모해갔다.

3. 정양·요양·휴양 혜택

북조선 당국은 1956년 사회보험법 발포 10주년을 맞아 그 의의를 다

---

285 "치밀한 계획과 구체적 지도로 모기잡이를 추진", 『로동신문』, 1958.09.13.
286 "모범 위생 동을 따라잡기 위해", 『로동신문』, 1958.08.09.
287 "위생 모범 학급 창조 운동", 『로동신문』, 1958.10.18.

음과 같이 재평가했다. 첫째 노동자, 기술자, 사무원들의 물질 및 문화적 생활 형편을 개선했다. 둘째 노동력을 사업장에 안착시키고 노동규율 강화에 큰 역할을 했다. 셋째 노동생산성을 향상해 인민경제계획의 완수를 보장하는데 중요한 수단이었다.[288] 하지만 1953년 전 국민을 대상으로 전반적 무상치료제를 추진하면서 사회보험법에 규정돼 있던 피보험자들의 무상치료는 보편화되었다. 이에 사회보험과 연계한 혜택은 정양·요양·휴양 혜택이 주를 이뤘다. 다만 〈시기 II〉에는 요양 혜택에 대한 언급이 전혀 없었다.

우선 정양서비스를 살펴보면 1954년 3월 4일 먼저 복구한 주을, 옥호동, 우산장, 운산 등의 정양소가 일제히 개소했다. 당시 복구한 정양소들은 이전 시기보다 더욱 화려했고 다양한 시설들로 완비했다. 완전히 새롭게 건설하는 경우도 많았다. 특히 노동자들의 건강 증진을 목표로 하는 정양서비스인 만큼 보건관을 설치해 입소자들의 건강을 살폈다. 보건관에는 목욕탕, 시험실, 위생상담실, 물리치료실, 진단실, 약국 등을 설치했다.[289] 그리고 의사와 간호원들이 상주했다. 특히 영양가 높은 식사를 공급했다는 언급은 이 시기에도 중요한 홍보 주제로 먹는 문제가 여전히 중요한 이슈였음을 보여주는 대목이었다.[290] 이러한 정양서비스를 통해 노동자들은 증진된 체력과 건강한 몸으로 다시 일터로, 건설장으로 보내졌다.

정양서비스는 1957년부터 일정한 변화를 보였다. 국영정양소 활용 외에 직장마다 직장정양소를 설치해 소속 노동자에게 직접 혜택을 제공했다. 아오지탄광 직장정양소는 1957년 3월에 개소했다. 2층 벽돌건

---

288 "사회보험법 발포 10주년", 『로동신문』, 1956.12.19.
289 "봄철 맞는 정양소", 『로동신문』, 1954.03.14.
290 "봄철 맞아 개소되는 정 휴양소들", 『로동신문』, 1954.03.04.

물에 식당, 침실, 오락실, 목욕탕과 1천 부 이상의 도서를 완비한 도서실 및 열람실을 갖췄다. 직장정양소 입소 대상자는 맡겨진 계획을 초과 수행하고 출근율 100%를 수행한 모범노동자들로 기수(朞數)마다 20일씩 정양 혜택을 받았다. 개소 2년 동안 2천20명이 혜택을 받았다. 입소한 탄부들에게 육류, 계란 등 영양가 높은 음식을 공급했고 일과표에 따라 영화감상이나 당의 혁명 전통 연구 등을 진행했다.[291]

1959년에는 평양시의 평양방직공장, 대성벽돌공장, 서평양철도공장 등 10여 개의 사업장에 직장정양소를 설치했다. 평양시의 경우 1958년에 비해 약 2.3배가 증가한 1만 명 이상의 근로자들이 직장정양소에서 휴식했다.[292]

직장정양소는 경치 좋은 휴양지에 건설한 국영정양소와 달리 공장이나 사업장 인근에 설치했다. 그렇기 때문에 노동자들은 작업이 끝난 이후 바로 정양소에 입소할 수 있었다. 양질의 식사와 문화 혜택을 받고 다음 날 아침 작업장으로 출근했다. 이에 20일이라는 긴 기간 혜택 제공이 가능했다.

휴양서비스의 경우도 직장휴양소와 직장야간휴양소에 대한 언급이 대부분을 차지했다. 당시 직장휴양소를 운영하는 방법은 일괄적이었다. 첫째 대상 휴양생은 각 사업장의 혁신자들이나 모범노동자들이었다. 최선의 노력을 경주한 노동자에게 노고를 보상하고 피로 회복의 기회를 제공했다. 결국 직장휴양소 입소는 노동자들 간의 경쟁을 촉발하는 촉매제로 역할했다. 둘째 이전 시기와 마찬가지로 가장 큰 혜택은 고단백의 영양식 제공이었다. 특히 광산, 탄광, 제강소, 발전소, 시멘

---

291 "탄부들의 명랑한 휴식", 『로동신문』, 1959.03.30.
292 "평양시에서 매일 1천 여 명의 근로자들이 직장 정양소에서 휴식", 『로동신문』, 1959.04.24.

트직장 등 노동 강도가 센 부문의 노동자들은 4,000kcal 이상의 식사를
보장받았다. 홀동광산직장의 경우 4,300kcal, 수풍발전소 및 흥남비료
공장은 4,500kcal의 음식물을 공급했다.[293] 이러한 영양 섭취의 강조는 〈
시기 Ⅱ〉에도 여전히 식량문제 해소가 요원했음을 보여준다. 실제로 북
조선은 1960년 제1차 5개년계획을 조기에 완수하며 완충기를 설정했
다. 완충기의 설정은 경제 부문 간에 속도와 균형에 문제가 있음을 인
정한 것으로 이 기간 의식주 문제를 기본적으로 해결할 것을 목표로 제
시했다. 그러나 이를 완수할 수 없었다.[294] 휴양소 게시판에는 휴양생
들의 체중 증가 현황표, 즉 건강도표를 게시해 이를 큰 자랑으로 소개
했다.[295] 세 번째로 휴양소에는 보건지도원 또는 위생지도원이 상근하
며 노동자의 건강과 위생상식 증진을 위한 프로그램들을 제공했다. 또
한 유해 부문에서 일하는 노동자들에게는 더 오랜 기간 휴양 기회를 제
공해 노동 강도에 따라 혜택을 달리했다.[296] 네 번째는 직장야간휴양소
입소 휴양생들은 출퇴근이 가능했기 때문에 더 많은 노동자에게 서비
스를 제공할 수 있었다. 업무를 마친 휴양 대상 노동자들은 야간휴양소
에서 저녁 식사 전까지 오락과 함께 노동을 통해 얻는 경험들을 교환하
며 친목을 다졌다. 식사 후에는 영화감상이나 계획된 집체적 문화행사
를 즐겼다. 다음 날에는 아침 체조와 고열량의 아침 식사 후 공장으로
바로 출근했다.[297]

　　〈시기 Ⅱ〉에도 사회주의 국가들에 휴양단을 파견하는 사업은 이어졌

---

293 "직장 야간 휴양소", 『로동신문』, 1954.10.29.

294 신영빈, "우리 나라 사회주의 건설의 대고조와 완충기", 『근로자』, 1960년 4호, 47쪽.

295 "공장 야간 휴양소", 『로동신문』, 1955.02.22.

296 "직장 야간 휴양소", 『로동신문』, 1954.10.29.

297 "즐거운 야간 휴양소", 『로동신문』, 1955.05.03.

다. 1951년부터 국제휴양을 시작한 루마니아는 1955년 북조선 직총에 제5차 노동자 휴양단 파견 초청을 제안했다. 휴양단은 20명으로 구성했고 8월 1일부터 1개월 동안 휴양서비스를 받았다.[298] 선정인사들은 노력영웅을 비롯해 각 공장 및 기업소들의 생산혁신자들이었다.[299] 1956년에도 14명을 제6차 휴양단으로 선발해 1개월간 서비스를 제공했다.[300]

루마니아 외에도 중국, 몽골, 동독, 소련, 체코슬로바키아에서도 휴양생을 초청했다. 몽골은 직맹에서 1955년 제4차 휴양단을 초청했다. 총 30명이 약 1개월간 몽골을 방문했다.[301] 1958년과 1959년, 중국은 10명, 5명 규모로 직맹 휴양단을 운영했다.[302] 동독 직업총동맹은 10명의 휴양단을 2주간 초청해 휴양 및 공업 도시 견학을 제공했다.[303] 〈시기 Ⅱ〉에는 이전 시기보다 많은 나라에서 국제휴양을 진행했으나 휴양단 규모와 기간은 〈시기 Ⅰ〉에 비해 축소해 운영했다.

---

298 "루마니아 직맹 중앙 평의회에서 루마니아 방문 제5차 조선로동자 휴양단 파견을 초청", 『로동신문』, 1955.06.13.

299 "루마니아 방문 조선 로동자 휴양단 출발", 『로동신문』, 1955.08.04.

300 "루믜니야 방문 제6차 로동자 휴양단 출발", 『로동신문』, 1956.09.15.

301 "몽고 직맹 중앙 평의회에서 몽고 방문 제4차 조선 로동자 휴양단을 초청", 『로동신문』, 1955.07.03.

302 "중국에서 휴양할 우리 나라 직맹 휴양단 출발", 『로동신문』, 1958.07.25; "중국 방문 우리 나라 직맹 휴양단, 예술 일'군 대표단 및 과학자들 출발", 『로동신문』, 1959.07.19.

303 "조선 직업 동맹 휴양단 독일을 향해 출발", 『로동신문』, 1956.07.04.

제4절 보건의료의 재정적 지원

〈시기Ⅱ〉동안 『로동신문』은 대외원조 39건, 수출입 24건, 국가예산 13건 등 76건의 관련 기사를 보도했다. 〈시기Ⅰ〉과 마찬가지로 가장 많이 언급한 항목은 대외원조였다. 그러나 대외원조의 언급 빈도수는 58건에서 39건으로 감소 추세였다. 그렇지만 여전히 보건의료 관련 재정은 많은 부분 원조로 충당했다.

〈시기Ⅰ〉에 1건밖에 게재하지 않던 수출입 기사는 24건으로 늘었다. 이는 본격적으로 사회주의 국가들과의 교역을 시작했음을 보여주는 지표로 보건의료 물자들도 수출입으로 확보했다. 한편 개인 후원금에 관한 기사는 〈시기Ⅱ〉에 전혀 없었다. 이는 6·25전쟁으로 국가에 헌납할 여력이 있는 개인이 소멸했기 때문이었다. 또한 이보다 근본적 이유는 1958년 사적 소유를 철폐한 사회주의 개조를 완료하며 개인재산이라는 개념이 없어진 영향으로 보인다.

1. 국가예산

북조선은 1950년 2월 최고인민회의 제1기 제5차 회의 이후 6·25전쟁 발발로 국가예산을 점검하고 채택하는 회의를 3년 동안 개최하지 못했다. 1953년 12월 최고인민회의를 재개했으나 국가예산에 대한 안건은 토의하지 않았다.

대외적으로 국가종합예산을 다시 공개한 시기는 1956년 3월 최고인민회의 제1기 제11차 회의 때였다. 당시 재정상 리주연은 1955년의 예비적 결산과 1956년 예산 보고를 하며 구체적인 자료를 제시했다. 1955년의 예비적 결산 보고에는 이전의 사회문화사업비가 사회문화시책비로 과목명을 변경했고 세부항목에도 변화를 보였다.[304] 보건비를 포함하는 과목인 사회문화비의 변화를 정리하면 〈표 4-9〉와 같다.

〈표 4-9〉 사회문화비의 변화 개요

년도	1950	1955	1956
항목	사회문화사업비	사회문화시책비	사회문화시책비
세부 내역	- 교육사업 - 보건사업 - 사회보험 - 사회사업 - 간부양성 - 출판사업 - 문화선전사업	- 교육사업 - 보건사업 - 사회보험 - 사회보장 - 간부양성 - 과학연구사업 - 문화 및 체육사업	- 교육사업 - 보건사업 - 사회보험 - 사회보장 - 간부양성 - 과학 - 체육 - 사회문화사업

출처 : 1950년부터 1960년까지 『로동신문』에 게재된 기사를 검토해 정리.

1956년 11월에 개최한 최고인민회의 제1기 제12차 회의 때 공개한 1956년 국가종합예산을 보면 사회문화시책비가 109억3천6백만 원이었다. 이 중 교육사업으로 50억5천2백만 원, 보건사업으로 23억5천7백만 원, 과학연구사업 2억6천9백만 원, 사회보험과 사회보장사업 14억8천3백만 원, 문화 및 체육사업 13억8천만 원, 간부양성사업 3억9천5백만 원을 할당했다.[305] 사회문화시책비는 전체 예산 대비 12.8%였다. 보건비는 사회문화시책비의 21.6%를 차지했다. 전체 예산 대비로는 2.74%에 해당하는 금액이었다. 전쟁 전인 1950년 국가종합예산의 경우 사회문화사업비는 전체 지출액 중 21.2%였다. 1956년의 12.8%와 비교하면 10% 가까이 삭감했음을 확인할 수 있다. 10% 가까이 감소한 예산은 대외원조로 메웠다.

---

304 국토통일원, 『북한최고인민회의자료집 제1집』, 765~775쪽.
305 국토통일원, 『북한최고인민회의자료집 제1집』, 799쪽.

그러나 1957년 2월 국가계획위원회 중앙통계국에서 발표한 인민경제발전3개년계획(1954~1956년)에 대한 실행 총화 지표를 보면 사회문화시책비가 1954년에 79억 원, 1955년에 95억 원, 1956년에는 121억원으로 결산했다.[306] 이는 1956년 국가종합예산의 사회문화시책비로 발표한 109억3천6백만과 큰 차이를 보이는 수치였다. 그 차이는 1956년의 지표의 경우 예비적 결산 수치로 12월 말까지 집행한 예산을 포함하지 않았기 때문으로 최종 결산액과의 차이는 당연했다. 이는 1957년 발표한 국가예산 계획과 집행 결산 자료에서도 확인할 수 있다.[307]

〈표 4-10〉 1957년 국가예산 계획 및 결산 내역 비교　　　　　　단위 : 원

구분	계획 및 집행	구분	국가예산 계획	국가예산 집행
사회문화시책비	국가예산 계획	교육	6,709,000,000	7,897,000,000
	15,839,000,000	보건	3,440,000,000	3,775,000,000
	국가예산 집행	사회보험	1,543,000,000	2,020,000,000
	17,721,000,000	사회보장	427,000,000	477,000,000
		간부양성	750,000,000	–
		과학	820,000,000	–
		체육	192,000,000	–
		사회문화	559,000,000	–

출처 : 조선중앙연감편집위원, 『조선중앙연감 1958』, 129~130쪽.

1957년 전체 예산에서 사회문화시책비의 비율은 18.2%, 사회문화시책비 내의 보건비 비율은 21.3%였다. 1957년부터는 전쟁 전 비율로 차츰 회복하고 있었다. 이는 대외원조를 기대할 수 없는 상황을 대비한 측면으로 보인다.

---

306 "1954-1956년 조선 민주주의 인민 공화국 인민 경제 복구 발전 3개년 계획 실행 총화에 관한 조선 민주주의 인민 공화국 국가 계획 위원회 중앙 통계국의 보도", 『로동신문』, 1957.02.24.

307 국토통일원, 『북한최고인민회의자료집 제1집』, 848쪽.

『조선중앙연감』의 국가예산의 기술 내용과 최고인민회의 제2기 제7차 회의 때 제시한 수치를 대비한 결과 일부 금액을 구체화할 수 있었다. 그 내역은 〈표 4-11〉과 같다. 다만 인용 내용 중 같은 기준이면서도 다른 지표를 언급한 경우 모두 표기했다. 예를 들어 1957년의 경우, 두 개 자료 모두 최종 결산을 토대로 발표했다고 언급했다. 그러나『조선중앙연감』에는 37억7천5백만 원으로, 최고인민회의의 발표에서는 35억 원으로 차이를 보였다. 이렇게 공식적으로 발표한 당국의 지표에서도 착오를 보이는 경우가 있었다.

〈표 4-11〉 1946~1960년 사회문화시책비 및 보건비 내역   단위 : 원

연도	사회문화비 (전체 예산대비 비율(%))	보건비 (전체 예산대비 비율(%))	사회문화비 중 보건비 비율(%)
1946	– (25.6 / 22.1)	– (6.2)	24.1
1947	– (24.8)	–	–
1948	– (25.2)	– (5.1)	20.2
1949	39,200,000 (19.3 / 19.2)	7,667,000 (4.8)	19.6 / 24.9
1950	– (21.2)	– (4.3)	20.3
1951	29,000,000 –	6,000,000 –	20.7
1952	43,000,000 –	10,000,000 –	23.3
1953	56,000,000 (11.3)	15,000,000 (2.4)	26.8
1954	79,000,000 (9.8)	18,000,000 (2.3)	22.8
1955	95,000,000 (9.5)	19,000,000 (2.5)	20.0 / 26.3
1956	121,000,000 (12.7 / 12.8)	23,000,000 (2.7)	19.0 / 21.6
1957	177,000,000 (18.2 / 17.3)	35,000,000 (4.0)	19.8 / 21.7 / 21.3

1958	247,000,000 (18.7)	56,000,000 (4.2)	22.7 / 10.5
1959	392,000,000 (23.2 / 23.7)	92,000,000 (5.5)	23.5
1960	502,000,000 (24.6 / 24.5)	120,000,000 (5.8 / 6.8)	23.9 / 27.6

출처 : 〈표 3-7〉의 출처와 같음.

　　1953년 사회문화비는 전체 세출 총액의 11.3%였다. 이 지표가 1954년에는 9.8%, 1955년 9.5%로 낮아졌다. 보건비의 비율도 2%대로 떨어졌다. 1953년이면 전 주민들을 대상으로 〈전반적 무상치료제〉를 실시해 그 재정적 부담이 컸음에도 국가예산의 비율은 오히려 줄었다. 이는 1954년부터 추진한 인민경제발전3개년계획 동안 중공업 투자를 우선시했기 때문이었다. 북조선은 3개년계획을 추진하는 과정에서 투자의 우선순위와 예산을 수정하기도 했다. 보건·문화·교육 부문에 대한 투자는 1954년 약 26억 원에서 1955년 약 21억 원으로, 약 5억 원이 감소했다.[308] 이는 국가예산의 집행과도 연동돼 사회문화사업에 대한 1954년도 예산 집행은 계획의 56%밖에 실행하지 않았다.[309] 당국은 관련 예산을 최소한으로 사용했고 이를 사회주의 국가들의 무상원조로 대체했다고 할 수 있다.

　　대외원조가 북조선의 국가예산 수입에서 차지하는 비율을 살펴보면 1954년에는 34%, 1955년 21.7%, 1956년 16.5%였다.[310] 1957년에는 12.2%, 1958년 4.2%, 1959년에는 2.7%에 불과했다.[311] 1954년에는

308　조수룡, "북한의 전후 복구 3개년계획(1954~56) 수정과 1955년 봄 식량 위기", 251~252쪽.

309　조수룡, "전후 북한의 사회주의 이행과 '자력갱생' 경제의 형성", 116쪽.

310　김연철, 『북한의 산업화와 경제정책』, 72쪽.

311　로성국, "제1차 5개년 계획 기간에 있어서의 축적과 소비", 『근로자』, 1958년 4호, 26쪽.

전체 국가예산 수입의 1/3 이상을 해외원조로 충당했다.

보건비는 대외원조 예산이 줄어들기 시작한 1957년부터 역으로 증가했다. 1960년에는 세출 총액의 약 6%로 확대했다. 이는 북조선이 1960년부터 실행한 〈완전하고도 전반적인 무상치료제〉의 시행을 위해 상당한 재정이 필요했음을 시사한다. 이를 계기로 보건비 비율은 해방 직후의 국가예산 비율로 회복했다.

북조선 보건의료 예산은 다층적으로 검토할 필요가 있다. 그 이유는 첫째 국가예산의 지출항목 중 인민경제지출 예산 내에는 기본건설비를 포함했다. 이 예산으로 생산적 및 비생산적 건설비용을 충당했다. 1961년 인민경제발전7개년계획에는 생산적 건설에 81%, 비생산적 건설에 19%를 배당했다.[312] 비생산적 건설비에는 투자액의 44%를 주택 건설에, 30%는 교육·문화·보건과 관련한 시설 건설에 사용했다.[313] 즉 기본건설비에 병원건립에 필요한 예산을 포함한 것이다.

두 번째로는 중앙예산과 지방예산을 분리해 예산을 수립했기 때문에 이에 대한 확인도 필요하다. 1957년의 경우 전체 국가예산 중 중앙예산은 86.6%이었다. 지방예산은 13.4%였다. 지방예산의 기본 지출은 사회문화시책과 지방건설을 위한 자금으로 65.2%를 이에 충당했다.[314] 특히 지방공업이 발전함에 따라 지방예산이 급속히 증가했는데 1956년 국가예산 중 지방예산이 차지하는 비중은 10.3%였다. 반면 1960년 에는 35%로 증가했다. 그 중 사회문화시책비로의 지출은 36.7%였

---

312 김일, "조선 민주주의 인민 공화국 인민 경제 발전 7개년(1961~1967) 계획에 대해", 『근로자』, 1961년 9호, 169~171쪽.

313 김일, "조선 민주주의 인민 공화국 인민 경제 발전 7개년(1961~1967) 계획 통제 수'자", 『근로자』, 1961년 9호, 207쪽.

314 조선중앙연감편집위원, 『조선중앙연감 1958』, 131쪽.

다.[315]

지방예산 비율 확대 조짐은 1958년부터로 지방예산제를 실시하면서부터였다. 당국은 1958년 10월 지방공업의 활성화를 위해 자금 및 예산에 관한 권한을 지방정부에 대폭 이관했다. 물론 보건의료와 관련한 예산도 지방예산으로 확충하는 비율이 증가했음은 당연하다.

세 번째로 협동조합 자체 예산으로 보건 예산을 충당하는 경우가 많았다. 북조선 당국은 1958년 농업협동화 완료 이후 농업협동조합과 행정구역을 통합하기 시작했다. 따라서 한 개 리(里)를 하나의 협동조합으로 개편했다. 리인민위원장은 농업협동조합 관리위원장을 겸직하면서 교육, 문화, 보건, 상업 등의 관리를 책임졌다.[316] 실제로 농업협동조합은 자체 자금으로 주택이나 교실, 진료소 등을 건설했다. 1959년 통계에 의하면 농촌에서 국가자금으로 103만4천㎡의 주택을 신설하면서 동시에 농업협동조합 자체 자금으로 8,800여 세대의 문화주택을 지었다. 더불어 3,350여 교실의 30만9천㎡에 달하는 학교, 636동의 탁아소와 유치원, 181동의 진료소를 건설했다.[317]

이러한 측면에서 북조선의 공식적인 국가예산 지표보다 더 많은 예산을 보건의료비로 소요했다고 추정할 수 있다. 이에 더욱 정확한 보건의료 예산을 확인하기 위해서는 지방 및 각 단위에서 자체적으로 사용한 예산까지도 확보해 검토할 필요가 있다.

---

315 조선중앙연감편집위원, 『조선중앙연감 1961』, 204~205쪽.

316 이창희, "북한의 1945~1960년 중공업 우선 발전전략에 대한 재고찰", 『통일정책연구』, 22(1), 2013, 252·255~256쪽.

317 조선중앙연감편집위원, 『조선중앙연감 1960』, 233쪽.

2. 수출입

〈시기Ⅱ〉수출입에 대한 언급은 〈시기Ⅰ〉 1건에서 24건으로 대폭 증가했다. 특히 〈시기Ⅰ〉에는 소련과의 통상관계가 유일했으나 〈시기Ⅱ〉에는 원조를 제공했던 사회주의 국가들과 함께 베트남, 이집트, 싱가포르, 일본까지 그 대상 국가가 늘었다.

사회주의 국가들의 원조는 무한한 자원이 아니었다. 해외원조는 실제 1957년을 기해 중단됐다. 이에 자체적으로 확보할 수 없는 물자는 무역을 통해 수급해야 했다. 필요한 물자를 확보한다는 측면에서 수출입은 국가적으로도 중요한 사업이었다. 이를 지속해서 강조한 결과, 1954년 북조선의 대외수출 계획은 110%로 초과 실행했다. 1955년 1·4분기 수출 총액은 1954년 동기대비 2배로 증가했다. 품종도 20여종으로 확대했다. 수출 물자로는 광물과 함께 농수산물과 토산물들을 거론했고 지난 기간 언급했던 인삼, 약초도 포함했다.[318]

외화 획득을 특히 강조하기 시작한 시기는 1956년이었다. 내각 결정으로 〈수출사업 강화와 외화 절약을 위한 제 대책에 대하여〉를 채택했다. 당시 대외수출 물자로는 크게 4개 부문에서 확보했다. 광업, 금속공업, 화학공업, 경공업 등을 포함하는 공업 부문과 농업 부문, 그리고 세 번째로 보건 및 수매 부문, 마지막으로 수산 부문이었다.

인삼은 농업 부문에 포함했다. 보건 부문에서는 각종 약초를 강조했다. 북조선 당국은 농촌에서 약초를 채취 및 수집해 가공한다면 국내 수요 충족뿐 아니라 막대한 외화를 획득할 수 있다고 선전했다. 〈표 4–13〉은 약초의 구체적인 효용 지표를 보여주고 있다.

---

318 "대외수출의 증가", 『로동신문』, 1955.07.02.

〈표 4-12〉 약초 수출과 수입 물자 대비 개요

품종	단위	좁쌀(톤)	면직물(m)	자전차(대)	석유(톤)	파종기(대)
살구씨	1톤	22	6,500	48	25	3
세신	1톤	20	4,000	43	23	3
시호	1톤	20	4,000	43	23	3
대황	1톤	3	600	6	3	-
백봉령	1톤	3	600	6	3	-
만삼	1톤	8	1,600	17	9	1

출처 : "외화 획득과 외화 절약은 전 인민적 과업이다." 『로동신문』, 1956.06.04.

살구씨 1톤을 수출할 경우 좁쌀은 22톤, 면직물은 6,500m, 자전거 48대, 석유 25톤, 파종기 3대를 수입할 수 있다는 설명이다. 이러한 계산법에 따라 북조선은 자국에서 확보 가능한 약초의 재배, 재취, 보관 및 관리를 대중운동으로 추진했다. 더불어 가공 방법을 질적으로 높여 약초를 외화로 전환하고자 했다. 특히 약초는 자국 내에서 필요한 의약품으로 대체가 가능했다. 이는 결과적으로 외국에서 수입해 쓰는 의약품을 줄여 외화를 절약하는 방법이기도 했다.

외화 획득의 강조는 1957년에도 이어졌다. 제1차 인민경제발전5개년계획을 수행하며 외화의 필요성이 더욱 대두했기 때문이었다. 북조선은 1957년 해방 이후 처음으로 5년이라는 장기간에 걸친 경제계획을 수립했다. 이를 통해 사회주의 건설의 혁명적 고조를 견지하면서 공업을 비롯한 인민경제의 전반적 영역에서 기술재건과 발전을 담보하고자 했다. 그러기 위해서는 더 많은 기계와 설비가 필요했다. 이 물자들은 소련 등 사회주의 국가들로부터 수입해야 했으며 북조선에서도 대상국에 제공할 수 있는 물자들을 생산 또는 확보해야 했다. 사회주의 국가들과 공동투자로 북조선 내에 시설들을 건설하거나 차관을 제공하는 경우에도 상품으로 상환하는 경우가 많았다. 이에 양질의 수출 물자 확보는 국가 차원의 중요한 문제였다.

수출입의 중요성은 날로 상승했으나 당시 가장 뒤떨어진 부문 중 하나가 대외무역 분야였다. 1958년 6월 당중앙위원회 전원회의를 개최해 이러한 상황을 타개할 방안을 논의했다. 그 결과 대외무역을 결정적으로 개선하기 위한 대책을 제시했다. 우선 무역 기관 일군들에게 수출 원천을 더욱 확대하고 수출품의 구성을 개선하는 등 그동안의 소극성과 보수주의 극복을 요구했다. 두 번째로는 수출품의 생산 계획을 양과 함께 질적으로 보장할 것을 요구했다. 마지막으로는 외화 원천의 적극적인 탐구를 위해 전 인민을 동원하는 대중운동의 전개를 결정했다.[319]

이 결정 이후 인민들을 대상으로 대대적인 수출 원천에 대한 해설과 이를 탐구 확대하는 방안을 모색했다. 생산기업소, 협동조합, 학교, 사회단체 등 모든 조직에서 외화 확대 및 절약을 위한 가시적 활동을 시작했다. 자강도 중강군 내의 농업협동조합들은 경험 많은 노인들로 약초채취반을 조직했다. 자강도약무관리소 수매일군들은 농업협동조합원들의 외화 획득을 돕기 위해 현지에서 직접 수매사업을 진행했다. 동시에 직관물을 동원해 도내에 분포한 약초의 품종을 알려주는 교육사업을 병행했다.[320]

대표적인 수출품인 인삼을 생산하는 개성인삼가공공장은 고려인삼을 가공해 홍삼과 백삼 등 제품을 다변화했다. 이를 통해 직전 해인 1958년에 비해 142%로 높아진 수출 계획을 완수했다. 더불어 공장 자동화를 통해 노동생산성을 높였다. 개성인삼가공공장에서 생산한 6톤의 홍삼은 약 6천 톤의 쌀과 교환할 수 있었다.[321] 인삼과 같은 생약 원

319 "사설, 대외 무역 사업에서 혁신을 일으키자", 『로동신문』, 1958.10.07.
320 "더 많은 외화를 얻기 위해, 다량의 약초를 채취", 『로동신문』, 1958.10.05.
321 "더 많은 외화 획득에 노력", 『로동신문』, 1959.12.04.

료는 1958년에 400여 종에 달했다. 이를 채취해 859톤을 수출했다. 이는 1957년 대비 2배에 달하는 물량이었다.[322]

또한 대외무역의 담당기관인 무역성은 1959년 보건성과 협의회를 열고 각종 생약 원료를 채집했다. 그리고 생약 원료의 보호육성사업을 강화하기 위한 대책을 강구했다. 우선 수출품의 품종 증대가 필요하다는 판단에 따라 산야들에 있는 1천여 종의 약재 원천을 적극적으로 탐구하기로 했다. 이와 함께 약초를 인공적 방법으로 재배하고 이를 가공할 시설을 건설하는 문제도 제기했다. 특히 약재 가공에서 계절적 제한성을 극복하고자 했고 연구기관과 연계해 해결 방안을 모색했다.[323]

〈시기Ⅱ〉북조선과 수출입 관계에 있던 국가들의 개요와 수입 및 수출 물자를 정리한 자료는 〈부록 7〉에 첨부했다.

북조선은 대상 국가들과 해마다 상품 유통 및 지불에 관한 협정이나 상품 상호 납입에 관한 의정서를 맺어 사업을 추진했다. 서로 제공할 수 있는 물자와 필요한 물자를 교환하는 방식이었다. 소련 등 사회주의 국가들로부터는 의약품과 의료기자재를 수입해 보건의료 물자들을 확보했다. 중국, 베트남 등에는 인삼을 포함한 한약재를 수출했다. 1958년에는 베트남과 처음으로 상품교역을 추진했다. 사회주의 국가들과는 의정서 기간을 〈시기Ⅰ〉에 비해 길게 맺어 무역 관계를 장기간 유지했다.[324]

1959년 무역성은 대외무역에 관한 관심을 높이기 위해 전람회를 개최하기도 했다. 전람관에는 광물 및 금속관, 화학제품 및 기계관, 농산물 및 약초관 등을 개설했다. 또한 자신들의 수출품들과 무역 관계를

---

322 조선중앙연감편집위원, 『조선중앙연감 1959』, 227쪽.
323 "각종 생약재의 대외 수출을 증가하기 위한 대책 강구", 『로동신문』, 1959.02.22.
324 조선중앙연감편집위원, 『조선중앙연감 1959』, 208쪽.

맺고 있는 나라들을 세세히 알리며 인민들의 관심을 고조시켰다. 당시 북조선은 사회주의 국가 외에도 이집트, 인도네시아, 인도, 영국, 일본, 서독 등 20개의 나라와 대외무역을 추진했다. 더불어 오스트리아, 벨기에, 프랑스, 덴마크 등 22개 국가와는 무역상과 거래를 위한 실무적 연계를 맺고 있었다.[325] 북조선은 1960년에 40여 개 나라와 대외무역을 진행 중이었다.[326]

한편 1959년 북조선이 수출한 물품 중에는 기계를 포함했다. 이로 인해 일부 기계류 수입이 필요 없게 되면서 수입 물자 구성에 현저한 변화가 일어났다고 자평했다. 이는 국가 건설 초기부터 중공업 우선 정책을 시행하면서 기계공업의 발전을 가져온 결과였다.[327]

3. 대외원조

1954년부터 추진한 인민경제발전3개년계획의 목적은 전면적인 복구건설과 인민 생활 향상에 있었다. 이에 맞춰 대외원조의 내용과 지원 물자도 전쟁 때와는 달라졌다. 복구건설에 필요한 장비와 기자재들이 본격적으로 북송됐다. 보건의료 물자는 인민 생활 향상에 필요한 물자로 의약품과 의료장비 등을 지원했다. 동독은 엑스레이, 의약품 등을 기증했다.[328] 중국은 보온건조기, 흡입기, 수술 도구 등 1백여 종의 의료기구와 다량의 의약품을 보내왔다. 이들 물자는 철도를 이용해 전해

325 "우리 나라 인민 경제의 발전 면모를 보여 주는 수출품 전람회", 『로동신문』, 1959.07.12.
326 조선중앙연감편집위원, 『조선중앙연감 1961』, 203쪽.
327 조선중앙연감편집위원, 『조선중앙연감 1960』, 228쪽.
328 "우방 각국으로부터 원조 물자 도착", 『로동신문』, 1954.02.11.

졌다. 특히 평안북도 신의주역과 자강도의 만포역을 많이 이용했다.[329]

대외원조는 북조선과 공여국 간에 협정을 체결해 계획에 따라 진행했다. 소련은 정전협정이 맺어진 직후인 1953년 8월 초, 10억 루블의 원조금을 무상으로 제공할 것을 결정했다. 이 금액 내에서 전후복구에 필요한 각종 물자를 기증하는 방식이었다. 1955년 6월 말 통계에 의하면 5억8천만 루블을 사용했다. 2년 동안 결정 기금의 반 이상을 사용했을 정도로 속도감 있게 추진했다. 1956년 7월, 소련은 10억 루블의 무상원조 외에도 추가 원조 제공을 결정했다. 기술협조를 위해 과학자와 기술자들의 파견을 포함했다. 이는 당시 북조선의 필요를 적극적으로 수용한 결과였다. 소련은 북조선의 과학원과 그 산하 각 연구소와 김일성종합대학 등 주요 대학의 연구실에 기술협조와 더불어 과학실험 도구와 방송 통신 기자재, 의약품 및 의료기구 등을 기증했다.[330]

북조선은 루마니아 정부와 1953년 10월, 1956년까지 6,500만 루블의 무상원조를 제공하는 협정을 체결했다. 이 원조로 시멘트공장과 아스피린공장 건설을 계획했다. 기계 설비 제공과 함께 기술자를 파견했다. 루마니아 기술자들은 북조선 노동자들과 함께 공장을 건설하며 기증한 장비에 대한 기술이전을 진행했다. 이러한 과정을 통한 북조선 노동자들을 공장 건설 전문가로 양성했다.[331]

루마니아는 북조선에 원조를 제공하기 위해 6·25전쟁 직후부터 조선원조전국위원회를 조직해 원조금을 모금했다. 조선원조전국위원회는 [조선 원조 주간] 또는 [조선인민과 루마니아인민 간의 단결 주간]

329 "계속 증대되는 중국 인민의 원조", 『로동신문』, 1954.05.30.

330 "위대한 쏘련은 조선 인민의 해방자이며 진정한 원조자이다", 『로동신문』, 1957. 08.13.

331 "조선과 루므니야", 『로동신문』, 1956.09.29.

을 설정해 모금 활동을 벌였다. 이에 참여한 노동자들은 시간 외 노동으로 얻은 소득을 후원했다. 그리고 농민들은 농산물 증산으로 확보한 다수확 곡물을 기증했다.[332]

동독은 다른 사회주의 국가들과 비교해 북조선 원조를 늦게 시작했다. 그 규모도 상대적으로 적었다. 그렇지만 전후복구 시기에는 특히 보건의료 분야의 지원에서 중요한 역할을 담당했다. 북조선과 동독은 1953년 10월 원조 협정을 체결했다. 1954년부터 1956년까지 디젤 원동기공장과 인쇄콤비나트를 건설하고 다량의 필수품과 공장설비 및 기자재를 무상으로 지원하기로 했다.[333] 특히 함경남도 함흥시 복구를 전담했다. 함흥시에 1958년부터 1964년까지 매년 3천5백만 루블, 총 3억6천7백40만 루블을 배당했다.[334] 동독은 함흥시를 현대적인 공업 도시로 상정하며 주민들의 생활과 위생 및 보건에 편의를 담보하는 도시 설계를 계획했다.[335]

보건의료와 관련한 사업은 동독적십자 중앙위원회와 조선적십자회 함흥시위원회가 추진했고 함흥시 보건의료시설에 3개의 이동식 구급 세트를 기증했다. 구급 세트에는 86종 200여 점에 달하는 처치용 의료기구와 각종 의약품을 포함했다.[336] 또한 1956년에는 평양중앙전문치

---

332 "루마니야 인민들의 형제적 원조", 『로동신문』, 1954.08.23.

333 "형제의 나라-독일 민주주의 공화국", 『로동신문』, 1956.06.11. 동독은 애초 1954년부터 1964년까지 10년간 함흥프로젝트를 계획했으나 2년을 단축해 1962년에 마무리했다. 프로젝트는 함흥-흥남-본궁을 특별경제구역으로 육성 발전시켰고 이 지역의 생산시설들은 북조선에서 가장 현대화된 설비들로 구축했다. 강호제, "북한의 기술혁신운동과 현장 중심의 과학기술정책", 222~243쪽.

334 "형제적 인민들의 국제주의적 원조", 『로동신문』, 1955.03.14.

335 "함흥과 흥남시 복구 건설에 주는 독일 인민들의 원조", 『로동신문』, 1956.10.07.

336 "독일 민주주의 공화국 적십자 중앙 위원회로부터 조선 적십자회 함흥시 위원회에 의료 기재를 선물", 『로동신문』, 1957.09.07.

료예방을 지원하기도 했다. 이 예방원은 111개의 병상 규모로 5개의 실험실과 1개의 수술실 및 엑스광선 및 태양광선 치료실을 갖춘 시설이었다. 건설에 필요한 모든 물자를 동독으로부터 공수했다.[337] 물자 전달식은 1956년 8월 평양 모란봉극장에서 진행했다. 이 자리에 리병남 보건상과 외무부상을 비롯한 정부 관계자와 근로자 등 8백여 명이 참석했다. 동독 측은 북조선 주재 동독 대사와 관원들, 의료단 단장과 단원들이 참가했다. 전달식에 앞서 홍명희 부수상과 노동당 중앙위원회 박정애 부위원장은 보건상과 함께 평양중앙전문치료예방원을 참관했다.[338]

체코슬로바키아는 전쟁 기간 [조선원조운동]을 벌렸다. 이때 모금한 기금으로 의약품 등 5천271만3천 루블에 달하는 물자와 2억4천741만2천여 원에 해당하는 구호품과 원호금을 보냈다. 전후복구를 위해 양국은 1954년부터 1960년까지 1억1천3백만 루블의 각종 설비 및 기자재, 생활필수품을 지원하기로 협정을 맺었다. 1957년부터 상환하기로 한 유상원조에 대해서는 이자 없이 1961년까지 그 상환을 연기하는 등 구체적 내용을 확정했다.[339]

폴란드는 1953년 7월 27일 휴전협정 다음 날인 7월 28일에 1954년부터 1957년까지 3억6천4백만 즐로티(zloty)를 할당해 서평양과 원산의 2개 철도공장 복구와 안주, 신창, 아오지탄광을 기계화 및 전기화할 것을 결정했다. 협정은 1953년 11월 11일에 체결했다. 특히 협정에는

---

337 "독일 민주주의 공화국에서 조선으로 보내는 병원 시설품을 만재한 20개 차량 출발", 『로동신문』, 1956.06.01.
338 "독일 인민으로부터 조선 인민에게 보내 온 의료 시설 전달식 진행", 『로동신문』, 1956.08.20.
339 "형제적 체코슬로바키야 인민들의 국제주의적 원조", 『로동신문』, 1957.04.01.

함흥의과대학병원을 1955년 봄까지 완공하기로 하는 등 보건의료 원조도 포함했다. 이와 함께 양국은 1956년 5월 11일에 문화협조에 관한 협정을 체결해 문화교류를 추진하기 위한 연간 계획서를 채택했다. 계획에 따라 각종 과학기술 연구자료, 출판물, 영화, 음반 등을 교환하기로 했다.[340]

중국도 1954년 경제 및 문화 합작에 관한 협정을 맺어 단순 원조가 아닌 협정으로 원조의 내용을 질적으로 담보했다. 경제복구에 절실히 필요한 물질 및 기술적 원조를 위해 8만 억 위안을 제공하기로 했다. 추가적 조치로 6·25전쟁 3년 동안 제공한 일체의 비용과 물자들을 무상으로 증정하기로 합의했다.[341]

이들 국가 외에 헝가리와 불가리아도 건설 기술자를 파견해 의학대학 설계에 도움을 주었다.[342] 이들은 도(道)중앙병원을 맡아 건물과 시설을 현대화하는데 많은 원조를 제공했다.[343] 당시 사회주의 국가들의 원조 규모는 소련 무역성 자료에 따르면, 북조선의 전체 전후 복구사업 중 1/3을 소련이 맡았다. 중국은 29.4%, 그 밖의 사회주의 국가들이 37.3%를 담당했다고 밝혔다.[344]

북조선은 1956년 4월 제3차 당대회에서 채택한 결정사항들을 이행하기 위해 더 많은 자금이 필요했다. 이를 확보하기 위해 북조선 집권 세력은 소련을 위시한 동유럽 사회주의 국가들을 방문해 추가 원조를

340 "조선과 파란간의 우호 관계의 발전", 『로동신문』, 1957.04.14.

341 이종석, 『북한-중국관계: 1945~2000』, 201쪽.

342 "우리의 벗-웽그리야 인민 공화국", 『로동신문』, 1956.06.21.

343 "정부 대표단의 사업 성과를 계속 열렬히 환영", 『로동신문』, 1956.07.28.

344 이시연, "북한 원조의 정치 경제학 : 1950년대 소련·중국·동유럽 사례", 이화여자대학교 대학원 북한학 박사학위논문, 2018, 2쪽.

요청했다.[345] 하지만 폴란드, 헝가리와의 협상은 난항을 겪었다. 결과적으로 폴란드는 원조 제공을 아예 거부했다. 헝가리는 알바니아를 제외하고 가장 적은 원조금을 결정하는 데 그쳤다. 추가 원조 확보에 성공하지 못한 이유는 북조선과 공여국 간에 원조 자금 활용 방향에 대한 지속적인 갈등이 내재한 결과였다.[346]

사회주의 국가들로부터 만족할 만한 원조자금을 확보하지 못한 북조선은 8월 종파사건을 계기로 대외정책에 급속한 변화를 가져왔다. 종파투쟁에서 승리한 빨치산파는 독자적 횡보를 강화하며 북조선에 남아있던 해외인력들을 완전히 내보낼 것을 통보했다. 이 결정에 따라 해외인력들은 각 도(道)를 맡아 건설 및 운영하던 도중앙병원 시설 일체를 남기고 1957년 모두 철수했다.

추가 원조를 거부한 폴란드의 적십자 의료단이 가장 빠른 1955년 8월 폴란드적십자병원(함경남도중앙병원)에 관한 이관 의정서 조인식 개최 뒤 귀국했다. 조인식에는 리병남 보건상 등 보건성 관계자와 외무성 관료들이 참석했다. 그리고 최창석 보건부상이 의정서에 서명했다.[347] 사회주의 국가 중 첫 병원시설 조인식이었기 때문에 보건상이 참석했다. 보건상은 감사의 마음을 담은 장문의 보건상 담화를 발표하기도 했다.[348] 이외 국가들도 1957년 무상 이관에 대한 의정서를 조인하며 차례로 자국으로 복귀했다. 이를 정리하면 〈표 4-13〉과 같다.

345 "형제적 벗들의 고귀한 원조", 『로동신문』, 1956.05.01.
346 조수룡, "전후 북한의 사회주의 이행과 '자력갱생' 경제의 형성", 142~143쪽.
347 "재조선 파란 적십자 병원의 일체 시설들을 조선측에 이관함에 관한 의정서 조인", 『로동신문』, 1955.08.04.
348 "형제적 파란 인민들의 지성어린 원조", 『로동신문』, 1955.08.06.

<표 4-13> 사회주의 국가들의 의료시설 무상 이관 개요

조인식 개최일	국가	보건의료기관	이관 내용
1955.08.02	폴란드	함경남도중앙병원	병원의 일체 시설.
1957.03.	불가리아	평안북도중앙병원 자강도중앙병원	병원의 일체 시설, 조인식 날자 불명확. 다만 마지막 제4차 의료단이 1957년 3월 귀국했으므로 떠나기 전에 조인식을 개최했을 것으로 추측.
1957.04.24	소련	소련적십자병원	엑스레이, 휴대용 초단파 치료기, 증류수기 등 의료기구, 시설, 의약품, 비품 및 운수 기자재, 의학도서 등.
1957.06.20	헝가리	황해북도중앙병원	병원 전체 시설 및 비품, 의료단 거주 건물, 비품, 도서 등.
1957.07.26	루마니아	평안남도중앙병원	일체 시설 및 비품, 의료단 거주 건물, 비품, 도서 등.
1957.12.13	체코슬로바키아	함경북도중앙병원	의료기자재, 의약품, 구급차, 주택, 가구.

출처 : 1955년부터 1958년까지 『로동신문』에 게재된 기사를 검토해 정리.

1957년 12월 체코슬로바키아 의료단이 마지막으로 귀국한 이후 1958년 1월부터 『로동신문』에는 원조와 관련한 보도가 전혀 없었다.

제5절 보건의료 정책 및 관리

1. 의사결정

1954년 4월 23일 최고인민회의 상임위원회에서는 인민경제발전3개년계획에 관한 법령을 채택해 본격적인 전후복구 시작을 알렸다. 보건의료 관련 계획으로는 주민들에 대한 의료 혜택 개선과 군(郡)소재지와 농촌의 주민 밀집 지역에 진료소 건설, 국영병원의 병상 수를 8,200대로 확대, 약국망 확장을 제시했다.[349] 3개년계획을 법령으로 채택한 이유는 단순한 언술과 계획으로 그치는 것이 아니라 국가가 의무적으로 실행한다는 의지를 담은 것이었다.

법령 채택 이후 같은 해 4월에는 내각 지시로 정양소 및 휴양소의 확충 및 운영 개선을 결정했다. 6월에는 〈인민보건사업을 강화할 데 대한 내각 결정〉과 7월 〈노동자, 기술자 등에 대한 의료 혜택 강화에 대한 내각 결정〉을 채택했다. 내각 결정의 구체적인 내용으로는 첫째 중요한 국영공장들에 20개의 직장휴양소를 개선 및 확충하고 17개소의 직장휴양소를 새롭게 설치하기로 했다. 더불어 모든 정양소의 운영을 1954년 5월 1일부터 보건성으로 이관하기로 했다. 이는 의료인과 의료설비를 활용해 더욱 전문적인 정양 혜택을 제공하기 위해서였다.[350] 두 번째는 같은 지역에 병존하는 산업 및 일반 보건의료기관을 통합해 보건의료시설의 질서를 확립하기로 했다. 그리고 도중앙병원에 수혈과 설치와 한방치료에 대한 개선 및 강화를 추진키로 했다.[351] 세 번째로는 사회보험 대상자인 노동자, 기술자 등에 대한 외래 약값을 7월 1일부터 모두 국가부담(부양가족은 60%)으로 제공할 것을 결의했다.[352] 애초 1953년 1월에 시행한 〈전반적 무상치료제〉에 포함했던 외래 약값 제공은 실제로는 1954년 7월 1일부터 시행했다. 전체적으로 보건의료 혜택을 더욱 확대한 결정이었고 보건성을 중심으로 보건의료사업의 규율과 질서를 확립한 조치였다.

---

349 "1954–1956년 조선민주주의인민공화국 인민경제복구발전 3개년계획에 관해", 『로동신문』, 1954.04.25.
350 "정 휴양소 사업을 개선 강화할 데 대한 대책 수립", 『로동신문』, 1954.04.12.
351 "인민 보건 사업을 개선 강화할 데 관한 내각 결정 채택", 『로동신문』, 1954.06.10.
352 "로동자, 기술자, 사무원들에 대한 의료상 방조를 강화할 데 대한 내각 결정 채택", 『로동신문』, 1954.07.03.

특히 보건의료서비스의 질 개선을 위한 방안으로 한의학의 발전과 한방치료의 적극적인 활용을 시도했다. 1956년 4월 내각 명령 제37호로 한의학 발전과 한방치료의 개선 및 강화를 시달했다. 이 명령으로 보건성 내에 이를 담당할 부서 설치와 한의학기술협의회 조직을 구성했다. 또한 한의사들의 치료 및 처방경험을 연구하고 한의사들에게 의학교육 및 재교육을 시행하는 방안도 모색했다. 우선 평의대병원에 한방치료를 위한 임상병상을 운영하기로 했다.[353] 또한 기존 한의사들을 국가병원 또는 협동치료기관에 대거 배치했고 평의대병원을 비롯한 중요 국가병원에 10개의 한의과와 1개의 국영건재약국을 설치했다.[354] 해방 직후부터 강조했던 한의학 정책을 국가 규정으로 채택하며 보건성은 이를 실현하는 방안들을 본격화한 것이었다.

북조선 당국은 1956년 11월 보건의료인들의 임금을 대폭 인상했다. 이는 인민경제발전3개년계획의 성공에 따른 물질적 보상 차원과 함께 1956년 제3차 당대회 이후 인민 생활 향상과 혜택이 현실임을 증명하려는 조치였다. 자강도인민위원회 정무원은 평균 35% 이상 인상한 임금을 받았다. 농업처 지도원의 경우 64%나 상승했다. 이는 보건의료인들에게도 적용했다. 사리원시종합진료소 간호원은 임금 상승에 따라 수입의 10%를 더 저축하겠다고 밝히기도 했다.[355]

북조선은 1957년부터 인민경제발전5개년계획을 추진했다. 이는 처음으로 진행하는 장기계획으로 보건 부문에도 일련의 과제들을 포함했

---

353 "한의학을 발전시키며 한방 치료 사업을 개선 강화할 데 관한 내각 명령 시달", 『로동신문』, 1956.04.26.

354 조선중앙연감편집위원, 『조선중앙연감 1957』, 104쪽.

355 "인민 정권하에서의 생활은 기쁘고 좋다", 『로동신문』, 1956.11.28.

다. 우선 농촌의 보건의료시설 증설을 계획했다.[356] 농업협동조합들을 대대적으로 조직하면서 농촌에서의 의료 혜택 요구에 부응해야 했다.

1957년 4월 내각에서는 내각 명령 제23호로 농업협동조합에서 간이진료소를 직접 관리, 운영할 수 있도록 했다. 이 명령으로 1957년 2·4분기 중으로 347개소의 농촌 간이진료소를 농업협동조합에 이관할 예정이었다. 이미 협동조합이 직접 운영하는 169개의 진료소에 대해서는 그 재산을 조합에 무상으로 이전할 계획이었다. 이 정책 실행의 결과 1957년에 718개소의 농촌 간이진료소를 농업협동조합 간이진료소로 개편했다. 협동조합은 자신들이 처한 상황에 따라 간이진료소의 운영 방식을 선택할 수 있었다. 간이진료소를 협동조합에서 직접 운영하는 방법과 간이진료소 건물의 유지관리와 의료인들의 식량만을 조합에서 부담하는 방법이 있었다.[357] 이렇게 당시 농업협동조합의 경제적 능력과 조합원들의 요구에 따라 진료소 규모와 의료인들의 규모를 스스로 결정할 수 있었음을 확인했다.

이 시기에는 전반적으로 보건의료 혜택의 확대와 함께 의료서비스의 질을 향상하려는 노력도 병행했다. 특히 의약품 생산의 확대와 함께 제약산업 발전에도 관심을 나타냈다. 제약산업의 개선 발전을 위해 1957년 10월 내각 결정 제91호로 〈인민들의 건강을 보호증진하며 축산업을 발전시키기 위해 제약부분사업을 개선 강화할 데 대하여〉를 채택해 시행했다. 구체적 결정 내용으로는 향후 5년 뒤인 1961년에 1956년과 대비해 의약품 생산을 4배 이상 확대할 것, 페니실린공장 건설 완공, 수

---

[356] "공화국 내각에서 1957년 인민 경제 발전 계획에 대한 결정을 채택", 『로동신문』, 1956.11.28.

[357] "농촌 간이 진료소를 농업 협동 조합에 이관", 『로동신문』, 1957.04.11; 조선중앙연감편집위원, 『조선중앙연감 1958』, 139쪽.

입에 의존하는 의약품의 자체 생산을 위해 생약 자원의 적극적인 활용 등을 담았다.[358]

〈시기Ⅱ〉에 추진한 다양한 보건의료와 관련한 정책 시행 결과 1960년 2월 27일 최고인민회의 결정 〈인민보건사업을 강화할 데 대하여〉의 채택으로 귀결됐다. 즉 〈완전하고 전반적인 무상치료제〉 실시를 공포한 것이다. 이는 1953년 1월 1일부터 추진한 〈전반적 무상치료제〉보다 보건의료 혜택의 질적 확대를 의미했다. 구체적인 결정사항으로는 첫째 1960년까지 모든 리에 진료소 설치를 완료할 것, 둘째 1961년 내에 모든 임신부에게 무상으로 해산 방조를 제공할 것, 셋째 어린이들을 위해 1~2년 내로 도·시·군에 소아과병원(소아과병동) 설치를 완료할 것, 넷째 보건의료서비스의 질 제고를 위해 도시에서의 의사담당구역제를 완성하고 농촌의 담당구역 사업확대를 결정했다.[359] 특히 한방치료도 무상으로 제공하기로 했다.[360]

보건의료 혜택의 질적 발전을 위해서는 보건의료인들의 수준 향상도 필수적으로 요구됐다. 이에 1955년 1월 27일 내각은 연구원(학사원)에 관한 규정을 채택했다. 이의 목적은 과학교육 간부 양성에 있었다. 대학과 과학원의 연구소에 연구원을 설치해 연구사업에만 집중할 수 있도록 했다. 연구원의 연구생은 크게 일반연구생과 통신연구생으로 구분해 모집했는데 통신연구생은 통신으로 지도를 받았다. 일반 연구생은 1~3년, 통신연구생은 2~4년의 연구 기간을 설정했다. 입학자격은 고등교육을 받은 40세 미만의 공민으로 해당 전공 부문에 관한 연구,

---

358 "5년간에 의약품 생산을 4배이상 장성시킬 것을 예견", 『로동신문』, 1957.10.04.

359 "조선 민주주의 인민 공화국 최고 인민 회의 결정, 인민 보건 사업을 강화할 데 관해", 『로동신문』, 1960.02.28.

360 지면식, "인민 보건 사업 발전의 새로운 단계", 『근로자』, 1960년 3호, 55쪽.

교수사업 또는 생산에서의 우수한 경험을 가진 자로 소정의 입적 시험에 합격해야 했다.[361]

1959년 3월에는 〈대학 및 전문학교를 신설 확장할 데 대한 내각 결정〉 제19호를 채택했다. 이 정책으로 1959년 9월 1일부터 15개의 대학과 인민경제학원을 포함한 5개의 전문학교를 신설하기로 했다. 동시에 기존 대학 및 전문학교들의 규모 확장을 예정했다. 이는 향후 사회주의 건설의 고조와 생산력의 급속한 발전을 위해서 보다 많은 기술자와 전문가들을 필요로 했기 때문이었다. 이러한 기조 속에서 1959년 해주의과대학을 창립했다.[362] 해방 14년 만에 총 4개의 의과대학이 설립됐다.

〈시기 Ⅱ〉에도 위생방역과 관련한 의사결정은 매해 채택했다. 이는 전염성 질환의 위험이 지속했다는 의미로 북조선은 여전히 전염성 질환에서 안전하지 못했다. 그렇지만 위생방역의 조직체계는 더욱 완비해갔다.

북조선은 위생방역사업에 대한 자신감과 함께 남한으로부터 유입하는 전염병에 대한 경계심도 높았다. 1956년 8월 리병남 보건상은 남한의 보건사회부 장관에게 "남북 보건 당국 간에 방역정보 상호교환"을 제안하는 성명을 발표했다. 성명서에는 "인접 국가 간에는 협정의 유무를 막론하고 방역 정보를 제공하는 것이 국제적 관례"라고 전제하며 "방역 정보가 공유되지 않아 발생하는 불행한 사태를 반복하지 말고 남북 주민들의 생명과 건강을 더욱 훌륭히 보호할 것을 염원한다."고

---

361 "공화국 내각에서 연구원(학사원)에 관한 규정을 승인할 데 대한 결정을 채택", 『로동신문』, 1955.02.01.

362 "공화국 내각에서 대학 및 전문 학교를 신설 확장할 데 관한 결정을 채택", 『로동신문』, 1959.03.06.

호소했다.[363]

북조선이 선제적으로 전염성 질환 등에 관한 방역 정보를 공유하고
자 한 이유는 북조선에 비해 방역역량이 뒤떨어진 남한에 대한 경계 차
원과 함께, 북조선에 전염병이 만연하다는 남한의 악의적 언론 보도를
차단하려는 조치였다. 당시 남한 언론은 평안남북도와 황해도 일대에
서 장티푸스가 유행한다고 보도했다. 그뿐 아니라 강원도 금성군 일대
에 콜레라 발생으로 6백 명이 사망했다는 소식을 전했다. 북조선은 남
한 당국이 이를 정치적으로 활용하고 있다고 판단해 이를 막아선 것이
었다.

2. 평가 및 비판

(1) 평가

1959년 5월 최용건 최고인민회의 상임위원회 위원장을 대표로 하는
북조선 대표단이 체코슬로바키아를 방문했다. 이때 전쟁 기간 북조선
에 파견한 기술자와 의료인, 전쟁고아를 돌봐준 체코슬로바키아 교원
들에게 훈장과 메달을 수여하며 원조 제공에 감사를 전했다.[364] 이렇게
사회주의 국가에서 파견한 의료인에 대한 훈장 및 공로메달 수여는 계
속 이어졌다.

북조선 당국이 훈장 등을 직접 전달하는 방법 외에 헝가리 정부는
자체적으로 북조선에서 활동했던 자국의 의학자와 의료인들에게 훈장
을 수여해 북조선 인민들을 위한 의료복무를 평가했다. 그리고 북조선

---

363 "리 병남 보건상 남조선 보건 사회부 장관에게 성명 발송", 『로동신문』, 1956.08.25.
364 "최용건 위원장 우리 나라를 방조한 체코슬로바키야 기술자 의료 일'군 및 전재고
   아 교원들에게 훈장 및 메달을 수여", 『로동신문』, 1959.05.04.

은 이 소식을 『로동신문』에 게재해 알렸다.[365]

원조의 감사로 국가 차원의 훈장 수여 방법 외에도 관련 기관에서 감사의 마음을 전하기도 했다. 1957년 9월 조선적십자회 중앙위원회는 동독 의료인들에게 영예휘장을 수여했다. 동독의 원조로 건설한 중앙피부성병전문치료예방원에서 활동하는 의료단과 평양, 개성, 함흥 등에서 독일위생전람회를 성과적으로 조직하고 진행한 기술자와 의료인들에게 전달했다.[366]

또한 해외인력들에게 김일성 명의로 선물을 수여하기도 했다. 1958년 9월 4일 순천아스피린공장을 완공했을 때, 공장 건설에 참여해 기술적 도움을 준 루마니아 기술자 6명에게 김일성 선물을 제공했다. 이 선물은 김일성의 위임에 따라 화학공업상이 전달했다.[367]

〈시기 II〉에는 개인에게 수여하는 개별적 평가와 함께 집단적 평가를 본격화했다. 1958년 이후 사회주의 개조를 완료하며 평가의 방법도 집단주의적 관점을 더욱 강조했다. 평양시 건설증산경쟁위원회는 1958년 4월 21일부터 30일까지 10일 동안 평양시 건설과 증산에 대한 평가를 진행했다. 평가 결과 성과를 거둔 조직에 우승기와 상금을 수여했다. 평양시 건설은 "민주수도 평양 건설을 위해"라는 모토로 10개의 대학에서 연인원 4만1천900여 명이 참여했다. 더불어 13개의 전문 및 고급중학교의 약 3만5천250명, 4개 군인단체에서 9,530명, 보건성 등 국가기관에서 2만7천130여 명을 동원했다. 이들은 문화주택과 도로공

---

365 "우리 나라에서 일한 웽그리야 의료 일'군들을 표창", 『로동신문』, 1958.02.12.

366 "우리 나라에 와 있는 독일 의료 일'군들에게 조선적십자회 영예 휘장을 수여", 『로동신문』, 1957.09.15.

367 "김일성 수상께서 순천 아스피린 공장 건설에 기술적 방조를 준 루마니야 기술자들에게 선물", 『로동신문』, 1958.09.05.

사를 담당했다. 표창은 대학, 전문학교, 고급중학교, 군무자, 기관, 시민 등 6개 부문으로 나눠 시상했다. 대학 부문은 평의대가 1등을, 기관 부문은 보건성이 2등을 차지했다.[368]

평양시위생지도위원회도 위생문화사업에 큰 성과를 보인 동(洞)과 기업소, 학교 등을 표창했다. 표창 결과는 1958년 7월 12일 평양 시내의 모든 위생일군들이 참가한 위생사업정형 중간 총화회의에서 발표했다.[369] 1958년부터 위생문화사업을 본격화하며 이를 활성화하려는 방안 중 하나였다.

1960년부터 북조선의 집단 평가는 천리마작업반운동을 매개로 진행했다. 천리마작업반칭호의 수여는 직맹 중앙위원회 상무위원회가 담당했다. 이 운동은 보건의료는 물론이고 건설, 임업, 교통, 운수, 교육, 문화 등 전 분야의 공장, 기업소, 부서들을 대상으로 했다. 이는 사회주의 개조의 일환이었고 운동 과정에서 완전히 새로운 조직으로의 탄생을 목표로 했다.[370]

1960년 8월 20일 평의대병원 천리마 안과에 2중천리마안과칭호를 수여했다. 이미 천리마안과칭호를 받은 이 병원 안과는 2중천리마칭호를 받기 위해 다시 천리마작업반운동에 참여한 것이었다. 이들은 의술의 수준을 높이기 위해 집체적으로 노력했고 각막 이식술로 500여 명의 환자를 완치했다.[371]

천리마작업반운동은 1960년 8월 열린 제1차 전국 천리마작업반운동

368 "4월 하순 평양시 건설 증산 경쟁 총화", 『로동신문』, 1958.05.16.
369 "위생 사업에 우수한 동과 기업소, 학교들을 표창", 『로동신문』, 1958.07.15.
370 "새로 113개의 작업반들에 천리마 작업반 칭호를 수여", 『로동신문』, 1960.06.23.
371 "평양 의학 대학 병원 천리마 안과에 2중 천리마 안과 칭호를 수여", 『로동신문』, 1960.08.21.

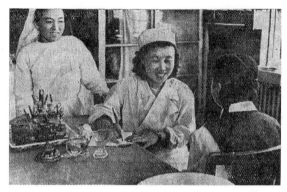
평의대 안과 여의사 김성옥이 환자를 진료하는 모습
(출처 : 『로동신문』, 1957.07.30)

선구자대회를 계기로 전 분야로 확대했다. 이에 1960년 말, 교육·문화·보건 부문의 3,486개 작업반이 참가해 45개(4.9%) 작업반이 칭호 수여를 받았다.[372] 1960년 10월 20일에는 877개의 보건 부문 조직이 천리마작업반운동 참가를 결의했다. 이는 병원의 전문치료과, 위생방역소, 약무 및 의학연구기관 등 1만6천515명의 보건의료인들을 망라한 규모였다. 그 결과 827명의 30개 기관이 천리마칭호를 받았다.[373]

천리마작업반운동은 전국의 모든 조직으로 확대했지만 누구나 참여할 수 있는 운동은 아니었다. 한 조직에서 가장 모범적인 작업반이 참여했다. 천리마작업반칭호를 쟁취하는 순간 그 명성은 해당 작업반에 국한하지 않는 조직 전체의 명예였다. 그만큼 '칭호 쟁취'는 쉽지 않았다. 실제로 참가한 작업반의 약 5~8%만이 칭호 쟁취에 성공할 수 있었다.[374]

천리마작업반운동을 전개하는 과정에서 보건의료인들은 환자의 아픔을 자기의 아픔으로 인식하는 마음가짐을 가졌다. 이는 인민에 대한

---

372 국토통일원, 『북한최고인민회의자료집 제2집』, 966쪽.
373 "위생 보건 부문에서 877개 집단이 천리마 작업반 운동에 참가", 『로동신문』, 1960.10.23.
374 강호제, "북한의 기술혁신운동과 현장 중심의 과학기술정책", 180~184·212쪽.

봉사성을 높였다. 사상적으로는 "하나는 전체를 위해, 전체는 하나를 위하여"라는 공산주의적 생활 기풍이 개인과 집단을 지배했다. 이러한 변화의 결과 보건의료인들은 당이 추구하던 '붉은 보건 전사'로 성장하는 계기가 됐다.

(2) 비판

〈시기Ⅰ〉에는 보건의료와 관련한 비판기사가 12건이었다. 〈시기Ⅱ〉 때는 79건으로 약 4배가 증가했다. 그리고 1959년 11월을 끝으로 『로동신문』에는 더 이상 비판기사를 볼 수 없었다.

총 79건의 기사 중 38건이 예방 및 위생방역에 대한 비판이었다. 24건은 치료에 관한 건이었다. 두 분야가 80%를 차지했다. 사회보험 및 사회보장에 대한 비판은 7건이었는데 1954년과 1955년 기간에 집중됐다.

우선 사회보험 및 사회보장과 관련한 비판을 살펴보면 담당자들의 무책임을 지적하는 사례가 많았다. 담당자들은 국가적 혜택을 최소로 적용하거나 아예 혜택을 축소하려는 의도적 행위들을 보였다.

평양방직공장의 한 여성노동자는 사회보험에 의한 산전 휴가를 받던 중 느닷없이 혜택 중단을 통보받았다. 공장의 일방적인 조직개편으로 산전산후 휴가자들을 일괄 제명한 결과였다. 이에 항의하자 공장 측은 일단 제명됐으므로 신규채용 절차를 밟으라고 권고했다. 이러한 비합리적 행태를 직맹에 호소했으나 오히려 공장을 비호하며 옹호하는 태도를 보였다. 국가적 혜택을 규율과 절차를 무시하며 공장 책임자가 일방적으로 집행한 사례였다. 이를 관리할 직맹조차 노동자 편에 있지 않았다. 이 여성노동자는 자신의 이름을 명확히 밝히며 주무관청인 노동

성의 책임 있는 해명을 요구했다.[375]

또 다른 무책임성에는 혜택 제공을 위한 서류작업이나 절차 등을 지연시켜 필요한 혜택을 적시에 받을 수 없게 했다. 한 인민군 부대에서는 1953년 2월 1일에 전사한 인민군의 유가족들에게 사회보장 혜택을 제공하기 위한 준비를 했다. 평안남도 영원군인민위원회 사회보장부로 "원호진정 여부통지서" 발송을 요청했다. 그러나 서류는 1년 2개월이 경과 한 뒤에야 도착했는데 "부양가족은 행방불명"이라고만 알려왔다.[376] 국가를 위해 전사한 인민군 가족에 대한 원호조차 적극적으로 수행하지 않은 것이었다.

특히 대상자들이 주거를 이전할 경우 혜택 연계가 힘들었다. 장기 질환으로 노동능력을 상실한 한 주민은 원산시인민위원회 사회보장부에서 국가정기보조금을 받는 수급자였다. 이 주민은 사리원시로 이전하면서 모든 수속을 마치고 원산을 떠났다. 하지만 원산시 사회보장부에서 지정 문건을 제 때 보내주지 않아 사리원시의 정기보조금을 받지 못했다. 이에 여러 차례 해결을 독촉했으나 아무런 답을 듣지 못했다. 심지어 사리원시는 지난 기간의 보조금은 지급할 수 없다고 규정을 들먹이며 지급을 거부했다. 주민은 해당 담당자들의 불성실로 생활의 어려움을 겪은 상황을 누가 책임져야 하는지 답답함을 호소했다.[377]

또한 관련 규정을 담당자마다 제멋대로 해석해 수혜자들을 혼란에 빠트리기도 했다. 영변군에 위치한 보건성 제1영예전상자병원에 입원 중인 사회보장 수급자는 순안군인민위원회에서 보조금을 받다가 이 병

375 "독자들의 편지에서, 사회보험 취급에 무책임한 일꾼들", 『로동신문』, 1954.03.07.
376 "독자들의 편지에서, 사회 보장 사업에 무책임한 일꾼들", 『로동신문』, 1954.05.05.
377 "독자들의 편지에서, 원산시 사회 보장부 일부 일꾼들의 무책임성", 『로동신문』, 1954.07.20.

원에 입원했다. 환자는 순안군인민위원회에 진단서를 제출해 보조금을 신청했다. 하지만 10여 차례에 걸친 요청에도 아무런 회답을 받지 못했다. 그러다 법적 근거 제시 없이 "입원환자에게는 보조금을 지급하지 않기로 돼 있다."며 지급을 거부했다. 수급자는 답답한 마음에 영변군인민위원회에 질의해 "입원환자에게도 보조금이 지급된다."는 답을 들었다. 같은 사안이지만 조직 담당자에 따라 해석이 달랐다.[378]

이러한 비판들이 『로동신문』에 게재되면 상급기관은 해당 기관을 검열해 시정조치를 했다. 시정사항은 신문에 공개해 재발을 방지했다. 평안남도인민위원회는 인민군 부대에 회신할 "원호진정 여부통지서"가 심각하게 지체한 상황에 대한 조사에 착수했다. 그리고 이와 유사한 무책임한 현상들이 도(道)내 다수 시·군·리에서 드러났다. 이에 각 시·군인민위원회 위원장 및 관련 부문 일군들의 참석 하에 도인민위원회 상무위원회를 개최했다. 회의에서는 사회보장부 일군들이 오랫동안 문건을 맡아 두고 제 때에 처리하지 않은 행위에 대해 책임을 추궁했다. 동시에 전체 사회보장 부문 일군들에게 사회보장 취급 절차에 대한 강습 추진을 결정했다.[379] 더불어 노동성 국가사회보장국은 비판의 유형에 따른 대책과 혼동이 많은 사안을 정리해 해설하는 기사를 『로동신문』에 게재했다. 이를 통해 인민들에게 자신의 권리를 확인할 수 있도록 했다. 북조선 당국은 이러한 담당자들의 행태를 인민에 대한 사랑과 인격을 존중하려는 고상한 품성을 갖추지 못한 자세라며 시정을 요구했다. 그러나 이러한 행태는 쉽게 고쳐지지 않았고 폐해는 계속해서 반

---

378 "독자들의 편지에서, 사회 보장 사업에서 책임성을 높이라", 『로동신문』, 1954. 09. 25.

379 "독자들의 편지에서, 사회 보장 사업에서 책임성을 제고", 『로동신문』, 1954. 10. 03.

복됐다.[380]

치료사업에 대한 비판도 많았다. 이들 사례에 대한 구체적 개요는 〈부록 10〉에 첨부했다. 이렇게 세부적 사례를 모두 부록에 첨부한 이유는 당시 북조선 주민들이 느꼈을 부당함이 생생하고 구체적으로 서술됐기 때문이었다. 특히 이러한 신랄한 비판은 이후 찾아볼 수 없었다.

〈시기Ⅱ〉 초반에는 병원 운영에 체계가 잡혀있지 않는 모습들이 많았다. 청진시중앙병원의 통원환자가 제보한 기사에 의하면 병원의 접수시간이 일정치 않았다. 의료인들은 자신들의 편의에 따라 접수시간을 변경해 게시판에 붙였다. 이로 인한 피해는 고스란히 환자들에게 돌아갔다. 예를 들면 "당분간 접수는 오후 1시까지"라는 공지가, 어떨 때는 "12시까지", 또는 "수요일과 토요일은 오전 11시까지" 등으로 수시로 바뀌었다. 심지어 "2, 12, 22일은 위생일이므로 휴진한다."라며 아예 진료를 하지 않는 경우도 비일비재했다.[381]

이러한 무책임성은 공장병원도 마찬가지였다. 주을탄광 5갱 직장진료소는 의사 한 명과 간호원 두 명이 배치돼 있었다. 그러나 일주일에 진료는 단 3일에 불과했다. 휴진 이유도 다양했다. 화요일과 금요일은 방역일로 휴진했고 목요일에는 의사의 상급병원 회의 참여가 이유였다.[382] 탄부들의 건강을 돌보는 것이 주요한 업무가 아니었다.

평안남도 덕천스레트공장진료소의 경우도 환자대기실이 따로 없어 환자들은 바깥에서 접수와 차례를 기다렸다. 추운 겨울에는 의료인들이 방안에 잔뜩 틀어박혀 있다가 11시, 12시가 다 돼서야 개소했다. 환

---

380 "독자들의 편지에서, 사회 보장 사업에 관한 몇 가지 문제", 『로동신문』, 1955.03.17.
381 "독자들의 편지에서, 안일하게 사업하는 청진 중앙 병원 일군들", 『로동신문』, 1954.02.01.
382 "독자들의 편지에서, 직장 진료소 사업을 개선하라", 『로동신문』, 1954.03.07.

자들은 병을 고치러 왔다가 오히려 병을 얻을 지경이었다. 그나마 병이나 잘 보아주면 좋겠으나 의사는 겨우 접수를 마치고 진찰실에 들어온 환자들에게 대강 병세를 묻고서는 "방에 불을 때지 못해 진찰할 수 없다."며 "약이나 가져가라."고 권하는 것이 전부였다.[383] 환자들은 청진기도 대보지 않고 정확한 진단 없이 약이나 주며 자신의 소임을 다했다고 인식하는 의료인들에게 불신을 드러냈다.

보건의료인들에 대한 불신은 뒤떨어진 의술로 인해 더욱 가중됐다. 신곡병원에서 진찰을 받은 한 노동자는 엑스레이 투시 결과 폐결핵으로 진단받았다. 하지만 의사는 그저 쉬라고만 할 뿐 아무런 조치가 없었다. 환자는 다음 예약 일에 병원에 갔으나 이번에는 엑스레이 고장으로 투시를 못 했다. 그렇지만 의사는 여전히 병세가 호전되지 않았으니 쉬라고만 할 뿐이었다.[384]

이러한 형식적 진료는 강동군제1진료소 내과 의사들도 마찬가지였다. 특히 대규모의 집단검진일 경우 폐해는 더욱 심각했다. 학교의 집단검진을 받은 학생들에게 의사들은 신중한 진단도 없이 "폐결핵이다, 심장비대다."라고 선언하면 그만이었다. 중증질환으로 진단받은 학생 14명은 학교를 그만둘 고민까지 하는 지경이었다. 그러나 학생들은 얼마 지나지 않아 회복됐다.[385]

뒤떨어진 의술은 불친절을 동반하는 경우가 많았다. 함경남도 신상군제1병원에 근무하는 펠셀은 날씨가 나쁘거나 아침에 기분이 나쁠 경우 출근하지 않았다. 게다가 왕진은 절대 사절이었다. 이러한 상황이

383 "독자들의 편지에서, 진료소 사업 강화에 깊은 관심을 돌리자", 『로동신문』, 1956. 12.26.
384 "독자들의 편지에서, 무책임한 보건 일꾼", 『로동신문』, 1954.03.07.
385 "독자들의 편지에서, 보건 일꾼들은 책임성을 높이라", 『로동신문』, 1954.05.10.

니 근무시간 이후에 아무리 위급한 환자가 왕진을 청해도 거절하는 것은 당연했다. 펠셀은 다음 날 아침 출근 시간에나 오라거나 재차 요청하면 화를 내며 문을 닫아버리기 일쑤였다.[386] 곽산군제1병원의 의료인들도 환자들의 말을 귀담아듣지 않았다. 오히려 무책임한 진단으로 회복을 지연시키거나 환자들을 짜증스럽게 대했다.[387]

이러한 의료인들의 태도는 기본적으로 인민을 무시하는 정서에서 기인했다. 고발된 비판이 사실일지 의심스러울 정도로 심각한 경우가 많았다. 평안남도중앙병원의 의사는 응급환자가 치료를 요청했으나 환자 도착 40분 후에야 진료에 착수했다. 환자는 기다리는 동안 피를 많이 흘려 위급한 상태에 빠졌다.[388] 대홍군인민병원은 긴급 수술이 필요한 환자에게 "2시간 후에 수술하겠다."고 약속해 놓고 고통을 참지 못한 환자의 요구가 거듭됐음에도 불구하고 62시간이나 방치했다.[389]

진료소의 형편도 비슷했다. 순천군 자산리진료소의 문은 항상 잠겨 있어 의료인을 만나기 힘들었다. 어렵게 만나도 치료는 천편일률적이었다. 모든 상처에는 덮어놓고 옥도정기(요오드팅크)를 발랐다. 또는 모든 질병에 알 수도 없는 가루약을 줄 뿐이었다. 본궁화학공장병원 구급실에 어머니의 품에 안겨 온 아이를 당번이던 소아과 과장은 성의 없이 진찰하고 감기로 처방했다. 어머니는 홍역 같으니 다시 진료할 것을 부탁했다. 그러나 의사는 자기를 무시한다고 욕을 하며 내보냈다. 이후 아이는 홍역으로 진단받았다.[390]

386 "이런것은 낡은 사상잔재이다", 『로동신문』, 1955.09.23.
387 "독자 편지 개관, 치료 사업에서 봉사성을 더욱 높이자", 『로동신문』, 1959.11.22.
388 "독자들의 편지에서, 치료 사업에서 봉사성을 높이라", 『로동신문』, 1957.02.25.
389 "독자들의 편지에서, 치료 기관 일꾼들은 봉사성을 높이라", 『로동신문』, 1954.08.23.
390 "독자들의 편지에서, 대중에게 성실하고 친절하게 복무하자", 『로동신문』, 1959.04.18.

북조선 의료인들은 일반 주민에게는 혹독할 정도로 무심했다. 하지만 안면이 있는 지인이나 힘쓰는 기관의 사람들에게는 한없이 친절했다. 심지어 국가 공급 의약품을 우선해서 제공하는 이중성을 보였다. 경성군방역소에 백일해 백신이 공급됐다. 이 소식을 듣고 주민이 방문했으나 방역소에는 백신이 없었다. 원인은 증상이 심하지 않은 사람이지만 방역소 직원의 지인이나 상급기관에서 요청했다는 이유로 먼저 접종했기 때문이었다.391 황해북도 황주군인민약국은 거즈 등 치료용 위생재료를 환자에게 판매하지 않고 안면이 있거나 친한 사람을 골라 판매했다. 황주군 내의 권력기관인 내무서(경찰서) 등에 우선 제공하기도 했다.392

평안북도 염주군제1병원의 원장은 지인들만 정성스럽게 치료했다. 국가에서 공급한 고가의 의약품을 자기 것인 양 주저 없이 투약했다. 이러한 원장의 태도는 다른 의료인들에게도 영향을 미쳤다. 이 병원 약국의 조제원은 처방전을 모두 폐기해 근거자료를 없앴다. 국가 공급 의약품을 빼돌려 판매하는 행위도 서슴지 않았다.393 특히 국가 공급 의약품 사용에 비리가 많았다. 대표적으로 처방전의 의약품 수량을 줄여 환자에게 투약하는 방법이었다. 혜산군제1인민병원 약국은 처방전에 아스피린 4g, 루미나르 0.6g이라고 기록하고 환자에게는 아스피린 2g, 루미나르 0.3g을 투약했다. 이렇게 빼돌린 의약품을 판매해 사적 이익을 취했다.394

물론 북조선 당국은 이러한 보건의료인들의 폐해를 개선하기 위해

391 "독자의 편지에서, 병보다도 안면을 보고 투약한다", 『로동신문』, 1956.09.28.
392 "독자의 편지에서, 대중에 대한 봉사성을 높이자", 『로동신문』, 1956.08.20.
393 "인민을 위한 복무와 거리가 먼 의료 일'군들", 『로동신문』, 1957.11.22.
394 "독자들의 편지에서, 환자에 대한 투약을 정확히 하라", 『로동신문』, 1954.11.13.

다양한 방안을 모색했다. 함경남도 신북청 영예전상자병원은 [환자성원협의회]를 조직해 봉사성이 부족한 보건의료인들을 대상으로 비판회를 개최했다. 그러나 신랄한 비판을 받은 의사는 자신을 비판한 환자의 병이 호전되기 전에 보복성 퇴원을 시키는 사례도 있었다.[395]

해당 기관의 당 및 사회단체 핵심 간부들이 회의를 소집해 결함을 확인하고 대책을 강구했다. 보건성은 책임일군들을 현장에 파견해 엄격한 지도 통제를 단행하기도 했다. 그러나 인민들이 제기한 신소 및 청원은 신속하게 처리되지는 않았다. 오히려 비리자들은 신소자를 찾아 보복하는 부정행위들로 이어졌다. 1956년 5월『로동신문』편집국에 교통진료소에 대한 독자 의견을 접수하고 해당 기관인 교통성 보건처에 통보했다. 그러나 교통성 보건처는 이 문제를 이미 주지하고 있으나 자기들로서는 해결할 수 없는 문제라며 책임을 회피했다. 그러면서 오히려 신소자의 주소와 성명을 알려줄 것을 요구했다. 비판자들의 합리적 청원을 개선하는 행동 대신 신소자를 색출하기 위한 노력에 더 집중했음을 보여주는 사례였다.[396]

당시 보건의료기관의 간부들은 독자와 통신원들이 다양한 비리 현장이나 의료인들의 잘못된 행태를 수시로 상급기관이나『로동신문』에 투서하는 행위를 막기에 급급했다. 이러한 행태는 결국 보건의료사업에서 근본적 개선을 가져오지 못하는 결과를 초래했다.

예방 및 위생방역과 관련한 비판도 〈시기Ⅱ〉에 꾸준히 게재됐다. 가장 많이 지적한 사항은 보건의료인들이 치료사업에 매몰돼 예방의학적 관점을 등한시한다는 점이었다. 북조선의 집권세력들은 해방 직후부터

---

395 "한 병원에서 상반되는 두 현상",『로동신문』, 1957.09.05.
396 "독자들의 편지에 의해, 봉변 당한 신소",『로동신문』, 1956.07.07.

사회주의 보건의료체계를 가장 선진적이라고 여겼고 이를 구축하기 위해 치료보다는 예방사업이 앞서야 한다고 인식했다. 이에 의료인들이 병원에 앉아 찾아오는 환자만을 진료하는 피동적 치료는 낡은 행위라고 비판했다. 그러나 당시 이러한 당국의 인식에 대해 보건의료인들의 저항과 반발 또한 만만치 않았다. 평안북도 정주군병원의 의료인들은 "의사의 직분은 치료"라며 상부의 지시를 거부하거나 형식적인 참여로 태업했다.[397] 염주군병원의 의료인들이 5개월간 진행한 담당구역사업은 단 7~8회에 불가했다. 이는 치료를 앞세우며 위생사업은 자신들의 할 일이 아니라고 인식했기 때문이었다. 이러한 인식은 의사, 간호원, 조산원 등이 간혹 담당구역에 나가도 위생방역사업을 지도하는 것이 아니라 "유람식으로" 돌아다니거나 본인의 개인 일을 처리하는 시간으로 이용했다.[398] 특히 중증질환 치료에 초점이 맞춰진 3, 4차급 병원의 보건의료인들은 이 정책에 더욱 강하게 반발했다. 평의대병원 의료인들은 "내원환자도 미처 처리할 수 없이 바쁜데 언제 나가서 일한단 말인가?"라며 당국의 정책을 공공연하게 비판했다.[399]

북조선 당국은 보건의료인들의 반발에 대해 문제의 본질을 외면한 처사이자 선진의학을 거부하는 낡은 인식이라고 치부했다. 그리고 1958, 1959년에는 이 정책에 동참할 수밖에 없는 강제적 조치를 해나갔다. 우선 지도기관들, 특히 당조직에 대한 대대적 검열을 전개해 그 책임을 물었다. 보건의료인들의 행태는 그동안 당조직의 비호와 보건의료인과 타협한 결과라고 판단했다. 자강도 만포군제1병원은 소아전염병의 유행을 막지 못했다. 소아전염병의 경우 부모를 대상으로 한 예

---

397 "왜 의료 일군들이 위생 사업에 잘 동원되지 않고 있는가", 『로동신문』, 1959. 07. 25.
398 "위생 방역 사업을 차요시하는 그릇된 관점을 고치자", 『로동신문』, 1959. 09. 19.
399 "의료 일군들은 환자들의 아픔을 자기의 아픔으로 알자", 『로동신문』, 1956. 07. 18.

방교육을 통해 사전에 방지할 수 있는 질환이었다. 의료인들이 위생선전을 적극적으로 수행하지 않은 결과였다. 중앙당 차원에서 병원을 검열한 결과 만포군당위원회는 위생선전사업을 1주일에 한 번만 나가라고 했음이 밝혀졌다. 군당 부위원장 등 일부 간부들은 보건부 일군들을 다른 사업에 동원하거나 심지어 담당자들이 당의 보건정책 집행을 개선할 방안을 제기해도 대부분 묵살했다. 군당위원회 간부들조차 당의 보건정책을 중요한 사업으로 인식하지 못한 결과였다.[400]

보건의료사업의 예방의학적 방침은 1956년 8월 당중앙위원회 전원회의를 통해 당적 관철을 강조했다. 그러나 산하 당조직의 인식 변화는 쉽지 않았다. 북조선 당국이 해방 직후부터 한 강조가 현장에서는 제대로 먹히지 않았던 것이다. 1953년 요덕군당위원회는 군(郡)이 창설된 이후 중요한 회의에서 한 번도 보건의료사업을 취급한 적이 없었다. 이는 보건의료사업을 굳이 당조직까지 나서 논의할 사안이라고 인식하지 않았기 때문이었다. 이러한 판단은 1955년 10월 군인민위원회의 간부가 부당한 구실을 붙여 군위생방역소 건물을 자기 주택으로 사용해 위생방역사업 집행에 혼란을 초래하는 모습으로 나타났다. 또한 말로는 보건사업이 중요하다고 하면서도 보건의료 담당자를 농촌경제 캠페인에 동원해 사업을 전담할 수 없게 했다. 특히 홍역, 디스토마 등 예방대책이 필요한 중요한 기간에도 다른 사업에 배치하는 경우가 많았다. 이러한 관료주의적 태도는 담당자들이 방역 백신을 할당하거나 환자들의 통계 보고나 받는 업무를 자기 사업이라고 인식하게 했다. 통계 보고가 올라오지 않으면 "환자들이 격감했다."고 기뻐하는 형편이었다. 결국 국가에서 공급한 수많은 백신 등이 사장되거나 주민들에게 접종

---

400 "보건 위생 사업을 책임성 있게 지도하자", 『로동신문』, 1958.02.28.

되지 않는 심각한 병폐를 낳았다.[401]

그동안 보건의료시설과 인력들의 증가로 인민들의 이병률이 현저히 저하한 것은 사실이었다. 그러나 디스토마 등 일부 토착 질환들이 근절되지 않는 등 일정 순간 보건의료 발전이 정체되는 현상을 피할 수 없었다. 북조선의 집권세력들은 이러한 답보상태에 대한 근본 원인을 찾아 개선해야 했고 해결 방안으로 각급 당조직을 총동원해 검열과 평가를 대대적으로 전개했다. 이는 위생방역사업을 부차적으로 인식하는 경향에 당적 주의를 돌리기 위해서였다. 하지만 이 또한 쉽게 개선되지 않았다. 보건의료인들은 잘못을 교묘하게 숨기거나 소나기는 피하자는 심정으로 형식적 사업으로 방어했다.

북조선 당국은 한 달에 세 차례 위생일을 정해 대대적인 위생방역사업을 전개했다. 하지만 재령광산에서는 실천은 고사하고 간부들조차 이를 정확히 인지하는 사람이 드물었다. 관리자들은 "위생일이 한 달에 세 번이라고? 원, 별소릴, 시끄럽게들 굴지 말라."며 폄훼했다. 그러나 군(郡)에서, 도(道)에서, 관리국에서 검열이나 회의, 강연을 나온다는 기별만 있으면 아닌 밤중에 홍두깨 내밀 듯 벼락지시가 떨어졌다. 위생사업을 전투 치르듯 추진했다.[402] 이러한 돌격대식 사업방식이 가능한 이유는 이전의 경험에 기반한 것으로 위생방역을 지속적으로 진행하지 않고 대부분 용두사미로 끝나는 경우가 많았다.

함경북도 토산군에서는 위생사업의 소극성으로 사업을 매우 천천히 진행했다. 토산군인민위원회 위원장조차 "위생사업이 하루 이틀에 되겠는가?"라며 경제사업이 바빠 위생사업이 어렵다고 핑계를 댔다. 그러다 상부에서 독촉이나 지도가 있으면 좀 움직이다가 지도일군들이

401 "인민 보건 사업에 당적 관심을 높이자", 『로동신문』, 1956.08.11.
402 "특정 위생일", 『로동신문』, 1957.03.30.

돌아가면 다시 손을 놓고 마는 행동을 반복했다.[403] 이러한 행태를 바라보는 주민들은 이를 단순한 '바람'으로 여겼다. 선천군의 경우 매달 위생일 마다 마을에는 바람이 불었다. 그 바람은 예외 없이 반복됐다. 군위생지도위원회가 파견한 의사, 약제사, 간호원, 위생지도원이 몰려와 "파리가 많소", "어지럽소", "고치시오" 또는 "이만하면 됐소"라며 합격증 또는 불합격증을 발급하고 돌아가면 끝이었다.[404]

이러한 병폐를 개선한다며 보건 당국은 간부들을 현장으로 파견했다. 하지만 이들 역시 위생문화사업이 관심 밖이긴 마찬가지였다. 결국 파견된 간부들도 호소와 독촉으로 지도를 대신했다. 특히 위생 환경 개조를 위해 시멘트와 철근 등의 물자가 필요했으나 이를 마련할 구체적 타산 없이 덮어놓고 "하라"고만 할 뿐이었다. 이는 상급기관의 집행 계획을 기계적으로 "아래에 내려 먹이"는 전형적인 행태였다.[405]

정주군위생지도위원회는 위생시설 등의 개선 계획을 수립했다. 그러나 바쁜 농번기의 노동력을 합리적으로 조절하거나 자재 등을 검토해 수립한 계획이 아니었다. 따라서 사업은 형식적이었다. 리(里)에 파견된 일군들은 먼저 그 지역의 실정을 계산하지 않고 통계 숫자를 따지며 독촉만 했다. 그 결과 리(里)에서는 "손만 스쳐 간 위생시설"이면 모두 개조한 숫자에 넣어 군(郡)에 보고했다. 그 숫자에 만족한 간부들은 위생시설이 질적으로 잘 보장되는지는 안중에도 없었다.[406]

---

403 "위생 사업에서 소극성과 침체를 극복하자", 『로동신문』, 1958.09.06.
404 "펠레똔, 돌격 바람", 『로동신문』, 1958년 11월 15일. 이러한 돌격식 사업현상은 계획경제에서 나타나는 일반적 현상이었다. 월초, 분기 초에는 완만히 일하다가 월말, 분기 말이 되면 생산을 몰아쳤다. 월말, 분기 말이 성과보고 시점이기 때문이었다. 김연철, 『북한의 산업화와 경제정책』, 142쪽.
405 "위생 사업에 대한 형식적 지도를, 퇴치하자", 『로동신문』, 1958.07.19.
406 "형식주의를 퇴치하라", 『로동신문』, 1958.08.23.

정평군위생지도위원회의 사업 문서에는 우물, 변소, 돼지우리 등이 90~100%로 개조 또는 신설한 것으로 표시됐다. 그러나 제대로 규격에 맞는 시설은 거의 없었다. 막대한 노동력과 자재, 시간을 들인 사업이 모두 다시 손을 보지 않으면 사용하지 못할 형편이었다.[407]

이러한 행태는 위생사업을 주도적으로 추진하는 간부들의 인식 부재에 원인이 있었다. 현실적으로 간부들은 위생사업 외에도 맡은 일이 너무 많았다. 금천군위생지도위원회의 위원으로는 군여맹 위원장, 군민청 위원장 등을 포함했다. 그러나 여맹 위원장은 "도여맹회의에 간다.", "군여맹대표회의 준비를 한다." 등과 같은 이유로 위생사업을 진행할 겨를이 없었다. 이는 민청 위원장도 마찬가지였다. 모두 바쁜 상황이니 사업을 챙길 수 없었다. 리위생검열위원회는 군(郡)에서 사업계획의 하달이 없으니 할 수 있는 일이 없었다.[408] 현장의 현실이 이러하니 중앙에서 현지로 나가 지도하라는 명령이 떨어져도 제대로 역할을 담당할 수 없었다.[409] 해방 이후 1960년까지 근 15년 동안 예방의학을 강조하며 위생방역과 위생문화사업을 추진했으나 지도적 위치에 있는 인사와 당원들조차도 이에 대한 명확한 인식이 없었다.

〈시기 Ⅱ〉의 이러한 신랄한 비판은 1956년 8월 종파사건 이후 전개한 사상투쟁과 연계한 현상이었다. 반대파와 그들을 동조하는 세력을 숙청하기 위해 비판을 과장한 측면도 있었다. 북조선 당국은 이를 계기로 당의 보건의료 정책에 소극적이거나 부정적인 보건의료인들을 길들이려는 의도를 숨기지 않았다. 그리고 집권세력의 의도가 일정 정도 성과를 가져왔던 1959년 이후 당국의 비판은 완전히 중단됐다.

---

407 "위생 사업에 대한 형식적인 지도를 시정하자", 『로동신문』, 1959.01.24.
408 "펠례톤, 누구의 책임인가?", 『로동신문』, 1958.11.01.
409 "지도 일'군들부터 위생 사업에 대한 관점을 고치자", 『로동신문』, 1959.03.14.

비판자와 비판대상자, 기관을 실명으로 비판하는 공격적인 방법은 충격요법으로 현실을 환기하는 방편이었다. 그러나 한편으로는 대상자를 낙인찍어 적대적으로 변하게 할 위험도 있었다. 그리고 이미 1958년 사회주의 개조 완료 선언으로 체제가 더욱 공고해진 상황과 몇 년간의 숙청을 통해 국가 정책의 반대에 어떠한 처벌이 있는지 확실히 보여주었기 때문에 강도 높은 비판은 더는 불필요했다. 그래서 1959년 이후의 비판은 긍정적인 것을 적극적으로 찾아내 그것을 널리 보급하고 이를 발전시키는 방향으로 나아갔다. 낡은 사상과 인습이 나쁘다는 것을 스스로 깨닫고 개조하는 방법으로 변화했다.[410]

그리고 유일하게 권력을 획득한 집권세력은 숙청에서 살아남은 사람들을 포함해 모든 인민을 대상으로 완전히 새로운 공산주의 인간형으로의 변모를 강제했다. 몇 년간 추진한 당국의 강력한 강제로 인해 보건의료인들은 자기 살과 피를 인민들에게 서슴없이 떼어주는 모습으로 탈피 중이었다.

제6절 소결

북조선은 〈시기Ⅱ〉에 "모든 피해를 전쟁 전 상태로"라는 목표로 1954년부터 인민경제복구발전3개년계획을 추진했다. 1956년 그 성과를 담아 제3차 당대회를 개최했다. 그러나 같은 해 8월 종파사건으로 지배세력 간에 내재해 있던 수면 아래의 갈등이 폭발했다. 권력투쟁의 결과 김일성을 중심으로 한 빨치산세력들이 승리했다. 그리고 김일성

---

410 리증필, "농민의 혁명화, 로동계급화", 『근로자』, 1968년 1호, 47쪽.

은 자신을 중심으로 강력하게 권력을 수렴해 나갔다. 특히 이를 "제2의 해방"이라고 명명하며 모든 정책에 주체와 자립을 더욱 강조했다.

보건의료 부문에서는 한의학을 본격적으로 보건의료체계에 영입하며 신의학과 동등한 수준으로 활용하는 정책을 추진했다. 한편 제2의 해방은 사회주의 국가들의 원조 중단과 해외 의료인들의 귀국으로 귀결해 가용자원이 줄어드는 결과를 가져왔다. 이러한 정세 속에서 북조선은 급속한 사회주의 개조를 진행했다. 1958년 생산수단의 전 인민적 또는 협동적 소유를 실현하며 사회주의 개조 완료를 선언했다. 이러한 일련의 변화를 겪으며 1956년을 기점으로 북조선 보건의료의 전반적인 모습이 달라졌다.

1956년 이전 시기의 경우 사회주의 국가들의 적십자 의료단의 영향은 지대했다. 이에 〈시기 I〉과 마찬가지로 가장 많이 언급한 인력 중 하나가 해외인력이었다. 사회주의 국가들은 인적 지원과 함께 전후복구를 위한 물적 원조를 제공했다. 특히 각 도(道)를 맡아 중앙병원을 새롭게 건설해 북조선의 3차급 보건의료시설 구축에 밑거름이 됐다. 각 도(道)에 건설한 중앙병원은 사회주의 국가들이 기증한 최신의 의료설비와 선진의학기술을 갖춘 해외인력으로 최상의 의료서비스를 제공할 수 있었다. 동시에 북조선 보건의료인들에게는 최신 의학기술을 전수했다. 이러한 사회주의 국가 의료인들의 영향과 전쟁을 통해 얻은 풍부한 임상경험은 북조선 보건의료계에 신의학의 기술발전과 함께 치료에 대한 자신감을 높였다.

그러나 1956년 이후 북조선의 보건의료인들은 한의학을 기반으로 한 한방치료를 적극적으로 수행해야 했다. 신의학과 한의학의 접목을 필수적인 것으로 인식했다. 그 변화는 이전까지의 인식과 태도, 삶의 방법 등 모든 면을 근본적으로 바꿔야 하는 상황에 직면했음을 뜻했다.

특히 1958년 사회주의 개조 완료 이후에는 새로운 공산주의 인간형으로 거듭나야 했다. 그것은 항일 빨치산 투쟁을 모범으로 사고하고 행동해야 함을 의미했다. 개인이 아닌 집단의 발전을 우선시했으며 치료보다는 예방의학적 관점에서 보건의료인들은 현장으로 내달렸다. 북조선 당국은 이러한 개조의 가속화를 위해 천리마작업반칭호쟁취운동을 전개했다. 당국이 결정한 정책을 가장 아래 단위까지 일사불란하게 실행하는 체계를 구축하기 위해서였다.

이러한 변화와 함께 1960년 혜택의 확대와 질적 발전을 더한 〈완전하고 전반적인 무상치료제〉를 시작했다. 이 결정이 가능했던 이유는 정책 수행에 필요한 보건의료인과 시설이 기본적으로 갖춰졌음을 의미한다. 인력의 경우 전쟁을 계기로 다양한 층위의 보건의료인에게 재교육과 정규교육의 기회를 제공해 확보했다. 또한 농촌 지역의 의료 인력은 의학전문학교에서 준의를 양성해 충당했다.

이렇게 구축한 자원에 대한 배치는 당조직이 전면에 나서 주도했다. 이는 6·25전쟁을 끝낸 이후 정비하기 시작한 당체제가 1956년 제3차 당대회를 거치며 안착했음을 의미했다. 특히 1956년 8월 종파사건을 겪으며 당내의 사상투쟁을 전개했고 그 과정에서 김일성에 충실한 당원들로 채워졌다. 전체 당원들은 김일성의 사상으로 무장하는 동시에 이들의 주도로 당의 정책을 실행했다. 당체제의 안착으로 당조직들은 북조선 전역의 기관과 집단에 깊숙이 스며들며 활동 방향과 방법을 터득해 나갔다.

보건의료시설은 〈시기 II〉를 거치며 1차에서 4차급 이송체계로 구축됐다. 3, 4차급 시설은 사회주의 국가들의 도움으로 복구 및 신설했다. 2차급 시설인 군인민병원과 1차급 진료소들은 인민위원회 및 농업협동조합 차원에서 대대적으로 설치했다. 그 결과 1960년까지 깊은 산골에서도 의료인의 진료를 받을 수 있는 체계를 수립했다.

보건의료시설 중 의약품을 생산하는 제약공장도 사회주의 국가들의 원조가 절대적인 도움을 제공했다. 흥남제약공장의 이소니찌드 및 설파티아졸직장과 순천제약의 아스피린공장 등의 건설로 수입에 의존하던 기본적 합성의약품을 자체로 생산할 수 있는 기반을 마련했다. 더불어 의약품의 자체 수급을 위한 약초의 대체 노력을 〈시기 I〉에 이어 계속했다. 특히 약초의 경우 북조선의 중요한 수출품으로 지정해 체계적으로 관리하고 재배해 상품화하려는 움직임을 더욱 확대했다.

〈시기 II〉는 사회주의 진영의 도움으로 자신들의 사회주의 건설과 체제 안정을 도모한 기간이자 동시에 주체를 전면화하며 그 도움을 잊어야 하는 시간이기도 했다. 특히 보건의료인들에게는 1958년 사회주의 개조 완료 이후 완전히 새로운 상황이 전개됐으며 인민들에게 정성을 다하는 의료인이 어떤 모습인지를 증명해야 하는 시기가 기다리고 있었다.

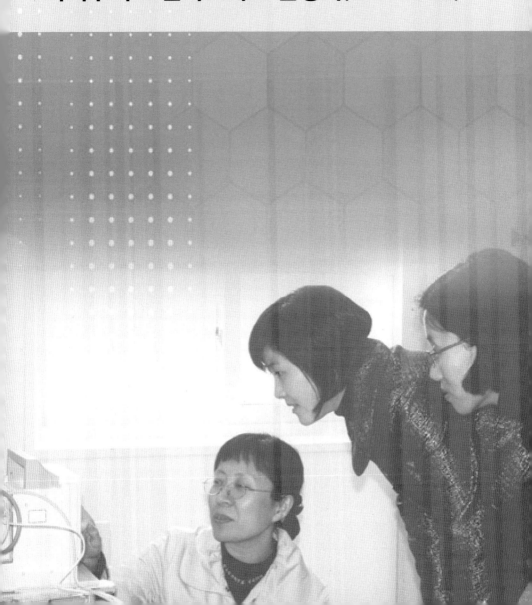

제5장

사회주의 보건의료제도 완성기(1961~1970년)

북조선은 1956년 8월 종파사건 이후 4년 동안 혼란을 수습했다. 김일성을 중심으로 한 항일 빨치산파는 1961년 권력투쟁의 최종 승리를 자축하며 제4차 당대회를 개최했다. 4차 당대회는 모든 종파 일소 이후 빨치산파가 권력을 독점했음을 선언하는 의미와 함께 사적 소유 철폐로 사회주의체제를 구축했다는 자신감을 표출한 행사였다. 유일 권력을 획득한 집권세력은 새로운 혁명 단계를 설정했다. 즉, 도시와 농촌 간의 격차를 줄이기 위해 지방과 농촌에 관심을 돌리겠다는 청사진을 제시했다.

　제4차 당대회에서 밝힌 새로운 사회주의 혁명 단계 이행은 사회주의 국가들의 원조에 기댈 수 없었다. 그뿐 아니라 중국 인민지원군의 노동력 지원 없이 독자적으로 추진해야 했다. 이제 자신들의 실력을 본격적으로 보여줄 시기가 도래한 것이다. 이 정책의 세부 방향이라고 할 수 있는 사회주의 농촌테제는 1964년에 발표했다. 그러나 1960년대 내내 북조선의 국내외 정세는 청사진대로 추진하기 어려운 불안한 정세가 이어졌다.

　1960년대 초부터 소련과 중국의 갈등은 더욱 고조됐다. 그리고 1962년의 쿠바 미사일 사태는 미국의 강경 대응과 이에 맞선 소련의 미숙한 반응으로 사회주의 블록의 위기감을 높였다. 이는 사회주의 모국으로서의 신뢰를 떨어뜨리는 결과를 낳았다. 더욱이 남한에서도 4·19혁명 이후 1961년 박정희 군사정권이 들어서며 위기감을 고조시켰다. 북조선은 이러한 정세에 대응해야 했다. 그 조치로 1962년 경제·국방병진노선을 결정했다. 그 구체적인 행동노선으로 전 인민의 무장화, 전 국토의 요새화, 전군의 간부화 및 현대화라는 4대 군사노선을 채택했다.[1]

---

1 「통일부 북한지식사전」(온라인) 검색일 : 2015.12.09.

1960년대 중반에 접어들며 국내외 정세는 북조선을 더욱 자극하는 방향으로 흘렀다. 1964년 통킹만 사건을 빌미로 미국은 베트남 전쟁에 본격적으로 개입했다. 1966년 중국의 문화혁명은 북중관계를 급속히 냉각시켰다. 1965년 한일협정 체결로 한미일동맹을 강화했고 북조선은 더욱 큰 위기의식을 느꼈다. 이러한 정세 속에서 북조선은 1966년 제2차 당대표자회의를 열어 대응책 마련에 나섰다. 김일성은 "미국이 사회주의 큰 나라들과는 관계를 악화시키지 않으면서 주로 베트남에 침략의 예봉을 돌리며 조선, 쿠바, 동부독일 등 작은 나라들을 하나씩 먹어 들어가려 한다."며 당시 국제 정세를 파악했다. 이러한 인식은 전쟁 발발의 강한 경각심을 높이며 이에 대비하는 정책으로 이어졌다.[2]

북조선은 제2차 당대표자회의를 통해 경제·국방병진노선의 더욱 확실한 추진을 결정했다. 이에 국방비를 30% 이상 지출하는 비상체제에 돌입했다. 전쟁의 고통이 채가시지 않았던 당시 북조선 주민들은 또다시 전쟁이 재발할 수 있다는 공포에 떨었다. 전시상태는 〈시기Ⅲ〉 내내 계속됐다. 이러한 비정상적 상황과 과정을 거치며 1967년 수령제, 즉 유일사상체계를 수립했다.

유일사상체계는 수령을 유일한 중심으로 삼으며 당과 대중이 집단주의적 통일단결을 추구하는 체계이다.[3] 이 체계는 북조선 집권세력이 1950, 60년대를 거치며 겪었던 국내외적 사건과 환경의 결과로 북조선식 사회주의 혁명의 역사적 귀결이었다.

유일사상체계는 보건의료 분야에도 영향을 미쳤다. 북조선 보건의료

---

2 김일성, "현정세와 우리 당의 과업", 『김일성저작집 20』, 조선로동당출판사, 1982년, 205~206쪽.

3 김일성, "당사업을 개선하며 당대표자회 결정을 관철할 데 대해", 『김일성저작집 21』, 조선로동당출판사, 1983, 72쪽.

인들은 〈시기Ⅲ〉 내내 북조선식 사회주의 의학이 무엇이고, 어떤 내용을 담아야 하는지, 그리고 어떤 모습인지를 찾으며 스스로 증명해야 했다. 그리고 구체적인 실행 방법을 제시하며 시행착오를 이어갔다.

제1절 보건의료자원의 개발

1. 인력

(1) 의사

〈시기Ⅲ〉에는 의료인 중 의사를 가장 많이 언급했다. 타국의 의료인들이 주도하던 〈시기Ⅰ〉과 〈시기Ⅱ〉를 지나 드디어 북조선 의사들이 대표적인 직역으로 등장했다.

의사와 관련한 기사는 총 31건이었다. 이 중 15건이 농촌의 진료를 책임진 진료소 소장에 관한 기사였다. 진료소장들은 〈시기Ⅱ〉와 마찬가지로 치료보다는 예방의학적 차원의 활동을 전개했다. 이들은 자신과 함께 위생방역사업을 담당할 위생열성자를 직접 양성하고 약초를 재배해 의약품을 제조했다. 진료소 운영을 자급자족하는 모습이 모범으로 그려졌다. 이와 함께 진료소장이 보여주는 몇 가지 새로운 전형들이 나타났다. 첫째 인민의 병을 자기의 병으로, 환자의 아픔을 자기의 아픔으로 각인하며 치료에 임했다. 이는 환자를 진료소에 앉아 기다리지 않고 가가호호 방문하거나 농민들이 일하는 포전(圃田)을 순회하는 활동을 일상화했다. 둘째는 단순히 인민을 위한다는 관념적 차원을 넘어 스스로 희생을 감수했다. 한겨울 얼음 강에 빠지면서도 멀리 떨어진 마을에 왕진을 나갔다. 수혈 역시 당연시했다. 심지어 의사가 심한 골절을 당했어도 환자를 먼저 처치한 뒤에나 자신을 돌보았다. 세 번째는 치료에 동의학 접목을 적극적으로 시도했다. 당의 방침을 적극적으로 실현하려는 강한 의지를 보였다.

농촌 진료소의 진료소장은 20대 초반에 부임했다. 개천군 룡운리의 진료소장은 고급중학교 졸업 후 보건성 위생간부양성소를 거쳐 22세에 부임했다. 대관군 룡성리진료소에 배치된 소장은 21세로 사리원고등의학학교를 졸업했다. 심지어 18세에 원산고등의학학교를 졸업하고 스스로 산간마을을 택한 강원도 금강군 신풍리진료소 소장도 있었다.[4] 이들은 모두 준의였다.

고등의학학교 졸업생들은 도중앙병원을 비롯해 도시의 상급의료기관을 희망했다. 대학을 지망하는 학생도 있었다. 더러는 농촌에 자원하기도 했다. 그러나 농촌을 선택하는 결정은 당시에도 상당히 이례적이고 쉽지 않은 결정이었다. 농촌은 도시와 비교해 문화생활에 한계가 있었다. 더욱이 의학생들은 농촌의 배치가 자신의 발전을 담보할 수 없다고 인식했다. 그러나 1961년 제4차 당대회의 기본방향을 도농 간의 격차 해소로 결정하며 보건의료 분야에서도 이 과제 해결이 선차적 문제로 대두했다.

1959년 주을의학전문학교를 졸업한 한 여학생은 청진시 출신으로 부모가 거주하는 청진시의 보건의료시설 배치를 확정했다. 그러나 친한 친구의 "모두 도시로만 간다면 농촌의 의료사업은 누가 하겠어."라는 문제의식에 동의해 농촌보다 더 산골인 양강도 풍산군 동흥리진료소로 자원했다. 이 여성 진료소장은 부임한지 5년이 지난 후에 대학으로 또는 도시로 갈 기회가 있었다. 그러나 자신을 신뢰하기 시작한 주

---

4 "오직 인간의 생명을 위해", 『로동신문』, 1963.03.14; "청춘의 꿈을 깊은 산골에서", 『로동신문』, 1966.03.30; "금강산의 애국자", 『로동신문』, 1964.02.12.

민들을 떠날 수 없었다. 이 결정은 열악한 주민들의 의료 환경을 사회주의 문화 농촌으로 꾸려야 한다는 의지도 한몫했다.[5]

젊은 보건의료인들이 농촌 리진료소로 자원한 이유는 당의 방침과 투철한 직업의식이 작용한 결과였다. 이와 함께 열악한 지역을 선택한 행위에 대한 반대급부가 분명했다. 첫째 한 기관의 소장으로 시작할 수 있었다. 졸업 후 도시의 큰 보건의료기관으로 갈 경우 정규대학을 졸업한 의사들의 보조역할로 머물 수밖에 없었다. 1961년 진료소가 아닌 운흥군인민병원을 선택한 한 준의는 400정보의 새 땅 개간 현장으로 하루에 4~5번을 순회하며 건설자들의 건강상태를 돌보았다. 돌격대원들과 함께 잡관목을 베고 잤고 밤에는 대원들의 옷을 빨거나 장갑을 꿰매는 등의 노동도 담당했다.[6] 이렇게 군인민병원 준의로서의 역할도 만만치 않았다. 이에 반해 농촌 진료소의 경우 규모는 작았으나 한 의료기관의 책임자로 활동할 수 있었다. 두 번째 혜택은 5년 동안 진료소장의 역할을 맡은 뒤에는 대학이나 원하는 도시의 상급기관으로 배치를 담보 받았다. 그러나 이보다 더 큰 혜택은 당원이 되는 지름길이었다. 앞서 언급한 풍산군 동흥리진료소의 소장도 "노동당원이라는 영예를 얻고" 졸업을 앞둔 후배들에게 "오직 당과 인민이 부르는 길을 따르는 길이 행복이자 기쁨이라는 것"을 설파하는 주인공이었다.[7]

이렇게 직업의식과 야망을 갖고 부임한 젊은 진료소장들은 우선 그 지역에 발을 붙이기 위한 노력이 필요했다. 마을 주민들은 어리고 젊은 진료소장이 신통한 의술이 있거나 오래 버틸 수 있다고 생각지 않았다. 이러한 불신을 해소하기 위해 진료소장들은 주민들과의 접촉면을 넓혔

---

5 "오체르크 : 한 졸업생의 편지", 『로동신문』, 1964.05.07.

6 "보건 일'군들도 한 몫", 『로동신문』, 1961.11.19.

7 "청춘의 꿈을 깊은 산골에서", 『로동신문』, 1966.03.30.

다. 위생선전을 하면서 동시에 농민들과 같이 고된 노동에 참여했다. 작업반에 직접 나가 진료하기도 했다. 특히 진료소장은 이발사나 목수의 역할도 했는데 주민들이 허물없이 찾아와 "이발을 해 달라"거나 "못 쓰게 된 가구를 고쳐 달라"는 부탁에 언제든 응해야 했다. 그러나 진료소장으로 가장 큰 신뢰를 얻는 기회는 역시 환자 치료에 있었다. 부족한 임상경험과 의술을 대체하기 위해 환자에게 최선을 다했다. 삭주군 룡암리진료소 소장은 만성위염을 불치병으로 여기고 진료소를 찾지 않는 노인을 위해 밤마다 청밀과 쑥을 들고 방문해 질병을 치료했다. 심지어 국수가 먹고 싶다는 환자의 마음을 기쁘게 하려고 국수분틀을 이웃에 빌려 직접 메밀을 갈아 제공하는 정성을 보이기도 했다.[8]

이러한 진료소장들의 정성 외에도 긴급한 환자에게는 수혈을 주저하지 않았고 환자들에게 공급할 의약품을 직접 제조하기 위해 약초 채취 및 재배를 마다하지 않았다. 이와 함께 염소와 닭을 길러 달걀이나 고기, 우유 등을 자체적으로 생산해 공급하기도 했다. 특히 진료소장의 정성은 6·25전쟁의 피해자와 전사자 가족들에게 더욱 미쳤다. 이들에게는 치료는 물론이고 가정을 자주 방문해 김장과 빨래까지 하며 극진히 돌보았다.[9]

준의들이 환자 치료에서 가장 많이 활용한 의학기술은 동의학, 즉 침술과 약초였다. 농촌의 경우 여전히 한방치료를 요청하는 환자가 많았다. 그러나 가장 큰 이유는 해방 초기부터 집권세력이 강조한 국가방침을 현실화한 측면이 강했다. 의사들은 한방치료를 위해 한방 서적을 읽거나 유명한 한의사를 직접 찾아가 침구술을 배우며 익혔다. 또한

---

8 "조합의 녀의사", 『로동신문』, 1961.09.01.

9 "존경 받는 부부 의료일군", 『로동신문』, 1966.01.08.

한약재를 충분히 갖춰놓기 위해 진료소 마당에 약초밭을 만들어 재배했다. 진료소 전 직원들은 한약재 원료를 수집하는 운동을 조직하기도 했다. 그 결과 진료소는 수십 종의 한약을 갖춰놓고 병에 따라 신의학과 동의학을 배합해 환자를 치료할 수 있었다.[10]

주민들과의 신뢰 관계가 형성되고 임상경험이 많아지면서 진료소장들은 어려운 치료에 도전했다. 특히 의술의 신비주의를 타파하고 항일빨치산과 같이 어떠한 어려움 속에서도 "정성이면 못 고칠 병이란 없다."는 김일성의 교시를 피해갈 수 없었다. 교시는 반드시 실천해야 했다. 개천군 룡운리진료소장은 17년 동안 소아마비를 앓던 마을의 처녀를 한방치료 4개월 만에 감각을 되살렸다. 치료 8개월에 접어든 5월 1일 노동절에는 환자를 드디어 걷게 했다. 이후 소문을 듣고 전국에서 찾아온 소아마비 환자 15명을 치료해 주기도 했다.[11] 다른 지역의 진료소장들도 시각장애 환자의 눈을 뜨게 하거나 사경에 처한 환자를 위해 직접 입으로 객담을 뽑아 살렸다. 중증의 관절염 환자를 낫게 했고[12] 심지어 오랫동안 말 못 하던 주민을 침술로 완치시켰다.[13]

이러한 기적 같은 치료는 물론 과장일 수 있다. 그러나 산간오지 주민들의 장애를 개선하려는 의료인들의 노력이 일부 나타난 결과라고 할 수 있었다. 농촌이나 산간지대의 주민들은 장애를 하나의 천형으로 여기며 고치려는 시도조차 하지 않았다. 시도를 했어도 치료 효과가 있을 때까지 기다리며 끝까지 책임진 보건의료인은 없었다. 하지만 소아마비 등의 질환으로 움직이지 못하는 환자나 시각 및 청각장애의 경우

10 "마을의 진료소장", 『로동신문』, 1961.05.24.
11 "오직 인간의 생명을 위해", 『로동신문』, 1963.03.14.
12 "한 진료소장의 헌신성", 『로동신문』, 1963.05.22.
13 "금강산의 애국자", 『로동신문』, 1964.02.12.

침으로 신경을 지속해서 자극하면 신체 변화가 있을 수 있었다. 이러한 노력과 활동의 결과 젊은 보건의료인들은 "보배 소장" 또는 "농촌 문화 혁명의 초병"으로 자리매김해갔다.

농촌의 진료소장은 한방의술로 난치성 질환의 치료에 매진했다. 따라서 상급기관의 의사들은 이들보다 더한 모범을 보여야 했다. 북조선 집권세력은 1958년 생산 관계의 사회주의 개조 완료와 동시에 사상투쟁을 전개하며 공산주의 인간형으로의 개조를 본격화했다. 사상개조의 구체적 실천 방법으로 천리마작업반운동을 추진했다. 대대적으로 전개한 천리마작업반운동을 거치며 실질적인 모범들이 나타나기 시작했다. 특히 1960년 방하수 어린이의 치료 사례는[14] 북조선 당국이 오랫동안 지향한 보건의료인의 전형이 현실화한 형태였다.

새로운 공산주의 인간형은 초기에 보건의료인 개개인의 태도 변화부터 시작했다. 구체적 사례들은 다양했다. 숙직근무를 하던 내과 의사는 응급환자가 오면 보통 간호원을 시켜 관련 과에 이관하면 그만이었다. 그러나 새로 탄생한 의사는 환자를 둘러업고 입원 수속을 마칠 때까지 모든 절차를 직접 담당했다. 경환자만 맡던 소아과 의사는 중환자들을 담당하며 한방치료와 연계해 한약을 직접 조제해 제공했다. 내과 간병원도 중환자 병실 한 개를 더 담당할 것을 결의했다. 안과 의사는 간병원들을 도와 야간근무를 시작했다. 간호원들도 휴일에 출근해 간

---

14 1960년 11월 13일 흥남비료공장병원에 전신 48%에 3도 화상을 입은 방하수 어린이 (함흥시 류정1동)가 입원했다. 부상자는 당시로서는 치료가 불가능한 상태였다. 하지만 병원의 의료진과 이 병원에서 실습하던 함흥의학대학 5학년 2반 17명의 학생 등 38명은 자신들의 피부를 이식하는 극진한 정성으로 결국 환자를 살려냈다. 이 미담을 알게 된 김일성은 1961년 2월 15일자로 흥남비료공장병원 관계자, 함흥의학대학 교직원, 학생들에게 편지를 전달해 "인간의 생명을 구출하기 위해 헌신적으로 노력한 아름다운 소행"으로 높게 평가했다. "김일성수상 흥남비료공장병원일'군들과 함흥 의학 대학 교직원, 학생들에게 편지", 『로동신문』, 1961.02.19.

병원을 대신해 환자를 돌보았다.[15]

초기, 개인적 차원의 변화는 점차 병원 전체로 확대했다. 특히 천리마병원칭호쟁취운동을 매개로 모든 보건의료인이 이에 동참하도록 강제했다. 보통 모범적 행동은 병원 원장부터 시작하는 경우가 많았다. 창도군인민병원 원장은 새벽 일찍 출근해 입원실과 마당 등 병원 구석구석을 청소했다. 낮에는 결근한 의사를 대신해 치료를 맡았다. 수십 리 떨어진 벽촌에 왕진갈 일이 생기면 자신이 먼저 나섰다. 또한 밤마다 계획을 세워 병원 인력들과 면담했다. 결근한 직원의 기숙사나 가정을 방문해 고충을 들었다. 이러한 인간적 품성에 덧붙여 원장은 병원 내에 당역사연구실을 설치했다. 그리고 항일 빨치산 회상기 연구모임을 매일 진행해 직원들의 사상의식을 고취했다. 세균배양기와 같은 의료기구를 자체로 창안하기도 했다. 이를 통해 상급기관에 기대지 않고도 자체적으로 병원의 문제를 해결할 수 있는 여건을 마련했다. 더불어 자기 일에 흥미와 의미를 잃었던 조산원을 2개월간 직접 교양해 가장 낙후한 종업원을 선진분자로 개조했다. 원장의 솔선수범은 종업원들의 변화를 이끌었다. 원장은 이 병원을 "도내에서 가장 모범적인 병원으로!"라는 구호 아래 전체 의료인을 천리마병원칭호쟁취운동에 나서게 했다.[16]

북조선 당국은 이러한 현실을 "공산주의 정신이 도처에서 꽃이 피기 시작했다."며 대대적으로 선전했다. 그리고 보건의료인들의 공산주의 정신 발현은 그 강도가 점점 세졌다. 중환자의 수발을 위해 보름 정도 집에 가지 않는 상황은 비일비재했다. 과로로 쓰러지는 의사도 있었

---

15 "환자의 아픔을 자기의 아픔으로!", 『로동신문』, 1962.05.04.
16 "산간 마을의 붉은 의료 전사들", 『로동신문』, 1961.08.23.

다. 의료인들은 퇴근 시간도 없이 인간의 한계를 시험하듯 생활을 이어 갔다. 의료인의 이러한 정성스러운 모습에 주민들은 인민을 위해 노력 하는 보건의료인으로, 이러한 의료인을 키워 낸 당에 감동했다.[17]

이 시기 인간의 한계를 시험하던 보건의료인들 중에는 6·25전쟁 당 시 군의(軍醫), 간호원 등으로 활동하며 전쟁을 경험한 사람들이 많았 다. 이들에게는 전쟁의 삶이 1960년대까지 연장된 것이었다. 여기에 더해 혁명전통교양으로 항일 빨치산들의 삶이 모범으로 제시되면서 의 사의 치료행위를 공산주의 혁명사업의 일환으로 간주했다. 의사들은 환자가 아닌 혁명 동지를 살린다는 생각으로 밤낮없이, 내 일과 네 일 의 경계 없이 최선을 다해야 했다.

의사들에게 개인적 삶이 아닌 혁명적 삶의 강요와 함께 강조했던 태 도는 혁신적 의학기술에 대한 요구였다. 1962년 2·4분기 보건성 총화 회의에서 보건성 순회우승기를 받은 외귀병원 의료진들은 혈액요법, 물리적 체위요법, 기관주입법, 약물주입요법, 산소피하주입요법, 침구 요법 등 다양한 치료법들을 개발해 적용했다. 이를 통해 환자 치료에 많은 성과를 얻었다. 또한 동의학과 신의학을 잘 배합해 치료했으며 400여 종의 민간요법을 수집해 체계화했다.[18] 평의대병원의 안과 의사 정성희는 "노동당 시대에는 장님도 광명을 얻는다."는 김일성의 교시 에 따라 시각장애환자들을 수술로 완치했다.[19] 평양시 동의종합의원의 동의사는 2년 동안에 100여 명의 농아환자를 치료해 듣고 말하게 했 다. 이 동의사는 농아환자 치료를 위해 동의학을 연구했고 동시에 평의

---

17 "평양시 중구역 병원 내과 과장 박 금선 동무의 숭고한 공산주의적 품성", 『로동신문』, 1964.02.20.
18 "인간 생명의 붉은 초병", 『로동신문』, 1962.07.28.
19 "로동당 시대는 장님도 광명한 천지를 보게 했다", 『로동신문』, 1962.09.26.

대병원의 실험실습에도 참가해 인체의 뇌수 구조와 기능 등을 배우면서 심침(深沈)요법을 착안했다.[20]

특히 동의학을 접목한 치료는 북조선식의 새로운 의학기술의 발견이었다. 함경남도 청단군병원 동의사는 뇌수경화증으로 12년간 운신이 불가능한 26세 여성을 동의학으로 치료했다. "정성이면 못 고칠 병이 없다."는 신심으로 치료에 달라붙었다. 필요한 약초를 직접 찾아다니고 수차례 의사협의회를 통해 치료방법을 고민한 결과, 환자는 부축받지 않고도 움직일 수 있게 됐다. 환자가 퇴원한 뒤에도 의사는 1주일에 한 번씩 20리나 되는 환자의 집에 왕진하며 1년 이상 정성을 쏟았다.[21]

동의사뿐 아니라 신의사들도 동의학을 적용해 치료했다. 신의사들은 따로 동의학 의서를 학습했다. 상급병원의 동의사를 찾아다니며 치료방법을 토의했다. 이는 일부 과에 국한한 현상이 아니라 모든 전문과에 적용됐다.[22] 이러한 상황은 1963년의 경우 1960년에 비해 동의학과 관련한 병원 병상 수가 248%, 동의사 수는 167%로 늘어나는 결과를 가져왔다.[23]

천리마작업반운동이 심화하면서 의사들의 희생정신은 비례하여 높아졌다. 수혈과 피부 기증은 물론이었고 환자에게 뼈를 제공하는 경지에 이르렀다. 평안북도중앙병원의 2중천리마 제2외과는 15년간 앉은뱅이로 있던 중학생에게 의사의 뼈를 이식해 걷게 했다. 이외에도 이 병원의 의료인들은 2년 반 동안 350여 명의 청각장애인과 농아환자 700여 명, 870여 명의 기타 장애 환자를 치료해 새 생활을 누리게 했

20 "인민의 참된 의료 전사", 『로동신문』, 1963.07.06.
21 "환자에게 모든 정성을 다해", 『로동신문』, 1964.09.30.
22 "지성어린 보람으로", 『로동신문』, 1966.06.01.
23 "우리 나라 동의학의 자랑스러운 한 해", 『로동신문』, 1963.12.18.

다. 완치 환자들은 성한 몸으로 사회주의 건설장으로 다시 보내졌다.[24]

인민군대 내의 사례는 더욱 드라마틱했다. 4명의 군의는 골절 환자를 치료하기 위해 자신의 뼈를 환자에게 이식했다. 이들은 뼈 추출 뒤 곧바로 수술에 임했다. 고통이 덜한 모르핀 주사가 아닌 노보카인으로 마취해 또렷한 정신을 유지했다. 뼈를 추출하는 힘든 상황에서도 군의의 입에서는 신음소리 대신 혁명가요가 흘러나왔다. 당시 수술에 참가한 군의는 "수술대에 누운 다른 군의의 귀에는 항일 유격대의 투사가 톱으로 제 다리를 켜며 부르던 그 노래 소리가 들려오는 것만 같았다."고 회상했다.[25]

천리마작업반운동은 '2중 쟁취'를 향해 나아갔다. 그리고 이전보다 더 극적인 노력들이 필요했다. 당시 의사들의 사상교육용 교제였던『밀림속의 병원』은 항일 유격대에서 군의로 활동하던 리봉수의 회상기였다. 당시 보건의료인들은 몇 번씩 반복해 회상기를 읽으며 자신의 사업과 비추어 반성하는 표본으로 삼았다. 그 속에 담긴 사상을 본받기 위해 노력했다.[26] 이와 함께 북조선의 보건의료인들은 불가능한 난관에 부닥칠 때마다 수령의 교시를 펼쳐 들고 연구하며 해결방도를 찾았다. 특히 항일 유격대원들의 수령에 대한 무한한 충성심과 불굴의 혁명정신을 배우며 자신을 부단히 혁명화, 노동계급화 했다. 당시 보건의료인들에 대한 당국의 육체적 통제는 정신의 통제를 강조하며 사실상 초인적 영웅을 만드는 과정이었다. 이는 결국 인간 노동의 고강도 통제를 의미했다.[27] 〈시기Ⅲ〉의 기간 내내 보건의료인을 포함한 모든 인민은

---

24 "인간 생명을 위한 투사들", 『로동신문』, 1964.02.01.

25 "불보다 뜨거운 전우애", 『로동신문』, 1963.02.28.

26 "생활의 거울로!《밀림속의 병원》을 깊이 학습", 『로동신문』, 1964.05.29.

27 강진웅, "국가형성기 북한의 주체 노선과 노동통제 전략의 변화", 『사이間SAI』, 제

항일 빨치산운동을 모범으로 삼으며 초인적 영웅이 돼야 했다.

(2) 간호원 및 조산원

새로운 공산주의적 인간형 개조는 간호원과 조산원들에게도 예외는 아니었다. 그리고 이들 직역에서도 새로운 인간형의 미담들이 이어졌다. 미담은 자발적이기도, 조직적이기도 했다. 1961년 직맹 주도로 [하루 한 가지 좋은 일하기 운동]을 전개했고 간호원들도 이에 적극적으로 동참했다. 직맹은 미담을 창조한 간호원들의 명단을 공개해 그 모범을 알렸고 [붉은 별 달기 행사]를 통해 자부심을 느끼게 했다.[28]

이 시기 보건의료인들에게 부여된 가장 중요한 임무 중 하나는 현장에 더욱 접근해 노동자와 농민 등과 함께 노동하며 그들의 건강을 담보하는 것이었다. 간호원들은 의사들과 함께 또는 단독으로 현장을 누비며 진료했다. 그리고 그 현장은 매우 다양했다. 신포산업병원 의료인들은 선박마다 다니며 이동치료를 했다. 아예 부두에 진료소를 설치해 어로공들의 건강을 돌봤다. 심지어 선원들과 함께 배를 타고 바다에 나가기도 했다.[29] 바다뿐만이 아니었다. 탄광병원 간호원들은 구급 또는 예방치료를 위해 갱내에 가끔 방문했으나 이제는 일상적으로 갱내로 들어가 건강상태를 확인하며 함께 노동했다.[30]

1961년 제4차 당대회를 계기로 보건의료계는 보건의료인들의 기술학습을 강조했다. 기술학습을 통해 자신의 현 위치보다 한 단계 높은 자격을 얻기 위해 노력했다. 평안북도 정주군 하단영예전상자병원은

17호, 2014, 136쪽.

28 "주소, 성명도 말하지 않고", 『로동신문』, 1961.08.19.

29 "신포항에 타오른 혁신의 불'길", 『로동신문』, 1961.02.19.

30 "1호 올리굴에 깃든 이야기", 『로동신문』, 1961.09.04.

기술학습을 통해 준의와 간호원을 양성했다. 병원은 2개년계획을 수립해 모든 종업원이 참여하는 기술학습반을 조직했다. 기술학습반은 준의반과 간호원반으로 분류해 운영했다. 준의반은 간호원 80명을 교육해 이들 중 20명을 준의로 배출했다. 간병원 15명은 간호원 자격을 얻었다. 또한 매주 모든 의료인이 참가하는 기술학습의 날을 정해 의료기술 향상에 주력했다.[31]

이렇게 자신의 발전을 위해 끊임없이 노력하는 간호원을 모범적인 사례로 소개하는 한편, 자기가 맡은 임무를 천직으로 알고 묵묵히 자신의 역할을 해내는 모습을 강조하기도 했다.[32]

〈시기Ⅲ〉에 새롭게 탄생한 간호원과 조산원은 의사를 도와 노동자와 농민이 있는 곳이라면 어디든 찾아가 건강을 돌보았다. 그리고 퇴근 시간이 따로 없는 삶을 당연하게 받아들이며 집단을 위한 삶을 이어갔다.

(3) 예방의학 인력

〈시기Ⅲ〉에 접어들면서 위생 관련 인력에 대한 언급은 대폭 줄었다. 그만큼 일상화가 됐다는 의미였다. 그런데도 여전히 위생열성일군을 양성하는 사업을 지속했다. 양성의 담당은 의사, 특히 농촌 진료소의 의사 역할로 수렴됐다.

랑림군 대흥리진료소의 의료인들은 농장원들 속에서 위생지식이 있는 가정주부 48명을 선발해 위생학교를 운영했다. 위생학교는 매달 2차례 교육했다. 내용으로는 식중독의 발생 원인과 예방법, 계절에 따라 흔히 생기는 질병과 예방법 등이었다. 위생학교 교육을 통해 15명의 여성이 간단한 치료가 가능한 간호원 수준에 도달했다. 다른 여성들

---

31 "간호원을 준의로", 『로동신문』, 1962.01.07.
32 "그 직업에 그 기쁨", 『로동신문』, 1966.08.06.

도 손쉬운 외상치료를 할 수 있었다. 연탄군 월릉리는 리인민위원회 차원에서 각 인민반에서 선발한 30여 명의 위생열성일군들을 위해 학습반을 조직했다. 매주 월요일을 학습의 날로 정해 교육했다. 학습을 맡아 지도하는 사람은 진료소장이었다. 당의 보건정책과 위생지식 및 상식을 전수했으며 간호원 수준의 응급처지가 가능한 인력을 배출했다.[33]

이렇게 키워낸 위생열성자들을 위생선전에 적극적으로 동원했다. 이들은 주민들 속에 밀착해 위생해설 및 선전을 담당했다. 간단한 외상치료가 가능하도록 의약품을 가지고 다니면서 치료 서비스를 제공하기도 했다. 특히 탁아소와 유치원의 보육원들을 도와 어린이들의 건강 증진에도 힘썼다.[34]

의료인들이 직접 위생열성자들을 교육하며 양성한 사실은 당국의 정책이기도 했으나 의료인들에게도 자신을 도울 인력이 꼭 필요했다. 진료소에는 진료소장과 간호원 등 소수의 몇 사람만 배치했다. 그들은 치료와 함께 위생방역까지 담당했다. 하지만 소수의 인원으로는 정상적이고 성과적인 사업을 추진하기 어려웠다. 위생일군 양성은 진료소의 일손을 확보하는 방안인 동시에 전 주민들의 의학상식과 위생지식을 높이는 방법이기도 했다. 당의 보건정책을 관철하기 위해서는 대중 속에 위생지식을 꾸준히 보급해야 했다. 더욱 많은 대중이 스스로 자신의 건강을 책임지게 만들어야 했다. 특히 위생열성일군의 주요한 양성 대상자로는 탁아소의 보육원과 유치원의 교양원, 공장의 작업반 노동자및 농장원들로 집단별로 선발했다. 이는 질병의 예방과 간단한 치료는 그 집단 자체로 해결할 수 있는 체계를 구축하려는 의도였다.[35]

---

33 "위생 열성 일군들을 키워 낸다", 『로동신문』, 1965.10.31.
34 "위생 선전을 잘한다", 『로동신문』, 1966.03.29.
35 "예방을 앞세우는 농촌 진료소장", 『로동신문』, 1967.07.30.

이러한 정책은 결과적으로 진료소를 찾아오는 환자 수를 줄였다. 그리고 의료인들이 세대별 방문이나 주민들의 건강카드를 작성하는데도 수월했다. 현장을 잘 아는 위생열성자들의 도움으로 체계적인 관리가 가능했기 때문이었다. 더불어 진료소장이 주민들의 건강을 위해 다른 업무에 종사할 수 있는 시간을 벌게 했다.[36]

2. 시설

(1) 보건의료기관

〈시기Ⅲ〉에 의료기관의 건설 및 확충에 관한 기사는 14건에 불과했다. 이는 당연한 결과로 1960년까지 가장 말단의 행정구역까지 의료기관을 설치하면서 그 체계가 갖추어졌기 때문이었다.

이 시기 새롭게 건설한 보건의료시설은 1961년 4월 22일 함경남도에 준공한 결핵치료예방원이었다. 이는 동독 원조의 시설로 8,700㎡의 건평에 4층 건물이었다. 병상 규모는 215병상이었다. 예방원은 엑스레이와 시험기구 등 최신 의료설비로 완비했다. 의료일군 양성을 위한 교육시설도 갖추었다. 또한 3개의 승강기를 설치해, 물품을 나르거나 중증환자들을 침대째로 이동할 때 수월했다. 입원실 침대마다 개별적으로 방송을 듣거나 독서를 할 수 있는 설비를 갖췄다. 애초 결핵치료예방원은 1960년 1월 6일 북조선과 동독의 조선원조본부 간에 맺은 의정서에 의해 1964년까지 건설할 계획이었다. 그러나 동독 사회통일당 창립 15주년인 1961년을 기념해 일정을 앞당겨 1년 7개월 만에 건립했다. 동독은 이미 1957년 9월, 평양에 중앙피부성병전문치료예방원을

---

36 "관모봉 기슭의 붉은 보건 전사", 『로동신문』, 1964.03.07.

건설하기도 했다.[37]

〈시기Ⅲ〉에 북조선 당국이 추진했던 보건의료시설의 확충 방향은 보다 생산현장 밀착에 있었다. 의사 1인과 약간의 간호원 등 최소의 기본 인력으로 의무실이나 공장병원의 분원을 개설해 현장에서 바로 치료했다. 더불어 직장의 노동보호 및 시설의 점검, 위생 상태 개선 등이 수시로 가능하도록 했다. 1962년 제철, 제강, 탄광, 기계, 방직 부문의 공장에 의무실 설치를 계획했다. 우선 1·4분기에는 황해제철소, 흥남비료공장, 룡성기계공장 등 8개의 대규모 국영공장 80개 직장에 의무실 설치를 예정했다. 이미 평양방직공장에는 직포, 염색, 방적 등 7개 직장에, 검덕광산에는 8개의 갱과 선광장들에 의무실을 설치했다.[38]

또한 기존 공장 및 기업소병원의 경우 높은 질의 서비스 제공을 위해 전문과 시설들을 확충했다. 아오지탄광병원의 경우 1959년에 비해 전문과 수는 5배, 입원실의 병상 수는 약 6배로 증가했다. 이렇게 증가한 시설에 맞춰 의료인의 수도 늘어, 아오지탄광병원에는 1963년 당시 110여 명의 의료인이 포진해 있었다. 의료진들은 도중앙병원에 파송하던 복잡한 수술도 직접 수행했다. 더불어 갱마다 4개의 전문과를 포괄하는 분원과 갱내 작업반마다 처치소를 설치해 현장에서도 질 높은 서비스를 제공했다.[39]

의료서비스를 보다 현장에 접근시키려는 시도는 생산현장뿐 아니라 각 지역의 보건의료시설에도 적용했다. 특히 어린이와 어머니들을 위한 아동병동 설치를 전개했다. 1966년 평안북도는 모든 리에 아동병동

37 "독일 인민들의 지성어린 원조에 의해 건설된 함남 결핵 치료 예방원 준공식 진행", 『로동신문』, 1961.04.24.

38 "생산 현장에 의료 시설을 증설할 대책을 강구", 『로동신문』, 1962.01.14.

39 "탄부들의 건강을 지성껏 돌봐 주는 의료 일'군들", 『로동신문』, 1963.07.25.

을 설치해 운영했는데, 총 569개 리에 아동병동을 설치했다. 치료실과 입원실을 기본으로 한 아동병동은 3~5명의 의사, 간호원, 보육원들을 배치해 어린이들의 건강을 책임졌다. 아동병동의 설치로 산간지대의 주민들도 군(郡)이나 도(道)와 같은 상급기관에 가지 않고 입원치료가 가능했다.[40]

아동병동의 설치는 1965년 5월부터 전국적으로 확대했다. 보건성은 일하는 어머니들이 있는 모든 도시, 노동자구와 공장, 기업소, 협동농장들에 아동병동 설치를 결정했다.[41] 병원이나 진료소, 탁아소 인근이나 어머니들이 수유하기 편한 곳에 아동병원을 설치했다. 이 정책 또한 제4차 당대회에서 밝힌 도농 간의 격차를 줄이는 방법이자 여성 노동력을 충분히 활용하려는 방안이었다. 〈시기Ⅲ〉 하반기에는 아동병동이 발전해 각 도에 소아병원을 건설하는 방향으로 나아갔다.[42]

이와 함께 각 도에는 동의병원과 같이 그 영역만을 담당하는 전문병원 건설을 시작했다. 그리고 1967년 강원도동의병원을 설립했다.[43] 각 도의 동의병원 건설은 〈시기Ⅲ〉 초반부터 시작한 동의학 발전 정책의 중요한 결실 중 하나였다. 이와 함께 보건성은 동의학 연구와 함께 동의치료예방과 동의 간부 양성 등을 통일적으로 담당할 전문부서를 의무국 내에 설치하면서 그 발전을 위한 체계를 갖추기 시작했다. 그리고 동의전문병원과 동의진료소를 새로 짓거나 시설들을 늘렸다.[44] 이 또한 도농 간의 의료 격차를 줄이려는 정책의 산물이었다.

40 "리마다에서 아동 병동을 운영", 『로동신문』, 1966.03.09.
41 "근로 모성들이 있는 모든 곳에 아동 병동이 생긴다", 『로동신문』, 1966.03.24.
42 "무병장수를 노래하며 재능을 꽃피우는 나라", 『로동신문』, 1968.08.25.
43 "고마운 제도, 고마운 사람들", 『로동신문』, 1967.02.18.
44 "동의학을 계승 발전시킬 대책을 세운다", 『로동신문』, 1964.08.29.

북조선은 〈시기Ⅲ〉에 그동안 구축한 보건의료시설 중 미달한 부분을 보충하며 보건의료시설 구축의 통일성을 갖추고자 했다. 1966년 평양 동대원구역과 선교구역에 구역병원을 개원했다. 이 병원들은 200~300병상 규모로 10여 개의 외래 전문과를 포괄했다. 그리고 삼석, 력포, 형제산구역 등 농촌을 낀 3개 구역에도 150~200병상 규모의 병원을 설립했다. 이로써 평양의 모든 구역에는 1~2개의 중앙 또는 구역병원의 배치를 완료했다. 이는 평양시 전체로 봤을 때 340여 개의 보건의료기관을 구축한 상황으로 해방 전과 비교해 57배가 증가한 상태였다. 특히 평양시의 동(洞) 단위에는 진료소가 아닌 종합진료소를 구축하기 시작했다. 내과, 외과, 산부인과, 소아과 등 가장 기본적인 4개의 전문과와 실험실, 수술실, 약국 등을 갖추어 이전 시기보다 전문적 치료가 가능했다.[45]

이는 지방에서도 비슷한 양상이었다. 강원도 고산군의 경우 1956년에 설립한 군인민병원과 6개의 산업병원을 비롯해 모든 리(里)에 진료소를 구축했다. 초기 군인민병원에는 내과와 외과 등 기본적인 진료만이 가능했다. 이를 1962년 산부인과, 소아과, 동의과 등 7개의 전문과와 과학적 진단이 가능하도록 실험실 등을 갖추기 시작했다.[46] 또한 리(里)와 리(里) 사이 거리가 먼 지역에는 분진료소를 설치했다. 이를 통해 농촌 주민들의 의료시설 접근성을 높이는 노력도 병행했다.[47] 이러한 과정을 거치며 1차에서부터 4차급의 이송체계가 완비돼갔다. 그리고 북조선은 이 체계를 현재까지도 유지하고 있다.

45 "늘어나는 의료 시설", 『로동신문』, 1966.02.19.

46 "군내 보건 의료 시설을 잘꾸린다", 『로동신문』, 1962.10.30.

47 "농민들에 대한 의료 방조를 강화, 강서군 병원에서", 『로동신문』, 1966.01.28.

(2) 교육기관

〈시기 Ⅲ〉은 교육기관에도 변화가 많았다. 첫 번째 변화는 신설 대학을 큰 폭으로 확대했다. 1960-1961학년도에는 전년보다 6개의 대학을 새롭게 창립해 총 43개의 대학에서 신입생을 모집했다. 대학이 많아지면서 1962-1963학년도부터 신입생 모집 요강을 신문에 게재하지 않았다. 신입생 모집인원과 대상 대학 및 학부, 학과 등의 규모가 신문에 게재하기 어려울 정도로 방대했기 때문이었다. 1964-1965학년도에는 대학 규모를 더욱 확대했다. 고등교육성 산하에만 61개의 대학에서 약 5만 명의 신입생을 모집했다. 북조선 전체로는 대학이 97개였고 약 18만 3천 명이 대학 교육을 받았다.

두 번째 변화는 1962-1963학년도부터 새 학기를 7월에 시작했다. 이는 1963년부터 4월에 새 학년을 시작하기 위한 과도적 조치였다. 이전까지는 9월에 새 학기를 시작했다.[48]

세 번째는 1960-1961학년도부터 대학의 학부를 본학부와 통신학부로 크게 나누어 현장 경험이 있는 인사들을 교육하기 시작했다. 또한 특설학부를 개설해 준의, 조산원 중에 2년 이상 현직 경험이 있거나 다년간 보건사업에 종사한 모범일군과 간호원을 선발해 의사로 양성했다.[49] 이는 1961년 인민경제발전7개년계획을 시작하며 주민 1만 명당 17명의 의사를 배치하려는 준비 조치였다. 특히 상등보건의료인들의 배출을 목표로 했는데 더 많은 전문 인력을 확보하려는 의도였다.[50] 1964-1965학년부터는 재직간부반을 개설하기도 했다. 이는 보건의료

---

48 "각 대학에서 7만여명의 신입생을 모집", 『로동신문』, 1962.02.19.

49 "1960-1961학년도 각 대학 신입생 모집 요강", 『로동신문』, 1960.07.01.

50 김일, "조선 민주주의 인민 공화국 인민 경제 발전 7개년(1961~1967) 계획에 대해", 『근로자』, 183쪽.

기관 간부들의 수준을 높이려는 시도로 보건의료기관에서 5년 이상 종사한 부장 이상의 간부급 인사들을 대상으로 선발해 재교육했다.[51]

마지막 변화로는 무상치료 혜택으로 동의학을 적극적으로 활용했다. 이 정책의 연장선에서 1961년 평의대 의학부와 개성고등의학전문학교에 동의과를 설치했다. 대학에서 동의사들을 양성하기 시작한 것이었다. 더불어 평의대 특설학부와 동의간부양성소는 기존의 동의사를 재교육해 1급 동의사를 배출했다. 이렇게 〈시기Ⅲ〉에는 다양한 변화를 거치며 교육체계를 완비해갔다. 특히 보건의료인에 대한 재교육체계도 정비해 통합했다. 중등보건일군을 양성하는 보건일군양성소를 각 도(개성시, 양강도, 강원도 제외)에 구축했다. 양성소에서는 준의양성반과 동의(2급)양성반으로 분류해 배출했다.[52]

전반적인 교육기관체계의 변화는 의학대학에도 미쳐 중요한 변화들이 나타났다. 〈시기Ⅲ〉 하반기에 접어들면서 새로운 보건의료 교육기관을 신설했다. 먼저 1968년 함흥약학대학을 설립해 약학 및 의료기구공업 부문의 간부를 양성했다. 약학, 제약공학, 생물약품공학, 합성제약공학, 의료기구공학 등 5개 전공학과에서 5년간 교육했다. 졸업 후에는 제약기사 또는 약제사의 자격을 부여했다.[53] 1969년에는 2개의 의학대학이 개교했다. 10월 자강도 강계시에 5년 교육 기간의 강계의학대학이,[54] 12월 평안북도 신의주시에 신의주의학대학이 창립했다. 이 대학의 교육 기간은 6년이었다.[55]

51 "1964−1965학년도 각 대학 신입생 모집", 『로동신문』, 1963.12.04.

52 조선중앙연감편집위원, 『조선중앙연감 1962』, 조선중앙통신사, 1962, 282쪽.

53 "함흥약학대학이 창립됐다", 『로동신문』, 1968.10.11.

54 "강계시에 또 하나의 의학대학이 나왔다", 『로동신문』, 1969.10.08.

55 "신의주시에 농업대학과 의학대학이 새로 나왔다", 『로동신문』, 1969.12.29.

1959년 해주의과대학을 창립한 이후 10여 년 만에 3개의 새로운 교육기관이 탄생했다. 이에 대해 김근배는 "사회적으로 의학의 필요성이 증대했음에도 불구하고 신의학의 성장이 정체된 것"으로 파악했다. 덧붙여 북조선 당국이 동의학을 새롭게 제도화하면서 이를 급속하게 확장한 결과라고 판단했다.[56] 하지만 당시의 상황을 들여다본 결과, 북조선의 경제적 형편이 주요한 동인이었다. 사회주의 국가의 경우 보건의료인은 대표적인 비생산 인력으로 북조선은 1960년대 이를 확대할 만큼 경제 상황이 여유롭지 않았다. 특히 교육 기간이 긴 의료인의 양성은 한계였다. 이에 북조선 당국은 해방 이후 단기간 다양하게 배출한 의료인들을 재교육하는 것에 집중했고 당시 선택할 수 있는 현실적인 정책이었다. 의학대학 신설을 10년간 지체한 것은 경제적 판단에 따른 결과였다.

북조선이 〈시기 Ⅲ〉에 개설한 의학대학의 구축 현황은 〈표 5–1〉과 같다. 1972년에 평성의학대학을 개설하면서 모든 도에 의학대학을 구축했다. 각 도에 필요한 의료인을 자체적으로 양성하는 체계를 완성한 것이다.

〈표 5–1〉 의학대학 구축 현황

no	대학 명칭	설립연도	비고
1	평양의학대학	1946	1946년 김일성대학 의학부 개교 1948년 평양의학대학으로 분교
2	함흥의학대학	1946	함경남도 함흥시
3	청진의학대학	1956	함경북도 청진시[57]
4	해주의학대학	1959	황해남도 해주시
5	함흥약학대학	1968	함경남도 함흥시
6	강계의학대학	1969	자강도 강계시

56 김근배, "과학과 이데올로기의 사이에서: 북한 '봉한학설'의 부침", 213쪽.

7	신의주의학대학	1969	평안북도 신의주시
8	원산의학대학	1971	강원도 원산시
9	혜산의학대학	1971	양강도 혜산시
10	사리원의학대학	1971	황해북도 사리원시
11	평성의학대학	1972	평안남도 평성시

출처 : 1945.~1980. 『로동신문』 기사와 신희영 등, 『남북 의료인력 양성체계와 통일대비 의료인력 통합방안』, 명문기획, 2018, 52쪽을 참조해 재정리.

의대와 함께 중등보건의료인의 양성을 담당했던 의학전문학교에도 변화가 있었다. 1960년대 들어 고등의학학교로 명칭을 변경했다. 『로동신문』에 언급한 학교들로는 모란봉·외성·개성고등의학학교가 있었다. 평양의 모란봉고등의학학교는 여학생들만 모집했다.[58] 1946년 평양의 약학전문학교가 남학생만 모집하던 상황과 대비하면 여성 보건의료인의 약진을 확인할 수 있었다.

〈시기Ⅲ〉에 수행한 북조선 교육기관의 변화는 교육과 노동의 연계에 초점이 맞춰져 있었다. 일하면서 배우는 체계를 본격적으로 시험한 시기였다. 특히 기존 보건의료인들을 고등교육체계에 영입해 의료기술에 대한 전문성을 확보하는 방향에도 합치하는 정책이었다.

(3) 연구기관

1958년 과학원에서 분리한 의학과학연구원은 1960년대 초반까지 의

---

57 청진의학대학은 1948년 첫 신입생을 모집 이후 신입생을 모집하지 않았다. 이는 전쟁의 여파인 듯하며 다시 신입생 모집을 재개한 시기는 1956년부터이다. 1971년 11월 창립 15주년 기념행사 개최 소식을 통해 청진의학대학은 창립일을 1956년으로 계상하고 있었다. "청진의학대학창립 열다섯돐 기념보고회가 있었다." 『로동신문』, 1971.11.13.

58 "녀교장, 평양 모란봉 고등 의학 학교 교장 리 경숙 동무에 대한 이야기", 『로동신문』, 1963.03.23.

학과학원으로도 불리는 등 유동적인 모습을 보였다. 그러던 것이 1963
년 11월 5일 내각 결정 제73호에 의해 조선의학과학원으로 안착했다.[59]

조선의학과학원 산하에는 다양한 연구기관들이 포진해 전문적인 연
구를 진행했다. 1964년 당시 산하 연구소에는 동의학연구소, 위생연구
소, 제2임상의학연구소, 수혈 및 혈액연구소, 약학연구소, 광천물리치
료학연구소, 산업의학연구소, 정신신경병학연구소, 함흥임상의학연구
소, 함흥결핵연구소 등이 있었다. 1964년 2월에 내각 결정 제10호에
의해 창설한 경락연구원은 조선의학과학원 산하기관이 아닌 별도의 조
직으로 개설했다.[60]

1966년에는 조선의학과학원 산하에 영양학연구소와 방사선의학연
구소를 추가했다.[61] 1967년에는 미생물, 실험의학, 종양림상연구소를
신설했다. 그리고 영양학연구소는 영양연구소로 변경했다. 이와는 별
도로 의료기구총국 산하에 의료기구연구소, 약학연구소가 있었다.[62] 이
렇듯 북조선은 기초적인 연구소와 함께 해마다 전문 분야의 연구소를
추가로 개설하거나 개편하며 그 시기에 필요한 전문연구를 추진했다.

(4) 정양·요양·휴양시설

북조선은 1964년에 접어들면서 온천과 약수를 질병 치료와 예방에
적극적으로 활용했다. 이는 보건성 요양관리국이 담당했다. 이 기관은
전국 각지에 분포한 광천 자원을 개발하며 그 지역에 요양소를 신설 및
확장하는 사업을 전개했다. 온천과 약수 개발지역에는 요양소와 휴양

---

59 백과사전출판사, 『조선대백과사전 18』, 백과사전출판사, 2001, 455쪽.
60 조선중앙연감편집위원, 『조선중앙연감 1965』, 조선중앙통신사, 1965, 170쪽.
61 조선중앙연감편집위원, 『조선중앙연감 1966-67』, 조선중앙통신사, 1967, 232쪽.
62 조선중앙연감편집위원, 『조선중앙연감 1968』, 조선중앙통신사, 1968, 186쪽.

소를 신설했고 요양소 등의 시설이 없는 지역은 인근 군인민병원에 광천과를 따로 개설해 관련 서비스를 제공했다. 이 정책은 동의학과 민간요법을 강조하며 연계한 결과였다. 특히 1960년대 중반부터 보건의료예산을 투여할 수 없는 비상상황에 대한 대응조치이기도 했다.

1963년 건설을 시작한 주을요양소종합치료장은 1964년 5월에 개소했다. 이 시설은 건평 1,500㎡의 온천지에 설치했다. 이전 시기와 같이 단순한 요양소 및 휴양소 건설을 넘어 질병 치료의 목적을 명확히 부여했다.[63] 1964년 여름에는 평안남도 강서약수터에 계절요양소를 개소했다. 강서약수는 만성위염, 십이지장궤양, 대장염, 담석증, 요로결석 등의 질환 예방에 효능이 높다고 판명되며 많은 근로자가 이용했다. 계절요양소는 근로자들의 체질에 맞는 약수 마시는 방법, 요양법, 위생상식을 교육했다. 체질과 질병에 따른 운동, 노동, 기공요법 등의 물리치료도 병행했다.[64]

온천과 약수를 치료와 예방에 적극적으로 활용하는 방향은 1966년까지 지속했다. 보건성은 각지에 분포한 온천과 약수터는 물론이고 치료에 효과가 높은 장소들을 찾아 연구하며 관련 시설을 꾸준히 확대했다. 그러나 1967년부터는 정양소, 요양소, 휴양소 등을 새롭게 건설했다는 소식은 전혀 없었다. 이는 이미 많은 지역에 관련 시설이 들어섰고 이후에는 소소한 개보수에 그친 결과였다. 하지만 이보다 더 큰 이유는 북조선의 국내외 정세로 인한 긴축예산으로 시설의 신설이 근본적으로 어려웠기 때문이었다.

---

63 "온천과 약수를 효과 있게 리용", 『로동신문』, 1964.02.06.
64 "계절 료양소를 새로 운영", 『로동신문』, 1964.09.19.

3. 물자

〈시기Ⅲ〉의 보건의료 물자와 관련한 기사는 총 78건이었다. 세부 내역 중 의약품은 47건(60.3%), 약초 15건(19.2%), 의료기구 및 장비 14건(17.9%), 의료용 소모품은 2건(2.6%)이었다. 관련 기사 총 건수 78건은 〈시기Ⅱ〉의 85건에 비해 감소했다. 그러나 포괄 기간이 7년이었던 〈시기Ⅱ〉에 비해 〈시기Ⅲ〉은 10년이었다. 이를 감안하면 양적으로는 큰 변화가 없었다. 다만 내용적인 변화는 컸다. 의료기구 및 장비에 대한 언급이 〈시기Ⅱ〉보다 약 3배(5건에서 14건) 증가했고 약초의 언급은 1/3 수준(42건에서 15건)으로 감소했다.

우선 가장 큰 변화를 보인 의료기구 및 장비에 대해 살펴보면, 이에 대한 언급 개요는 〈표 5-2〉와 같다.

〈표 5-2〉 〈시기Ⅲ〉 언급한 의료기구 및 장비 현황

일시	창안 기관 및 인력	의료기구 및 장비 개요
1961.03.	의학과학원 위생연구소 공중위생연구실	지하수를 정수해 음료수로 사용할 수 있는 여과기 창안.
1961.03.	함흥의학대학 학생들	전기 수면기.
1961.09.	함흥의대병원 정형외과, 보건성 교정기구제작소 연구실	두 손을 잃은 사람이 글도 쓰고 일도 할 수 있는 능동의수 제작.
1962.01.	보건성 34호병원 실험과 의사	신경통과 수면장애 질환에 활용하는 종합전기치료기 제작. 기계 도입으로 의약품 절약 및 높은 치료 효과.
1962.02.	주을의학전문학교	엑스레이 설계 및 1천300여 점의 부속품을 장만해 완성.

출처 : 1961년부터 1970년까지 『로동신문』에 게재된 기사를 검토해 정리.

〈표 5-2〉에 의하면 의료장비는 다양한 단위에서 연구하고 제작했다. 그렇지만 이는 〈시기Ⅲ〉 초기에 집중된 현상으로 1960년대 초, 천리마작업반운동의 결과였다. 천리마작업반운동은 혁신과 집단주의를 강조했고 개별 단위마다 의료물자의 생산을 고무하는 분위기였다. 이

에 각 단위는 자신들에게 필요한 의료장비를 협업으로 자체 제작했다.

〈시기Ⅲ〉에 북조선은 전문 의료기구 생산 단위에서 의료물자의 생산을 본격화했다. 『로동신문』에 언급한 전문공장으로는 평양의료기구공장, 운산공구공장, 남포유리의료기구공장, 성간의료기구공장, 보건성 교정기구제작소 등을 꼽을 수 있다.

1966년 운산공구공장은 1965년에 비해 종류는 2배, 생산량으로는 3배 이상의 의료기구를 생산했다. 생산한 물자로는 1분에 180알의 알약을 만드는 정제설비부터 수혈침, 눈 수술 기구, 암 발병 및 진행 과정을 세밀히 분석하는 기구 등 다양했다. 특히 의료기구 생산 작업반을 따로 조직해 2천여 개의 의료기구를 제작했다. 생산한 물자들을 보건의료기관에 공급했다. 더불어 고압증기소독기 등 새로운 의료기구의 시제품 생산과 대량 생산을 준비 중이었다.[65]

한편 평양의료기구공장이나 남포유리의료기구공장에서는 생산설비의 현대화와 설비관리에 관심을 높여 의료기구의 생산성 향상에 주력했다. 평양의료기구공장은 의료기구를 생산하는 형타(틀)의 가공법을 압착법으로 현대화해 생산품의 질 향상을 도모했다.[66] 남포유리의료기구공장은 실험실 기구를 주로 생산했는데 열관리를 강화해 유리의 강도를 높였다.[67]

생산물자의 질에 관심을 돌린 것은 1963년 9월 당중앙위원회 제4기 제7차 전원회의 결정 관철에 나선 결과였다. 1963년을 기점으로 생산물자의 양에 집중하던 정책이 질까지 담보할 것을 강조하기 시작했다. 변화한 정책 시행으로 1970년 성간의료기구공장에서는 전기진단기,

65 "여러가지 의료 기구를 질 좋게!", 『로동신문』, 1966.04.11.
66 "형타를 압착 가공의 방법으로 만든다", 『로동신문』, 1964.01.08.
67 "남포 유리 의료 기구 공장에서", 『로동신문』, 1965.10.03.

이온직류치료기, 초음파치료기, 초단파치료기 등 현대적 의료기구들의 생산이 가능했다.[68]

하지만 1966년 경제·국방병진노선 추진을 전후해 새로운 의료기구 등의 생산보다 기존의 물자를 절약하고 아껴 오래 사용하는 것을 더욱 강조했다. 1966년 개성시중앙병원에서는 [나라 살림살이 전람관]을 개설해 인민들에게 공개했다. 전시 물품으로는 40년간 사용한 핀셋, 20년 동안 쓴 주사기를 전시해 절약이 애국이라고 독려했다.[69]

보건성 중앙자재상사는 환자복을 생산하는 과정에서 나오는 실밥과 자투리 천으로 간단한 소품을 만들었다. 못 입게 된 환자복을 회수해 재활용하는 방법으로 국가의 부담을 줄이려 노력했다. 또한 약포지와 약봉투, 처방전, 진단서 등을 만드는 종이도 교육도서인쇄공장과 연계해 자투리 종이 절단품으로 해결했다.[70] 이 시기에는 국내외적 위기상황에서 국가로부터 재정적 지원이 쉽지 않았고 이를 타개하기 위해 다양한 절약 방안을 모색했다.

강도 높은 절약운동은 〈시기 Ⅲ〉 내내 이어졌다. 특히 1968년 푸에블로호 피납, 1969년 EC-121기 격추 사건[71] 등으로 미국과의 군사적 대치가 현실화하며 더욱 고조됐다. 북조선 사회는 다시 전쟁이 발발할 수 있다는 위기의식 속에서 자발적 자력갱생의 자급체제를 더 강하게 강

---

68 "지방의 원료원천을 동원리용해 많은 생활필수품을 생산", 『로동신문』, 1970.10.08.

69 "핀세트 하나도 인민의 재산", 『로동신문』, 1966.06.18.

70 "4만9천여 메터의 천과 40톤의 종리를 어떻게 얻어냈는가", 『로동신문』, 1966. 02.13.

71 북조선은 1969년 4월 15일 미군 정찰기 EC-121호가 자신들의 영공을 침입해 불법 정찰 활동을 했다며 이를 격추했다. 하지만 미군은 공해상의 합법적 활동이라고 반박했다. 탑승 인원 31명은 모두 사망했다. 과학·백과사전출판사, 『정치사전 2』, 과학·백과사전출판사, 1985, 580쪽.

요했다.[72] 이러한 상황에서 장기적 연구와 자금 투입이 절대적으로 필요한 의료장비 산업에 관심을 돌리기는 어려웠고 의료장비의 발전은 요원했음이 자명했다.

두 번째의 큰 변화인 약초는 기사 언급이 1/3로 줄었다. 그러나 제약공업의 자립적 발전과 외화 획득 및 농민들의 부수입 확대라는 약초 재배의 목적에는 변화가 없었다. 그리고 약초를 원료로 생약과 한약을 생산해 합성의약품을 대체하려는 노력은 더욱 증대했다.

많은 보건의료기관은 약초를 원료로 더욱 다양한 종류의 의약품을 생산했다. 이는 지속적인 약초에 관한 관심과 함께 당국의 정책 심화 결과였다. 구체적인 사례들을 살펴보면 평안남도중앙병원 소아과는 페니실린 대용으로 약초를 이용해 폐렴을 고쳤다.[73] [리성숙 원장이 사업하는 병원]에서는 한약제로 [무좀향수-15]라는 무좀약을 만들어 600여 명의 환자를 치료했다. 향후 무좀약은 제약공장에서 대량 생산해 보건의료기관과 인민약국에 공급할 계획이었다.[74] 또한 안변군인민약국은 아예 자체로 분(分)공장을 설립해 지방의 원료로 60여 종의 의약품을 만들어 산하 진료소에 공급했고[75] 양강도생약관리소는 제약직장을 조직해 약초로 40여 종의 의약품을 생산했다.[76]

약초에 대한 관심은 생약 자원[77]으로 확대됐고 북조선 당국은 〈시기Ⅲ

72 이정철, "사회주의 북한의 경제동학과 정치체제", 서울대학교대학원 정치학 박사학위논문, 2002, 73쪽.

73 "페니실린 대신에 약초로 폐염을 고친다",『로동신문』, 1962.01.27.

74 "동약제로 효능 높은《무좀향수-15》를 조제",『로동신문』, 1963.11.18.

75 "안변군 인민 약국에서",『로동신문』, 1966.06.05.

76 "효능이 높은 의약품을!",『로동신문』, 1966.09.20.

77 자연계에 있는 식물, 동물, 광물 등에서 얻는 약재.『조선말대사전』(온라인) 검색일 : 2020.02.27.

〉에 본격적인 생약 자원 확보에 나섰다. 1963년 의학과학연구원 약학연구소는 3년 동안 전국적 범위에서 생약 자원 조사를 진행했다. 그 결과, 생약 자원 279종의 분포현황과 약초 130여 종의 자원량을 발표했다. 자원 조사에는 평의대, 신의주고등의학학교 등 19개 학교에서 학생들을 동원해 추진했는데 약 2천 명이 참여했다.[78] 이후 발표한 자료를 토대로 과학 및 전문기술 인력을 포함한 [생약자원탐사대]를 구성해 보다 심도 깊은 연구를 추진했다. 지역별 탐사를 계속했고 더 많은 생약 자원 발굴을 시도했다. 또한 도(道)별 탐사를 위한 조직도 구축했는데 각 도(道)에서는 생약관리소를 중심으로 보건의료인과 주민들을 동원해 약초 탐사를 대중운동으로 전개했다.[79]

북조선은 생약 자원 탐구에 그치지 않고 본격적인 생산체제에 돌입했다. 1967년 각 도(직할시)생약관리소와 각 시·군생약분소들의 정비를 시작하면서 도생약관리소의 제약직장을 제약공장으로 전환했다. 그리고 시설들을 활용해 생약을 원료로 한 의약품을 생산했다.[80]

또한 의학과학연구원 약학연구소는 생약 자원을 상품화하기 위해 생산규정을 만들어 체계화를 시도했다. 당귀, 만삼 등 100여 종은 이미〈생약생산 규정〉을 채택했고 이외의 생약 자원도 2년 내로 모두 생산규정을 만들 예정이었다. 규정 작성을 위한 실험은 각 도(道)의 생약관리소 성원들과 약학연구소에서 파견한 연구원들이 함께 진행했다. 이들은 채취한 생약을 한 해 동안 보관하면서 매월의 수분 함유 상태 등을 세밀히 조사했고 조사 결과는 약학연구소로 이관해 자료를 축적했다. 축적한 자료들은 향후『생약전서』출판을 통해 일반화할 계획이었

---

78 "우리 나라에 자원 조사 사업을 완료",『로동신문』, 1963.01.15.

79 "생약자원을 적극 개발한다",『로동신문』, 1966.07.04.

80 조선중앙연감편집위원,『조선중앙연감 1968』, 197쪽.

다.[81]

북조선은 〈시기Ⅲ〉에 동물성 생물 자원에도 관심을 보였다. 1961년 의학과학연구원 약학연구소 장기약품연구실은 1년 동안 연구와 실험을 통해 전신 및 근육 무력증에 효과가 큰 코티솔과 코르트로핀 제조에 성공했다. 원료들은 소(牛)부신호르몬에서 추출했다. 이외에도 소의 뇌하수체에서 고혈압 치료제를 추출하는 등 다양한 연구를 수행했다.[82]

특히 개구리 기름과 고기가 각종 특효약 제조에 중요한 원료라며 강조했는데 1963년 『로동신문』에는 개구리 양식장의 도면을 포함해 개구리 양식 방법을 자세히 알려 양식을 종용하기도 했다.

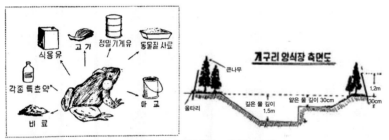

출처 : "개구리를 적극 보호 증식하자", 『로동신문』, 1963.05.23.

1964년 의학과학연구원 약학연구소 장기화학연구실은 동물성 생물 자원으로 의약품을 생산했다. 이 연구실은 1961년의 장기약품연구실이 명칭을 변경한 시설로 1960년대 초반부터 동물의 내장을 원료로 하는 의약품을 연구했다. 연구 결과로 30여 종의 의약품들을 선보였다. 이 중 연구가 끝난 코르트로핀, 에스트린, 인슐린 등 20여 종은 제약공장

---

81 "생약의 효능을 높인다", 『로동신문』, 1964.02.13.
82 "꼬르찐과 꼬르뜨로뻰제조에 성공", 『로동신문』, 1961.10.07.

에서 이미 생산에 돌입했다. 연구실의 연구원은 1961년 초부터 룡성육류가공공장 내의 제약직장에 직접 나가 현장에서 연구를 진행했다. 연구 결과 대량 생산이 가능한 에스트린의 경우 1964년 웅기군종합농장 에스트린공장에서 주사약으로 생산했고 규모는 120만 대에 이르렀다.[83]

김일성은 1952년 4월 27일 개최한 전국 과학자 대회에서 "약학 부문에서 화학적 합성의약품에만 매달리지 말고 약초 재배를 늘려 그 종류와 이용 방법을 더욱 구체적으로 연구할 것"을 제안했다. 김일성의 호소는 1960년대에 와서 비로소 일정 정도 구현했다고 평가할 수 있다.[84]

합성의약품은 국영제약공장에서 대량으로 생산하는 체계를 구축했다. 1961년 8월 순천제약공장 내에 페니실린공장을 완공했다. 시험 생산을 거쳐 12월 30일에 조업을 시작했다. 이 공장은 매일 3만 병의 페니실린 항생제를 생산했다. 이는 북조선 인구 1인당 평균 3병씩을 공급할 수 있는 양이었다. 페니실린공장은 1958년 루마니아 원조로 건설한 순천아스피린공장과는 달리 북조선식 설계와 기술 및 자재로 2년 만에 신설한 시설이었다. 특히 모든 공정은 자동화로 설계했다고 주장했다. 공장 전체 규모도 순천아스피린공장(1,900㎡)의 약 2배였다.[85]

페니실린공장의 건설 계획은 1958년 9월 김일성이 순천아스피린공장 조업식에 참가해 페니실린을 비롯한 항생제를 자체적으로 생산할 것을 교시하면서 시작했다.[86] 당시에는 제약공장 건설에 대한 경험과

---

83 "내장을 원료로 하는 약품들이 많이 나온다", 『로동신문』, 1964.01.23.
84 김일성, "우리나라 과학을 발전시키기 위해", 『김일성저작집 7』, 195쪽.
85 "순천 페니실린 공장 조업식 진행", 『로동신문』, 1961.12.31.
86 "최신식 페니실린 공장을 완공", 『로동신문』, 1961.08.22.

기술이 부족했다. 그러나 이미 아스피린공장을 건설하며 루마니아의 기술을 접한 경험이 있었고 자체의 힘으로 제약산업 발전을 이룩하고자 하는 당국의 강한 의지가 작용했다. 특히 당국의 방침에 적극적으로 호응하며 행동에 옮긴 북조선의 노동자와 기술자들의 역할이 주요했다. 이러한 자신감은 또한 1962년 순천제약공장 내에 테라마이신공장 건설을 추진하는 기제로 작용했다.[87]

〈시기Ⅲ〉에 언급한 제약공장으로는 순천제약공장을 비롯해 흥남, 라남, 평양, 함흥, 사리원, 원산, 신의주제약공장 등이었다. 이는 각 도(道)마다 주요 도시에 건설한 대표적인 국영제약공장이었다.

북조선 당국은 〈시기Ⅲ〉 중반부터 의약품 생산시설 건설에 변화를 꾀했다. 이는 1964년 12월 당중앙위원회 제4기 제10차 전원회의 결정인 〈중소화학공업을 급속히 발전시킬 데 대하여〉에 호응하는 조치로 지방에 소규모의 제약공장을 대대적으로 건립하기 시작했다.

건설 방법은 주요 제약공장을 모(母)공장으로 해 그 인근에 분(分)공장을 건설하는 방법이었다.[88] 흥남제약공장이 소재한 흥남시의 경우 1966년부터 각 구역에 총 14개의 분공장을 신설했다. 이는 한 구역에 2개의 분공장을 새롭게 구축하는 사업이었다. 함흥시 본궁구역 흥덕동의 분공장은 모공장인 흥남제약공장에서 철제반응기, 유리기구, 소형 전동기 등의 내부 예비를 확보해 약 30㎡의 건물에 설치했다. 그리고 이전에 화학공장 종업원이던 12명의 가정주부를 조직해 의약품과 화학제품을 생산했다.[89]

이 정책 또한 1961년 4차 당대회에서 제기한 도농 간의 격차 축소의

87 "데라미찐 공장이 건설된다", 『로동신문』, 1962.03.27.
88 "중소화학공장을 잘 꾸린 함흥시 사포구역에서", 『로동신문』, 1967.01.08.
89 "14개의 제약 분공장이 생겨난다", 『로동신문』, 1966.04.25.

방법이었다. 더불어 대규모 중앙공업과 중소규모의 지방공업을 합리적
으로 배합하고 발전시키려는 방안이었다. 북조선은 전국적이면서 대량
생산이 필요한 소비품은 중앙공업이 담당하고 지방공업은 지방의 원료
와 비교적 간단한 생산시설로 지방적 수요를 해결하는 체계를 구상했
다. 그 결과 모든 시·군에는 평균 10여 개의 지방산업공장이 들어섰고
가장 기본적인 식료품공장, 일용품공장, 직물공장 등을 각 지역에서
직접 운영했다.[90]

한편 이 정책의 이면에는 이러한 체계를 구축할 수밖에 없는 사정이
있었다. 당시 북조선의 경제 형편으로는 국가 주도로 대규모 경공업공
장을 많이 건설할 수 없었다. 그렇다고 중공업 우선 정책을 포기할 수
도 없었다. 그래서 인민들에게 필요한 경공업 물자를 충분히 제공하기
위한 대안이 필요했다. 특히 이 정책은 국방력을 강화하는 견지에서도
중요했다. 현대전(現代戰)의 승패는 전쟁 수행에 필요한 인적 및 물적
자원을 장기적으로 보장하는 데 달려있었다.[91] 국내외적 위기상황 속에
서 북조선은 전쟁 발발을 예견하며 산업 전반을 전시태세로 전환했다.
그리고 이를 가장 확실하게 담보하는 정책으로 각 행정구역을 자급자
족하는 체계로 구축하고자 했다.[92]

중소제약공장을 설립하는 방법은 첫째 "공장이 공장을 새끼치"는 방
식이었다. 제약공장 내에 분공장을 조직해 운영했다. 평양제약공장의
경우 공장의 부산물과 폐기물을 재활용하는 분공장을 설치해 관련 물

---

90 홍승은, "도시와 농촌 간의 경제적 련계에서 지방 공업이 노는 역할", 『근로자』,
   1964년 12호, 15~17쪽.
91 최창권, "전당적, 전군중적 운동으로 지방공업을 더욱 발전시킬데 대한 경애하는 수
   령 김일성동지의 교시를 철저히 관철하자", 『근로자』, 1970년 14호, 45쪽.
92 통일연구원, 『독일지역 북한기밀 문서집』, 도서출판 선인, 2006, 208쪽.

자를 상품화했다. 예를 들면 굳어서 못쓰게 된 탄산소다를 다시 녹이고 앙금을 앉혀 정제탄산소다를 얻었다. 또한 소뼈를 태워 정제한 인산칼슘에서 영양제 원료를 생산했다.[93]

두 번째는 제약공장 외에도 부산물로 의약품을 생산할 수 있는 공장 산하에 제약직장을 조직하는 방법이었다. 함흥식료종합공장은 성장촉진제와 보혈제를 생산했다. 청진옥수수가공공장도 고래 내장으로 보혈제, 간장제, 소화제 등 10여 종의 의약품을 만들었다.[94]

세 번째는 각급 인민위원회 차원에서 지역 내에 구축한 생산시설들에서 나오는 부산물을 활용해 의약품을 생산했다. 함흥시의 경우 흥남제약공장, 본궁화학공장, 흥남비료공장 등에서 배출하는 폐기물과 부산물을 이용했다. 반동화학공장은 보혈제, 고혈압제 등 13종의 의약품을 생산했다.[95] 반흥합성제약공장은 부산물로 암치료에 효과적인 사르콜리진, 티파미드와 간염 치료제인 살미도콜 등의 고단위 의약품을 생산하기도 했다.[96]

청진시는 아예 중소화학 전투 지휘부를 조직해 "생산전투"를 벌였다. 이렇게 생산한 의약품을 포함한 중소화학제품들은 직매점을 새롭게 설치해 판매할 수 있었다. 북조선 당국은 돈벌이라는 인센티브까지 제공하며 중소공장 건설을 독려했다. 그 결과 함흥시의 경우 1964년, 5개에 불과하던 중소화학공장이 1년 만에 50여 개로 증가했다.[97]

---

93 "버릴 것은 하나도 없다", 『로동신문』, 1965.11.05.
94 "다양한 화학 제품을 많이 생산한다", 『로동신문』, 1965.07.18.
95 "부산물을 리용해 효능이 높은 약을 생산", 『로동신문』, 1966.06.03.
96 "중소 화학 공장들에서 많은 화학 제품들이 나온다", 『로동신문』, 1965.05.17.
97 "분공장을 꾸리고 화학 제품을 많이 만든다", 『로동신문』, 1965.07.06.

4. 의학지식

(1) 토론 및 발표

1961년에 1차, 2차에 걸쳐 [조선 사람의 생리적 및 병적 수치에 관한 전국과학토론회]를 함흥의학대학에서 개최했다. 의학대학 및 의학대학 병원의 교원들과 의료인 및 의대생 등 200여 명이 참석했다. 토론회에서는 함흥의학대학과 부속병원이 5천여 건의 부검자료를 분석한 연구자료를 발표했다. 구체적인 논문 제목을 살펴보면, 유행성 감모(감기)에 대한 임상 통계적 고찰, 5천여 건의 부검자료를 통해본 조선 사람의 질병 분석 지표들, 조선 사람의 중요 혈관에 대한 지표 등이었다. 토론회 진행 방식은 우선 개별 논문들에 대한 발표 이후 형태학, 기능학, 내과 및 외과 계통 등 4개 분과로 나누어 보다 세부적인 토론을 진행했다.[98]

1956년 8월 종파사건과 1958년 사회주의 개조 완료 이후 북조선 사회는 사대주의에 대한 비판과 함께 더욱 강하게 자주와 주체를 강조했다. 이러한 정세 속에서 보건의료계도 '조선인'에 대한 관심을 나타내며 연구를 전개했다. 함흥의학대학 등의 연구는 당시 정세를 반영한 전형적인 연구 결과였다. 병원에서 축적한 부검자료를 분석 및 정리해 1차 토론회 때는 조선인의 정상 수치를 개괄했고 2차 토론회에서는 병적 통계 자료에 대해 발표 및 토론이 있었다.

조선인 자체에 관한 관심과 함께 동의학 연구를 본격화했다. 연구 결과는 각종 토론회 등을 개최해 공개했다. 1961년 8월 리제마의『동의수세보원』저작 60주년 기념학술토론회를 시작으로 1962년 평양시 제

---

98 "조선 사람의 생리적 및 병적 수치에 관한 제2차 전국 과학 토론회 진행",『로동신문』, 1961.06.24.

2차 동의학학술보고회, 1962년과 1963년의 제2, 3차 전국 동의학학술보고회, 1965년 전국 약초 재배 부문 제3차 연구발표회, 1966년 고려인삼에 관한 학술보고회 등이 이어졌다. 한편 기초의학, 이비인후과, 미생물학, 역학, 전염병학, 기생충학, 약학, 내과, 종양, 소아과, 생물학 등 전문 분야별로 학술보고회도 진행했다. 그러나 그 내용은 전문과적 분류와 상관없이 동의학에 초점이 맞춰져 있었다. 동의학을 어떻게 계승할 것인지, 동의학과 신의학의 전문과를 어떻게 병합해 치료의 효과를 높일 것인지에 온통 신경을 집중했다.

1961년 12월에 개최한 이비인후과 학술보고회는 1957년 개최 이후 4년 만에 열렸다. 당시 관심을 끌었던 발표는 급성편도선염환자에게 약물치료 없이 침(針)을 놓아 80% 이상의 환자를 완치한 사례였다.[99] 1962년 12월에 개최한 기초의학 학술보고회 때에도 해부생리학, 생화학 등 부문별로 90여 건의 연구 논문을 공개했으나 대부분 동의학 차원에서 이룩한 성과를 담은 결과들이었다. 평의대 생리학 교원은 고혈압을 앓고 있는 개(犬)를 대상으로 침구요법으로 완치한 경험을 발표했다.[100]

이러한 현상은 〈시기Ⅲ〉 중반기에 더욱 두드러졌다. 만성간염과 간경변증, 간질환과 궤양성 질환 등 당시 신의학계에서 난치성 질환으로 여겨온 질병들을 동의학으로 완치했다고 주장했다.[101] 1966년 7월 28일 〈남녀평등권법령〉 발포 20주년을 기념한 [전국여성의학자들의 학술보고회]에서도 주목받은 논문은 모두 동의학에 기초한 연구였다. 논

---

99 "이비인후과 학술 보고회 진행", 『로동신문』, 1961.12.19.

100 "제2차 전국 기초 의학 학술 보고회 진행", 『로동신문』, 1962.12.19.

101 "제5차 전국동의학학술토론회와 제3차 전국내과학술보고회가 있었다", 『로동신문』, 1966.11.23.

문 제목들을 살펴보면 [장성중독증(어린이 급성대장염 등) 치료에 인공적으로 몸의 열을 낮추는 인공동민요법 적용 연구], [신주혈에 마늘뜸을 적용한 경험], [고혈압병 치료에서 몇 가지 약제를 사용한 경험] 등이었다.[102]

하지만 활발하게 이어지던 학술행사의 소식은 1967년부터 자취를 감췄다. 이는 1966년 경제·국방병진노선이라는 비상체제 시행으로 보건의료계는 이마저도 진행이 어려웠던 것으로 보인다. 또는 보건의료 분야가 우선순위에서 밀려 『로동신문』에 개재하지 않았을 개연성도 있었다.

(2) 강연·강습 및 출판

〈시기Ⅲ〉에는 외부 인사의 강연이나 강습에 대한 보도가 전혀 없었다. 다만 보건성이 조직한 강습회를 언급할 뿐이었다. 1965년 말, 각 도중앙병원과 산업병원 의사들을 대상으로 제1기 치료체육강습회를 개최했다. 당시 보건성은 체육과 온천을 다양한 치료방법 중 하나로 활용해 이를 임상에 도입하고자 했다. 그리고 이 정책을 전국적으로 확산하는 방법으로 강습회를 조직했다. 강습회는 3차례에 걸쳐 진행했다. 1차 강습 대상자는 지역 및 생산 단위 의료기관 중 중앙병원의 의료인들이었다. 2차는 평양 보건의료기관의 담당자를 대상으로 했다. 마지막 3차로는 지방 보건의료의 거점지역인 군인민병원 관계자들로 조직했다. 교육을 받은 의료인들은 자신의 소속 병원 및 산하기관 의료인들에게 강습 내용을 전달해 가장 아래 단위의 보건의료시설에서도 이를 실행할 수 있도록 노력했다.

---

102 "당의 품속에서 자라난 녀성의학자들", 『로동신문』, 1966.07.30.

1966년 4월 평양 내의 각급 병원 의사들을 대상으로 시행한 제2기 강습회는 1주일 동안 이어졌다. 내용은 각종 소화기 및 신경 계통 질환과 고혈압, 관절염, 간장염 등의 질병을 체육으로 치료하는 방법이었다. 주제와 관련한 실습을 위해 온천요양소에서도 강습했다. 강습을 받은 의사들은 자신들의 병원으로 돌아가 병원 내 동료의사들에게 배운 내용을 공유했다. 보건성은 1966년 하반기까지 군인민병원 의사들을 대상으로 제3기 강습을 추진했다.[103]

북조선은 이 시기 강력한 예방의학적 방침을 적용했고 당시 정세로서는 필연적 결과였다. 국내외의 불안한 상황에 대응해 국가예산 중 국방비는 30% 이상을 상회했다. 국가의 재정적 지원이 어려웠던 보건의료계는 비용을 줄이는 방안을 모색했고 체육을 치료에 활용하는 대안을 마련한 것이었다.

(3) 보건의료 연구

〈시기Ⅲ〉 기간 보건의료 관련 연구 기사는 총 67건이었다. 이를 세부적으로 분류하면 경락연구가 27건, 동의학은 민간요법 2건을 포함해 28건이었다. 이외에 대학에서의 연구방법론 1건을 제외하면 신의학과 관련한 연구는 총 11건이었다. 홍역능동면역연구 3건, 방사성동위원소 연구 2건, 생물학 2건, 십이지장궤양, 유행성 감기예방, 핵산과 단백질, 냉동용 가스 합성연구 등이 각 1건이었다.

경락연구는 넓은 의미에서 동의학에 포함되므로 이 시기 보건의료계의 의학 연구는 동의학 연구라고 해도 과언이 아니었다. 특히 1961년 갑자기 나타난 김봉한[104]의 경락연구 보도는 1966년 12월까지 6년간

103 "치료 체육 강습 진행", 『로동신문』, 1966.05.05.
104 김봉한은 1916년 서울 소재 약종상 집안에서 태어났다. 보성고보를 거쳐 1940년

이어졌다. 그러나 이후 등장과 같이 갑자기, 그리고 완전히 사라졌다. 이는 북조선 보건의료 역사에서 전무후무한 일이었다. 사회주의 국가에서 연구 성과는 한 개인의 성공이 아닌 국가의 성과로 북조선 체제의 성공과 발전을 과시하는 중요한 기제였다. 경락연구는 전형적인 국가 차원의 쾌거로 6년 동안 회자됐다.

평의대 생리학 강좌장 김봉한 부교수는 동의학을 연구하는 과정에서 생물체 내의 경락을 발견했다. 이 사실을 1961년 12월 5일자 『로동신문』에 개재하며 경락연구 보도를 시작했다. 기사는 1면 탑에 실려 중요도와 관심을 짐작할 수 있었다. 당국은 경락계통의 발견에 대해 생물학, 의학, 축산학 등 여러 분야에서 완전히 새로운 접근을 요구하는 세계적 발견이라고 평가했다.

경락연구가 시작된 시점은 1959년 10월부터였다. 김봉한을 중심으로 평의대 의학부 5학년 김세욱,[105] 권정도, 경락연구실 조수 공민영, 연구사 김동호, 해부조직학 연구실장 신중량 등이 연구집단을 구성했다. 이들은 경락의 생물학적 현상을 관찰한지 2년 만에 경락을 발견하는 쾌거를 거뒀다. 연구 결과는 1961년 8월 18일 평의대 학술보고회에서 경락의 실태에 관한 연구 논문으로 발표했다. 그리고 4개월 동안의 검증 절차를 거쳐 『로동신문』에 대서특필했다.[106]

1961년 12월 첫 보도 이후 15일 만에 『로동신문』은 가축의 무게를 급속히 늘리는 경혈을 발견했음을 알리며 질병 예방과 함께 축산업 발전에도 거대한 기여를 전망했다. 가축 대상 연구는 이미 1961년 1월부터

경성제대 의학부를 졸업한 뒤 생리학 담당 조교로 있다가 해방을 맞았다. 서울대학교 의과대학 교수로 재임 중, 6·25전쟁 때 월북해 평의대 교수를 역임했다. 김근배, "과학과 이데올로기의 사이에서: 북한 '봉한학설'의 부침", 204쪽.

105 김세욱은 김봉한과 함께 월북한 인물이다. 김근배, 위의 논문, 207쪽.

106 "한방 의학 및 생물학 연구에서의 새로운 과학적 발견", 『로동신문』, 1961.12.05.

7개월간 진행한 결과로 평양 인근의 농업협동조합과 목장에서 4백여 마리의 돼지를 대상으로 연구했다. 실험 결과에 의하면 침(針)으로 경혈 자극을 받은 돼지(8.5kg)는 그렇지 않은 돼지(4.9kg)보다 약 2배의 체중 증가를 보였다. 더불어 생후 24시간이 지난 새끼돼지 경혈에 침을 놓았더니 질병에 전혀 걸리지 않았다.[107] 이는 북조선 당국자들을 흥분시키기에 충분했다. 당시 가장 중요한 난제 중 하나가 식량문제였으므로 이를 풀 수 있는 실마리라고 기대했던 것이다.

1962년부터는 경락연구를 대대적으로 띄우는 사업들을 전개했다. 우선 경락연구를 아예 경락 실태에 관한 학설로 인정했다. 1962년 1월 30일자『로동신문』은 1면 전면을 할애해 경락과 관련한 사진 여러 장을 게시하며 학설을 뒷받침했다.[108] 경락연구를 주도한 김봉한은 국가학위학직수여위원회 결정으로 박사학위와 함께 교수학직을 수여받았다. 1961년 4월 부교수 학직을 받은 지 1년도 안 돼 대학 교원으로 최고의 영예를 획득한 것이었다. 이러한 파격적 대우는 당국의 기대가 얼마나 컸는지를 보여주는 방증이었다.

단순한 연구 논문이 아닌 학설로 기정사실화하며 북조선은 이를 전 세계에 알려 세계적 발견으로 인정받고자 했다. 그 일환으로 1962년 2월 6일 과학원 주최로 경락 발견에 대한 기자회견을 열었다. 북조선 내의 신문, 통신 및 방송과 함께 평양 주재 외국 기자들과 각국 대사관 관계자 등을 초청했다.[109] 또한 경락 발견에 대한 발표회를 사회주의 국가 현지에서 진행했다. 1962년 4월 루마니아에서는 의학과학협회총

---

107 "가축에 침을 놓아 질병을 예방하는 동시에 그 체중을 증가시키는 경혈을 발견", 『로동신문』, 1961.12.20.

108 "현대 생물학 및 의학 발전에서 새로운 단계를 개척한 위대한 발견", 『로동신문』, 1962.01.20.

109 "생물학 박사 김봉한 교수 국내외 기자들과 회견", 『로동신문』, 1962.02.07.

연맹 침구학 분과위원회 주최로 50여 명의 루마니아 의료인들이 참석한 가운데 발표회를 개최했다.[110]

1963년 말에는 『로동신문』 1면부터 4면까지를 할애해 경락 계통에 관한 논문 전체를 게재했다. 공개한 논문은 같은 해 11월 30일 개최한 학술보고회에서 김봉한이 발표한 논문으로, 전문을 그대로 옮긴 것이었다. 당시 학술보고회에서는 참석자들의 결의에 따라 새로 발견한 경혈 부위의 구조를 봉한소체로, 이를 연결하는 관상 구조물을 봉한관으로, 그 관상 구조물 내를 흐르는 액을 봉한액으로 명명하며 김봉한을 추앙했다.[111]

당시 경락연구는 당국뿐 아니라 북조선 보건의료인들도 열광했다. 그 이유는 첫째 김봉한이 내놓은 각종 표본과 실험재료, 생체 염색 혈관 등은 직접 눈으로 확인할 수 있는 자료들로 의심의 여지가 없었다. 두 번째는 질병의 원인과 치료에 경락연구를 활용하면 염증이나 종양 등의 물질대사 변화들을 통제할 수 있다는 실질적 기대가 있었다. 세 번째는 현대 과학적 기초 위에 경혈의 부위별 특징들을 구체적으로 해명하면 신의학을 넘어설 수 있다는 환상을 가졌다. 이는 자신들의 주체의학인 동의학이 새로운 국면을 맞는 것으로 인식했다.[112]

물론 이러한 열광의 기저에는 경락연구를 "20세기의 위대한 발견"으로 명명하며 의심을 거세한 시대적 분위기도 무시할 수 없었다. 그리고 경락연구를 통한 질병 치료 성과가 실제로 나타나기 시작했다. 경혈 약침법을 활용해 위 및 십이지장궤양을 단시일 내에 완치한 사례가 보고

110 "경락실태의 발견은 현대 생물학과 의학 발전에서 새로운 단계를 개척", 『로동신문』, 1962.04.30.
111 "경락 계통에 관해", 『로동신문』, 1963.12.01.
112 "경락 계통 발견과 의학, 생물학의 과업", 『로동신문』, 1963.12.23.

됐다. 이는 경락계통에 궤양을 아물게 하는 약액을 주입해 치료하는 방법으로 1961년 4월부터 10월까지 30명의 환자에게 임상실험을 거쳐 26명이 완치하는 결과를 얻었다.[113]

1961년 12월 경락 발견 보도 3년만인 1964년 4월 25일 조선경락학회를 결성했다. 이는 같은 해 3월 10일 평의대 경락연구소를 개편해 경락연구원을 설치하고 조선경락학회를 조직해 학보를 발간한다는 내용의 내각 결정에 따른 횡보였다.[114] 조선경락학회 결성식에는 당중앙위원회 과학교육부장을 필두로 보건성, 과학원, 전국 각지의 의학 및 생물학 부문 학자, 대학 교원 등 다수가 참가했다. 학회의 위원장은 당연히 김봉한을 위촉했다.[115]

경락연구에 대한 당국의 관심과 지원은 1965년에도 계속됐다. 김봉한 또한 정력적으로 새로운 연구 결과를 발표해 관심을 지속하도록 노력했다. 1965년 4월 『로동신문』은 별지로 8면에 걸쳐 경락 체계와 산알 학설 등의 논문을 게재했다. 2편의 논문은 4월 15일 조선경락학회 제1차 학술보고회에서 발표한 논문의 전문이었다. 그리고 4월 15일은 김일성의 생일이기도 했다.[116] 김봉한의 경락연구는 이미 의학의 영역을 벗어나 정치화했음을 보여주는 장면이었다.

당시 김봉한의 권위와 위치는 북조선 보건의료 전체의 실무를 담당하는 보건성의 부상을 능가했다. 1965년 4월 쿠바 의학과학 대표단이 평양 방문 뒤 귀국 소식을 보도하면서 한세헌 보건부상보다 경락연구

---

113 "동의학 연구 분야에서 이룩한 또하나의 혁신적 성과", 『로동신문』, 1962.03.11.
114 "공화국 내각에서 경락 계통의 연구사업을 확대 발전시킬 데 대한 결정을 채택", 『로동신문』, 1964.03.11.
115 "조선 경락 학회를 결성", 『로동신문』, 1964.04.26.
116 "경락 체계", 『로동신문』 별보, 1965.04.16.

원 김봉한 원장을 먼저 언급할 정도였다.[117] 김봉한은 최고인민회의 대의원으로 선출돼 1965년 최고인민회의 제3기 제4차 회의 때 토론에 나서기도 했다.[118]

1965년 10월에는 당 창건 20주년을 기념해 경락연구원 학술발표회를 4일부터 8일까지 진행했다. 5일 동안 약 60편의 논문을 발표했고 생물학, 유전학, 세포학, 의학 등 다양한 분야를 망라했다. 논문들은 김봉한의 학설에 근거해 이론을 수립한 연구 결과물이었다.[119] 이는 정치화한 의학 연구의 폐해를 전형적으로 보여주는 사례로 5년간 경락연구를 다양한 부문에 적용하며 대대적인 연구를 전개한 결과였다. 모든 자원을 한 곳으로 집중시켰고 경락연구라는 블랙홀로 수렴되는 모양새였다.

이렇게 국내적으로는 모든 관심을 받았으나 북조선이 기대한 국제적 관심의 획득은 어려웠다. 1966년 10월 도쿄대학에서 신일본의학협회와 재일본조선인과학자협회의 지원 아래 김봉한학설연구회를 개최했다. 150여 명이 참석한 행사에는 북조선에서 제작한 영화 [경락 세계]를 상영했다.[120] 결국 친북적인 재일동포 기관의 주최로 북조선 당국의 홍보성 영화를 상영하는 수준의 행사에 그쳤다. 『로동신문』은 이 소식을 전하며 여전히 세계적인 관심을 받고 있음을 보여주고 싶었으나 이미 노력은 시들어가고 있었다.

경락연구가 6여 년 동안 북조선 보건의료 분야의 대표적 의학 연구

117 "꾸바 의학 과학 대표단 평양을 출발", 『로동신문』, 1965.04.11.

118 "남북의 과학자들은 인민들과 함께 힘을 합쳐 범죄적《한일 회담》을 분쇄하자", 『로동신문』, 1965.05.22.

119 "산알 학설에 근거해 혈구 발생에 대한 새로운 리론을 수립", 『로동신문』, 1965.10.09.

120 "일본에서《김봉한학설연구회》진행", 『로동신문』, 1966.10.24.

로 주목받았던 현상은 다양한 원인에 기인한다. 첫째 1956년 8월 종파 사건 당시 첫 권력투쟁에서 당권을 잡은 김일성 등 빨치산파는 자신들의 정책과 방향이 정확했음을 증명할 필요가 있었다. 경락연구는 생물학과 의학 발전에 새로운 기원을 열어 놓은 결실이자 당 정책의 위대한 승리라고 선전될만한 가치가 있었다.[121]

두 번째로는 당시 보건의료 부문에 제시한 국가의 정책, 즉 과학사업에서 주체를 견지하며 신의학과 한의학을 병행 발전시키는 기조에 완전히 부합하는 사업이었다. 신의학만이 과학이라는 그릇된 견해에 대한 결정적 타격이었고 오히려 동의학을 의학 발전에 훌륭한 원천이라는 관점을 증명하는 사례였다.[122] 특히 김봉한이라는 신의학자가 동의학 학설인 경락을 연구해 세계 최초로 경락 체계를 발견한 현실은 당 정책이 제시한 방향과 성과에 정확히 일치했다. 더불어 당의 과학 정책을 관철한 지식인의 충실성은 모범으로 선전할 수 있는 전형이었다. 김봉한의 연구는 "형식주의와 교조주의를 반대하고 주체를 확립할 데 대한 과학 정책을 모든 에로와 난관을 뚫고 항일 투사들과 같이 철저히 관철시킨 투쟁정신의 결과"로 모든 인민이 따라 배울 것을 강조했다.[123]

세 번째로는 사회주의 블록 중 북조선의 위치에 대한 성찰로, 해방 10여 년 만에 드디어 세계에 내세울 수 있는 과학적 연구 성과가 탄생한 것이었다. 북조선은 사회주의 국가들 내에서도 그리 발달한 국가가

---

121 도상록, "우리 나라에서의 사회주의 건설과 기초 과학의 발전", 『근로자』, 1964년 18호, 26쪽.

122 최창석, "경락 계통의 발견은 현대 생물학과 의학에서의 일대 혁명이다", 『근로자』, 1963년 24호, 6쪽.

123 "우리 과학자 전체의 영예이다", 『로동신문』, 1962.02.03.

아니었다. 특히 전쟁과 전후복구를 거치며 사회주의 국가로부터 신의학적 차원의 지원을 많이 받았다. 그렇게 지원을 받던 낙후한 북조선이 의학 연구 분야에서 세계적 발견을 했다는 것은 커다란 자부심이 아닐수 없었다. 무엇보다 자신들이 내세울 수 있는 동의학 이론에 기초한 성과로 인류의 과학 역사에 획기적 사변이라고[124] 진심으로 믿었고 그렇게 되길 희망했다.

당시 이러한 새로운 성과에 대한 갈망은 경락연구에 자원을 집중시켰다. 동시에 다양한 연구를 시도하는 기회를 제공하기도 했다. 1961년 의학과학연구원 약학연구소 약화학연구실은 냉동용 가스 합성에 성공했다고 발표했다. 이 가스를 다양한 부문에 활용하면 보건의료 분야 외에도 인민경제 발전에 큰 효과가 있을 것이라고 의미를 부여했다.[125]

1962년 3월에는 홍역능동면역 연구 성과를 발표했다. 이는 경락연구와 함께 또 하나의 빛나는 결실로 선전됐다. 그러나 이 연구의 보도는 3월 3일과 5일, 7일, 단 3차례로 끝났고 이후 추가 언급이 없었다. 홍역능동면역 연구는 기존의 홍역 예방법의 한계를 넘어 새로운 예방법을 제시한 것으로 당국은 이를 면역 생물학적 법칙의 새로운 발견이라고 주장했다. 당시 홍역 예방법은 홍역을 앓은 성인의 혈액 또는 그것을 원료로 한 감마글로불린 주사를 활용해 예방했다. 하지만 이는 면역 기간이 짧고 혈액의 대량 확보가 어려운 한계를 갖고 있었다. 이를 해소하는 방법으로 3개월 미만 유아들에게 홍역 생균을 노출하는 실험을 통해 일정 정도의 성과를 획득했다.[126]

---

124 "공화국 내각에서 경락 계통의 연구사업을 확대 발전시킬 데 대한 결정을 채택", 『로동신문』, 1964.03.11.

125 "랭동용 가스 합성에 성공", 『로동신문』, 1961.08.30.

126 "우리당보건, 과학 정책에서 또하나의 빛나는 결실", 『로동신문』, 1962.03.07.

1962년 3월에는 현대 미생물학 발전에 탁월한 과학적 성과라며 공생균을 이용해 유행성 감기 예방에 성공했음을 밝혔다. 연구는 평의대의 안형근 학사가 지도하는 바이러스연구소에서 진행했다. 유행성 감기 환자에게 투여한 백색 아방선균이 감기 바이러스와 공생하며 유행성 감기에 면역을 부여한다는 이론이었다. 이 연구로 바이러스 분야에서 제기되는 많은 문제를 공생의 견지에서 해결할 수 있는 길이 열렸다고 자평했다.[127]

이 시기 시도한 다양한 연구들을 보면 당시 북조선 집권세력의 희망을 엿볼 수 있다. 인체에 무해하면서 효능이 높고 간편한 방법으로 질병을 치료하고자 하는 기대가 컸다. 그리고 자체의 기술과 주체적 방식으로 세계에 자랑할 만한 구체적 생산품을 만들고 싶은 욕망이 높았다. 그러나 이러한 욕망을 현실에서 구현했다는 소식은 들리지 않았다. 1967년 이후에는 새로운 연구의 시도조차 언급하지 않았다.

〈시기Ⅲ〉에 경락연구보다 많이 언급한 동의학 연구는 주로 고전문헌을 번역해 출판했다는 소식이었다. 제일 먼저 출판한 서적은 1962년 5월 조선의학서적출판사에서 발행한 허준의 『동의보감』이었다.[128] 허준은 이미 북조선이 주체를 강조하기 시작한 1956년부터 언급됐다. 1962년에는 그의 대표 저서인 『동의보감』을 번역해 발간했다.

허준과 함께 리제마도 등장했다. 1962년 7월 세계 최초의 의학대백과사전 『의방유취』 활자본 간행 485주년 기념보고회를 개최했다. 기념보고회에는 보건상 최창석을 필두로 고등교육상, 과학원, 의학과학연구원, 동의학연구소 등의 대표들과 의학계 및 보건 부문 일군들이 다수

127 "현대 미생물학 발전에서의 탁월한 과학적 성과", 『로동신문』, 1962.03.31.
128 "《동의 보감》 그의 번역 출판에 제하여", 『로동신문』, 1962.05.14.

참석했다. 당시 동의학 관련 고전문헌 출판은 중요한 보건의료 정책 중 하나였다. 이후 정약용의『향약집성방』으로 관심을 확대했고 이밖에도 고대, 삼국시대, 고려, 조선시대 등 각 시기의 동의학 발전을 연구하며 관련 자료들을 꾸준히 소개했다. 1965년에는 17세기 실학자이자 생물학자인 홍만선의 삶과 연구 활동을 조명했다. 1966년에는 임진왜란 당시 동의학 이론을 연구해 새로운 치료법을 개발한 전유형의 삶을 보도하며 근대 해부학의 선구자로 알렸다. 1967년에는『제중신편』의 저자 강명길을 거명하는 등 동의학과 관련한 새로운 인물들을 계속해서 발굴했다.[129]

북조선은 동의학 연구와 함께 전국에 산재한 민간요법을 체계화하는 사업도 병행했다. 보건성은 1962년 말, 민간요법들을 수집 및 등록하고 연구를 통일적으로 지도하기 위해 의학과학원 동의학연구소에 민간요법연구실을 조직했다. 민간요법연구실은 각 도(道)와 시(市)의 보건기관과 주민들이 활용하는 민간요법을 정리하는 사업을 진행했다. 또한 임상을 통해 치료 성과를 확증한 사례들을 보건의료인들에게 교육하고 이를 도입하는 사업을 추진했다. 보건성은 1963년에 이미 2천200여 건의 민간요법을 수집해 분석 중이었고 이 중 가치 있는 요법을 임상에 도입하고자 했다. 또한 각 도(道)의 동의중앙병원에 도(道)내 민간요법을 통일적으로 조직, 지도할 의사와 준의를 배치해 본격적인 사업 시행에 돌입했다.[130]

민간요법 체계화 사업은 1963년 말에 3천여 건의 민간요법 중 160여 건을 이론적으로 정립하는 결과를 가져왔다. 이를 기반으로 민간요

---

129 "《의방 류취》 출판 485 주년 기념 보고회 진행",『로동신문』, 1962.07.11.
130 "민간 료법을 림상에 광범히 도입할 대책을 강구",『로동신문』, 1963.07.17.

법의 효능과 적응증을 과학적으로 연구해 환자 치료에 응용했다. 실례로 함경북도 신유선탄광병원은 외과적 수술방법으로 치료하던 특발성 괴저 환자를 곤충을 약재로 한 민간약을 만들어 완치했다. 조선적십자병원과 성천공구공장병원 등 여러 보건의료기관에서도 생약제로 소화기 질환을 치료했다.[131]

1964년에는 6천여 건의 민간요법을 수집했다. 이를 80여 종의 질병과 530여 건의 용법으로 정리해 집필 및 출판을 준비했다. 이러한 정책의 결과 강원도 고성군의 리진료소들은 평균 30% 이상의 내원환자들을 민간요법으로 치료했다. 심지어 70% 이상 활용하는 진료소도 있었다.[132]

북조선 보건 당국은 민간요법을 적극적으로 활용하면서도 이에 대한 불안감도 분명히 존재했던 것으로 보인다. 민간요법의 이론화 및 체계화를 시도하며 임상적 효능을 과학적으로 담보하는 문제를 계속해서 강조했다. 또한 보건기관과 보건의료인들에게 민간요법의 적용 전, 지속적인 관찰과 실험을 통해 이를 분석한 기초 위에 그 효능과 적응증, 사용법 및 사용량, 제제법, 금기사항 등을 정확히 판정한 이후에 일반화할 것을 누누이 당부했다.[133]

보건의료 분야에 충분한 재정적 지원이 어려웠던 당시 상황에서 동의학과 민간요법에 관한 관심은 미발전한 신의학의 현실을 타개할 방안 중 하나였다. 동의학을 신의학과 같이 과학적 이론 토대로 끌어올리려는 노력의 결과가 경락연구였다. 하지만 경락연구는 자취를 찾아보기 어려울 정도로 완전히 실패했다. 그럼에도 불구하고 동의학은 예방

---

131 "민간 료법으로 많은 질환들을 치료", 『로동신문』, 1964.01.11.
132 "민간 료법을 수집한다", 『로동신문』, 1964.11.25.
133 "민간 료법의 리론적인 체계화를 위해", 『로동신문』, 1964.11.25.

의학을 강조하는 사회주의 보건의료 정책과 잘 동화하는 의술로 현재까지도 동의학의 강조 정책은 이어지고 있다. 그러나 내원환자의 70%를 민간요법으로 치료하는 행위를 모범으로 선전하던 당시 상황은 보건의료인들에게도 분명한 부담이었음은 자명했다.

(4) 학위 및 학직

1961년 4월 개최한 국가학위학직수여위원회 제1차 총회에서 13명의 위원으로 국가학위학직수여위원회 상무위원회를 구성했다. 더불어 18개 부문위원회를 조직했다. 그리고 다년간 교육과 과학연구에서 큰 업적을 남긴 112명의 학자들에게 학위 및 학직을 수여했다.[134] 국가학위학직수여위원회는 1963년부터 [국가학위학직 및 인민상 수여위원회]로 명칭을 변경했으며 학위 및 학직과 함께 인민상을 선정하는 기능까지 담당했다.[135]

학위 및 학직과 관련한 〈시기Ⅲ〉의 특징을 살펴보면, 우선 이전 시기와 비교해 학위와 학직 수여자의 규모가 큰 폭으로 늘었다. 두 번째로는 의학대학뿐 아니라 보건성, 의학과학원, 병원 등 다양한 기관의 인사들에게 학위를 수여했다. 이는 전문 인력이 늘었다는 의미와 함께 전문성을 인정받는 방법 중 하나로 학위 획득이 자리 잡아가는 과정을 보여준다. 세 번째로는 경락연구와 관련한 인사들의 학위 및 학직 수여가 월등히 많았다.

북조선은 1961년부터 아예 박사학위 획득을 목적으로 한 전문기관인 박사원을 개설해 원생들을 모집했다. 이는 1961년 3월 내각 결정으로 〈대학 및 과학 연구 기관들에 박사원 및 과학 연구소들을 설치하며 연

---

134 "박사, 교수, 부교수, 학사의 학위 학직을 수여", 『로동신문』, 1961.04.22.
135 "학위, 학직을 수여", 『로동신문』, 1963.10.15.

구원들에 특설반을 조직할 데 대하여〉를 채택한 결과였다. 이 결정 이후 김일성종합대학, 평의대, 과학원 산하 연구소에 박사원을 개설했다.[136]

또한 같은 해 8월 내각 결정 제124호로 〈박사원에 관한 규정〉을 승인해 박사원 운영에 대한 세부사항을 규정했다. 규정에 의하면 박사원은 혁명사상으로 무장하고 과학 이론적으로 유능한 박사를 양성할 목적으로 설립했다. 박사원 입학자는 2년 동안 전문적인 연구에 집중할 수 있도록 종전 직위에서 받은 물질적 대우와 함께 과학연구에 필요한 여비, 숙식비 및 과학연구비를 지불받을 수 있었다.[137]

실질적인 운영 현황은 『로동신문』에 게재한 모집 요강을 통해 확인할 수 있었다. 1966년 2월 공시한 1966-1967학년도 박사원 및 연구원 모집 요강에는 박사원생 모집 기관으로 의학과학원, 평의대, 함흥의학대학을 꼽았다. 응시 자격은 학위 및 학직 소유자로 2년 이내에 박사학위 논문을 작성해 제출할 수 있는 자였다. 또한 평의대, 함흥의학대학, 청진의학대학은 연구를 전담하는 전일제 연구생을 모집했다. 연구생으로는 통신연구원을 별도로 모집하기도 했다. 통신연구원의 모집 기관으로는 의학과학원 산하의 동의학연구소, 위생연구소, 미생물연구소, 약학연구소, 제2임상의학연구소, 함흥임상의학연구소 등이었다. 시험 과목은 조선노동당역사, 외국어(영어, 프랑스어, 노어, 독일어, 스페인어, 중어, 일본어 중 하나) 또는 한문, 전공과목이었다.[138] 1967-1968학년도 박사원 및 연구원 모집 요강에 의하면 시험과목에 철학을 추가했다. 외

---

136 "공화국 내각에서 대학 및 과학 연구 기관들에 박사원 및 과학 연구소들을 설치하며 연구원들에 특설반을 조직할 것을 결정", 『로동신문』, 1961.03.10.

137 "공화국 내각에서 박사원에 관한 규정을 승인", 『로동신문』, 1961.08.02.

138 "1966-1967학년도 박사원 및 연구원 모집 요강", 『로동신문』, 1966.02.17.

국어의 경우 영어와 프랑스어 다음으로 언급했던 러시아어를 가장 먼저 서술하는 변화를 보였다.[139]

제2절 보건의료자원의 배치

1. 정부기구

(1) 중앙당과 보건성 등 내각기관

1961년 초부터 보건성은 제4차 당대회 준비와 함께 보건의료 분야에서 새롭게 탄생한 공산주의 인간형을 확산하기 위한 사업을 전개했다. 우선 1961년 2월 20일 보건성 공무원들은 궐기회의를 개최해 그 출발을 알렸다. 모임을 통해 방하수 소년을 살려낸 흥남비료공장병원 등의 의료인을 모범으로 국가기관의 일군들부터 헌신적 복무를 다짐하는 결의를 다졌다. 최창석 보건상은 흥남비료공장병원 일군들과 흥남의학대학 교직원, 학생들에게 전달한 김일성의 편지를 낭독하며 "인민에 대한 사랑과 헌신적인 복무를 통해 당과 수령의 큰 기대에 보답하자."고 피력했다. 보건성 전체 일군들은 자신들의 결의를 취합해 결의문을 채택했다.[140]

같은 해 6월 7일에는 전국보건일군 열성자대회를 열어 이러한 모범을 전국의 보건의료 담당자들과 열성자들에게 확대했다. 특히 이 대회는 9월 개최 예정이던 제4차 당대회를 앞둔 행사로 그동안 진행한 보

---

139 "1967-1968학년도 박사원 및 연구원 모집 요강", 『로동신문』, 1966.11.14.

140 "인간의 생명을 위해 모든 것을 서슴없이 바치는 당의 붉은 보건 전사가 될 것을 굳게 결의", 『로동신문』, 1961.02.21.

건의료인들의 사상투쟁을 평가하고 향후 새로운 혁명 단계의 준비를 논의했다. 전국 각지 보건 부문 열성자 1천2백여 명이 참가했다.[141]

김일성은 1959년 4월에 개최한 전국보건일군회의 때처럼 전국보건일군 열성자대회에도 직접 참석했다. 보건의료인에 대한 사상투쟁의 필요성과 중요성을 역설한 지 2년 만인 1961년, 이를 평가하는 회의에도 나타나 보건의료인들을 고무했다. 김일성은 "최근 1~2년간 보건 부문에서 커다란 전변이 일어나 인간 생명을 위해 자기의 모든 것을 바치는 숭고한 공산주의적 기풍이 높이 발양됐다."고 선언하며 커다란 만족감을 표시했다. 덧붙여 "훌륭한 공산주의 전사들인 전체 보건일군들에게 당중앙위원회의 명으로 감사를 드린다."며 그동안 고생한 보건의료인들을 치하했다. 이에 감격한 참가자들은 김일성의 교시를 실천해 당과 수령의 기대에 보답할 굳은 결의를 다졌다.[142]

이 대회는 3일간 진행했고 6월 9일 폐막했다. 마지막 날 채택한 결의문에는 향후 북조선의 모든 보건의료기관과 인력들이 나아갈 방향을 집약한 지도적 지침을 담았다. 첫째 전체 보건의료인을 인간 생명의 구원자로, 또한 고상한 도덕적인 책임성과 인민들의 행복을 위해 자기의 모든 것을 바치는 높은 헌신성을 갖춘 인력으로 교양할 것, 둘째 보건의료인의 기술 수준을 높이고 의학기술 수준을 새로운 단계로 발전할 것, 셋째 위생방역사업을 더욱 강력히 추진하고 온갖 질병의 발생을 사전에 방지해 인민의 건강과 행복한 삶을 담보할 것, 넷째 인민들에게 사회주의제도의 우월성을 인식시키고 당 정책을 꾸준히 해설, 선전해

---

141 "인간 생명의 기사일 뿐만 아니라 사람들을 교양 개조하는 공산주의 전사가 되자!", 『로동신문』, 1961.06.08.

142 "김일성 동지의 교시를 받들고 당의 보건 전사로서의 영예로운 임무를 더욱 빛나게 수행할 것을 굳게 결의", 『로동신문』, 1961.06.10.

사회주의 건설에 적극적으로 나설 수 있는 공산주의자로 교양, 개조할 것 등이었다.[143]

전국보건일군 열성자대회가 열린 5년 후인 1966년 4월 11~12일 양일간 전국보건일군회의를 개회했다. 회의에는 각 도·시·군 당 및 정권기관 책임자들과 보건기관 일군 1천7백여 명이 참석했다. 회의는 당중앙위원회 제4기 제12차, 13차 전원회의 결정 정신에 따라 인민보건사업을 더욱 높은 단계로 발전하는 방안을 논의했다. 참가자들은 토론을 통해 공중위생사업을 전 군중적 운동으로 전개할 것과 신체 단련을 통한 질병의 저항력을 높이기 위해 아침 산보, 체조, 달리기, 냉수마찰 등을 제안했다. 더불어 모든 단위에서 모범위생세대·모범위생인민반·모범위생군창조운동을 강력히 전개할 것을 결의했다.[144]

전국보건일군회의를 개최한 1966년은 국내외의 도전이 많았던 해였다. 회의 개최를 통해 전쟁 재발 위험에 대비하며 보건의료 분야에도 경각심을 높이려는 의도였다. 특히 인민보건사업의 발전 방안을 논의하면서 그 결론이 신체 단련으로 귀결한 점은 당시 북조선 보건의료계의 처한 상황을 잘 보여주는 장면이었다. 또한 〈시기Ⅲ〉에도 전국의 보건의료 간부들을 상대로 직접 당중앙위원회의 결정사항과 당의 의도를 정확히 알리는 조직적 배치를 계속했다.

1961년 9월 제4차 당대회가 끝난 이후에는 당대회에서 결정한 향후 계획을 바탕으로 각 실행 기관들은 본격적으로 움직였다. 보건성이 우선적으로 추진해야 할 사업은 의사담당구역제였다. 제4차 당대회는 향후 계획으로 의사담당구역제를 가까운 시일 내에 실시하기로 결정했

---

143 "전국 보건 일군 열성자 대회 결의문", 『로동신문』, 1961.06.10.
144 "사람마다 무병 장수하게 하자", 『로동신문』, 1966.04.13.

다. 이를 실행하기 위해 주무 부서인 보건성은 연도별 사업계획을 수립했다. 1963년까지를 사업 추진 준비기로 설정했다. 1964년 내로 각 도(道)와 시(市)에서 소아과 의사담당구역제를 시작하고 1966년도를 목표로 내과, 산부인과까지 확대해 전문과 의사담당구역제를 시행하고자 했다. 이후 추진한 사업 성과를 바탕으로 점차 농촌까지 포괄해 궁극적으로는 전국으로 확대하는 계획을 세웠다.

준비기로 설정한 1963년, 보건성은 의사담당구역제에 필요한 의료인 양성에 주력했다. 평의대와 각 도(道)보건간부양성소 등의 교육 기능을 강화하면서 1~2년 동안 보건의료인들을 재교육했다. 그리고 약 6천 명의 의사, 준의, 동의사를 보건의료기관에 배치했다. 전문의의 경우 평의대와 4개의 중앙급 병원에서 320여 명을 양성했다. 첫 번째 단계인 의료인 양성 이후 다음 단계에서는 시범사업으로 평양에서 소아과 의사담당구역제를 시행했다. 이에 대한 구체적인 사업 방향과 방법을 담은 『종합진료소 사업 요강』을 각 보건의료기관에 배포했다. 동시에 평양 내의 80개 동진료소를 50개의 종합진료소로 개편했다. 이는 담당구역 내 15세 미만 어린이들을 평균 1천~1천5백 명씩 맡아보는 체계를 구축하려는 의도였다. 평양의 경험과 체계는 함흥시, 신의주시 등 전국의 14개 주요 도시로 확대했다. 이들 도시에서는 124개의 종합진료소를 구축해 소아과 의사담당구역제를 실시했다. 먼저 사업을 시작한 평양은 이미 1963년 8월에 소아과 의사담당구역제를 안착했다. 동시에 평양시 중구역, 외성구역 등에서는 내과 의사담당구역제를 추진 중에 있었다.[145]

제4차 당대회의 또 다른 계획 중 하나는 각 도에 소아과와 산부인

---

145 "소아과 의사 담당 구역제를 실시", 『로동신문』, 1964.10.17.

과, 결핵병원 등 전문병원의 신설이었다. 이를 실행하는 과정에서 1966년 5월 보건성은 전국 소아과 의사협의회와 전국 산부인과 의사협의회를 소집했다. 25~26일 양일에는 소아과 의사협의회가, 27~28일에는 산부인과 의사협의회를 개최했다. 회의 참석 대상은 각급 병원과 각 도중앙병원의 소아과 및 산부인과 의사들이었다.[146]

전국 소아과 의사협의회와 같이 특정 전문과 보건의료인 만을 대상으로 소집한 회의는 거의 10년 만이었다. 1956년 보건의료인을 대상으로 사상투쟁을 전개한 이후 의사들의 전문성을 강조하는 모임은 찾아볼 수 없었다. 그러나 10년 만에 전국 차원의 의사협의회를 개최해 10년 동안 당의 의도대로 길러진 보건의료인들을 모았다. 이들은 소아과와 산부인과 의사담당구역제를 안정적으로 추진할 담당 인력이기도 했다. 그리고 각 도(道)에 아동병원과 산원 건설을 시작하면서 이 정책의 성공적 실행을 위해 이들에게 사업의 의의와 필요성을 직접 설명할 필요가 있었다.

보건성은 당의 정책을 가장 효과적으로 추진할 구체적인 지도방법으로 1960년부터 청산리방법을[147] 활용했다. 청산리방법의 구현 과정은 다음과 같았다. 〈시기Ⅲ〉에 보건의료 부분의 최대 목표는 도농 간의

---

146 "어린이들과 녀성들의 건강을 철저히 보호할 대책을 토의", 『로동신문』, 1966. 05.29.

147 김일성은 1959년 12월 당중앙위원회 전원회의에서 사회주의 개조 완료 이후 새 환경에 맞게 사업의 체계와 방법의 개선을 지시했다. 그 뒤 직접 1960년 2월 평안남도 강서군(현 행정구역상 남포직할시 강서구역) 청산협동농장에서 15일간 현지 지도하며 사업 방법을 시연했고 이를 정식화해 청산리정신 또는 청산리방법이라고 명명했다. 청산리방법은 상급기관이 아래 기관을, 윗사람이 아랫사람을 도와주며 늘 현지에 내려가 실정을 직접 확인하고 문제 해결 방도를 함께 찾아야 했다. 또한 모든 사업에서 정치사업, 사람과의 사업을 앞세우고 대중의 자각적인 열성과 창발성을 동원해 사업을 성과적으로 이끌었다. 『통일부 북한지식사전』(온라인); 『조선말대사전』(온라인) 검색일 : 2020.10.08.

격차 해소로 농민들의 건강개선이 우선이었다. 이를 위해 군(郡) 단위 보건의료기관들의 역할을 높이면서 전문과의 치료 혜택을 확대해야 했다. 이 목표를 위해 보건성은 평안남도 강서군에 40여 명의 지도 성원들을 파견해 본보기를 창조하기로 했다. 파견 간부들은 두 달 동안 현지에 머무르며 대상 주민 모두를 검진해 건강 및 이병 상태, 발병원인, 생활 위생조건 등을 세세하게 파악했다. 그리고 파악한 상태에 따른 치료 및 예방대책을 수립했다. 한편 군인민병원을 담당한 지도원들은 군인민병원을 새롭게 정비하며 종전에 리진료소가 담당했던 농민들의 치료예방사업을 군인민병원이 직접 책임지는 체계를 구축했다. 동시에 군인민병원의 의료진 중 입원과 외래치료를 담당하는 일부 의사만 남기고 나머지 의사들은 과별로 모든 리(里)를 순회하며 직접 환자를 돌보게 했다. 이를 통해 농민들은 전문과 치료를 수월하게 받을 수 있었다. 군위생방역소를 담당한 지도원들도 의료 인력을 합리적으로 조사해 군위생방역소 위생과에 전문과 의사들을 배치했고 이들을 중심으로 군내의 모든 위생, 문화생활을 책임지도록 했다. 더불어 방역과 일군들로 매개 리(里)를 2~3개씩 고정적으로 맡아 위생선전, 예방접종 및 검진 등 일체의 위생방역사업을 담당하는 체계를 세웠다. 보건성은 강서군에서의 시범사업이 끝난 이후 이때 얻은 경험을 심화 발전시켜 전국에 일반화하기 위해 여러 차례에 걸쳐 협의회, 경험교환회, 방식상학(方式上學)[148] 등을 열었다. 그리고 모든 과정을 마친 이후 구체적인 부문별 사업 요강을 작성하는 데 주력했다.[149] 이러한 보건성의 사업

---

148 한 단위에서 모범을 창조해 그것을 본보기로 관련자들에게 전달해 담당자들의 정치, 실무수준을 높이는 것으로 모든 단위에서 모범을 본받도록 하는 학습방법이다. 「조선말대사전」 (온라인) 검색일 : 2020.10.08.

149 "농촌을 위생 문화적으로 꾸리고 농민들의 건강을 보호할 대책을 추진", 「로동신문」, 1965.12.27.

방법은 1960년 김일성이 평안남도 강서군 청산리에서 직접 시현 이후 북조선의 모든 사업에 적용했다.

보건성 주최 회의 외에도 〈시기Ⅲ〉 초기에는 정·휴양 및 생약 부문에서도 전국 단위의 회의를 개최해 당국의 전반적인 정책 변화를 인지하게 했다. 1962년 2월 19~20일 양일에 걸쳐 각지 정·휴양소 책임자와 관계 부문 담당자들이 참가한 [전국 정·휴양부문일군회의]를 개최했다. 내빈으로 리주연 부수상과 직총 중앙위원회 김왈룡 위원장, 내각의 노동성 휴양국장 대리 등이 자리했다. 이 회의 역시 정·휴양 부문에서 완수할 제4차 당대회의 목표를 이행하는 문제를 논의했다. 참석자들은 제4차 당대회에서 제시한 "6개 고지(알곡, 직물, 수산물, 주택, 강철, 석탄) 점령"을 위해 대대적으로 동원된 노동자와 농민들을 위해 정·휴양 혜택을 잘 보장할 것을 결의했다. 제4차 당대회 때 북조선 당국은 사회주의 혁명 발전을 위해 6개 부문의 생산 목표량을 설정하고 이를 완수하기 위한 계획을 수립했다. 이 목표를 달성하기 위해서는 해당 부분 노동자들의 건강과 휴식은 중요한 문제였다. 이에 이를 담당할 정·휴양 부문 일군들을 소집해 "당이 베푸는 따뜻한 배려"를 제공하는 역할의 중요성을 인식시키는 동시에 그 역할을 자발적으로 발휘할 수 있도록 회의를 통해 조직적 배치를 시도했다.[150]

1966년 8월에는 노동성 산하 휴양 부문 일군들을 위한 방식상학을 우산장휴양소에서 진행했다. 행사에는 40여 개의 휴양소 소장과 문화부장들이 참석했고 1주일간 진행했다. 참가자들은 "휴양소들에서 살림살이를 알뜰히 꾸리고 그 관리운영사업을 개선, 강화할 데 대하여"라는 주제로 백선일 노동상의 강의를 들었다. 이후 각 휴양소 간의 경험

---

150 "천리마 기수들에게 더욱 유쾌하고 문화적인 정휴양을 보장할 것을 결의", 『로동신문』, 1962.02.21.

을 교환하는 시간과 함께 우산장휴양소의 시설들을 둘러보는 참관시간을 가졌다. 당시 우산장휴양소에서 행사를 개최한 이유는 이 휴양소가 북조선의 휴양소 중 가장 모범적인 시설로 선정됐기 때문이었다. 이외에도 부업경영으로 국가의 부담을 줄이고 자체적으로 부식물을 해결한 석암휴양소와 홍원휴양소의 경험도 공유했다.[151]

정·휴양 관련 사업은 〈시기Ⅲ〉에도 노동성이 맡았다. 그리고 정·휴양사업 역시 청산리방법을 적용했다. 중앙급 기관의 간부들을 열악한 지역에 파견해 현지 인력들과 함께 사업을 전개하며 선진적 사업 방법을 전수했다. 중앙에서 청산리방법 수행을 위해 현지에 파견한 순간 그 지역은 완전히 새롭게 전변했다. 그리고 그 성과를 전국의 관련자들에게 공유해 성공사례를 그대로 자신의 지역에 적용하는 과정을 거쳤다.

〈시기Ⅲ〉에 접어들면서 당과 정부의 조직적 배치는 규정성을 갖기 시작했다. 〈시기Ⅰ〉의 조직적 배치는 행정기관인 보건성이 주도했고 〈시기Ⅱ〉 때는 당조직이 나서 사상투쟁을 포함하는 조직적 배치를 펼쳤다. 이에 반해 〈시기Ⅲ〉의 경우, 먼저 당대회에서 국내외 정세의 판단과 사회주의 혁명 단계에 따른 정책적 방향과 목표를 제시했다. 이후 수시로 당중앙위원회 회의를 열어 당대회의 목표에 대한 점검과 각 시기 필요한 세부 정책을 결정해 하달했다. 당중앙위원회가 채택한 결정의 실행은 각종 위원회와 내각이 담당했고 행정기관들은 관련 인력들을 소집하는 회의와 협의회를 통해 일선 담당자들에게 전달했다. 담당자들의 의견을 수렴하고 논의하는 과정에서 사업의 방향과 방법은 현실적인 실행 과제로 구현됐다. 선택한 구체적 과제는 가장 말단 단위까지 책임을 일괄적으로 분배해 주민들과 함께 시행하는 과정을 거쳤다.

---

151 "휴양생활을 즐겁고 유쾌하게", 『로동신문』, 1966.08.09.

특히 규정화한 조직적 배치가 갖게 될 형식주의의 위험성과 일방적 지시의 폐해를 막기 위해 북조선 집권세력은 청산리방법이라는 새로운 사업 방법도 제시했다. 청산리방법은 〈시기Ⅲ〉 내내 북조선의 모든 조직과 사업에 적용하며 정착을 시도했다. 지도적 위치의 인사가 솔선수범하며 현지에서 선진적 모범을 창조하는 이 방법은 현재까지도 북조선의 기본적 지도 방식으로 여전히 유효하다.

(2) 지방당과 인민위원회

1961년 3월 28일 평양시인민위원회 주최로 평양시 보건일군 협의회를 진행했다. 회의 안건은 김일성 교시 실천 방안이었다. 김일성은 평양시를 모든 부문에서 전국의 모범 도시로의 역할을 부여했다. 평양의 보건의료인들은 북조선 당국의 정책적 방향을 가장 먼저 실행하는 시범집단으로 기능했다. 평양에서 추진해 성공한 시범사업은 전국적으로 확대해 일반화하는 과정을 거쳤다. 이러한 역할에 자부심을 부여하며 당적 사상체계의 철저한 확립과 관료주의 및 형식주의 배제, 의료봉사의 질을 높이기 위한 시범사업으로 "울리지 않는 소아과, 아프지 않은 외과, 백 번 물음에 백 번 친절히 대답하는 내과" 사업을 추진하기로 결의했다.[152]

평양시 보건일군 협의회 개최 3개월 뒤인 1961년 6월 전국보건일군열성자대회가 열렸다. 전국보건일군열성자대회 이후 7월 20일부터 3일 동안 평양시 보건일군열성자회의를 진행했다. 내각 부수상, 보건상, 평양시당위원회 부위원장, 평양시인민위원회 부위원장, 시내의 보건일군 1천200여 명이 참가했다.[153] 이 행사 역시 하나의 정규화 과정

---

152 "예방 치료 사업에서도 평양시가 전국의 모범되자", 『로동신문』, 1961.03.30.
153 "수상 동지의 교시를 받들고 근로자들의 건강 증진에 헌신할 것을 결의", 『로동신

으로 전국 차원의 대회 이후 이를 받아 각 도·시에서 그 지역 보건일군을 대상으로 회의를 열어 당의 정책적 방향을 직접 전달했다.

평양을 포함해 지방의 인민위원회는 기본적으로 당조직의 지도를 받아 사업을 추진했다. 각급 당위원회는 당의 보건의료 정책과 김일성의 교시를 끊임없이 상기하며 사업을 지도했다. 안변군인민위원회는 1965년 봄부터 안변군당위원회가 취한 조치에 따라 근로자들에게 당의 보건의료 정책을 군(郡)내 현실과 결부해 다시 구체적으로 각인하는 정치사업에 힘을 쏟았다. 특히 항일무장투쟁 시기 김일성과 대원들의 사례를 들어 교육했다. 혁명전통교양으로 고무된 군인민위원회 책임일군들은 뒤떨어진 기관이나 인민반에 직접 나가 정책을 실천했다. 이를 본받은 각급 보건의료인들도 환자에게 더욱 접근해 진료하거나 의약품을 스스로 해결해 전달하는 등 인민들의 건강개선을 위해 백방으로 뛰었다.[154]

이렇게 당조직의 영향은 인민들의 생활 곳곳에 스며들었다. 이는 북조선 사회 전반에 집단주의를 확대하는 과정이기도 했다. 보건의료 부문에서도 보건의료기관 간에 또는 소속원들 사이에 다양한 모임이나 행사가 대두됐다. 그리고 이러한 형식은 현재까지도 이어지고 있다.

1961년 10월 16일 평양시 보건일군 체육대회가 열렸다. 조선적십자병원, 평의대병원, 평양임상병원, 평양방직공장병원, 중구역 내 보건기관 종합팀 등 시내의 보건의료기관에서 선발한 700여 명의 선수가 참가했다. 이날 경기는 육상, 축구, 농구, 배구, 탁구, 그네, 널뛰기, 씨름 등 7개 종목이었다. 종합점수를 가장 많이 쟁취한 평의대병원 선

문』, 1961.07.23.
154 "인민들의 건강을 책임지는 입장에 서서", 『로동신문』, 1966.08.19.

수들이 1위를 차지했다.[155] 체육활동은 집단주의와 연계하는 중요한 수단이었다. 체육대회에 참가하는 선수들은 꾸준히 모여 연습하며 체력을 증강했고 동료들은 선수들의 응원을 통해 소속감을 높이며 끈끈한 유대감을 가졌다.

이외에도 1962년 7월 14일 [평양시 보건일군 방송 야회]를 개최했다. 보건성과 평양시인민위원회 위생보건국, 방송위원회가 공동으로 주최한 행사였다. 각지의 보건일군들과 방송예술극장, 국립예술극장 배우들 그리고 시내 근로자들이 참가했다. 당중앙위원회 선전선동부장 김도만, 보건상 최창석 등과 당과 내각, 사회단체 책임자들도 모습을 보였다. 방송 야회는 공훈예술가 방송원의 사회로 진행했다. 의학 부문 일군들이 달성한 성과를 다양한 형식과 출연자들의 실질적 체험을 종합해 보여줬다.[156]

1962년 9월 16일에는 [평양시 보건 부문 예술 써클 경연]이 있었다. 평양의 보건의료기관에서 선발한 예술 모임들이 대상이었다. 예술 모임의 소속원들은 인민들의 건강 증진을 위해 투쟁하는 모습과 보건의료인들의 행복한 생활을 담은 노래와 춤, 재담, 연극 등 다채로운 작품들을 선보였다. 선보인 작품들은 모두 보건의료기관의 예술 모임에서 제작한 창작 작품들이었다. 여성 중창으로 [퇴원하는 날], [우리의 영예] 제목의 노래를 불렀고 민요 제창으로 [간병원 우리 기쁨], 가야금 병창 [당의 붉은 간호원] 등의 작품이 시선을 끌었다. 경연은 5일간 이어졌다.[157] 이러한 각 단위별 소모임들은 집단주의를 강화하는 기능을 했고 당의 지도를 넘어 보건의료인들이 자발성을 발휘해 당의 정책을

---

155 "평양시 보건일'군체육대회 진행", 『로동신문』, 1961.10.18.

156 "인간 생명에 대한 송가", 『로동신문』, 1962.07.15.

157 "평양시 보건 부문 예술 써클 경연 개막", 『로동신문』, 1962.09.18.

즐겁게 수행하는 기틀을 마련했다.

(3) 방역위원회

1958년 위생방역위원회가 중앙위생지도위원회 체계로 개편한 이후 북조선 위생방역사업의 조직적 배치는 중앙위생지도위원회의 확대회의로 이루어졌다. 이를 정리하면 〈표 5-3〉과 같다.

〈표 5-3〉 중앙위생지도위원회 회의 개최 현황

개최 일자	회의 차수	참석 및 안건
1958.05.24	제2차 확대위원회	- 최용건 위원장과 부위원장들인 리효순, 리주연, 리병남과 위원들, 그리고 각 성(省) 중앙기관 책임간부들과 각 도·시보건부장들 참석. - 사회주의적 문화혁명에서 가장 중요한 당면과업인 위생사업을 군중적 운동으로 강력히 조직, 위생상태를 시급한 시일 내에 혁신, 일부 지방들에서 발생한 디스토마의 철저한 박멸 등을 위한 제반 대책들 강구, 1958년도 위생사업 계획 논의.
1958.09.03	확대회의	- 최용건 위원장, 동 위원회 중앙위원, 상들, 중앙기관 및 각 도위생지도위원회 책임일군 참석. - 지난 4개월간의 위생사업 총화 및 대책 강구.
1958.12.23	제4차 확대회의	- 최용건 위원장과 부위원장, 지도위원, 각 성 및 중앙기관 책임자, 도위생지도위원회 책임자 참석. - 1958년도 위생사업 진행 상황 총화, 1959년도 위생사업 방향 논의.
1959.08.21	확대회의	- 최용건과 부위원장들, 각 도위생지도위원회 위원장, 상들, 중앙기관 책임일군 참석. - 상반기 위생지도위원회 사업 총화, 하반기 과업 토의.
1960.07.11	제2차 확대회의	- 8·15 전, 위생월간을 맞아 인민들을 조직 동원해 위생문화사업에 혁신을 일으키는 방안 논의.
1960.12.24	제3차 확대회의	- 9, 10월 위생월간사업 총화. - 겨울철 위생문화사업에 대한 논의.
1961.02.21	확대회의	- 동기위생문화사업 평가. - 1961년도 위생문화사업, 특히 봄철 위생문화사업 개선 강화에 대한 구체적 대책 논의.
1961.06.15	제3차 확대회의	- 9월 예정인 제4차 당대회를 위생문화적인 환경에서 맞이하기 위한 대책 논의.

1962.01.22	확대회의	- 1961년 위생문화사업 평가. - 당중앙위원회 제4기 제2차 전원회의 확대회의와 전국 어머니대회 및 대안전기공장에서 위생문화사업에 대한 김일성 교시 관철을 위한 대책 논의.
1962.06.29	제2차 확대회의	참석자 및 논의 내용 없음.

출처 : 1958년부터 1962년 『로동신문』 기사를 토대로 정리.

중앙위생지도위원회 회의 주기는 1년에 상반기, 하반기로 나눠 2차례를 진행하기도 했고 분기마다 개최하기도 했다. 회의 참석자는 위원장을 비롯한 위원들 자체가 내각 부수상과 당중앙위원회 위원, 보건상 등으로 당과 정부의 주요 인사들을 포괄해 구성했다. 이외에도 위생방역과 관련한 성(省) 및 중앙기관 책임자, 각 도위생지도위원회 간부, 시·군·읍위생일군 등 가장 말단기관의 담당자들을 모두 포함했다. 이는 북조선 당국의 기본적인 배치 방법으로 안착했다.

중앙에서 개최한 회의에 참석한 뒤 각자의 자리에 돌아가 그 지역의 산하 위생방역기관의 책임자들과 지역회의를 개최했다. 1962년 7월 11일 평양시 보통강구역 위생지도위원회는 확대회의를 개최해 위생강화주간 제2단계 사업을 평가했다. 회의 참석자는 보통강구역의 위생문화사업을 지도하는 보건성과 외무성의 간부들, 중앙위생지도위원회 위원, 평양시인민위원회, 구역당, 구역 내의 열성위생일군 등이었다. 확대회의는 이전 기간의 사업에 대한 평가와 사업 과정에서 창조한 우수한 경험들을 공유하는 보고와 토론을 전개했다. 특히 보통강구역의 위생사업을 지도했던 보건성과 외무성은 30여 톤의 석회와 시멘트, 약 300㎡의 유리 등 사업에 필요한 많은 건설 자재를 보장했다. 사업을 지도한다는 의미는 단순히 말로써 끝나는 지시가 아니라 계획한 사업을 실행할 수 있는 물질적 지원까지를 포괄했다. 이렇게 제2단계 사업의 총결산에 기초해 제3단계 사업에 대한 구체적인 과업을 제기하고 폐회했다.[158] 그리고 회의에 참석했던 담당자들은 바로 자신들의 담당 지역에 돌아가 맡은 과업을 지역 주민들과 함께 실행했다.

1961년은 9월에 제4차 당대회가 예정돼 있어 이를 준비하는 차원의 다양한 회의들이 많았다. 1961년 7월 7일부터 3일간 전국위생 부문 지도일군협의회를 개최했다. 협의회에는 최창석 보건상과 중앙위생지도위원회 김동수 서기장을 비롯해 각 도위생지도위원회 및 도인민위원회 보건국 일군들, 시·군·읍인민위원회와 시·군당 일군들이 참가했다. 협의회는 평안북도 삭주군에서 개최했다. 삭주군은 제3차 중앙위생지도위원회 확대회의 때 위생모범기를 수상한 지역으로, 당대회 전에 삭주군의 모범을 담당자들에게 직접 보여주고 이를 모범으로 전국에 확대하려는 의도였다. 회의 참석자들은 3일 동안 삭주군의 군당, 군위생지도위원회, 리·읍위생검열위원회 등이 청산리방법으로 사업체계와 방법을 세워 추진한 사업 현장을 꼼꼼히 참관했다. 그리고 삭주군 산하의 리위생검열위원회와 위생반, 위생초소, 개별 가정들을 견학하며 삭주군의 경험을 더욱 깊게 이해할 수 있도록 조직했다.[159]

하지만 중앙위생지도위원회는 1962년 6월 제2차 확대회의를 마지막으로 1970년까지 『로동신문』에 전혀 언급이 없었다. 이는 1962년 10월 15일 내각 결정 제58호로 위생지도위원회 체계를 폐지한 결과였다. 위생지도위원회는 1961년 제4차 당대회를 거치며 1962년 일정 정도의 성과를 거둔 이후 폐지로 가닥을 잡은 것으로 보인다. 이후 중앙위생지도위원회의 역할은 보건성과 함께 도농촌경리위원회와 시·군협동농장경영위원회에서 맡았다. 이 조직들은 1962년 농업관리체계를 완성하

158 "《위생 강화 주간》 제2계단 사업을 총화", 『로동신문』, 1962.07.14.
159 "제4차 당대회를 앞두고 위생 문화 사업에서 새로운 혁신을 일으키자", 『로동신문』, 1961.07.19.

며 새롭게 구축한 체계였다.[160]

1962년 8월 [지방당 및 경제 일군 창성연석회의]에서 한 김일성의 교시와 1964년의 사회주의 농촌테제 발표 이후 북조선은 군(郡)을 중심으로 한 발전 전략을 꾀했다. 그리고 문화위생사업도 군(郡) 차원에서 담당하도록 역할을 이전했다. 이에 1962년 하반기부터 각 단위의 위생문화사업 책임은 각 도·시·군인민위원회와 함께 농촌경제를 담당하는 책임자들이 맡으면서 중앙위생지도위원회는 수명을 마감했다.[161]

(4) 지도자 교시

김일성 교시의 강조는 모든 행사와 회의에서 일상화했다. 심지어 김일성 명으로 전달하는 축하문이나 편지 하나도, 하나의 기념행사로 조직해 이를 받는 집단이나 개인을 모든 사람이 우러러볼 수 있는 분위기를 조성했다. 그리고 그 권위를 확실하게 체감하도록 조장했다.

1962년 1월 김봉한 등 경락연구집단에 경락 발견을 축하하는 김일성의 축하문을 전달했다. 그 뒤 북조선의 과학자들은 이들의 연구 성과와 축전을 받은 영예를 축하하기 위한 집회들을 개최했다. 우선 2월 1일 평양에서는 각지의 과학자와 교육자들, 그리고 시내 학생들이 참가하는 집회를 열었다. 집회에는 당과 내각의 주요 인사와 당중앙위원회 과학 및 학교 교육부장, 과학원 원장, 기타 사회단체 책임 간부들과 과학계의 저명한 인사들이 대거 참석해 함께 축하했다.[162] 이를 시작으로 2

---

160 김영훈, "북한 농업농촌의 변화 : 협동농장을 중심으로", 『북한농업동향』제12권 제3호, 2010, 1쪽.

161 "모든 군을 모범 위생군으로!", 『로동신문』, 1964.11.12.

162 "박사 김봉한 교수를 비롯한 경락 연구 집단의 연구 성과를 축하하는 과학자들의 집회 진행", 『로동신문』, 1962.02.02.

일에는 과학원과 동의학연구소에서 종업원 집회가,[163] 3일에는 평의대 교직원 및 학생들이 축하문에 제시된 과업 실천을 위한 궐기대회를 열었다. 의학과학연구원에서도 모임을 진행했다.[164] 5일에는 평양제1병원에서도 이와 관련한 종업원 집회가 있었다.[165]

이렇게 축하문을 받은 집단, 축하문의 내용 하나하나가 계기가 되어 이와 연계한 모든 분야의 인력을 동원하는 기재로 활용했다. 이러한 분위기는 1967년 유일사상체계가 정식화하며 〈시기Ⅲ〉 말기에는 더욱 두드러졌다. 그리고 그 강도는 해를 거듭할수록 강해졌다.

1968년 리락빈 보건상은 1961년 제4차 당대회 및 1966년 당대표자회의 당시 김일성의 보고와 1967년 김일성이 직접 발표한 〈정부 10대 정강〉, 1959년 4월 24일 교시, 1961년 6월 7일 교시, 1968년 3월 26일 교시 등을 일일이 언급하며 이를 끝까지 관철해야 한다고 강조했다.[166] 그동안 김일성이 언급한 보건의료와 관련한 발언들이 하나의 고유명사화된 것이었다. 그리고 고유명사화한 교시들을 북조선의 보건의료인들은 깊이 연구, 체득해 자기의 뼈와 살로 만들어야 했다. 그리고 김일성의 교시는 어떤 풍파와 역경 속에서도 지도자의 혁명사상을 옹호하는 지침서로 역할했다.

〈시기Ⅲ〉 하반기에는 아예 김일성이 언급한 문헌들을 모아 1969년 1월 『보건위생사업을 발전시키기 위하여』를 발행했다. 김일성의 교시 총 23건을 수록한 이 문헌집은 보건의료인들에게 보건의료 사상을 주

---

163 "우리 나라 과학을 전면적으로 세계적 수준에 올려 세우자!", 『로동신문』, 1962.02.03.
164 "김일성수상께서 김봉한 교수를 비롯한 경락 연구 집단에 보낸 축하문에 제시된 과업 실천을 위한 과학자들의 집회 계속 진행", 『로동신문』, 1962.02.05.
165 "인민들의 건강 증진을 위해 모든 지혜와 노력을 다하겠다", 『로동신문』, 1962.02.06.
166 "김일성동지의 교시를 철저히 관철하여 보건사업에서 혁명적고조를 일으키자", 『로동신문』, 1968.07.20.

입하는 교과서로 활용됐다.[167]

2. 사회단체

〈시기Ⅲ〉에도 이전 시기와 마찬가지로 사회단체의 활동은 두드러지지 않았다. 일부 사회단체의 주요한 움직임은 위생방역사업을 매개한 활동이 대부분이었다. 1961년 4월 29~30일 전국 청소년 위생근위대 열성자회의를 개최했다. 위생근위대는 민청의 주도로 소년단원들로 구성한 조직이었다. 청소년들은 학교와 마을, 거리와 공원 등을 위생적으로 관리하며 가꾸는 일이 주어졌다. 이러한 활동을 통해 어려서부터 예방의학 정책을 몸으로 익히게 했다. 열성자회의는 각 도·시·군 민청 일군들과 학교, 보건 및 방역소 일군들 그리고 청소년 위생근위대원들이 주요 참여 대상이었다. 내빈으로는 내각 부수상, 보건상, 민청 중앙위원회 위원장, 고등교육부상 등이 참석했다. 회의는 제4차 당대회 전에 개최해 당대회 전까지 많은 활동으로 더 큰 성과를 내기 위한 대책들을 논의했다.[168]

북조선은 이미 〈시기Ⅱ〉부터 사회단체로는 직총, 민청, 여맹 등으로 수렴하는 과정을 거쳤다. 〈시기Ⅰ〉 활발하게 활동하던 단체들은 당기관지에 그 소식을 게재하지 않아 구체적 내용을 파악할 수 없었다. 특히 8월 종파사건을 거치며 지식인들에 대한 사상투쟁으로 이들의 자발적 모임이나 단체의 조직은 상상할 수 없었다. 기존의 단체들도 그 방향과 성격이 완전히 변모했을 개연성이 있었다. 이러한 사회적 분위기

---

[167] "사람들의 생명과 건강에 대한 최대의 배려, 보건위생사업을 강화발전시키기 위한 위대한 교과서", 『로동신문』, 1969.01.11.

[168] "청소년들은 위생 문화 사업에서 항상 모범이 되자", 『로동신문』, 1961.05.04.

는 보건의료계에도 영향을 미쳤음은 당연했다. 의사들이 주도하는 사회단체에 대한 언급은 찾아볼 수 없었다.

하지만 1961년 제4차 당대회를 계기로 약간의 변화를 보였다. 당대회는 보건의료 부문에서 질적으로 발전한 전문과적 의료 혜택을 강조하며 의사담당구역제 시행과 각 도의 전문병원 설립을 결정했다. 이를 구체화하는 과정에서 전문과의 의사협의회 진행 소식을 알렸다. 물론 이러한 협의회는 당국, 즉 보건성이 주도했다.

1966년 5월 전국 소아과 의사협의회와 전국 산부인과 의사협의회를 개최했다. 5월 25일에 진행한 전국 소아과 의사협의회는 사전에 개최한 각 도·시·군의 소아과 의사협의회의 총화 자리였다. 각 단위의 소아과 의사협의회에서는 전국 소아과 의사협의회에 파견할 대표를 선출했다.

1966년 5월 12일, 평양시 소아과 의사협의회를 열었다. 당시 평양시 소아과 의사협의회 위원장은 리유호 박사였다. 리유호는 조선적십자병원과 평양시제1병원 소아과 의사들이 모란봉, 외성, 동대원, 중구역 등의 30여 개 탁아소에서 어린이들의 건강상태와 탁아소의 시설을 점검한 사업에 대해 보고했다. 보고 내용은 추진 사업에 대한 분석과 개선방안에 대한 사항이었다. 이후 모범적인 탁아소 보육원의 경험 발표와 어린이 질병 예방법에 대한 이론 강의를 진행했다. 협의회는 향후 소아과 의사들의 기술 수준을 높이기 위해 매달 협의회를 진행하면서 강연회, 연구발표회, 경험교환회 등을 추진하기로 결정했다.[169]

1966년부터 활성화를 시작한 전문과들의 의사협의회는 1970년 7월 24일 조선의학협회의 결성으로 이어졌다. 조선의학협회는 의사, 약제

---

169 "어린이들을 더욱 튼튼히 키우기 위한 대책을 토의", 『로동신문』, 1966.05.13.

사, 전문가 등의 자발적이고 사회적인 협조 조직을 표방했다. 결성식에는 리락빈 보건상, 내각사무국 국장, 의학과학원 원장, 보통교육부상, 사회과학원 원장, 의학대학 학장들과 과학자, 보건 부문 일군들이 참가했다. 이날 채택한 규약에는 "김일성의 혁명사상을 유일한 지도사상으로 삼고 노동당의 영도 아래 모든 활동을 조직, 전개할 것과 김일성이 마련한 혁명전통을 고수하고 계승, 발전시키며 가장 선진적인 인민보건제도를 더욱 빛내기 위해 투쟁한다."고 명시했다. 또한 "주체적 입장에서 의학기술을 발전시키며 사회주의 나라들을 비롯한 진보적인 모든 나라의 의학, 학술단체들과의 기술교류 강화"를 목표로 밝혔다. 규약 채택 이후 협회 중앙위원회 위원들을 선거했다. 위원장은 한홍섭 제1보건부상을 선임했다. 조선의학협회는 산하에 전문과 20개의 부문 협의회를 구성했다.[170]

조선의학협회는 보건의료인들의 자발적 조직을 표방했으나 규약에 드러나듯 기본 전제와 목표는 김일성의 사상, 즉 주체사상을 기초로 북조선 당국이 추진하는 보건의료제도를 발전하는 데 있었다. 특히 조선의학협회의 최고 지도기관인 중앙위원회의 구성도 보건성 부상을 위원장으로 선출할 정도로 민간단체로의 역할은 한정적이었다. 그렇지만 1956년 중단한 사회주의 국가와의 보건의료 교류협력을 다시 시도하려는 목적은 분명했다. 더불어 진보적 세력들까지 포괄해 선진 의학과 학기술을 확보하려는 노력을 시작한 점은 눈여겨볼 대목이었다.

3. 개별 보건 및 생산기관

1961년 2월 28일 함흥의학대학 교직원과 학생들은 궐기회의를 진행

---

170 "조선의학협회가 결성되었다", 『로동신문』, 1970.07.29.

했다. 궐기회의는 방하수 소년을 살리는 데 헌신한 이 학교 학생들을 치하한 김일성의 편지를 매개로 개최했다. 편지에 고무한 대학의 소속 원들은 대학을 한층 발전시키겠다는 결의를 다졌다. 지방당, 정권기관, 사회단체 간부들과 의료기관 일군 및 시내의 각급 학교 학생대표들이 참석했다. 함흥의학대학 주성순 학장은 "학생들의 행동은 당의 붉은 대학생으로 응당한 소행이었지만 지도자의 편지와 인민들로부터 사랑을 받게 된 것은 큰 영광"이라고 대표 연설을 했다. "이러한 영광에 보답하기 위해 대학을 더욱 개선, 발전시켜 1961년 말까지 천리마대학 칭호 쟁취"를 제안하기도 했다. 또한 치하를 받은 학생 중 하나인 장관 학은 "수령의 두터운 신임에 보답하기 위해 항일 빨치산들의 고매한 혁명 정신을 꾸준히 배우며 당이 부르는 길이라면 비록 생명을 바치는 일이 있어도 끝까지 뚫고 나가는 붉은 보건 전사로 자랄 것"을 다짐했다. 행사를 마치며 채택한 결의문에는 전체 교직원들의 당적 사상체계를 더욱 확립할 것, 교수·교양사업에서 교조주의와 형식주의를 퇴치할 것, 주체를 확립해 학생들을 당의 붉은 의료 일군으로 훌륭히 양성할 것, 대학의 모든 사업을 개선 발전시켜 연말까지 천리마대학칭호 쟁취를 결의했다.[171]

한편 붉은 보건의료인들의 정성으로 완치한 방하수 또한 전국을 돌아다니며 상봉모임에 참석했다. 1961년 11월 조선적십자병원에서 평양시 근로자와 청년, 학생들이 모여 상봉모임을 진행했다.[172] 방하수는 평양뿐 아니라 전국의 보건의료기관과 생산시설 등을 돌아다니며 "당

---

171 "수령의 편지에 고무되여 교수교양사업과 학업에서 새로운 성과를 거둘 것을 결의", 『로동신문』, 1961.03.02.

172 "평양 시내 근로자들과 청년 학생들 혈육의 심정으로 방 하수 소년을 맞이", 『로동신문』, 1961.11.06.

의 붉은 의료전사"들이 자신에게 행한 고상한 행동과 국가로부터 받은 혜택을 직접 전했다. 북조선 인민들은 1960년부터 언론과 방송에서 대대적으로 소개한 방하수를 대면할 수 있다는 사실에 열광했다.

당시 북조선에서는 당과 국가가 상정한 모범적인 인민들이 탄생하기 시작했다. 방하수를 고친 의료인들뿐 아니라 1211고지 영웅들, 금강산 부부와 같이 자신들의 목숨을 담보로 이타적 행위를 한 인사들이 다양한 분야에서 배출됐다. 이들에게는 영웅 표창을 수여했고 전국적인 유명인사가 됐다. 그리고 전국을 순회하며 일반 인민들도 자신과 같은 영웅적인 주인공이 될 수 있음을 설파했다.[173]

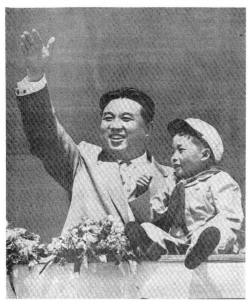

방하수 어린이를 안고 있는 김일성(출처 : 『로동신문』, 1961.06.06)

북조선에서는 시간이 경과함에 따라 기관마다 기관을 대표하는 영웅들이 나타났다. 영웅들이 속한 조직은 이들을 중심으로 회의 및 협의회를 진행했다. 1962년 2월 2일 조선적십자병원 종업원들은 6개 고지 점령에 이바지할 것을 결의하는 집회를 개최했다. 집회를 통해 황해제철소와 재령광산에 방문해 노동자들에 대한 검진서비스를 시행하기로

173 "새 전투의 승리자가 되리!", 『로동신문』, 1961.11.16.

결의했다. 최응석 원장의 보고 이후 많은 소속 의료인이 토론에 참여했다. 특히 노력영웅 김정옥 천리마 안과 과장의 다짐은 다른 의료인들에게 자극이 됐다.[174]

1962년 1월 13일 평양의학대학병원 노력영웅 정성희 2중천리마 안과 성원들은 집회를 열고 〈맹인의 눈을 다 뜨게 할 데 대한 김일성 교시〉 관철을 위한 투쟁에서 달성한 성과를 평가했다. 그러면서 1962년도 6개 고지 점령을 위한 투쟁에 궐기한 근로자들의 건강 증진을 위해 더욱 적극적인 활동을 호소하는 총회를 개최했다. 총회의 보고는 안과 과장 정성희 노력영웅이 담당했다.[175] 정성희는 1965년 9월 1일 여맹 제3차 대회에도 평양시 대표로 참석해 "천리마 시대의 여성답게 자신을 혁명화하고 조국 통일을 앞당기기 위해 더욱 긴장된 투쟁을 전개하자!"는 주제로 연설했다.[176]

〈시기 III〉 보건의료기관들은 상봉모임을 포함해 다양한 행사를 조직했다. 그리고 의미 있는 기념일에 관련자를 초청하는 등 모임들이 진화해갔다. 1962년 4월 평의대에서는 항일 유격대 창건 30주년을 맞아 항일 빨치산 참가자들을 초청해 상봉모임을 진행했다. 항일 빨치산 유격대들은 북조선 당국이 추구하는 공산주의자의 표상으로 정식화하면서 이들의 회상기는 기사로 연재하거나 책으로 출판됐다. 이렇게 친숙해진 혁명 투사들을 직접 연사로 초청해 만나는 행사는 중요한 의미를 담았다. 항일 투사들의 연설을 들으며 자신들의 처지보다 더욱 힘겨웠을

---

174 "조선 적십자 병원 종업원들 황해 제철소와 재령 광산 종업원들에 대한 의료 상 방조를 담당할 것을 결의", 『로동신문』, 1962.02.06.
175 "근로자들의 건강 증진을 위해 봉사성을 더욱 제고할 것을 전국 보건 부문 천리마 작업반원들에게 호소", 『로동신문』, 1962.01.15.
176 "조선 민주 녀성 동맹 제3차 대회에서 한 토론들", 『로동신문』, 1965.09.03.

당시를 회상하며 현재의 어려운 현실을 견디는 힘을 얻었다. 또한 항일 빨치산 유격대들의 혁명적 동지애를 본받아 학과 학습에 뒤떨어진 동료들을 적극적으로 돕겠다는 식의 집단주의적 마음을 갖게 했다.[177]

1967년 인민군 창건일인 2·8절을 맞아 평양제1병원에서는 [최재권 동지 소속 구분대] 전투원들을 초대해 상봉모임을 가졌다. 모임을 통해 "하루속히 미군을 남한에서 몰아내고 조국 통일을 위해 힘을 합쳐 끝까지 싸울 것"을 결의했다.[178] 이렇게 보건의료기관에서 조직한 행사들은 더욱 정치적 모임들로 변해갔다. 그리고 남한이나 국제적인 정치 정세에 민감하게 반응했다. 1965년 조선적십자병원은 통일 이후 남한에 500병상의 [김치호종합병원] 건설 계획을 수립했다. 김치호는 4·19혁명 당시 총상으로 사망한 서울대학교 학생으로 이를 기리는 차원이었다. 이 병원 제3외과 수술실에는 4·19 명패를 붙여 4·19 투사들이 하지 못한 통일 위업을 하루속히 앞당기겠다는 결의를 다졌다.[179] 특히 한일협정 체결이 대두한 1965년 9월에는 해주의학대학을 비롯한 각지에서 미국과 박정희 정권의 탄압을 규탄하는 성토대회를 전개하며 남한 학생들과의 연대 투쟁을 다짐했다.[180]

보건의료와 관련한 물자를 생산하는 기관에서는 단순한 성토에만 그치지 않았다. 노동자들은 "증산의 불길은 조국 통일의 불길이다."라는 구호를 외치며 증산에 열을 올렸다. 평양의료기구공장의 공구직장은 "남한 형제들을 구원하기 위해" 공구와 예비 부속품들을 절약하고 설비관리에 정성을 들여 가동률을 높였다. 유휴 자재를 활용하고 공정을

177 "항일 빨찌사 참가자와의 상봉모임", 『로동신문』, 1962.04.24.
178 "인민군군인들과 상봉", 『로동신문』, 1967.01.11.
179 "환자 치료에 온갖 정성을 다 바친다", 『로동신문』, 1965.01.19.
180 "100만 학도의 단결된 힘으로 매국 도당을 쓸어 버리라!", 『로동신문』, 1965.09.04.

줄여 종전보다 2배 높은 생산능률을 보였다.[181] 1965년에는 베트남 전쟁이 격화하면서 청진의학대학병원의 의사, 간호원들은 집회를 열고 남베트남 인민들을 지지하며 지원군에 참가할 것을 탄원했다.[182]

이렇게 〈시기Ⅲ〉의 혼란스러운 국내외 정세는 고스란히 가장 말단 기관의 보건의료 관련자들에게 영향을 미쳤다. 북조선 당국이 원하는 영웅으로, 항일 빨치산 유격대원으로 자신을 단련해야 했다. 심지어 남한의 대학생과 베트남 인민들을 위해서도 기여할 수 있는 방안을 찾아야 했다.

1960년대를 마감하며 제4차 당대회 이후 9년 만인 1970년에 제5차 당대회를 개최했다. 제5차 당대회를 앞둔 시점에서는 단위마다 구체적 성과를 내놓도록 소속원들을 독려했다. 그러한 분위기는 당대회 당일까지 최고조로 끌어올렸다. 1970년 1월 [임철환 동무가 일하는 제약공장]에서는 제5차 당대회 전으로 인민경제계획 완수를 결의했다. 그리고 전국의 제약 및 의료기구 부문 공장 및 기업소에 사회주의 경쟁을 호소하는 직맹 열성자회의를 개최했다.[183] 이후 이에 호응하는 다른 관련 공장 등에서도 결의를 다지는 집회가 계속 이어졌다.

제5차 당대회 직전, 내각 결정 제70호에 따라 노동자, 기술자, 사무원들의 임금을 일제히 올렸다. 이를 지지 및 환영하는 종업원회의가 전국 각지에서 열렸다. 9월 4일에는 평의대병원에서 집회를 개최했다. 이 병원 이병일 초급당위원회 비서는 보고를 통해 내각 결정 제70호의 내용을 전달했다. 토론에 참석한 다수는 임금을 대폭 올려준 당과 정부

---

181 "모든 힘과 정성을 다해", 『로동신문』, 1965.01.31.

182 "남부 월남 인민들의 투쟁을 지지하는 지원군에 참가할 것을 계속 열렬히 탄원", 『로동신문』, 1965.04.15.

183 "전국의 해당부문 공장, 기업소들에 사회주의경쟁을 호소", 『로동신문』, 1970.01.13.

의 커다란 배려에 보답하기 위해 혁명과업 수행에 더 큰 혁신을 일으킬 굳은 결의를 피력했다.[184]

제5차 당대회가 끝난 뒤에는 당대회를 경축하고 당대회가 제시한 향후 계획을 앞당겨 실행할 것을 결의하는 종업원 집회들이 이어졌다. [9월25일공장] 종업원 집회에는 공장 종업원들과 군내 공장, 기업소, 당 및 근로단체 책임일군들과 함께 양형섭 당중앙위원회 위원과 제약의료기구공업총국 총국장, 평안남도 당위원회 책임비서, 당중앙위원회 부부장 등 당과 정권기관, 근로단체 책임자들이 참가했다. 참석자들은 당대회에서 결정한 인민경제발전6개년계획을 2년 앞당겨 끝내고 1976년에는 생산을 2.8배로 장성할 것을 결의했다. 그리고 김일성에게는 충성 맹세문을 채택해 전달했다.[185] 이렇게 〈시기Ⅲ〉을 거치며 조직적 배치는 당대회를 정점으로 이뤄졌다.

제3절 보건의료서비스의 제공

1. 무상치료 혜택

〈시기Ⅲ〉의 『로동신문』에는 예방의학 혜택(45건)보다 치료 혜택(107건)에 대한 언급이 더 많았다. 이는 예방의학과 치료서비스에 관한 기사가 〈시기Ⅰ〉 185건과 56건, 〈시기Ⅱ〉 239건과 65건이었던 것과 비교하면 큰 변화였다.

---

184 "수령의 혁명전사된 긍지를 안고 자신을 부단히 혁명화, 로동계급화해 혁명과업 수행에서 새로운 전환을 일으키자!", 『로동신문』, 1970.09.14.

185 "6개년계획을 2년 앞당겨끝내고 1976년에 7개년계획말에 비해 생산을 2.8배로 장성시킬 것을 결의", 『로동신문』, 1970.11. 27.

(1) 1차급 시설의 치료 혜택

북조선 당국은 1960년 북조선 전역에 진료소 구축을 완료했다. 모든 인민은 가까이에서 보건의료서비스를 받게 됐다. 그러나 양질의 서비스 제공은 쉽지 않았다. 이는 1개 진료소가 담당하는 지역이 여전히 넓었고 이를 소수의 인력으로 감당하기에는 한계였다. 이를 해소하려는 노력이 〈시기Ⅲ〉 초기부터 있었다.

평양시 형제산구역 신미리진료소는 소장부터 조산원까지 각 3개 마을씩 담당해 매일 순회 진료를 했다. 그러나 각 인력의 의술 수준이 달라 충분한 치료를 보장하지 못했다. 이마저도 진료소를 비우는 경우가 많아 만족할만한 서비스 제공이 어려웠다. 이에 진료소를 도울 인력인 위생열성일군을 더 많이 확보해야 했다.[186]

특히 단순한 인력 확보가 아닌 이들이 보건의료인의 역할을 대신할 수 있도록 교육했다. 양덕군 사기리진료소의 경우 보건의료와 관련한 기본적 인식과 지식이 있는 46명의 당원과 민청원들을 선발해 교육했다. 교육은 진료소장이 직접 담당했고 매주 토요일 밤을 학습일로 정해 진행했다. 종두 놓는 법을 익히기 위해 감자로 연습하기도 했다. 교육생들의 위생지식이 점차 높아지면서 주민들에게 공급할 감기약, 소화제, 진통제 등 가정의약품들을 직접 관리하게 했다. 진료소장은 2개월에 1회씩 리당위원장이 참가한 가운데 정기시험을 실시했다. 이를 통해 46명 중 28명이 간호원의 수준에 오르게 됐다.[187] 비슷한 방법으로 평양시 형제산구역 신미리에서는 82명의 위생열성자를 양성했다. 이들은 농업협동조합원들이나 주민들의 간단한 외상이나 질환을 직접 처

---

186 "붉은 보건 전사답게", 『로동신문』, 1961.12.04.
187 "알뜰하고 병 없는 마을로", 『로동신문』, 1963.04.20.

치했다. 그 결과 경환자들은 일일이 진료소를 찾지 않아도 됐다.[188]

진료소의 의료인과 위생열성일군들은 자신이 속한 마을을 "병 없는 마을"로 만들기 위해 노력했다. 그 일환으로 전체 주민들의 건강상태를 확인할 수 있는 카드를 만들어 일목요연하게 정리하는 사업을 추진했다. 또한 성천군 류동진료소 의료인들은 모든 작업반에 나가 위생열성일군들과 함께 위생선전을 펼쳤다. 작업 전 30분을 위생지식 해설시간으로 배치했다. 그리고 진료소의 대기실을 위생지식보급실로 꾸려 주민들에게 일상적으로 위생지식을 제공했다. 대기실의 위생지식보급실에는 간단한 질병 치료 및 예방법과 위생시설관리법, 가정위생 등에 관한 내용을 그림으로 보여주는 직관선전을 진행했다. 더불어 마을마다 운영하는 민주선전실에서도 모임이나 영화 상영 전후의 시간을 이용해 위생선전을 반복했다.[189]

1차급 시설의 치료 영역을 살펴보면 무상치료 혜택을 위해 동의학을 적극적으로 활용했다. 이는 동의학과 신의학의 병행 발전 정책을 〈시기Ⅲ〉에 보다 강화 및 확대했기 때문이었다. 당국은 의료인들을 위한 동의학 강습을 조직했다. 진료소장은 이때 배운 지식과 이론을 간호원, 조산원, 위생열성자들에게 다시 교육했다. 한약재를 확보하기 위해 주변 야산에서 약초를 채취하거나 아예 진료소 주변에서 약초를 재배했다. 약재들은 해열제, 영양제, 신경통 치료제로 만들어 주민들에게 무상으로 공급했다.[190]

---

188 "붉은 보건 전사답게", 『로동신문』, 1961.12.04.

189 "당의 예방의학적방침을 철저히 관철하기 위한 투쟁의 앞장에 서서", 『로동신문』, 1969.04.02.

190 "붉은 보건 전사답게", 『로동신문』, 1961.12.04; 《정말 좋은 세상이웨다》, 『로동신문』, 1963.11.21.

〈시기Ⅲ〉에는 1차 시설의 의료인들도 치료에 적극적으로 개입하는 모습을 보였다. 이전 시기 진료소에서는 중증환자가 내원할 경우 자체 해결보다는 상급병원 이송을 당연시했다. 치료보다는 예방사업에 주안점을 두어서였다. 그러나 인민에 대한 정성을 강조하면서 진료소 의료인들도 이에 부응하고자 했다. 개천군 통운리진료소 소장은 농촌에 많은 관절염 환자들의 치료를 목표로 설정했다. 상급구역병원 2내과에 찾아가 만성 관절염 환자를 본인이 맡아 치료할 것을 결의했다. 관절염 환자의 담당의사와 치료대책을 논의하고 몇 가지 알아야 할 의학지식을 배운 뒤 환자를 자신의 진료소에서 맡아 치료하기 시작했다. 이러한 요구가 많아지면서 농촌 진료소 의료인들의 의술을 높이기 위해 상급 병원은 진료소 의료인들을 위한 교육을 확대하기도 했다.[191]

도시의 진료소에서는 의사담당구역제를 본격적으로 실시했다. 물론 의사담당구역제는 이미 오래전부터 강조했으나 본격적인 실시는 1963년부터였다. 1963년 봄, 의사담당구역제 실시의 모범을 보여줄 경림종합진료소를 설립했다. 이 종합진료소는 평양시의 중성동과 경림동진료소를 통합해 개편한 기관이었다. 먼저 어린이를 대상으로 한 소아과 의사담당구역제를 실시했다. 진료소의 소아과 의사들은 담당구역 내의 어린이 전체에 대한 검진을 실시해 자료를 축적했다. 어머니들과 개별면담, 좌담회, 위생강의 등을 통해 자녀들을 건강하게 키우는 방법을 교육했다. 더불어 인민반별로 조직한 위생초소들에 어린이들의 병력서 관리와 간단히 치료할 수 있는 상비약품들을 갖추었다. 이를 통해 치료 예방사업을 할 수 있는 조건을 마련해갔다.[192]

---

191 "모범을 따라 나선 진료소", 『로동신문』, 1963.04.03.
192 "아동들과 주민들의 건강을 적극 보호한다", 『로동신문』, 1963.10.31.

이렇게 구축한 체계의 실행과정을 살펴보면, 경림동의 한 인민반 위생반장은 반 내의 어린이들을 검병하고 그 결과를 위생초소의 초소장에게 알렸다. 그러면 초소장은 일정 시기 방문하는 경림종합진료소 구역담당의사에게 보고했다. 의사는 가정에 방문해 아픈 어린이를 치료했다. 진료소에서 정기적으로 제공했던 서비스는 홍역 예방을 위한 능동면역과 모혈주사 접종이나 백일해 백신 등 예방접종이었다. 더불어 매년 4회씩 회충약을 공급했다.[193]

의사담당구역제는 1963년 평양에서 소아과를 시작으로 확대했다. 1964년에는 평양 시내 40여 개의 종합진료소에서 소아과 의사담당구역제가 자리 잡았다. 경림종합진료소의 소아과 의사 1명은 평균 14세 미만 어린이 9백~1천 명(그중 3세 미만 어린이 280~300명)을 맡았다. 소아과 의사담당구역제가 안정적으로 실행되면서 임신부들에 대한 산부인과 의사담당구역제가 도입되기 시작했다. 이후 소아과 및 산부인과 의사담당구역제의 풍부한 경험과 성과에 기초해 내과 의사담당구역제까지 추진했다. 또한 이러한 평양의 모범사례는 지방의 주요 도시로 확대해갔다.[194]

산부인과 의사담당구역제는 1965년 전면적으로 도입했다. 당시 평양 시내 59개 진료소에서는 임산부에게 100% 해산 방조와 함께 출생한 영아들에게 체계적인 의료서비스를 제공했다. 담당구역 내의 모든 여성에 대한 건강상태, 임신주기, 결혼일, 해산 횟수 등을 파악한 건강카드를 작성했다. 이를 토대로 조산원들은 예방검진과 상담을 전개했다. 자녀들의 건강은 진료소 소아과와 연계해 진행했다.[195]

193 《정말 좋은 세상이웨다》", 『로동신문』, 1963.11.21.
194 조선중앙연감편집위원, 『조선중앙연감 1980』, 조선중앙통신사, 1980, 189쪽.
195 "새 생명에 돌려지는 따듯한 손'길, 평양시내 각 종합 진료소들에서 산과 및 소아과

지방의 경우 아동병동에서 소아과 의사담당구역제를 담당했다. 판문군 월정리진료소에서 운영하는 아동병동에는 격리실, 치료실, 입원실을 갖추었다. 작업반마다 설치한 탁아소와 연계해 아픈 어린이를 입원시켜 치료했다. 아동병동 운영으로 여성 조합원들은 자녀가 앓아도 부담 없이 노동에 전념할 수 있었다.[196]

(2) 2차급 시설의 치료 혜택

1960년 11월 13일 흥남비료공장병원에 화상으로 입원한 방하수는 1961년 9월 9일 약 10개월 만에 퇴원했다. 10개월 동안 이 어린 환자를 두고 벌어졌던 일들을 살펴보면, 우선 김일성은 친히 귀한 약을 보내주었다. 환자를 담당한 외과 과장은 병원 가까이 집이 있음에도 환자 곁을 떠나지 않았다. 이외 병원 관계자들도 역시 병원에서 살다시피 했다. 내과는 매일 계란 3개 공급을 결의하고 닭을 기르기 시작했다. 결핵과 과장의 아내는 환자가 물고기를 먹고 싶어 한다는 말을 듣고 왕복 80리나 되는 연포에 가서 뱅어를 구해 당일로 돌아오기도 했다. 병원 인근의 주민들은 가지각색의 반찬을 들고 방문했다. 멀리 평양 중구역 청과상점 일군들은 사과 한 자루를 소포로 보내왔다. 물자 외에도 전국에서 1만 통의 편지와 4천100여 점의 선물이 답지했다. 재일교포, 유학생, 몽골에서 온 소년단원들도 병문안을 왔다. 특히 이 어린 환자는 4차례의 피부이식을 받았는데 이때 131명이 피부를 제공했다. 이들 중 21명은 두 차례나 기증했다.[197]

의사 담당 구역제 강화", 『로동신문』, 1965.12.23.

196 "잘 운영되는 아동 병동", 『로동신문』, 1965.11.03.

197 "방 하수 소녀이 퇴원했다", 『로동신문』, 1961.09.10.

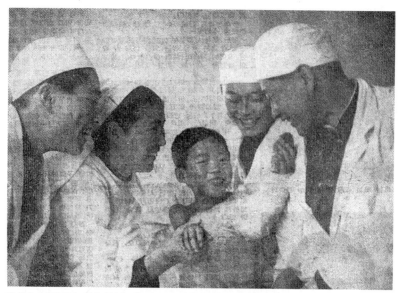
방하수 어린이와 피부이식을 한 의료인들(출처 : 『로동신문』, 1961.02.19)

　〈시기Ⅲ〉의 첫해부터 시작한 방하수의 사례는 입원환자와 가장 밀
접하게 연계된 2차급 보건의료시설의 의료인들에게 큰 영향을 미쳤다.
이들은 환자에게 정성을 표현하기 위해 다양한 노력을 선보였다. 첫 번
째 노력은 담당구역사업의 강화였다. 담당구역 내의 모든 주민을 대상
으로 건강카드를 작성했다. 이를 통해 체계적이고 꼼꼼한 환자 관리에
나섰다.[198] 특히 어린이들에 대한 관리에 집중했다. 성진제강소병원 의
료인들은 노동자지구를 몇 개 구역으로 나눠 맡은 뒤 4세 미만 소아들
을 빠짐없이 등록했다. 그리고 계획적으로 순회하며서 홍역, 백일해,
디프테리아 등 소아전염성 질환에 대한 예방치료를 전개했다.[199]
　두 번째로는 2차급 병원의 의료인들도 현장에 더욱 밀착해 직접 주

---

198 "치료 사업에 더욱 열성", 『로동신문』, 1961.10.20.
199 "의사 담당 구역제 실시를 앞당기기 위해", 『로동신문』, 1961.12.03.

민들을 접촉하는 기회를 확대했다. 함경북도 고참탄광병원은 갱내에 진료소를 설치해 현장에서 서비스를 제공했다. 이를 통해 경환자 또는 가벼운 외상환자들이 빈번히 병원에 와서 대기하거나 오가는 시간을 낭비하는 현상을 근절하고자 했다. 의료인들이 현장 속으로 투입되면서 갱내 질병들의 원인을 더 많이 밝혀낼 수 있었다. 또한 이를 퇴치할 수 있는 대책들을 즉각 수립했다.[200] 이러한 긍정적 효과로 공장 및 기업소병원은 현장으로의 접근을 더욱 강조했다. 의료인들은 각종 구급약과 응급처치에 필요한 의료기구들을 준비해 작업장에서 함께 일하며 치료했다.[201] 아예 막장치료예방대를 조직한 기관도 있었다.[202] 수산사업소병원의 의료인들은 어민들과 배를 타고 함께 어로작업을 하며 건강을 돌봤다.[203]

당시 보건의료인들의 현장 하방은 자발성과 함께 당국의 강제에 따른 결과였다. 공산주의자들은 보건의료인을 포함한 지식인에 대해 직업의 특성상 조직성과 규율이 약하고 혁명적 전개력이 부족하다고 인식했다. 지식인들은 부단히 혁명화 과정이 필요했다. 그렇지 않으면 그들 속에 낡은 사상이 되살아나거나 외부의 낡은 사상에 부화뇌동할 수 있는 위험한 계층이었다. 그래서 이들은 생산자 대중 속에, 즉 노동계급에 뿌리를 내려야 했다. 동시에 당이 맡긴 과업을 기어코 해내는 강한 혁명정신과 당에 대한 무한한 충실성을 끊임없이 증명해 보여야 했다. 이에 북조선의 보건의료인들은 스스로 노동자로 거듭나기 위해 지하 수백 수천 미터의 막장에서, 고열의 용광로에서 노동자들과 함께

200 "치료 예방 사업을 막장에서", 『로동신문』, 1962.02.20.
201 "치료 사업을 작업장에서", 『로동신문』, 1962.03.03.
202 "막장에서 예방 치료", 『로동신문』, 1962.05.11.
203 "현장에서 예방 치료 사업", 『로동신문』, 1962.03.21.

노동했고 노동이 끝난 다음에는 의학기술을 습득하며 혁명적 생활 기풍을 강제하는 삶을 살아갔다.[204]

세 번째 노력은 약초의 적극적 활용이었다. 황해제철소병원 동의과 의사들은 기숙사와 주택 지구를 순회하며 고열작업 노동자들이 걸리기 쉬운 감기와 급성 위염을 침구요법으로 예방했다. 병원 약국은 20여 종의 약초로 생약과 솔잎시럽 80kg 이상을 생산해 노동자들에게 공급했다.[205] 학포탄광병원은 오미자로 음료수를 만들어 매일 탄부들에게 1ℓ씩 공급했다. 노동자들은 이를 "정성시럽"이라고 불렀다.[206]

네 번째로는 여성노동자를 위해 [어머니 없는 소아병동 호실 창조운동]을 전개했다. 이는 어린이들의 건강 증진과 여성노동자들의 생산성을 높이는 방안이었다. 평양방직공장병원은 공장 건물 일부를 이관받아 50병상 규모의 소아과병동을 설치했다. 소아과 의사와 간호원, 10여 명의 간병원들로 병동을 운영했다. 자녀가 아플 경우 병동에 입원해 완치할 때까지 보호하며 어머니들이 생산에 전념할 수 있게 도왔다.[207] 여성노동자 외에도 허약하거나 건강에 관심을 보이지 않는 노동자들을 위한 야간병원도 설치했다. 흥남비료공장병원에서는 1966년 3월 초부터 야간병원을 운영해 낮에는 직장에서 일하고 퇴근 후 병원에 입원해 치료를 받는 서비스를 제공했다. 야간병원에는 냉수마찰실, 모래찜질실 등을 갖췄다. 그리고 수십 종의 보약을 만들어 공급했다.[208]

다섯 번째는 의료기술 향상에도 관심이 높았다. 2차급 병원의 경우

204 하홍식, "인테리들의 혁명화 문제", 『근로자』, 1965년 14호, 12·19쪽.
205 "강철 전사들의 건강 증진에 기여", 『로동신문』, 1962.05.11.
206 "어찌 보약에 비기랴!", 『로동신문』, 1966.05.20.
207 "어머니 없는 소아과 병동", 『로동신문』, 1962.05.11.
208 "건강을 책임지는 립장에서", 『로동신문』, 1966.04.05.

1차급 기관에서 입원이 필요한 환자를 이송하는 시설이었다. 때문에 전문적 의료기술이 더 필요했다. 이 시기에는 방사선을 활용한 치료를 많이 수행했다. 3~4년 동안 혈관종으로 고통받던 450여 명의 환자를 방사선 치료로 완치했다. 환자의 체질과 종양 부위에 따라 방사선 조사량을 조절하는 방법이었다.[209] 1965년 철도성중앙병원 외과는 다리가 완전히 절단된 외성고등의학학교 학생의 다리를 잇는 수술을 4시간 동안 진행해 성공하기도 했다.[210]

〈시기Ⅲ〉의 치료는 대부분 신의학 치료가 아닌 한방과의 협진으로 이뤄졌다. 평안남도 온천군병원은 시신경 위축으로 8년간 앞을 못 보던 환자를 15일 만에 치료했다. 환자는 6·25전쟁 때 폭격으로 시력을 잃은 영예군인이었다. 환자의 완치는 담당의사가 동의학 고전과 민간요법을 연구하며 동의사와 협진한 결과였다.[211] 이러한 신의학과 동의학의 배합치료를 위해 모든 의료인은 동의학을 공부하고 연구했다. 외귀병원은 전체 의료인과 사무원들을 망라한 동의학 이론 학습반을 조직했다. 기술부원장과 한의사가 강의를 진행하며 함께 동의학을 연구했다. 그 결과 약제사들은 흔한 나무껍질에서 고열환자에 특효약인 베르베린 추출에 성공해 매일 200명에게 베르베린 주사약과 먹는 약을 공급했다. 한 준의는 부황으로 늑막염 치료에 성과를 내기도 했다.[212]

여섯 번째는 환자에 대한 정성의 표시로 의료인들은 헌혈이나 피부이식을 당연시했다. 그리고 의료진 외에도 환자와 관계있는 모든 사람

---

209 "렌트겐 치료법으로 많은 혈관종 환자를 고친다", 『로동신문』, 1963.04.06.

210 "마음껏 걸어라, 힘껏 뛰여라", 『로동신문』, 1966.04.11.

211 "정성", 『로동신문』, 1962.03.19.

212 "동의학에 관한 치료 성과", 『로동신문』, 1962.05.21.

은 병원으로 몰려와 자신의 피와 피부를 서로 기증하겠다며 다퉜다.[213]

마지막 일곱 번째의 노력으로 2차급 병원도 예방의학 혜택을 더욱 강조했다. 의료인들은 내원환자만 진료하는 행위에 대해 계속해서 비판받았다. 보건의료인들은 이를 해소하기 위한 다양한 방안을 모색했다. 병원 복도 곳곳에 위생지식과 관련한 선전판을 붙였다. 환자 대기실에서 의료인들은 수시로 위생선전을 진행했다. 의사들은 담당구역에 나갈 때 의례적으로 위생선전판을 가지고 나가 직접 해설했다. 또한 산하 진료소 의료인들을 대상으로 매주 2회씩 의료기술과 위생선전제강에 대해 교육했다.[214]

〈시기Ⅲ〉 내내 추진한 북조선 당국의 강제로 주민들에게 제공하고자 했던 2차급 병원의 전형이 모습을 드러냈다. 평안남도 양덕군에는 해방 전 총 3명의 의사가 있었다. 그러나 1968년에는 20여 개의 병원과 진료소에 수백 병상을 갖췄고 140여 명의 의료일군들이 복무하고 있었다. 주민들은 질병 치료를 무상으로 받았다. 의사담당구역제로 의사들이 가정을 찾아다니면서 건강을 책임졌다. 마을 할아버지가 기침이라도 하면 농장진료소 일군이 찾아와 진찰하고 주사를 놓아주었다. 그리고 다음 날에는 직접 만든 보약을 가지고 다시 방문했다.[215]

(3) 3차급 시설의 치료 혜택

방하수 환자의 영향은 3차급 시설에도 미쳤다. 그 영향은 〈시기Ⅲ〉

---

213 "온갖 정성을 다 바친다", 『로동신문』, 1965.04.10; "《정성이 지극하면 돌 위에도 꽃이 핀다》", 『로동신문』, 1966.02.26; "한 생명을 위해 바쳐진 보건전사들과 근로자들의 지성", 『로동신문』, 1968.05.15.
214 "우선 앓지 않도록!", 『로동신문』, 1966.02.15.
215 "사람들이 무병장수하는 우리의 사회주의조국", 『로동신문』, 1968.11.13.

초반에는 환자의 불편을 해소하는 소박한 활동으로 시작했다. 청진시 병원에서는 환자들의 접수와 투약 시간을 줄여 봉사성을 높이고자 했다. 접수를 과별로 받거나 많이 처방하는 의약품은 먼저 포장해 빠른 서비스를 제공했다.[216] 개성시중앙병원 안과도 치료와 입원을 예약제로 실시했다. 이를 통해 환자가 몰려 의사들이 바쁘거나 환자가 순번을 기다리며 지치는 현상을 동시에 해소했다. 의료인들은 현장 진료 중에 환자를 발견하면 그 증상의 중증 여부에 따라 순차별로 계획을 세워 환자에게 언제까지 어떤 준비로 병원에 올 것을 통지했다. 이러한 형식을 "예방 통지서 발급 봉사"라고 불렀다. 이 서비스로 환자들은 병원에 오지 않고 편안히 집에 있다가 입원치료를 받았다.[217]

남포시병원은 [어머니 없는 소아과병동]을 운영해 여성노동자들의 부담을 덜어 주면서 치료에도 성과를 거두었다. 병원에서는 1963년 5월부터 소아과의 한 개 병동을 보호자 없이 의사, 간호원, 간병원을 배치해 운영했다. 우선은 소아환자에게 수시로 모유수유가 가능하도록 병원 인근 직장의 여성노동자들을 대상으로 시행했다. 더불어 어린이들에게 양젖을 공급하기 위해 자체로 두 마리의 양을 기르기도 하는 등 환자와 가족에게 더 많은 편의를 제공하기 위해 노력했다.[218]

또한 3차급 시설의 보건의료인들은 선진의학기술이 필요한 수술이나 난치성 질환의 치료에도 적극적으로 나섰다. 평안남도중앙병원의 신경외과는 뇌수술에 인공뇌막을 적용해 성공을 거두었다. 이는 경뇌막 손상환자들의 치료에 혁신을 일으키는 방법이었다. 뇌수술에 인공뇌막을 적용하는 기술은 1960년 8월부터 시작했다. 두개골 결손으로

216 "주민들의 건강 증진에 적극 기여", 『로동신문』, 1961.03.19.
217 "실명 환자들에게 광명을 주기 위해", 『로동신문』, 1961.05.26.
218 "어머니 없이 소아과 병동을 운영", 『로동신문』, 1963.08.21.

간질병에 시달리던 고원탄광 노동자에게 적용해 20일 만에 완치했다.
이 기술의 성공 이후 수술이 필요한 환자들을 조사 및 등록해 이들을
대상으로 적극적인 치료를 진행했다.[219] 이러한 활동의 결과 평안남도
중앙병원 신경외과는 1962년 2중천리마작업반칭호를 받았다. 이후 더
욱 대담한 치료를 시도했고 추간판 탈출증 치료에 수술요법을 적용하
기 시작했다. 이외에도 다양한 수술을 적용해 기존 14종의 수술법을
20종으로 확대했고 1년간 200여 명의 환자를 완치했다. 이러한 성과
를 더 많은 환자에게 적용하기 위해 의료진들은 병원에 찾아오는 환자
들만 치료하는 것이 아니라 황해도와 개성 등으로 파견해 현지 치료를
병행했다.[220] 물론 평안남도중앙병원의 의료진은 최신의 외과수술 방법
과 함께 동의학적 요법을 배합해 시신경 위축 질환을 치료했다. 뼈가
부서져 시신경 위축을 일으킨 환자와 결핵성 뇌막염, 뇌디스토마 등의
후유증으로 앞을 못 보는 환자들을 대상으로 대대적인 수술을 시행했
다.[221] 평안남도중앙병원의 사례는 북조선 의학기술의 쾌거로 선전됐
다. 1957년부터 시작해 4년 동안 약 800명의 환자를 대상으로 시행했
고 수술 범위와 회복률이 세계적 수준을 능가한다고 자평했다.[222]

평안남도중앙병원의 뇌와 시신경 관련 수술법은 여타의 다른 3차급
보건의료기관들로 확산됐다. 평의대병원 안과는 시각장애인들을 수술
로 치료했다.[223] 의학과학연구원병원의 이비인후과학 연구실 연구사와
간호사는 봉산맹아학교에 직접 방문해 인공고막을 만들어 800여 명의

---

219 "뇌 수술에 인공 뇌막을 적용", 『로동신문』, 1961.10.19.
220 "영예의 천리마 기수들, 사랑 받는 치료 집단", 『로동신문』, 1962.08.03.
221 "뇌신경 외과 분야에서의 획기적인 전진", 『로동신문』, 1962.05.04.
222 "우리 나라 뇌 신경 외과 발전에서 획기적인 성과", 『로동신문』, 1962.03.22.
223 "62년 만에 눈을 뜨고", 『로동신문』, 1962.10.06.

청각장애인들의 장애를 해소했다.[224] 강원도중앙병원 이비인후과에서는 1959년부터 청신경변성과 위축, 청중추마비 등 청각계통의 질환자 93명을 3년 동안 치료해 청각을 회복시켰다. 고막질환으로 인한 난청 환자들까지 포함하면 약 600명이 혜택을 받았다. 이 또한 신의학과 한의학을 배합한 성과로 동의사들과 함께 계획적인 연구를 진행해 귀 주변과 머리의 일부 혈을 자극하고 신의학의 약물요법을 병행한 결과였다.[225]

3차급 시설의 대표적인 기관인 평의대병원도 민간요법의 하나인 칠보환으로 림파절 결핵과 피부 결핵 완치에 성공했다. 의료인들은 민간요법을 체계화하기 위해 1961년 11월, 10여 명의 동의사, 외과의사, 약제사 및 보조성원들로 칠보환 연구집단을 구성했다. 이들은 신의학 저서들과 『동의보감』 등 고전의서로 림파절 결핵에 대한 치료방법을 연구했다. 연구를 거듭한 결과 칠보환으로 국소적 치료를 하면서 동시에 이소니찌드 등 항결핵제를 투여하는 병합치료로 효과를 확증했다. 이후 90여 명의 환자에게 임상시험을 했고 모두 완치 결과를 얻었다.[226]

한방요법의 적극적 활용은 김봉한의 경락 발견으로 더욱 확대됐다. 실례로 골관절 결핵에 약초를 원료로 청생고라는 의약품을 만들어 치료했다. 각막 혼탁 치료에 침(針)자극으로 눈의 신경을 민감하게 항진시키는 특수한 경혈을 찾고 이에 의약품을 주입하는 방법으로 시신경 위축 환자를 완치했다. 그리고 이와 유사한 방법으로 소아마비 후유증 환자, 류마티스 환자를 비롯해 진구성 정신병, 특발성 괴저, 간장 질

224 "12년 만에 듣고 말을 하게 된 이야기", 『로동신문』, 1962.08.11.
225 "감음기 계통의 귀머거리도 치료한다", 『로동신문』, 1962.01.07.
226 "림파절 결핵과 피부 결핵을 완치하는 데 성공", 『로동신문』, 1963.10.20.

환, 위 및 십이지장궤양 등의 치료도 수행했다.[227]

더불어 〈시기Ⅲ〉에는 보건의료인들이 자신의 피를 수혈하는 것은 너무도 당연한 행동이었다. 화상 환자에게는 자신의 피부를, 정형외과 환자에게는 뼈를 기증하는 것을 일상화했다. 이러한 보건의료인들의 행동은 시간이 경과하며 더욱 강도가 높아졌다. 함경북도중앙병원에서는 파상풍에 걸린 환자를 모든 의료인이 달라붙어 20여 일 동안 밤을 꼬박 새우며 정성을 기울여 치료했다. 고관절 결핵으로 다리를 못 쓰는 어린 환자는 외과의사의 뼈를 이식받아 걸을 수 있게 됐다. 뼈 이식을 결정했던 여섯 명의 외과의사는 서로 자기의 뼈를 이식하겠다고 실랑이를 벌였다.[228]

(4) 4차급 시설의 치료 혜택

〈시기Ⅲ〉에도 조선적십자병원의 주요 역할은 가장 고치기 어려운 난치성 질환 환자의 치료였다. 1966년 12월 평양선교가구공장 여성노동자는 발이 완전히 끊기는 사고로 입원했다. 이 병원 2중천리마 3외과가 환자를 맡아 수술로 완치했다.[229] 북조선 당국은 이를 1966년 당 대표자회 결정 관철에 나선 보건의료인들의 큰 성과로 선전했다. 그러나 이러한 접합수술은 이미 2차급 병원인 철도성병원에서 1965년에 수행한 것으로 북조선에서는 1960년대 중반부터 혈관과 신경을 잇는 의학기술이 가능했던 것으로 보인다.

특히 조선적십자병원 3외과 의료진들은 정형외과 부문에서 최고의 의술을 보유한 집단이었다. 이에 북조선 전역의 난치성 질환 환자들은

---

227 최창석, "우리 당 보건 정책의 위대한 승리", 『근로자』, 1962년 17호, 8~10쪽.
228 "인간에 대한 지극한 사랑에 고무되여", 『로동신문』, 1963.04.03.
229 "인간에 대한 뜨거운 사랑의 훌륭한 열매", 『로동신문』, 1966.12.22.

이 병원에서의 치료를 기대했다. 그러나 한정된 시간과 자원 때문에 누구나 치료를 받을 수 있었던 것은 아니었다.

1965년 왼쪽 다리에 장애를 갖고 태어나 걷지 못했던 강령고등농업학교 여학생은 부모님이 모두 일제 강점기 때 빨갱이로 고초를 겪었던 집안의 자녀였다. 담임선생과 친구들은 조선적십자병원 초급당위원장에게 "이 여학생의 아픈 다리를 고쳐 씩씩한 투사로 부모의 원수를 갚게 하자."며 편지를 보냈다. 병원에서는 이 문제를 놓고 열띤 토론 끝에 3외과에서 맡기로 결정해 치료를 받을 수 있었다.[230] 여학생의 사례와 같이 당시 주요 병원은 국가 수립 과정에서 어려움을 겪었던 인사나 그 자녀들의 난치성 질환을 먼저 해결했다.

또한 의학기술이 높았던 병원 의료진들은 중요 산업 노동자들의 중증 산재 질환을 맡기도 했다. 1963년 9월 황해제철소 노동자 2명이 죽음 직전의 상처를 입고 황해제철소병원에 실려 갔다. 그러나 상태의 심각성으로 인해 조선적십자병원 의료진들을 황해제철소병원에 파견했다. 그리고 환자들은 헬기를 동원해 평양으로 이송했다.[231] 이렇게 심각한 중증환자들을 위해 조선적십자병원의 의료진들을 전국 어디든 파견했다. 특히 노동자들을 살리기 위한 노력에 앞장섰다.

물론 조선적십자병원 의료인들도 현장 진료를 피할 수 없었다. 조선적십자병원 안과는 현지에 나가 치료하는 과정에서 가족 4명의 만성적인 안과 질환을 고쳤다. 이들은 선천성 백내장 환자들로 부모는 도중앙병원에서 수술했고 자녀들은 평양으로 이송해 치료했다.[232] 4차급 시설의 파견 의사들은 현지에 나가 그 지역의 난치성 질환자들을 도중앙병

230 "어머니와 딸이 걸어온 길", 『로동신문』, 1966.03.13.
231 "가장 귀중한 것에 대한 가장 뜨거운 사랑", 『로동신문』, 1964.01.21.
232 "한 가족에 대한 이야기", 『로동신문』, 1961.08.28.

원에 입원시켜 수술했고 수술 과정을 3차급 보건의료인들에게 시연해 치료와 함께 교육을 병행했다.

또한 조선적십자병원 인근의 동대원구역과 선교구역에 각 과 단위로 방문해 예방의학 혜택도 제공했다. 환자들을 치료하기도 하고 주민들에게 당국의 보건정책과 위생지식을 해설, 선전하는 역할도 수행했다.[233]

2. 예방의학 혜택

예방의학 혜택은 〈시기Ⅱ〉에 비해 빈도가 대폭 감소했다. 그리고 대표적인 예방의학 혜택은 〈시기Ⅲ〉에도 예방접종이었다. BCG 접종은 19세 미만 모든 어린이와 청소년에게 시행했다. 탁아소, 유치원, 학교 등에 예방접종대를 파견해 투베르쿨린 반응을 검사한 다음 음성자들에게 접종했다.[234]

당시 결핵예방사업을 전적으로 담당하던 중앙결핵예방원은 1966년부터 북조선에서 직접 생산한 건조 BCG로 접종했다. 또한 평양시 등 일부 도시에서 결핵사업으로 화학예방법을 실시했다. 즉 1세부터 15세까지의 어린이들에게 180일간 매일 1~2번씩 이소니찌드를 먹이는 방법으로 결핵 퇴치를 위한 새로운 방법을 시도했다.[235] 항결핵 예방접종 외에도 일본뇌염과 홍역에 대한 예방접종도 실시했다. 홍역예방은 모혈주사를 놓는 방법이었다.[236]

---

233 "주민들 속에서 예방 치료 사업을 강화", 『로동신문』, 1962.09.22.
234 "모든 어린이들과 청소년들에게 결핵 예방약을 접종", 『로동신문』, 1963.01.10.
235 "후대들을 더욱 튼튼히", 『로동신문』, 1966.03.16.
236 "즐거운 직장 정양", 『로동신문』, 1962.03.17.

예방접종은 매년 3, 4월과 9, 10월에 전국적으로 진행하는 위생월간과 연계해 실시했고 차츰 안착됐다.[237] 보건성은 위생월간을 성과적으로 진행하기 위해 필요한 예방약, 소독약, 살충제 등을 미리 마련해 공급했다. 그리고 책임자들을 각 도(道)에 파견했다. 파견 인력들은 각급 치료예방기관들의 사업 실태에 대한 검열을 통해 예방의학 혜택이 잘 진행되는지 점검했다.[238]

또한 위생문화 수준을 높이기 위해 모범위생군, 모범위생가정, 모범위생인민반, 모범위생직장 등의 경쟁운동을 〈시기Ⅲ〉에도 계속했다. 더불어 〈시기Ⅲ〉 중반부터는 2중모범위생군 지역도 출현하기 시작했다.[239] 모범위생군(구역)창조운동의 경우 1962년 8월 [지방당 및 경제일군 창성연석회의]에서 한 김일성의 교시 이후 본격적으로 전개했다. 이미 칭호를 쟁취한 군(구역)에서는 달성한 성과를 공고히 하고 발전 수준을 한 단계 높이기 위해 2중모범위생군(구역)칭호 쟁취를 결의했다. 이 운동의 평가는 목욕탕 신설과 오물통 및 화장실 등 위생시설 개조 실적, 주민 14~20명 당 1명의 위생열성일군 양성 현황 등으로 구체적인 목표를 제시했다.[240]

당시 평안북도 삭주군위생지도위원회의 사업을 가장 모범으로 선정했다. 전국의 위생지도위원회 간부들이 이를 참관해 자신의 지역에 접목하려 시도했다. 삭주군의 사례는 〈시기Ⅲ〉 예방의학 혜택의 이상향이 무엇이었는지를 보여줬다. 첫째 군(郡) 산하의 각 리(里) 단위에서 폐열을 이용해 5개 이상의 간이목욕탕과 소독탱크를 설치했다. 이 시

---

237 조선중앙연감편집위원, 『조선중앙연감 1970』, 조선중앙통신사, 1970, 280쪽.

238 "《9, 10월위생월간》이 시작되었다", 『로동신문』, 1966.09.03.

239 "《2중 모범 위생군》을!", 『로동신문』, 1966.05.27.

240 "8.15를 앞두고 《모범 위생 군 (구역)》 창조 운동 활발", 『로동신문』, 1963.07.15.

설은 집단 차원에서 목욕을 조직해 의복 등의 소독을 일괄적으로 실시했다. 두 번째는 의약품과 의료기구를 갖춘 위생초소에 간호원 수준의 위생열성일군들을 배치해 예방과 간단한 치료를 자체로 해결했다. 이는 리진료소와 거리가 먼 지역에서도 보건의료인의 빈자리를 해소하는 방안이었다. 세 번째는 자체의 원료와 자재로 제약공장을 건설해 필요한 의약품 수급에 차질이 없도록 했다. 삭주군은 3천여 평의 약초원을 조성해 진료소의 한방치료 약재를 자력으로 해결했다. 네 번째로는 1개의 온천과 2개의 약수터를 설치해 주민들의 건강 증진에 활용했다. 다섯 번째는 진료소에서 운영하던 어머니학교를 더욱 강화해 간호원 또는 초급 조산원을 양성했다. 그 결과 리(里) 차원에서 170여 명의 열성위생원들과 초급 조산원들을 배출해 각 위생반에 배치했다. 이를 통해 군(郡)내에서는 주민 50명에 1명씩의 위생열성일군과 산모 20명에 1명의 조산원을 배당했다.[241]

북조선이 구축한 예방의학 혜택은 인력과 원료 등 각 지역의 모든 자원을 총동원해 제공했다. 그리고 국가의 지원 없이 주민들 스스로 제공하고 혜택을 받는 체계로 완성해 가고 있었다.

3. 정양·요양·휴양 혜택

〈시기Ⅱ〉에 언급이 전혀 없던 요양 혜택은 〈시기Ⅲ〉에 들어 온천지대나 약수터에 자리 잡은 요양소에서 혜택을 제공했다. 1964년 평안남도 강서약수터에 설치한 계절요양소는 한 번에 250명의 만성위염, 십이지장궤양, 대장염, 담석증, 결석으로 고생하는 근로자들을 수용해 서비스를 제공했다. 이들에게는 체질에 맞는 요양법과 위생상식을 교

---

241 "위생 문화 사업에서 혁신을 가져 오기까지", 『로동신문』, 1961.08.10.

육했다. 물리치료를 실시하기도 했다.[242] 온천지대에 자리 잡은 요양소들은 농사가 끝난 겨울철, 협동농장원들을 대상으로 혜택을 제공했다. 평안남도 양덕군의 석탕온천요양소와 함경북도의 주을 및 송흥요양소는 각각 250명의 농장원을 대상으로 매해 11월부터 다음 해 3월까지 운영했다.[243]

이렇게 요양소의 개념은 〈시기Ⅰ〉과는 완전히 달라져 있었다. 초기에는 결핵 환자를 대상으로 하던 요양 혜택이 〈시기Ⅲ〉에는 만성질환 노동자와 농한기를 맞는 농민들을 대상으로 온천과 약수터에서 몸을 보호하고 안정을 제공하는 개념으로 변했다.

〈시기Ⅲ〉의 정양 혜택은 〈시기Ⅱ〉인 1957년부터 시작했던 직장정양소가 전체 직장으로 확산하며 일반화하는 과정이었다. 이 시기 직장정양소에서 제공했던 혜택의 특징을 살펴보면, 첫째 이전 시기와 마찬가지로 계획 목표를 초과 달성한 노동자들을 대상으로 우선 제공했다. 두 번째로는 직장정양소였지만 그 규모가 방대했다. 아오지탄광 직장정양소의 경우 1년 동안 15기에 걸쳐 2천여 명의 탄부들이 혜택을 받았다.[244] 세 번째는 여전히 양질의 음식 제공이 가장 큰 혜택이었다. 2·8 마동시멘트공장 직장정양소는 육류, 어류, 두부, 기름 등 영양가 높은 부식물을 공급했다. 하루 5천㎉를 보장했다.[245] 더불어 음식물들은 정양소 자체에서 마련했다. 봉천탄광 직장정양소는 정양 기간의 음식 공급을 위해 30마리의 돼지와 수백 마리의 닭과 토끼를 기르고 염소를

242 "계절 료양소를 새로 운영", 『로동신문』, 1964.09.19.
243 "협동 농장원들을 위한 겨울철 료양소가 문을 열었다", 『로동신문』, 1964.11.25.
244 "탄부들의 즐거운 휴식", 『로동신문』, 1962.02.20.
245 "주소, 성명도 말하지 않고", 『로동신문』, 1961.02.19.

키워 젖을 짰다.[246] 마지막으로 정양생들은 단순한 휴식이 아니라 항일 빨치산들의 투쟁에 대한 회상기 모임과 경험교환회에 참여했다. 당과 정부의 배려에 보답할 새로운 결의를 다지는 시간으로 환원됐다.[247]

물론 국가정양소의 서비스도 지속했다. 풍치와 광천으로 유명한 삼방정양소에는 1961년 100만 톤의 알곡 증산 과제를 성과 있게 수행한 각지의 농업협동조합 조합원들을 대상으로 서비스를 제공했다. 이 정양소는 매기마다 200명씩 입소자를 받았다.[248] 1961년 희천공작기계공장 정양소에도 농민들을 초청해 혜택을 제공했다. 이는 김일성이 500만 톤 알곡 생산에 궐기한 농민들에게 운치 좋은 휴양소와 정양소에서 휴양생활을 제공하자는 교시에 호응한 결과였다.[249]

이는 휴양서비스에도 예외가 아니었다. 많은 기사에서 농업협동조합의 농장원들이 대표적인 국가 휴양시설에서 혜택을 받았다는 소식을 전했다. 혜택을 받는 농민들의 수는 계속 늘었고 1964년 한해에만 약 15,100명이 서비스를 받았다.[250] 농민들의 휴양서비스는 기본적으로 노동자들의 서비스와 거의 비슷했다. 다만 농민들의 특성에 맞게 우량종자품평회나 영농경험교환회를 통해 영농지식을 교환하거나 공장을 견학해 발전된 산업시설을 둘러보는 기회를 제공했다.[251]

이렇게 〈시기Ⅲ〉에 들어서며 노동자와 함께 농민들의 휴양 및 정양 서비스가 보편화했다. 국가 휴양시설에서 이른 봄부터 늦가을까지는

---

246 "탄부들을 위한 직장 정양소", 『로동신문』, 1961.09.24.

247 "근로자들의 즐거운 정양 생활", 『로동신문』, 1962.07.17.

248 "농업 협동 조합원들의 즐거운 휴양 생활", 『로동신문』, 1962.01.20.

249 "농민들의 휴양 생활", 『로동신문』, 1961.12.23.

250 "협동 농장원들의 휴양 시작", 『로동신문』, 1964.11.07.

251 "국가 휴양소들에서 전국 협동 농장 농민들이 동기 휴양 생활을 시작", 『로동신문』, 1962.12.08.

노동자와 사무원에게 휴양을 보장했다. 그리고 12월부터는 농민들에게 겨울철 휴양생활을 제공하는 체계로 정식화했다.

〈시기Ⅲ〉에는 정양·요양·휴양 혜택에 몇 가지 변화가 있었다. 첫째 서비스의 질을 높이기 위한 노력을 강조했다. 삭주휴양소는 육류를 못 먹는 휴양생에게 특별히 채소요리를 제공했다. 전체 입소자들에게 사전 설문조사를 통해 자신의 특성과 받고 싶은 서비스를 미리 확인하는 맞춤 서비스를 시도했다.[252] 두 번째로는 〈시기Ⅲ〉 중반에 접어들면서 휴양소를 항일 빨치산들의 혁명 전적지에 건설해 휴양을 전적지 및 사적지를 답사하는 행사로 그 내용이 달라졌다. 양강도에는 보천휴양소와 삼지연휴양소를 개소해 항일 유격대원들의 업적을 기리며 당의 혁명전통을 더욱 깊이 연구하는 계기로 삼았다.[253] 더불어 휴양소에서의 체육활동도 활쏘기, 수류탄던지기 등으로 구성해 건강한 몸과 마음으로 노동과 국방을 위해 튼튼히 준비한다는 군사화의 모습으로 나타났다.[254]

한편 사회주의 국가들과의 친선 차원의 휴양단 방문은 이 시기에도 계속했다. 그러나 1961년 7월 직맹 휴양 및 경험교환단 14명이 20여 일간 소련을 방문한 소식과[255] 1964년 8월, 3명의 직맹 휴양단이 루마니아로 출국한[256] 단 2개의 기사가 10년 동안 소식의 전부였다. 이 또한 당시의 불안정했던 국제관계의 한 단면이었다.

---

252 "휴양생들을 위함이라면", 『로동신문』, 1963.02.26.
253 "혁명 전적지들에서의 즐거운 휴양 생활", 『로동신문』, 1965.05.19.
254 "근로자들의 휴양생활이 시작되었다", 『로동신문』, 1968.05.05.
255 "쏘련을 방문하는 우리 나라 직맹 휴양 및 경험 교환단 출발", 『로동신문』, 1961.07.13.
256 "루마니야에 가는 우리 나라 직맹 휴양단 평양을 출발," 『로동신문』, 1964.08.06.

제4절 보건의료의 재정적 지원

〈시기Ⅲ〉에는 재정적 지원과 관련한 언급이 〈시기Ⅰ〉, 〈시기Ⅱ〉각 76건이던 것이 반으로 줄어 총 38건이었다.

1. 국가예산

〈시기Ⅲ〉에 들어서면서 최고인민회의를 정기적으로 개최해 국가예산에 대한 전년도 결산과 당해 연도 예산을 발표했다. 그러나 국가예산의 큰 항목과 그 구성비를 공개했을 뿐으로 구체적 금액이나 세부항목을 발표하지 않았다. 그래서 사회문화시책비 및 그 내부항목인 보건비와 관련한 예산을 파악하는 것은 여전히 한계였다. 북조선이 발표한 자료 등을 정리해 보건의료와 관련한 예산을 정리하면 〈표 5-4〉와 같다.

〈표 5-4〉 1961~1971년 사회문화시책비 및 보건비 내역 단위 : 원

연도	사회문화시책비 (전체 예산대비 비율(%))	보건비 (전체 예산대비 비율(%))	사회문화시책비 중 보건비 비율(%)
1961	− (21.4)	−	−
1962	− (22.6)	−	−
1963	− (21.5)	−	−
1964	− (20.6)	−	−
1965	− (19.7)	− (5.5)	27.9
1966	− (17.3)		
1967	− (17.5)		
1968	− (17.0)		
1969	− (19.7)		

| 1970 | −
(19.9) | −
(5.3) | 26.6 |
| 1971 | −
(22.9) | − | − |

출처 : 〈표 3-7〉의 출처와 같음.

보건비를 포함한 사회문화시책비는 1961년부터 1964년까지 20%대
였다. 1965년부터 감소하기 시작해 1966년부터 1968년까지 3년 동안
은 17%대를 유지했다. 1969년부터는 다시 증가해 1971년에는 22.9%
로 20%대로 회복했다. 17%대로 감소한 3년 동안의 상황을 살펴보기
위해 다른 항목의 예산을 함께 검토할 필요가 있었다.

〈표 5-5〉 부문별 세출 구성비(1960~1971년)

연도	세출금액	인민경제비	사회문화시책비	국방비	국가관리비
1960	100	69.2	24.5	3.1	3.2
1961	100	73.0	21.4	2.5	3.1
1962	100	72.5	22.6	2.6	2.3
1963	100	74.0	21.5	1.9	2.6
1964	100	69.5	20.6	5.8	4.1
1965	100	68.0	19.7	8.0	4.3
1966	100	68.4	17.3	10.0	4.3
1967	100	49.9	17.5	30.4	2.2
1968	100	48.9	17.0	32.4	1.8
1969	100	47.5	19.7	31.0	1.8
1970	100	47.0	19.9	31.3	1.8
1971	100	44.2	22.9	31.1	1.8

출처 : 김진환, 『북한위기론』, 선인, 2010년, 143쪽 재인용.

1966년 국방비가 10%로 상승했다. 그리고 1967년 이후 30%대로 급
등했다. 이는 당시 비상체제로 인한 이상 현상이었다. 그러나 국방비
의 급등에 비해 사회문화시책비의 감소율은 그리 높지 않았다. 또한

1970년 이전까지는 보건비의 성장률이 사회문화시책비의 성장률을 항상 초과했다. 이는 보건의료 재정을 일정 수준 유지하기 위한 노력의 일환이었다.[257] 사회주의 국가의 대표적 시혜정책인 무상치료와 무료교육을 위한 예산을 포함한 사회문화시책비의 삭감은 당국의 입장에서도 쉬운 선택이 아니었음을 짐작할 수 있었다.

북조선의 보건의료 예산에 대해서는 향후 더 많은 연구가 필요하다. 앞장에서도 언급했듯이 중앙과 지방예산의 관계를 명확히 밝힐 필요가 있다. 특히 〈시기Ⅲ〉에는 1962년 창성연석회의와 1964년의 사회주의 농촌테제 발표 이후 군(郡)을 중심으로 한 발전 전략을 시행했다. 이로써 군인민위원회가 군(郡)내의 학교와 진료소 등을 직접 관리했다. 그리고 전반적인 문화위생사업의 지도 또한 군(郡)에서 맡았다. 이는 사업에 필요한 예산도 군(郡)에서 담당했을 개연성이 크다. 이에 중앙의 국가예산은 국가 차원의 중점적 사업에 필요한 자금을 충당했고 각 지역에 필요한 보건비는 지방예산으로 추진했을 것으로 보인다.[258]

또한 〈표 5-4〉의 지표에 의하면 북조선은 사회문화시책비가 전체 세출예산의 20%일 때는 보건비 비율이 6%대였고 사회문화시책비가 19%대일 경우 보건비는 5%대로, 18%대는 4%로 조정하는 경향을 보여주고 있다. 물론 보건비 비율을 매해 공개하지 않았기 때문에 일반화는 무리일 수 있다. 하지만 일정한 경향성을 보여주는 것도 사실이다. 이러한 고정성은 특히 보건의료 예산 측면에서 국가 중앙예산으로는 보건의료 부문의 가장 기본적 지출에 활용했음을 보여주는 사례라고 추측할 수 있다.

---

257 문옥륜, "남북한 보건의료체계의 비교 고찰", 『보건학론집』, 제30권1호, 1993, 66쪽.
258 전대영, "사회주의농촌건설에서의 군의 역할", 『근로자』, 1967년 11호, 47쪽.

2. 수출입

〈시기Ⅲ〉에도 북조선은 사회주의 국가들을 기본 대상으로 상품 유통에 관한 협정을 체결해 보건의료 물자들을 수급했다. 사회주의 국가 외에도 제3세계 국가들을 포함해 싱가포르와 같은 일부 자본주의 국가들과도 무역협정을 맺는 등 수출입을 확대했다.

북조선이 의약품을 수입한 국가는 〈시기Ⅱ〉처럼 소련, 동독, 불가리아, 헝가리였다. 폴란드에서는 〈시기Ⅱ〉와 마찬가지로 의약품이 아니라 의료기자재를 납품받았다. 특히 1961년 북조선과 폴란드는 1962년부터 1965년까지의 장기 통상 협정을 맺었고 동시에 의료기구공장 건설에 필요한 설비 일체를 납입 받는 협정을 체결했다.[259] 이를 통해 의료기구공장의 설비를 현대화했다. 의료기구는 헝가리와 체코슬로바키아에서도 공급했다.

북조선에 의료기구를 수출했던 동독, 체코, 폴란드, 헝가리 등은 소련과의 교역에서도 소련이 수출했던 의료기구 금액의 14배에서 31배까지 납품했던 국가들이었다. 즉, 의료기구와 장비는 사회주의의 국제분업 구조가 충실히 이행된 품목이었다고 할 수 있다.[260]

〈시기Ⅲ〉에는 대상 국가들과 상품 상호 납입 및 지불에 관한 협정을 3년 또는 5년으로 장기적인 협정을 맺어 추진했다. 그리고 협정에 기반해 상품교류에 대한 의정서를 매해 체결했다. 이는 서로에게 필요하고 제공할 수 있는 상품들이 수시로 변동했기 때문이었다.

북조선이 수출한 보건의료 물자 대부분은 홍삼과 인삼이었다. 1964

---

259 "우리 나라와 파란 간에 장기 통상 협정과 파란이 조선에 공장 일식 설비를 납입할 데 대한 협정 체결", 『로동신문』, 1961.07.01.

260 이기영, "소련과 동구 사회주의 국가간의 무역상품 구조분석", 『슬라브연구』, Vol.6 No.1, 1990, 162·166·170·175쪽.

년 베트남과의 무역에서 서로의 생약을 교환했다.[261] 여전히 보건의료와 관련한 물자 중 약초가 중요한 자리를 차지하고 있었다.

제5절 보건의료 정책 및 관리

1. 의사결정

〈시기Ⅲ〉에는 보건의료와 관련한 의사결정이 많지 않았다. 이는 당연한 결과로 〈시기Ⅰ〉과 〈시기Ⅱ〉에 국가 운영에 필요한 규정들을 채택했고 〈시기Ⅲ〉에는 정책 추진에 따른 시행착오를 개정하는 수준에 머물렀기 때문이었다.

이 시기 보건의료와 관련한 주요 의사결정 내용을 살펴보면 1962년 10월 15일 내각 결정 제58호로 위생지도위원회 체계를 폐지했다. 이는 위생문화사업이 보건의료와 분리 불가한 관계라는 인식이 정착한 결과였다. 이제 예방의학적 차원의 위생문화사업은 보건의료사업의 일환으로 특별한 위원회에서 다룰 필요 없이 관련 업무를 보건성이 맡았다.[262]

〈시기Ⅲ〉에 들어서며 비로소 보건의료인들에 대한 존경의 의미를 담은 공훈칭호를 제정했다. 1961년 4월 공훈의사와 공훈약제사칭호가, 1968년에는 공훈조산원, 공훈간호원칭호를 규정했다.[263] 북조선에서

---

261 "우리 나라 정부와 월남 민주공화국 정부 간의 1965년도 상품 류통 및 지불에 관한 의정서 하노이에서 조인", 『로동신문』, 1964.10.07.

262 조선중앙연감편집위원, 『조선중앙연감 1963』, 252쪽.

263 "조선민주주의인민공화국 공훈조산원칭호와 공훈간호원칭호에 관한 규정", 『로동신문』, 1968.10.23.

공훈칭호는 1952년 6월 최고인민위원회 정령으로 수여했다. 예술가들이 우선 대상이었다.[264] 이후 분야별 칭호로 확대해 1961년 보건의료인들에게도 수여하게 됐다.

북조선 보건의료 분야에 갑자기 등장했던 경락연구는 1964년 별도의 관련 규정을 채택할 정도로 국가적 관심과 지원을 받았다. 1964년 3월 〈경락계통의 연구사업을 확대발전시킬 데 대한 결정〉을 내각에서 채택했다. 결정 채택의 배경은 경락계통이 달성한 성과를 널리 보급해 생물학과 의학 등 연계 가능한 부문의 연구에 확대 적용하려는 목적이었다. 결정 채택 이후 평의대 경락연구소를 개편해 독자적인 경락연구원을 설립했다. 또한 조선경락학회를 조직해 학보 발간을 시작했다.[265] 그러나 결정 채택 2년 만에 경락연구는 북조선의 역사에서 사라졌다.

1964년에는 〈우리 나라 사회주의 농촌 문제에 관한 테제〉를 발표했다. 일명 사회주의 농촌테제로 불리는 이 정책은 2월 25일 당중앙위원회 제4기 제8차 전원회의에서 김일성이 직접 발표했다. 테제는 사회주의 농촌건설에 대한 당의 기본적 지침이자 사회주의 농촌 건설의 강령적 문헌이었다.[266]

북조선은 해방 직후부터 도시를 중심으로 한, 중공업 위주의 발전을 도모했다. 1961년 제4차 당대회를 거치며 지방과 농촌의 발전에도 관심을 돌리는 정책을 시작했다. 이는 1958년 사회주의 개조 완료 이후 도농 간의 차이, 노동자와 농민 간의 계급적 차이를 줄이는 것을 새로운 혁명 단계의 과제로 설정했기 때문이었다. 사회주의 농촌테제에는 당시 농촌 문제 해결을 위해 국가적 지원을 어떠한 지역적 단위와 거점

---

264 전영선, 『북한의 문학예술 운영체계와 문예 이론』, 역락, 2002, 123쪽.
265 조선중앙연감편집위원, 『조선중앙연감 1965』, 170쪽.
266 "조선 로동당 중앙 위원회 제4기 제8차 전원 회의 개막", 『로동신문』, 1964.02.26.

에서 실현할 것인가를 제시했다. 테제를 근거로 북조선은 1958년 사회주의 개조 완료 이후 리(里)를 기본 단위로 해 협동농장들을 통합했다. 그리고 리(里)의 상위 행정구역인 군(郡)을 지도 단위로 설정해 공업을 지도하는 것과 같이 리(里)를 지도하는 체계를 구축했다. 이에 1개 군은 평균 1만여 정보의 면적과 20여 개 내외의 협동농장을 포괄하도록 배치했다.[267] 이렇게 군(郡)을 거점으로 모든 사업을 전개하는 방향으로 나아가면서 군(郡)이 직접 군(郡)내의 모든 교육, 보건, 문화기관들을 지도하고 운영했다.[268] 이를 통해 궁극적으로 지방 주민들의 문화생활 조건을 도시의 수준으로 끌어올리고자 했다. 이를 실현하는 첫 출발로 농촌에서 문화혁명을 시작했다. 그 과업의 하나로 농촌보건위생사업을 본격화했다. 또한 군(郡)을 중심으로 군인민병원과 농촌 진료소 등 농촌 보건망을 확대해 보건위생사업의 개선을 꾀했다.[269]

한편 〈시기 III〉에 특별한 의사결정을 추진했다. 1966년부터 내각 직속 국어사정위원회는 한자식 또는 외래어 표현을 국어(조선말)로 다듬기 시작했다. 이 사업은 전면적이고 대대적으로 전개했다. 『로동신문』에는 [우리 말 다듬기 지상토론란]을 개설해 독자들의 의견을 물었다.[270] 이 프로젝트는 1970년까지 이어진 장기적 사업으로 1966년을 기점으로 남북의 의학용어 차이가 본격적이고 의도적으로 벌어졌다. 이미 해방 직후 남북 보건의료계는 러시아어와 영어로 그 기반을 달리했고 1966년에는 순국어로 보건의료와 관련한 용어들을 교체하며 그

267 김철영, "우리 나라 사회주의 농촌 경리 발전에서의 집약화", 『근로자』, 1964년 8호, 33쪽.
268 김양선, "사회주의 농촌 건설에서의 지역적 거점", 『근로자』, 1964년 7호, 24~25쪽.
269 김일성, "사회주의농촌테제의 기치높이 농촌문제의 종국적해결을 위해", 『김일성 저작집 44』, 조선로동당출판사, 1996, 315쪽.
270 "우리 말 다듬기, 지상토론(8) 지질", 『로동신문』, 1966.08.03.

격차는 더욱 벌어졌다.[271]

국어사정위원회가 『로동신문』을 통해 독자와 소통하는 방법을 살펴보면, 먼저 의학과 약학 부문에서 다듬고자 하는 용어들을 게재했다. 그리고 이에 대한 독자, 특히 의료인들의 의견을 구했다.

> 〈두통〉은 머리가 아픈 증세를 말하는데 배앓이, 귀앓이라는 말과 같이 〈머리앓이〉로 다듬어 쓰려고 한다. …(중략)… 〈두통이 난다〉고 할 때는 기계적으로 옮겨서 〈머리앓이가 난다〉고 할것이 아니라 누구나 다 쓰는 말 그대로 〈머리가(골이) 아프다〉, 〈머리가(골이) 쑤신다〉고 하면 될 것이다. …(중략)… 〈복약〉은 〈약먹기〉로 다듬으려고 한다. 이에 따라서 〈복약전〉은 〈약먹기전〉으로 〈복약후〉는 〈약먹은뒤〉로 될 것이다.[272]

1967년 3월 양강도중앙병원의 의료인들은 자체적으로 400여 개의 용어를 골라 회의를 한 뒤 개정안을 국어사정위원회에 보냈다. 또한 청진의학대학 해부학 강좌 교원인 권오범은 "〈동맥〉을 〈나는 피줄〉, 〈정맥〉을 〈드는 피줄〉로 할 수 있는데 짧게 〈날줄〉와 〈들줄〉로 하는 것이 좋겠다."는 의견을 내놓으며 "〈동맥〉과 〈정맥〉이 한자를 그대로 번역한 것으로 〈움직이는 피줄〉과 〈조용한 피줄〉로 하면 말을 이해하기 힘들 것 같다."고 덧붙였다.[273] 이러한 과정을 거치며 보건의료 용어까지도 자신들만의 체계로 구축해갔다.

2. 평가 및 비판

(1) 평가

〈시기 Ⅲ〉 보건의료와 관련한 평가는 그 횟수와 규모에서 상당히 증

---

271 "우리 말 다듬기, 지상토론, 의학, 의약학", 『로동신문』, 1966.11.18.
272 "우리 말 다듬기, 지상토론(34) 의학", 『로동신문』, 1966.10.30.
273 "우리 말 다듬기, 지상토론(68) 의학", 『로동신문』, 1967.03.13.

가했다. 이는 공훈의사, 공훈약제사 등의 규정을 채택한 영향과 더불어 다양한 평가 방법을 구사했기 때문이었다.

1961년 방하수의 치료를 맡았던 흥남비료공장과 함흥의학대학 등의 관계자들에게 훈장과 메달을 수여했다. 특히 함흥의학대학 초급당위원회 위원장인 리종화가 국기훈장 제2급을 받았다. 이는 의대생들이 헌신성을 보인 행위는 해당 의료기관 당조직의 지도가 주요했음을 평가한 것이었다.[274] 흥남비료공장 의료인 등의 영향은 공훈의사 및 공훈약제사칭호를 제정하는 계기가 됐다. 그만큼 이 사건은 북조선 사회에 큰 반향을 일으켰다.

1961년 4월에 제정한 〈공훈의사칭호 및 공훈약제사칭호에 관한 규정〉에 의하면 대상자로는 "보건의료 부문에서 10년 이상 계속 근무하고 인간에 대한 무한한 사랑과 인간 생명을 무엇보다 귀중히 여기는 공산주의 사상에 투철하며 인민 건강 증진에 특출한 공훈을 세운 의사와 약제사에게 수여한다."고 규정했다.[275] 문화예술 분야의 경우 1952년 6월 공훈배우칭호를 제정한 것에 비해 10년 가까이 늦었다.[276]

〈시기Ⅲ〉에 북조선 당국이 수여한 공훈자들의 특징을 살펴보면, 첫째 신의학과 동의학의 접목에 기여한 사람들이었다. 평안남도중앙병원 뇌신경 외과 과장 박천호와 임업성(林業省) 산하 지구병원 원장 문봉명이 해당 인물로 노력영웅칭호와 국기훈장 제1급을 동시에 받았다. 박천호는 1962년 신의학의 외과적 방법에 동의학적 요법을 배합해 시신

274 "함흥 의학 대학 교직원들에 대한 공화국 훈장 및 메달 수여식 진행", 『로동신문』, 1961.10.17.

275 "조선 민주주의 인민 공화국 공훈 의사 및 공훈 약제사 칭호에 관한 규정", 『로동신문』, 1961.04.29.

276 최고인민회의 상임위원회 정령, 조선민주주의인민공화국 공훈조산원칭호와 공훈 간호원칭호에 관한 규정", 『로동신문』, 1968.10.23.

경 위축, 뇌종양 및 전간 등 뇌신경 외과 치료 분야의 큰 위훈을 인정받았다. 또한 약초로 생약을 생산해 의약품으로 대용한 공적으로 1963년 3월 황해남도 신원구 운양리진료소 소장 등 9명은 국기훈장 제3급을 받았다.[277]

두 번째는 경락연구에 이바지한 보건의료인들에게 수여했다. 특히 이를 주도한 김봉한은 1962년 2월 인민상을 받기도 했다.[278] 1958년 9월 제정한 인민상은 과학기술 발전에 크게 기여한 과학기술도서, 경제적 의의가 큰 발명과 연구 성과 및 설계 작품, 문화발전에 이바지한 문예작품과 창작가 및 예술인들에게 수여하는 영예로운 상이었다. 수상자나 작품은 인민상 계관인, 인민상 계관작품으로 명명했다. 인민상은 2000년 10월 26일 폐지했다.[279]

세 번째로는 천리마작업반운동에 적극적으로 나선 선구자들을 대상으로 수여했다. 북조선의 모든 보건의료 인력과 조직들은 천리마작업반운동에 나섰고 특별한 공로자들에게 훈장 등을 수여해 모범으로 삼았다.

〈시기 Ⅲ〉에는 사회주의 국가에서 파견한 인력들에도 훈장 등의 수여를 지속했다. 1961년 3월 청진의학대학병원 등에서 공로를 세운 체코슬로바키아의 기술자와 의료인들에게 훈장 및 메달을 수여했다. 전달식은 체코슬로바키아 주재 북조선대사관에서 개최했다.[280] 또한

---

277 "평안남도 중앙 병원 뇌신경 외'과 과장 박 천호 동지에게 조선 민주주의 인민 공화국 로력 영웅 칭호를 수여함에 관해", 『로동신문』, 1962.08.25.

278 "과학자 김봉한과 연극 《붉은 선동원》, 연극 《해바라기》 및 《태양의 딸》, 예술 영화 《분계선 마을에서》에 대한 인민상 수여식 진행", 『로동신문』, 1962.02.07.

279 「한국민족문화대백과사전」 (온라인) 검색일 : 2020.04.03.

280 "쁘라가 주재 우리 나라 대사관에서 체코슬로바키야 기술자들과 의료일'군들에 대한 공화국 훈장 및 메달 전달식 진행", 『로동신문』, 1961.03.26.

1961년 4월 함경남도결핵치료예방원 건설에 기술적 도움을 준 동독 기술자 9명에게 선물을 전달했다.[281] 이를 마지막으로 해외인력에 대한 수상 소식은 1969년까지 없었다. 그러다가 1970년 1월 16일 정령으로 북조선 의학사업에 공훈이 있는 소련의 의료일군들에게 훈장을 수여한 소식을 보도했다. 6명에게 국기훈장 제1급을, 9명에게 국기훈장 2급을 전달했다.[282] 기사에는 구체적인 공훈 내용이 밝혀있지 않아 파악하기는 어렵지만 〈시기Ⅲ〉 소련 의료인들과의 연계가 지속했음을 확인할 수 있었다.

〈시기Ⅲ〉에는 개인적 평가와 함께 집단에 대한 평가가 더욱 다양해졌다. 집단적 평가는 천리마작업반운동을 매개로 전개했다. 북조선 당국은 1958년 사회주의 개조 완료 이후 새로운 단계의 사회주의 혁명을 추진했고 공산주의 인간형으로의 개조가 필수적이었다. 이를 천리마작업반운동을 통해 실현하고자 했다. 특히 '하나는 전체를 위해, 전체는 하나를 위하여'라는 공산주의적 신념을 바탕으로 한 공산주의적 풍모와 헌신성은 1961년 방하수 사례 이후 이를 모범으로 삼아 보건의료계는 대대적인 운동을 펼쳤다.

천리마작업반운동은 1959년에 시작했다. 직총 중앙위원회 상임위원회에서 심사해 결정했다. 총 7개 부문으로 분류해 선정했다. 금속·기계공업 부문, 동력·화학·체신 부문, 경공업 및 상업 부문, 건설·임업 부문, 교통·운수 부문, 교육·문화·보건 및 공무원 부문, 기타 부문 등이었다.[283]

---

281 "함남 결핵 치료 예방원 건설에 기술적 방조를 준 독일 기술자들에게 김일성 수상의 선물 전달", 『로동신문』, 1961.04.24.

282 "최고인민위원회 상임위원회에서 우리 나라 의학사업에 공훈이 있는 쏘련의료일군들에게 조선민주주의인민공화국 훈장을 주었다", 『로동신문』, 1970.01.24.

283 "직총 중앙 위원회 상무 위원회에서 390개의 작업반에 천리마 작업반 칭호를 수여

〈시기Ⅲ〉부터는 2중천리마작업반을 선정하기 시작했다. 1960년 8월 천리마외과칭호를 받은 흥남비료공장병원 강하종천리마외과는 1961년 2월 19일에 2중천리마외과칭호를 받았다. 이들은 과원 21명이 당 보건정책 관철을 위해 희생정신을 발휘한 결과였다. 광견병 환자 2명을 완치하고 걷지 못하는 환자 등 많은 난치성 질환 치료에 큰 성과를 거두었다.[284]

천리마작업반운동은 추진 2년여 만에 총 41만4천여 명의 노동자들을 망라한 2만4천200여 개의 작업반이 참여했다. 이 중 1천5개의 작업반이 칭호를 쟁취했다.[285] 작업반 중에는 의학대학뿐 아니라 의학학교의 학생들도 참여할 정도로 포괄적이었다. 1961년 3월 평양시 외성의학학교 2학년 4반이 천리마작업반칭호를 받아 수여식을 개최했다.[286]

〈시기Ⅲ〉 중하반기에 접어들면서 천리마작업반칭호를 수여하는 기관이 다양해졌다. 직총 중앙위원회 외에도 농촌 작업반의 경우 농근맹 중앙위원회 상무위원회가, 천리마학급의 경우 사노청 중앙위원회 상무위원회가 수여를 결정했다.[287] 이에 농촌 또는 농업협동조합 등의 진료소들은 농업근로자로 분류해 농근맹 중앙위원회에서 선정했다.[288]

천리마작업반칭호쟁취운동 외에도 직총 중앙위원회는 사회주의 경쟁을 모범적으로 수행한 공장 및 기업소 등에 순회우승기를 수여했다.

할 것을 결정", 『로동신문』, 1961.04.27.

284 "흥남 비료 공장 병원 강 하종 천리마 외과에 대한 2중 천리마 외과 칭호 수여식 진행", 『로동신문』, 1961.02.20.

285 "새로 93개 작업반에 천리마 작업반 칭호를 수여", 『로동신문』, 1961.03.03.

286 "천리마 작업반 및 학급 칭호를 수여", 『로동신문』, 1961.03.14.

287 "새로 52개작업반에 천리마작업반칭호를 주었다", 『로동신문』, 1967.10.03.

288 "새로 11개 천리마작업반에 2중천리마작업반칭호를, 152개 작업반에 천리마작업반칭호를 주었다", 『로동신문』, 1970.07.05.

직총 중앙위원회는 매월 사회주의 경쟁을 통해, 수립한 생산계획을 초과 달성하도록 독려했다. 이에 대한 동기부여로 각 부문 간, 기업소 간의 경쟁을 추동했다. 1965년 9월 사회주의 경쟁 총화결과로 47개 공장과 기업소 등에 순회우승기를 수여했는데, 보건의료와 관련한 기관은 보건성 산하 교정기구제작소를 포함했다.[289] 또한 1967년 9월 제약공업 부문은 흥남제약공장에 순회우승기를 수여했다.[290]

〈시기 Ⅲ〉에는 이전 시기와 마찬가지로 위생문화사업에 대한 평가체계를 지속해서 운영했다. 위생문화모범리(동)창조운동은 1961년에 위생문화모범군창조운동으로 발전해 창성군과 삭주군 등 15개의 위생모범군을 창조했다.[291] 1962년에는 위생모범군 수가 48개에 달했다.[292]

이 외에도 위생모범리, 위생모범군(구역), 위생모범시, 위생모범가정, 위생모범반, 위생모범학교 등 위생모범기관창조운동을 전개해 모범위생기를 수여했다. 이 운동에도 북조선의 모든 조직과 주민들이 참여했다. 이 또한 해를 거듭하면서 2중모범위생군칭호와 같이 이미 모범위생기를 받은 기관에서 더욱 높은 수준의 위생사업을 전개해 2중칭호를 받았다.[293]

(2) 비판

공개적 비판은 1959년까지 진행했다. 〈시기 Ⅲ〉에는 『로동신문』을 통

---

289 "직총 중앙 위원회에서 9월 중 사회주의 경쟁 의무를 모범적으로 수행한 공장, 기업소들에 순회 우승기를 수여", 『로동신문』, 1965.10.28.
290 "9월중 사회주의경쟁에서 모범을 보인 공장, 기업소들에 순회우승기를 주었다", 『로동신문』, 1967.10.28.
291 조선중앙연감편집위원, 『조선중앙연감 1962』, 281쪽.
292 조선중앙연감편집위원, 『조선중앙연감 1963』, 252쪽.
293 "평북도 구성시에 〈모범위생군(시)〉 칭호를 수여", 『로동신문』, 1968.02.21.

한 비판은 없었다. 그러나 일부 기사 내용 속에는 보건의료와 관련한 심각한 상황이 드러나 있었다.

황해북도 사리원시인민병원의 의료인들은 "환자들을 좀 더 따뜻하게 대해줄 수 없는가"라는 비판을 가끔 받았다. 병원 의료진은 환자들의 마음을 충족시킬 정도로 정확한 진단과 진료를 하지 못했고 환자들의 물음에 잘 대답하지 않는 등 친절하지도 않았다. 그러나 의료인들은 입버릇처럼 "환자를 위해서 모든 정성을 다하자"고 되뇌었다. 머리와 마음, 그리고 몸이 각각 다른 반응을 보이는 모습이었다. 이와 함께 심각한 편향이 나타났다. 큰 병에는 모든 병원 관계자들이 동원돼 "피를 뽑는다, 살을 뗀다."며 호들갑을 떨었으나 소소한 질환을 치료하는 것에는 별 관심을 두지 않았다.[294] 이러한 현상은 〈시기 III〉 중반부터 나타나기 시작했다. 비단 사리원시인민병원만의 문제가 아니었다.

이는 1950년대 말부터 공산주의 인간형을 위해 달려온 보건의료인들이 지치기 시작했음을 보여주는 현상이었다. 또한 당과 국가가 제시한 방향에 맞춰 일사불란하게 복무하는 보건의료인들을 구축하는 과정에서 자발성과 공감이 떨어지는 정책 실행이 어떠한 결과를 낳는지 보여주는 사례였다.

북조선 당국은 1966년 국가적인 비상체계를 가동하며 다시 긴장의 고삐를 죄기 시작했다. 하지만 전쟁과 같은 비상상황 속에서 당국은 보건의료 부문에 큰 관심을 돌리기는 어려웠다. 그리고 비슷한 정책에 익숙한 보건의료인들은 이에 대응하는 적절한 대책을 찾았을 것으로 보인다.

---

294 "의사들의 심정에 불을 지펴야 한다", 『로동신문』, 1966.04.02.

제6절 소결

〈시기Ⅲ〉 내내 1961년 제4차 당대회가 제시한 기본방향인 도농 간 격차를 줄이기 위한 정책들이 이어졌다. 보건의료 분야는 우선 농촌 진료소를 부각했다. 동시에 이를 책임진 진료소장들의 활발한 활동이 대두했다. 농촌의 진료소장들은 의학대학을 졸업한 의사가 아니라 고등의학교나 위생간부양성소에서 단기교육으로 배출한 20대 초반의 준의였다. 이들은 젊은 패기와 의료인으로서의 직업의식을 갖고 농촌 곳곳의 진료소에 배치됐다. 물론 지방 배치에 따른 당원 또는 상급학교 진학이라는 인센티브를 제공해 완전한 자발성에 기초하지는 않았으나 준의들은 산간오지에서 당의 보건의료 정책을 선전하고 주민들에게 무상치료를 제공하는 역할을 충분히 담당했다.

진료소장들은 치료보다는 예방의학적 차원의 활동을 우선시했다. 소수 인원으로 넓은 지역을 감당하기 위한 대안으로 마을 주민들을 위생열성자로 직접 양성하는 사업을 전개했다. 보건의료인들은 이 시기 생산현장에서의 치료와 가정 방문을 일상화했다. 위생열성자와 같은 예방의학 인력들은 의료인들의 보조적 역할로 자리매김했다. 이러한 일상화의 결과, 1962년 위생지도위원회 체계를 폐지하면서 위생문화사업도 인민보건사업의 일부분으로 보건성이 관장했다.

북조선은 1958년 사회주의 개조 완료 이후 새로운 공산주의 인간형을 위한 인간 개조를 시작했다. 〈시기Ⅲ〉에 보건의료 분야에서 당국이 지향하는 모범적 전형이 드디어 탄생했다. 바로 방하수의 치료과정에서 보여줬던 함흥비료공장병원 의료인들과 함흥의학대학 실습생들의 '정성의 치료'였다. 이는 1950년대 말 대대적으로 전개한 천리마작업반운동의 결과이기도 했다. 천리마작업반운동은 이전 시기와는 차원이 다른 '붉은 보건 전사'를 강제했다. 북조선 보건의료인들은 이후 새로운 차원의 보건의료서비스를 인민들에게 제공했다. 이는 1차에서 4차급 보건의료시설에 걸친 모든 의료인에게 해당하는 행동지침이었다.

〈시기 III〉의 붉은 보건 전사들은 첫째 환자의 아픔을 자기의 아픔으로 느끼며 아픔을 해결하기 위한 노력에 몰두했다. 환자들에게 정성을 다하는 것은 물론이고 처음부터 질병에 걸리지 않도록 생산의 현장과 가가호호 방문을 일상화했다. 이러한 사업방식에 필연적으로 따라올 수밖에 없는 물리적으로 부족한 시간과 인력은 퇴근 시간을 물리고 본인이 쓰러지면서까지 스스로 해결했다. 특히 환자들에 대한 정성은 자신의 피와 피부를 제공하는 미담을 넘어 뼈까지도 기증하는 상황으로 이어졌다.

두 번째는 정성을 쏟는 치료의 가시적 성과를 보여주기 위해 보건의료인들은 난치성 질병 치료에 집중했다. 이는 이전 시기 발전한 의학기술과 "노동당 시대에는 장님도 광명을 얻는다."는 시대적 소임을 결합한 현상이었다. 시신경과 청각, 소아마비 등의 각종 장애로 이를 숙명으로 알고 정상적 삶을 포기했던 인민들을 찾아 적극적으로 치료했다. 그리고 그들을 사회주의 혁명 초소에 다시 세웠다.

세 번째는 난치성 질환 치료에는 동의학을 결합해 북조선식의 주체의학을 전면화했다. 의료인들은 질병 치료에 동의학과 민간요법을 적극적으로 활용했다. 그리고 약초로 합성의약품을 대체하고자 했다. 이러한 과정에서 신의학과 동의학의 협진연구의 대표적 사례인 김봉한의 경락연구가 등장했다. 북조선 당국은 경락연구를 매개로 주체의학의 과학적 증명 가능성과 세계적 발견으로의 안착을 꿈꿨다. 그러나 야심찬 계획의 실현 노력은 5년 만에 막을 내렸다. 경락연구는 1966년 북조선 보건의료의 역사에서 완전히 사라졌다. 그럼에도 불구하고 주체의학의 핵심인 동의학은 계속 남아 전시와 같은 비상체계를 버티게 했다. 자국 내에서 확보 가능한 약초를 더욱 강조했다. 특히 국방비가 증가할수록 보건의료 분야의 물자 부족은 보건의료인들의 정성으로 대신했다.

〈시기Ⅲ〉자원의 조직적 배치는 강한 당적 지도를 받던 이전 시기를 거치며 차츰 규정화하기 시작했다. 먼저 당대회를 개최해 국내외 정세에 기반한 장기간의 정책적 방향과 목표를 제시했다. 이후 수시로 당중앙위원회 회의를 열어 당대회 때 제시한 목표의 점검과 함께 당시 필요한 세부 정책을 결정해 채택했다. 당중앙위원회 결정사항은 각종 위원회와 내각 조직 등이 소집한 회의와 협의회를 통해 일선의 담당자들에게 하달했다. 이는 다시 지방의 말단 단위와 인민들에게 분배해 실행에 옮겨졌다. 특히 1960년 청산리방법이라는 조직적 배치의 구체적 실행 방법을 김일성이 직접 나서서 제시하며 북조선의 모든 조직과 사업에 청산리방법을 적용했다.

북조선은 1960년 전역의 모든 리(里)에 보건의료시설을 설치했다. 그리고 현재와 같은 1차에서부터 4차급으로 이어지는 보건의료체계 수립을 완료했다. 인민들에게 더욱 밀착한 서비스를 제공하기 위해 생산현장과 마을에 분원을 설치하거나 기존 시설로 부족 또는 미비한 지역에 병원을 설치하는 사업을 계속했다. 더불어 어린이나 여성 등 특정 대상을 표적으로 한 아동병동과 산원 건설도 시작했다. 북조선 당국의 이러한 모성보호 정책은 6·25전쟁 이후 계속됐다. 주요하게는 노동력이 만성적으로 부족한 상황을 타개하는 방안으로 여성노동력을 적극적으로 활용했다. 이와 함께 동의전문병원과 동의진료소들도 신설 및 시설을 확장해 한방치료를 일반화했다.

특히 이 시기 의약품 생산시설의 경우 그동안 구축한 대규모의 국영 제약공장을 모(母)공장으로 각 지방에 분(分)공장을 건설해 의약품을 확보했다. 이는 초기 큰 비용을 들이지 않고 짧은 기간 의약품의 품종을 확대하는 방안으로 지방을 독자적으로 발전시키기 위한 정책의 일환이었다. 또한 국내외적 위기에 맞선 결과로 국가가 책임지고 공급해야 하는 필수의약품은 국영제약공장에서 생산하고 이외 각 도(道)에서 소요되는 의약품은 자체로 해결하는 방안을 모색한 결과였다.

당시의 위기의식은 경제·국방병진노선을 천명하며 북조선의 모든 분야를 다시 전시체제로 전환했다. 그 결과 국가예산의 국방비 비율이 30% 이상으로 증가했다. 하지만 보건비를 포함한 사회문화시책비는 20%대에서 17%대로 줄어드는 데에 그쳐 무상치료제를 유지하기 위한 노력은 이어졌다고 평가할 수 있다.

북조선은 〈시기Ⅰ〉과 〈시기Ⅱ〉를 거치며 북조선식의 주체적 보건의료체계를 향해 왔고 〈시기Ⅲ〉에 그 체계와 내용을 거의 완성했다. 당의 보건의료 정책을 비판 없이 수용해 가장 하부 단위까지 일사불란하게 움직이는 체계를 완성한 것이다. 더불어 신의학과 동의학의 구별이 사라진, 즉 신의사 및 동의사의 차이와 합성의약품 및 한약 간에 구분이 모호해진 자신들만의 독특한 체계를 수립했다.

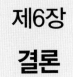

제6장

결론

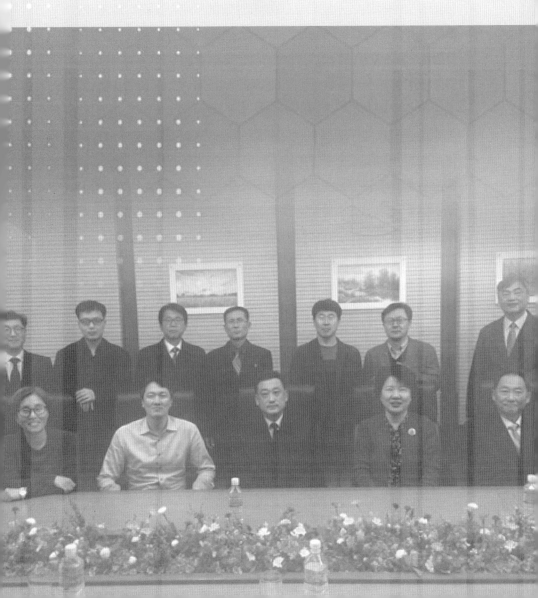

본 연구의 목적을 상기하면 북조선의 보건의료체계는 어떻게 구축됐고 과연 북조선식 사회주의 보건의료제도는 무엇인지에 대한 해답을 찾는 데 있었다. 오랜 기간 보다 많은 인민들의 건강권을 확보하려는 정신은 20세기 초 사회주의 국가의 탄생과 함께 실험에 들어갔다. 그 방향은 사회주의 보건의료제도의 6대 원칙으로 정립됐다. 포괄적인 양질의 서비스, 수혜자의 보편성, 국가에 의한 단일의 통합서비스, 무료 서비스, 광범위한 예방의료, 보건서비스에 대중 참여가 그 내용이다. 이를 북조선의 보건의료체계에 대입해 평가한 결과 북조선은 사회주의 보건의료 원칙을 철저하게 지향했다. 그렇지만 1945년부터 1970년까지의 25년 동안 그 내부를 살펴본 결과 단순히 사회주의 보건의료제도의 이식이라고 단정하기 어려운 북조선식의 독특한 요소들이 내재해 있었다.

북조선이 구축한 보건의료체계의 특징으로는 첫째 국가의 보건의료 정책을 가장 아래의 행정 단위와 보건의료인들까지 일괄적으로 전달하는 강력한 통제체계를 구축했다. 두 번째는 의사 1인이 자신이 맡은 일정 규모의 인민들에게 치료와 예방의학 혜택을 완벽하게 구현하는 의사담당구역제를 채택했다. 세 번째는 주체의학 원칙으로 신의학과 한의학의 배합 및 약초의 적극적 활용을 일상화했다. 마지막으로 국가의 부족한 자원을 자력갱생과 정성의 정신력으로 대신하는 의료인들을 양성했다. 이는 북조선이 처한 정치, 경제 상황과 국제관계 변화 등에 대응하며 자신들의 환경에 적합한 북조선식 사회주의 보건의료체계로 수렴한 과정의 결과물이었다. 그 과정 중 북조선식 보건의료체계 구축에 결정적 영향을 준 변곡점을 확인할 수 있었다.

북조선은 몇 차례의 변곡점을 거치며 자신들만의 체계를 완성해갔다. 첫 번째 변곡점은 1945년 해방과 함께 입북한 소련의 영향이었다.

소련군과 함께 입국한 소련 군의들과 적십자 의료단은 전염병 퇴치를 위한 위생방역사업을 전개하고 주민들에게 의료서비스를 제공하며 사회주의 보건의료의 실체를 직접 보여주었다. 그 영향은 전국적이고 전면적이었다.

또한 보건의료시설 복구와 확충에도 소련의 도움이 있었다. 북조선은 국영 보건의료시설 확대에 일제 강점기의 보건의료기관을 적극적으로 활용했다. 소련은 북조선의 주요 도시에 복구한 일제 강점기의 병원을 활용해 소련적십자 의료단을 배치하며 주민들을 치료했다. 더불어 북조선 보건의료인들의 교육과 양성을 담당했다. 소련 보건의료인들은 1948년 소련군이 철수한 이후에도 북조선에 남아 보건의료사업을 도왔다.

소련적십자 의료단 등이 북조선 전역의 주민 및 의료인들에게 강한 인상을 남겼다면, 보건의료체계 구축에 직접 영향을 미친 소련계 의료인들도 존재했다. 1945년 김일성 주치의로 함께 입국한 소련계 군의 출신 리동화는 북조선 보건의료의 담당 행정부인 보건국 부국장과 보건성 부상을 맡아 사회주의 보건의료제도를 이식하는 역할을 담당했다. 특히 1946년 9월 북조선의 전도유망한 29명의 의사들에게 소련 유학의 기회를 제공해 소련 보건의료를 직접 체험할 수 있도록 권장했다. 이들은 소련의 체계를 가장 선진적이라고 인식하며 북조선의 보건의료 정책과 교육 부분에서 중추적 역할을 담당했다.

그러나 북조선 보건의료체계 구축에서 소련의 영향을 절대적이라고 평가할 수는 없다. 이는 본 연구가 『로동신문』 기사를 통계적으로 활용하며 생긴 한계라고도 볼 수 있다. 당시 도움을 받았던 북조선은 고마움을 표하는 방법의 하나로 소련의 활동을 기사에 적극적으로 반영하는 사례가 많았다. 실제로 지원이나 원조의 공여국들은 끊임없이 고마

움의 표시를 요구했다.[1]

1945년 해방 정국 당시 한반도에는 이미 사회주의 보건의료제도 구축에 공감대가 형성돼 있었다. 보수와 진보를 망라한 남북의 모든 정치 세력이 제시한 주요 보건의료 정책에는 사회주의 보건의료제도에 기초한 공약들을 포함했다. 그러므로 북조선 보건의료체계 구축을 담당했던 여타의 북조선 인사들도 사회주의 보건의료체계 구축에 적극적이었다.

그럼에도 불구하고 북조선은 사회주의 보건의료제도의 기본 혜택인 무상치료를 전 인민 대상이 아닌 사회보험을 매개로 한 직장 가입자를 우선 대상으로 추진했다. 이는 당시 북조선의 경제 형편에 따른 조치로 이에 필요한 재정 부담을 감당할 수 없었던 현실적 이유가 있었다. 이와 함께 북조선 집권세력들은 당시의 사회주의 혁명 단계를 인민민주주의 단계로 설정해 급속한 사회주의 정책을 추진하지 않았다. 그러나 1950년 6·25전쟁이라는 두 번째 변곡점을 계기로 사회주의 보건의료제도의 구축 건설은 급속히 가속됐다. 북조선은 전쟁 직전인 1950년 상반기에 무의면 퇴치를 선언했다. 이는 해방 이후 5년 동안 추진했던 보건의료 분야의 중요한 성과 중 하나였다. 그렇지만 전쟁은 순식간에 시설들을 파괴했고 많은 의료인들은 사망했다. 그 결과 해방 직후보다 더욱 열악한 상황을 맞게 됐다.

북조선은 이에 대한 대응으로 1953년부터 모든 인민들에게 국가부담에 의한 〈전반적 무상치료제〉를 실시했다. 이 제도를 신속하게 결정해 추진할 수 있었던 이유는 해방 직후부터 사회주의 보건의료체계를 지향하며 관련 정책들을 시행한 경험이 뒷받침됐다. 그리고 당시 상황에서 인민의 건강을 담보하기 위한 마땅한 대안도 없었다. 이에 필요한

---

1 국사편찬위원회, 『북한관계사료집 76』, 국사편찬위원회, 2014, 275·403쪽.

재원은 소련 등 사회주의 국가들의 원조와 적십자 의료단들의 대거 파견으로 현실화할 수 있었다.

사회주의 국가들의 적십자 의료단은 1957년 귀국하기 전까지 북조선의 전후복구건설을 담당하며 북조선 보건의료 발전에 큰 영향을 끼쳤다. 우선 각 국가들은 북조선의 각 도(道)를 맡아 중앙병원을 건설했다. 도중앙병원에 첨단 의료장비와 고가의 의약품을 기증해 3차급 시설의 기반을 마련했다. 또한 의료장비의 사용 방법과 선진의학기술을 북조선 의료인들에게 전수해 신의학의 기술을 적극적으로 활용할 수 있는 기회를 제공했다. 이외에도 사회주의 국가들의 의료단들은 전쟁이라는 비상상황 속에서 환자의 생명을 구하기 위해 자신의 피를 수혈하는 등의 희생적인 모습을 보여주었다. 이는 북조선 당국과 의료인들에게 큰 영감을 제공했다. 향후 북조선 보건의료인들도 환자에 대한 사랑과 헌신을 표현하는 하나의 징표로 삼았다.

전쟁은 북조선 의료인들에게 많은 임상경험을 제공했다. 의학지식과 기술의 급속한 향상을 가져왔고 실력 향상은 신의학에 대한 자신감과 관심으로 나타났다. 이는 주민들에게 양질의 보건의료서비스를 제공할 수 있는 기반을 마련했다. 또한 북조선 의료인들은 전쟁 이후 의학 연구에도 적극성을 발휘했다. 다양한 학회에서 여러 신의학 주제들을 선정해 발표하는 등 자신감과 다양성을 표출하는 3여 년의 시간을 가졌다. 그러나 1956년 8월 종파사건이라는 세 번째의 변곡점을 맞으며 북조선 보건의료계의 분위기는 완전히 반전됐다.

북조선의 집권세력들은 8월 종파사건 직전인 1956년 4월 제3차 당대회를 개최해 향후 보건의료의 나아갈 방향을 제시했다. 당시 제시한 보건의료 분야의 방향은 동의학 정책의 실행 강조였다. 약초의 활용과 오랜 기간 사용하고 습관화한 한약을 연구 및 분석하며 우수한 점을 흡수해 보건의료사업에 적극 활용할 것을 결정했다. 북조선 당국은 집권 초부터 약초와 한약의 활용을 강조해 왔다. 이를 아예 당대회에서 향후 보건의료의 나아갈 방향으로 설정한 것이었다. 이후 내각은 한의학 발전과 한방치료사업 개선 강화에 대한 명령 37호를 채택하는 등 관련 정책을 본격화할 움직임을 보였다. 그러나 신의학에 경도한 보건의료인들로서는 동의하기 어려운 정책이었다. 더욱이 전쟁과 사회주의 보건의료인들과의 직접적 교류로 신의학에 자신감이 붙은 상황에서 태도 수정은 쉽지 않았다. 북조선 당국은 보건의료인들의 이러한 부정적 태도를 더 이상 용납할 수 없었다. 지속적으로 당과 정부의 정책 지시가 무시되면 당국이 지향하는 보건의료 정책의 일사불란한 집행은 어렵다고 판단했다. 특히 환자들에 대한 불친절이 계속되고 개인의 이익을 위해 의약품 등 국가재산을 사취하거나 안면에 따라 의료행위를 달리하는 보건의료인의 태도가 계속되는 현상도 이와 무관치 않다고 인식했다.

특히 8월 종파사건이 소련이나 중국의 입장을 대변한 집권세력들과 김일성 중심의 빨치산파 간의 권력투쟁 성격으로 비화하며 소련을 비롯한 사회주의 국가들의 영향을 의식적으로 배제하고 주체를 강조하는 계기가 됐다. 그 일환으로 1957년 사회주의 국가들의 적십자 의료단을 모두 출국시켰다. 그리고 1958년 중국 인민지원군의 완전한 철군으로 이어졌다. 동시에 국내 인사들을 대상으로 반종파투쟁을 시작하면서 보건의료인들을 포함해 지식인들에 대한 길들이기를 본격화했다. 그 결과 1948년 초대 보건상으로 임명돼 11년간 보건의료사업을 책임졌던 리병남을 해임했다. 그 후임으로 해방 직후 적위대 완장을 두르고 평의전의 일본인 교장과 원장을 사임시키고 학교와 병원을 접수했던 최창석이 보건상으로 취임하며 대대적인 물갈이를 진행했다.

사회주의 국가에서 지식인들은 항상 주의를 기울일 필요가 있는 개조 대상이었다. 이들은 구시대의 문화와 이데올로기에 젖어 교화가 어려웠다. 그래서 소련과 중국은 이들을 대상으로 대대적인 숙청작업을 벌이기도 했고 북조선에 이들의 위험성을 알리며 숙청을 권유하기도 했다. 그러나 북조선의 경우 전문가들이 절대적으로 부족했던 현실에서 초기에는 지식인들을 보호하고 주요한 직책에 기용하며 적극 포섭하는 정책을 취했다. 하지만 8월 종파투쟁을 거치며 당국의 보건의료 정책에 비판적이거나 적극적이지 않은 보건의료인들을 대상으로 전면적인 계급투쟁을 실행했다.[2] 특히 1958년 사회주의 개조 완료와 맞물리면서 사회주의 사상이 낙후하고 개인주의적 탈을 벗지 못한 당시의 보건의료인들로는 새로운 혁명적 단계로 들어서기 어렵다고 판단했다. 그리고 같은 해 11월 김일성이 직접 참가한 보건일군열성자회의와 1959년 4월 전국보건일군회의를 거치며 당의 정책을 무조건 관철하는 공산주의 전사가 돼줄 것을 요구하기에 이르렀다. 이러한 과정을 거치며 보건의료인들의 사업방식과 주민들에게 제공하던 서비스가 이전과 판이하게 달라졌다.

의료인들은 더 이상 병원에 오는 환자만을 치료할 수 없었다. 그리고 매일 현장으로 직접 나가 주민들과 대면해야 했다. 또한 치료보다 예방의학서비스를 제공하는 역할을 우선했다. 이는 입원환자를 맡아 치료하는 2차급 이상의 보건의료인들도 마찬가지였다. 예방의학적 방침을 완전히 몸에 익히기 위해, 그리고 새로운 사회주의 혁명 단계 시작을 위해 1958년 위생문화 개선사업을 북조선 전역에서 전개했다. 이 사업은 보건의료인 역할의 패러다임을 바꾸는 운동이자 각 분야의 모든 인민들을 동원한 군중적 캠페인이었다. 이는 보건의료인뿐 아니라

---

2 김근배, "'리승기의 과학'과 북한사회", 『한국과학사학회지』, 제20권 제1호, 1998, 6쪽.

인민들의 역할도 달라진 것으로 주민들은 단순히 서비스를 제공받는 대상이 아니라 인민 스스로 서비스를 수행해야 했다. 이를 통해 북조선은 광범위한 예방의학서비스와 대중 참여라는 사회주의 보건의료 원칙을 담보하기 시작했다.

네 번째의 변곡점은 1960~1961년에 걸쳐 방하수 어린이 치료에서 보여준 보건의료인들의 정성을 '붉은 보건 전사'의 전형으로 강조하며 보건의료서비스가 의술에서 인술로의 완전한 전환이 이루어졌다. 북조선의 의료인들은 종전부터 1957년 사회주의 국가 의료인들이 귀국하기 전까지 최신의 의료장비와 의약품 등으로 난치성 질환들을 치료하는 데에 집중했다. '정성의 의료인'이 탄생한 이후에는 자신의 피와 살과 뼈를 환자에게 제공하며 치료를 담당했다. 그리고 1956년 당대회에서 주요한 보건의료 정책으로 한의학 활용을 채택하면서 모든 신의학적 치료에 한의학을 접목해 난치성 질환을 치료했다. 보건의료인들은 진료과와 상관없이 침술과 약초를 이용하는 방법을 터득했다. 이때부터 소아마비 환자를 걷게 한다거나 시각 및 청각장애인을 정상으로 완치하는 등의 '기적들'이 나타났다.

8월 종파사건으로 촉발한 반종파투쟁을 거치며 북조선 의료인들은 의학계의 권위자와 의술이 뛰어난 전문가들이 숙청되는 현실을 목도했다. 그리고 당과 국가의 정책인 한의학으로 난치성 질환들을 치료하는 소식들이 계속 이어졌다. 이러한 사회 분위기 속에서 평범한 의료인들도 이전과는 다른, 자신의 변신을 증명해야 했다. 특히 방하수를 살리기 위해 보였던 보건의료인의 행동은 북조선 당국이 이상으로 그리던 새로운 공산주의 인간형이었다. 이를 모범으로 모든 보건의료인들은 자기희생적 행동을 대대적으로 전개했다.

보건의료계의 새로운 공산주의 인간형은 의학 연구 분야에도 나타났다. 대표적인 사례가 김봉한의 경락연구였다. 이 연구는 1961년부터 1966년까지 북조선 보건의료계를 강타했다. 그리고 북조선 당국은 이 연구가 전 세계를 놀라게 하리라 굳게 믿었다. 그러나 이는 실패로 돌아갔다. 대표적 국가 프로젝트인 경락연구가 실패하면서 역으로 보건의료인들의 공산주의 정신 발현은 그 강도가 세졌다. 부족한 의학기술을 환자들에 대한 사랑과 정성으로 대신해야 했다. 보건의료인들은 노동자 및 농민들이 있는 곳이라면 그곳이 탄광의 갱이든, 어선이든, 포전이든 그들과 함께 하며 노동계급으로 자리 잡았다. 그리고 그것은 계급을 철폐해 평등으로 가는 사회주의 혁명의 이행과정이기도 했다.

북조선은 1966년 제2차 당대표자회의에서 경제·국방병진노선을 채택하며 다시 전쟁의 위기감을 높였다. 이미 당의 붉은 전사로 변신한 보건의료인들은 1970년까지 환자들에게 제공해야 할 의약품과 의료기구 등을 자체로 해결하거나 극도의 절약을 실천하며 새로운 전시체제를 버텼다. 미국이 다시 침략할 수 있다는 위기의식은 당국 차원에서 북조선 전역을 하나의 병참기지로 구축해 각 도(道)가 중앙의 도움 없이 자체적으로 운영하는 체계를 모색하게 했다. 이에 각 도(道)에서 필요한 합성의약품은 지방의 중소화학공장들을 건설해 확보했다. 환자들에게는 냉수마찰이나 모래찜질, 약초와 같이 비용이 많이 들지 않은 민간요법을 활용하는 방안에 중점을 뒀다. 그리고 무엇보다 병을 미연에 방지할 수 있는 예방의학 혜택을 더욱 강조하는 체제로 나아갔다.

북조선은 1970년까지 사회주의 보건의료 6대 원칙을 지향하는 체계를 완벽히 구현했다. 그 과정은 교조주의적 태도와 같았고 당과 국가가 선택한 정책을 가장 말단의 보건의료인들과 벽지의 인민들까지도 실행할 수 있도록 강제했다. 다만 양질의 보건의료서비스의 이행은 주체를 강조하며 동의학이 전면적으로 등장하면서 한계에 봉착했다. 이 한계를 대신한 것이 보건의료인의 정성이었고, 인민들까지 확대한 대대적 동원과 자발적 희생으로 유지하는 시스템이었다. 이 체계가 1970년 이후 어떠한 변화를 거쳤는지는 추가 연구가 필요하다. 하지만 최근의 북조선 보건의료서비스에서도 비슷한 모습을 보여주고 있어 기본적 기조에는 큰 변화가 없을 것으로 예상된다.

북조선 보건의료체계를 검토하며 몇 가지 시사점을 확인했다. 첫째 북조선에서 한의학의 강조는 이미 보건의료체계 구축을 시작한 초기부터 시행했다. 남한의 많은 연구에서는 북조선이 1990년대 고난의 행군을 거치며 부족한 의약품을 대체하기 위한 방편으로 한의학을 강조한 것으로 이해했다. 하지만 북조선은 한의학을 애초부터 보건의료 분야의 변방이 아닌 중심으로 이해했다. 이는 김일성의 부친이 감옥에서 한의학을 독학한 뒤 의원을 운영했던 유년기의 기억, 항일무장투쟁 당시 약초 활용에 대한 개인적 경험, 집권 초 약초로 외화를 벌어들일 수 있다는 현실적 필요 등이 더해진 결과였다. 더불어 주체의 확립을 북조선의 근본적 지향으로 결정하면서 자급자족이 가능한 약초로 의약품을 대체하고자 했다. 한의학을 신의학과 결합한 주체의학으로 세계를 재패하고자 하는 야망을 꿈꾸기도 했다.

둘째 북조선은 다양한 층위의 보건의료기관과 의료인들이 존재했다. 또한 이들 기관과 의료인들은 치료보다는 예방의학에 더욱 주안점을 두고 활동했다. 북조선은 보건의료기관을 크게 치료기관과 위생방역기관으로 분류해 구축했다. 이 기관들은 2개 차원, 즉 행정구역과 생산 및 조직 단위를 기반으로 건설했다. 그러나 이러한 다양한 층위의 보건의료기관도 소속 의료인들은 모두 예방의학 혜택을 중점에 두고 사업을 전개했다.

이러한 많은 보건의료기관과 예방의학을 우선시하는 체계는 필수적

으로 다수의 인력이 필요하다. 그리고 해당 인력에게는 치료사업 외에
도 다양한 역할을 부여했다. 그러나 북조선은 상시적으로 노동력이 부
족한 국가였다. 이에 비생산 부문인 보건의료 분야에 많은 인력을 투입
하는 것은 한계가 있었다. 때문에 인민들이 자발적으로 치료와 예방의
학 혜택을 수행하고 동원할 수 있는 체계 구축을 추진했다.

인력의 확보는 서비스 수혜자 중에 서비스 제공자를 선발해 단기교
육을 통해 양성했다. 그리고 국가는 자격심사와 시험을 거쳐 초급보건
일군이 중등보건일군으로, 의사 등의 상급보건일군으로 자격을 부여하
며 보건의료체계에 인입했다. 그렇기 때문에 남한보다는 의료인 양성
이 훨씬 개방형 구조로 짜여있다. 이는 북조선의 보건의료인들의 의학
기술이 전반적으로 떨어진다고 평가할 수도 있으나 질병 예방이 주목
적인 사회에서는 큰 문제가 아닐 수 있다. 이렇게 북조선의 보건의료시
설 및 인력 구축 구조는 남한과 완전히 다른 체계였다.

그동안 남한에서는 치료와 전문의를 중심으로 한 남북 보건의료 통
합 연구와 교류협력 사업을 펼쳐왔다. 따라서 앞서 언급한 남북의 보건
의료체계의 차이를 필수적으로 고려할 필요가 있다. 남한의 건강보험
제도가 남북의 체제경쟁 속에서 탄생한 것은 주지의 사실이다. 그렇기
때문에 남북의 명확히 다른 보건의료체계를 이해하면서 남북한 주민들
의 건강권 확보에 긍정적 영향을 미칠 수 있는 교류협력사업을 전개해
야 한다. 예를 들어 우리나라에서는 코로나19로 촉발된 공공의료체계
의 강화에 대한 아이디어를 얻고 북조선에서는 보건의료서비스의 질적
발전을 도모할 수 있는 공생사업을 전개할 때 성과를 극대화한 남북 교
류협력을 장기적으로 추진할 수 있다.

세 번째 시사점은 보건의료서비스에 필요한 물자와 인력은 기본적으
로 각 단위에서 확보했다. 진료소와 병원에는 앞마당이나 유휴지에 약

초밭을 만들어 의약품을 자체로 해결했다. 그리고 보건의료인들은 의약품은 물론이고 환자들에게 제공하는 영양식까지도 스스로 감당했다. 또한 휴양소와 정양소 등 관련 시설들에서도 입소자들에게 제공하기 위해 가축을 키우고 텃밭을 가꾸는 것을 당연시했다. 이는 모든 보건의료기관에서 나타나는 현상이었다.

이러한 현상은 보건의료 예산과도 연계되는 문제로 병원 등을 건설하거나 시설을 확충할 때, 각급 인민위원회나 농업협동조합, 산업시설 등에서 자체적으로 인력을 동원해 수행하는 것이 비일비재했다. 이러한 북조선의 현실을 통해 매해 최고인민회의에서 승인해 발표하는 국가예산의 사회문화시책비는 인건비와 국가 제공 의약품 등 필수적인 항목과 국가 차원에서 전략적으로 필요한 사업을 위한 재정에 한정한 지출로 짐작할 수 있다. 이는 결국 각 지역 및 단위의 재정 상황과 담당자의 관심 여부에 따라 시설과 서비스의 질에 차이가 있을 수 있고 이는 그 수준이 천차만별일 수 있음을 시사한다.

네 번째는 북조선의 국제적 수준을 가늠해 볼 수 있었다. WHO는 아래와 같이 각 국가의 경제와 조직화 수준에 따른 분류를 하고 있다.

〈표 6-1〉 경제수준과 국가 보건의료체계 조직화 수준에 의한 분류

국가 경제수준	국가 의료체계 조직화 수준		
	저수준	보통수준	고수준
개발된(풍족하게)	1	2	3
개발되고 있는(과도기의)	4	5	6
가장 덜 개발된(빈곤한)	7	8	9

출처 : Kleczkowski BM, Roemer MI, van der Werff A. "National health systems and their reorientation towards health for all: guidance for policy-making", p.36.

이를 기준으로 검토하면 북조선은 경제적으로 빈곤하고 고도로 조직

화된 수준, 9번에 해당한다. 이들 국가의 특징은 주민의 건강관리는 공공책임이라는 원칙 아래 정부가 모든 수준을 관리하는 체계이다. 그리고 의사가 아닌 인력들을 가능한 빨리 확대해 의료기관에 배치하고 예방의학 혜택을 제공했다. 의사는 예비인력으로 간주하며 중증질환의 환자를 담당했다. 전통치료자(한의사)가 풍부해 이들을 개인진료보다 국가 보건의료체계에 통합시키기 위한 노력을 지속하고 있다. 이는 북조선도 대부분 공유하는 특징이었다.

그러나 그 특징과 다른 점도 분명히 존재했다. WHO의 설명에 따르면 9번 국가들의 경우 대부분 경제적으로 낙후해 의료서비스가 무료가 아니다. 보건의료 재정도 개인과 사업주가 부담하는 의료보험제로 운용한다. 그리고 국가의 정책과 사업 방법을 엄격한 지침으로 인식하기보다 제안으로 간주하는 경향이 있다. 그러나 북조선은 이에 전혀 부합하지 않았다. 북조선의 의료서비스는 보험이 아닌 국가부담에 의해 무상으로 제공했다. 중앙의 지침을 가장 하부 단위까지 그 누구도 변경할 수 없게 추진하는 일원적 체계를 구축했다.

마지막으로 북조선 보건의료체계 구축의 시기구분의 적정성 부분이다. 본 연구에서는 민주적 보건의료제도 구축기(1945~1953), 사회주의 보건의료제도 구축기(1954~1960), 사회주의 보건의료제도 완성기(1961~1970)로 분류했다.

연구 결과 보건의료 분야의 경우 북조선은 처음부터 사회주의 보건의료제도를 상정해 구축했다. 물론 점진적 실행을 목표로 했으나 물적 토대가 전무한 상황이었기 때문에 1950년 전쟁 직전까지 사회주의 보건의료제도를 시행할 수 있는 시설과 의료인들을 구축했다. 그러나 이는 전쟁으로 인해 수포로 돌아갔다. 1954~1956년 전후복구3개년계획을 통해 모든 부문에서 전쟁 전 수준 회복을 목표로 하면서 사회주의 보건의료제도 구축을 본격화했다. 이에 사회주의 보건의료제도 구축기를 1945년부터 1956년까지라고 상정하는 것이 타당할 수 있다. 해방 직후 인민민주주의 단계가 있었으나 1946년 사회보험법 채택으로 급속한 사회주의 보건의료체계 구축을 시작했다.

북조선이 사회주의 보건의료제도 구축을 완성한 시기는 1960년으로, 2월 최고인민회의에서 〈완전하고 전반적인 무상치료제〉를 전 지역에 실시할 것을 결정하면서이다. 이를 위해 1960년 말까지 북조선의 가장 말단 행정 단위인 리(里)에 진료소 설치를 완료했다. 또한 이를 수행할 보건의료인들도 1958년 사회주의 개조와 함께 공산주의 인간형으로의 사상투쟁을 전개하면서 붉은 의료인으로 거듭나기 시작했다. 이로서 1957년부터 1960년까지를 사회주의 보건의료제도 완성기라고 명명할 수 있다.

1961년부터는 서비스의 내용과 보건의료인들에게 요구하는 태도에 많은 변화를 겪는 시기로 북조선식 주체보건의료제도 구축기라고 상정할 수 있다. 이는 당시의 국내외 정세로 인해 1970년까지 지속했다. 통상 1960년 〈완전하고 전반적인 무상치료제〉의 시행을 기점으로 이전 시기를 보건의료의 양적 발전을 추구한 시기로, 이후는 질적 발전을 진행했다고 평가했다. 그러나 1970년까지도 여전히 시설과 인력, 물자 등의 양적 발전을 완수하지 못하는 환경이었다. 이에 북조선 보건의료의 질적 발전 모색은 1970년 이후에나 가능했을 것으로 보인다. 과연 질적 발전이 실제로 현실화했는지에 대해서는 더욱 연구가 필요하다.

본 연구를 통해 미흡하나마 북조선 보건의료체계를 WHO의 국가 보건의료체계 구성요소 전체에 대입해 확인했다. 구성요소 전체에 대한 접근은 그동안 남한 보건의료의 잣대로 관심 있는 부문만을 연구하며 북조선식 보건의료체계를 전체적으로 이해하지 못했던 한계를 극복하는 계기를 마련했다. 그리고 그 구성요소가 당시 북조선에서 실제로 어떠한 과정을 거쳤고 구체적으로 무슨 사례들이 있었는지 일정 정도 보여주었다. 물론 충분한 것은 아니지만 이전과 같이 구축의 결과만을 나열하는 것이 아니라 그 현실에 조금이나마 접근했음에 의의를 두고자 한다.

그러나 일정한 성과에도 불구하고 많은 한계점이 드러났다. 우선 다이내믹한 체계 구축의 동학을 드러내고자 했던 애초 목표에 크게 못 미치는 결과를 가져왔다. 이는 25년이라는 긴 연구 기간과 5개 구성요소를 포괄하는 방대함을 질적으로 담아내기에는 저자의 실력이 부족했다. 그러나 30년 가까운 북조선 보건의료 연구에서 본 연구 수준의 구축사조차 미비한 것이 현실이다. 이에 보다 많은 연구자들이 본 저서를 쉽게 뛰어넘을 수 있다는 자신감으로 추가 연구가 추진되길 기대한다.

한편 현재의 북조선 보건의료의 현실을 보다 정확히 이해하기 위해서는 1970년 이후의 변화까지도 포함해야 한다. 1980년대 국제적인 사회주의체제 붕괴 전후와 김정일의 선군시대, 이를 이어받은 김정은 집권시기까지를 검토하는 후속 연구가 필요하다. 이는 궁극적으로 남북이 보건의료라는 창을 통해 서로를 보다 정확히 이해하는 계기가 될 것이다. 그 이해는 향후 본격화될 남북 보건의료 교류협력을 효과적으로 수행하기 위한 필수 과정이기도 하다. 이를 위해 본 자자 또한 후속 연구를 위한 경주를 멈추지 않을 것이다.

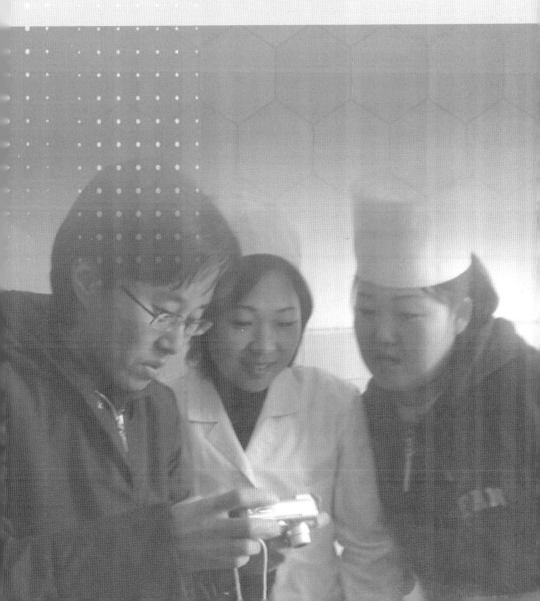

부록 및 참고문헌

순번	이름	주소	전문	졸업년도	최종학교
1	리동화	평양	외과	1925	이르쿠츠크 의대
2	신영서	평양	병리학	1942	평양의전
3	로백희	평양	피부과	1944	일본의대
4	리창서	평양	외과	1945	평양의전
5	리룡삼	평양	소아과	1943	평양의전
6	리성배	평양	외과	1944	평양의전
7	현병근	평양	생리학	1945	평양의전
8	조련순	평양	내과	1945	평양의전
9	김병일	평양	외과	1945	평양의전
10	강원욱	평양	세균학	1945	평양의전
11	류채룡	평양	외과	1942	평양의전
12	문리홍	평북	내과	1943	동경의전
13	김락제	평북	소아과	1945	대구의전
14	박병흠	평북	외과	1945	세브란스의전
15	리익환	평북	이비과	1937	평양의전
16	정창선	평북	내과	1944	−
17	김길성	함북	외과	1940	−
18	장운섭	함북	내과	1942	세브란스의전
19	경 옥	함북	소아과	1942	동경의전
20	리유호	함남	소아과	1943	구주대학(큐슈대학)
21	김기선	함남	내과	1942	구주의전
22	김배준	함남	내과	1943	경도대학(교토대학)
23	박주상	함남	외과	1942	동경의전
24	리구섭	함남	부인과	1942	동경의전
25	박치호	함남	내과	1943	동경의전
26	박재군	함남	외과	1943	경성의전
27	리성우	황해	내과	1945	세브란스의전
28	리원조	황해	내과	1945	평양의전
29	오천근	황해	외과	1944	경성대학
30	김봉준	황해	외과	1942	일본의대
31	김이완	평양	교원		* 통역으로 추정

※ 본문에 거론하지 않은 인사의 경력을 살펴보면, 신영서는 평의전 11회 졸업생으로 평의전 병리학 책임자였다. 평의전 동기였던 우태하의 증언에 의하면 신영서는 1947년 3월 월남해 대구 의대 생화학교실로 들어갔다고 밝혔으나 1947년 3월이면 소련 유학에서 돌아온 직후이므로 월남 연도를 착각한 것으로 보인다. 리창서는 1948년 평의대 교원명단에 외과학 소속이었다. 박치호 는 1918년 1월 함경남도 북청 출신으로 1940년 동경의전에 입학하고 1944년 고향으로 귀국해 1945년부터 함흥의전과 함흥의과대학의 내과 교수로 활동했다. 소련 유학 중에는 모스크바 짜우 대학에서 내과학을 공부했다. 허윤정 등, "해방 직후 북한 의학교육의 형성: 1945~1948," 『의학 사』, 제23권 제2호, 2014, 244쪽; 박형우, "해방 직후 북한의 의학교육에 관한 연구: 평양의학대 학을 중심으로," 85쪽; 김근배, "북한 함흥의과대학 교수진의 구성, 1946-48: 사상성과 전문성 의 불안한 공존," 716·735쪽.

[부록 2] 당대회의 보건의료 관련 성과 및 향후 계획 개요

당대회	기본 과업	성과 및 평가	향후 추진 방향 및 계획
1차 1946.08.	-	-	-
2차 1948.03.	-	- 소련은 사회주의 진영의 정치적 경제적 부흥과 발전을 목적으로 원조 정책 실시	-
3차 1956.04.	- 각 부문에서 전쟁 전 수준으로 회복 - 전염병 등 모든 질병 미연방지로 리병률 제속 낮추며 근로자들의 일시적 노동능력 상실을 줄이며 인민들의 건강을 보호증진	- 보건일군들, 부상병과 폭격부상자들의 치료 사업과 전시의 인민보건사업, 특히 방역 및 예방사업을 원만히 보장 - 소련, 중국 등 형제적 원조로 많은 성과 달성 - 노동자, 사무원들은 사회보험 및 사회보장에 의한 보조금 무상·정·휴양, 무상치료 혜택 - 보건시설 등의 복구건설사업에 성과 - 1955년 말까지 182개 병원 건설 - 보건 부문 의료은, 1949년 대비 약 2.5배 증가 - 병원 침대 수는 전쟁 전에 비해 241% 확대 - 수배 개의 신규 진료소도 더 설치 - 지료기관의 의사 수는 전쟁 전에 비해 114%로 장성	- 군(郡)·도(道)소재지, 농촌에 보건시설 등을 건설하는 운동을 조직적 전개 - 1961년내에 매개 리(里)에 진료소 개설 - 침대 수 1956년 대비 약 1.2배 확장 - 도시·군인민병원에 산과, 소아과 지료실비와 침대 수 증대로 모성과 아동보호 - 농촌 주민, 의료봉사 급속히 개선 - 전염병을 비롯한 모든 질병을 미연에 방지 및 방역 대책 더욱 강화 - 주민들의 위생 상태 개선, 이환율 저하 - 풍부한 약초와 공업 부산물로 합성의약품 등 제약공업 급속히 발전 - 지료기관에 의약품 수요 기본적 충족 및 주민에게 싼값의 의약품 공급 - 동약 깊이 연구 및 분석, 우수한 검음 좁수해 대중보건사업에 이용 - 사회보험사업 강화, 정·휴양소 현저히 확장

당대회	기본 과업	성과 및 평가	향후 추진 방향 및 계획
4차 1961.09.	- 사회주의 혁명과 사회주의 건설에서 위대한 승리를 달성 - 사회주의 개조 완료 - 천리마 혁명적 민주기지 건설	- 의약품 발전을 위한 튼튼한 토대 육성 - 전반적 무상치료제 이미 실시 - 1960년 의사 수는 1956년 대비 2배, 병원 및 진료소 수는 2.9배 증가 - 일제 강점기에 비해 사망률 절반으로, 인구의 자연 증가율 2.7배 상승 - 노동자·사무원은 국가보험용에 의한 정·중앙 해택 - 1961년 사회문화시책비는 1956년 대비 약 4배 증가	- 시·군인민병원과 리(里)진료소 확장 및 의사들 다수 배치 - 각지에 산원, 소아과병원, 결핵병원 등 전문병원 신설 - 온천, 약수지대에 요양소 많이 건설 - 의약품 국내생산 위해 제약공업 더욱 확장 - 의사담당구역제 가까운 기간 실시 - 보건사업에 예방의학적 방침 견지 - 도시와 농촌에서 위생방역사업 강력 진행
5차 1970.11.	- 현대적 공업과 발전된 농업의 사회주의 공업국가 실현 - 기술 및 문화혁명 수행으로 일보 절대 발전 추진	- 각 도마다 의학대학을 비롯한 다양한 대학 설립	- 병원 증설 및 의료일군 확대 - 군인민병원 건설, 리진료소 병원화 - 농촌 주민의 의료봉사 개선 위해 산원, 아동병동 건설 - 의약품, 의료기구 더 많이 생산·공급
6차 1980.10.	- 사회주의제도를 튼튼히 구축해 사회주의의 완전 승리 이룩 - 농공업 및 공업 노동 간의 격차 해소	- 치료예방과 의료봉사사업 훨씬 개선 - 도시와 군소재지 병원 개선 - 농촌 진료소 병원화 성공적 실현 - 근로자 및 어린이 건강보호 증진 담보 - 평균수명, 해방 전에 비해 35년 증가(73세) - 병 없이 건강하게 장수하는 세기적 염원 실현	- 예방의학적 방침 철저히 관철 - 동의학과 신의학 옳게 배합 - 의학과학기술 높이 발전 - 근로자 건강을 끊임없이 증진

당대회	기본 과업	성과 및 평가	향후 추진 방향 및 계획
7차 2016.05.	- 김일성·김정일주의화의 기치높이 당을 더욱 강화, 사회주의강국건설 및 주체혁명의 최후승리 이룩	- 유선중앙연구소, 옥류아동병원, 류경치과병원 등 현대적 의료기관들 건설 - 전국적 먼거리의료봉사체계 수립 - 인민들에 대한 의료봉사 개선	- 사회주의보건사업을 더욱 발전, 중요 보건지표 선진국 수준으로 개선, 위생문화적인 생활조건과 환경 마련 - 당의 예방의학적 방침 철저히 관철, 위생방역 기관 현대화, 전염병 방역사업 집중 - 의사담당구역제를 강화, 각종 질병에 대한 예방대책, 건강관리사업 강화 - 의료봉사의 질 개선, 선진 진단 및 치료법 적극 수용, 심의학과 고려의학 결합, 먼거리의료봉사체계 완비, 구급의료봉사 강화 - 의학과학기술의 빠른 발전 및 보건 부문에 대한 물질적 보장사업 개선 - 새로운 의학과학기술분야 개척 및 수용 - 고려의학 과학화 - 제약공장과 의료기구공장 현대화 - 효능높은 의약품과 첨단의료설비, 기구, 의료용소모품들을 원만히 생산보장 - 군인민병원을 의료봉사거점답게 건설 - 리인민병원, 진료소에 대한 물질적 보장

[부록 3] 최고인민회의의 보고 및 토론에 나타난 보건의료 관련 성과 및 향후 계획

회의	날짜	주요 안건	실행 결과	향후 계획
1기 1차	1948.09.02~09.10	정부 정강발표 내각 구성 (보건상 리병남)	- 정신방적공장, 원내된 의료기관 2개소에서 무료 진료 및 사회보험 정·후상 198명 혜택 - 1년 반(1947~1948.06) 동안 사회보험 혜택 연인원 약 646만 명, 그 중 무료치료 236만여 명	- 부족한 의사를 많이 양성 - 병원과 진료소, 농촌 및 기업소에 더 증설 - 약품생산과 의료기계 생산 제고 - 방역사업 엄밀히 추진 - 인민보건사업을 진전히 발전
1기 2차	1949.01.28~02.01	1948년 계획실행 총결 및 1949~1950년 계획에 관해	- 보건일군 890여명 더 배치, 개인개업의사나는 해방전에 비해 현재 13% 존재 - 병원(283.3%), 진료소(650%), 간이진료소(150%), 침대(192%) 등 제반 조파달성 증설 - 모성유아상담소, 결핵병원 신설 - 약국수 489개소를 지료기관과 분리 혹은 신설, 제약공장은 4개소 신설 - 전염병연구소(100%), 위생시험소(300%), 소독소(166.7%), 검역소(200%) 초과 증설 - 전염병연구소, 훈련배치(118.7%) 및 혈청생산 계획(100%) 초과 달성, 백신접종계획 130%을 147.2% 초과 실시 - 협医자유가증, 급비생, 임산부, 유아 등에 대한 무료 진료 범위 확대(무료진료 환자 수 2,498,700여 명, 사회보험 환자 3,742,497명) - 인민경제계획 실행에 소련의 형제적 방조	- 1950년까지 무의면 퇴치, 생산직장의 의료시설 확대도 모성 및 유아보호사업 강화, 유아사망률 저하(1949년 병원현재 905개, 간이진료소 103개소, 1950년 병원향배 960개 및 간이진료소 112개소 증가) - 정신과, 소아과, 구강과, 위장과병원 등 전문병원 설립 - 방역사업 일층 강화, 급성전염병 이환을 저하, 1949년에 소독처 등 위생예방기관 16개소와 산업의학연구소 1개소, 1950년에는 위생 및 방역기관 11개소 각각 증설 - 제약공장 및 의료기구제작소 확장, 약초원 2개소 신설 - 사회보험으로 치료 및 중앙사업을 더욱 성과적 보장(중앙소에 보낼 인원수는 1949년에는 47,502명, 1950년에는 51,696명)

회의	날짜	주요 안건	시행 결과	향후 계획
17기 3차	1949. 04.19~04.23	소련방문 결과보고	- 의료인 증원(의사 260명) - 보건의료시설 확장(병원, 진료소, 침대, 산원, 약국, 정양소, 휴양소 등), 농촌까지 확대 - 소련의 유능한 학자 16명 파견돼 기술교육, 19개소의 소련적십자병원이 적극적 활동 - 국가예산 중 사회문화시책비 계속 증가 - 예산에 없는 비품 구입 등 경비절약 노력 부족, 보건사업비 중 건설예산 누락 및 지연 현상, 관료주의형식주의 경향	- 평의대 강당 등 신축 - 보건시설 확충으로 무의면 근절 - 나후한 의료설비의 양적 및 질적 향상 보장 - 제약공장, 전염병예방비 등 제반시설 및 비용 확충 - 사회보험 시설 확대로 무료진료 및 휴양, 정양 수혜자 확대
17기 4차	1949. 09.08~09.10	전반적 초등의무교육 실시에 관한 법령	- 함경남도 이대와 공대 등 고등교육기관에서 1,860명의 학생들이 기술건부로 육성 - 1949년 평양에 종합병원 기본 완공 - 74개소 진료소 설치(1948.10.~1949.06.) - 20명의 소련 의자 방문, 선진과학기술 교육사업을 적극 추진 - 1945년 무의면 451개, 1949년 6월 134개 - 1948년 사회보험 정휴양 혜택 3만7천여 명	언급 없음
17기 5차	1950. 02.25~03.03	1949~1950년 계획실행정형 보고	- 의료시설 광범히 확장, 1950년 무의면 입소 - 토지 급성전염병 예방 위한 방역기관 신설 - 영유아, 임산부 등록과 건강관리사업의 착수 - 노동자~사무원에 대한 사회보험예산 증가로 사회보험 해택 1948년에 비해 156.2%, 무료치료 해택 환자 수는 172.9% 증가 - 국가, 지방의 보건의료 예산 급격 증가 - 보건의료 예산집행에 여전한 엄한 소지, 검열사업 강화 필요	- 보건사업의 보다 높은 성과를 성과를 위해 농촌, 생산 직장 등에 보육 및 소독시설 확장, 학교 및 가정에서의 위생교육 강화

[부록 3] 최고인민회의 보고 및 토론에 나타난 보건의료 관련 성과 및 향후 계획 **599**

회의	날짜	주요 안건	실행 결과	향후 계획
1기 6차	1953. 12.20~ 12.22	소련 등 사회주의 국가들의 과견에 관한 정부대표단 보고	− 전쟁으로 파괴된 도시 등의 복구를 위해 인조 반는 각종 자재설비들을 합법적으로 이용, 더불어 지방적 제료들을 최대한 활용	− 소련이 병원, 학교 등에 필요한 설비 제공 − 수십만 권의 서적 제공 등 중앙도서관 지원 − 루마니아, 아스피린공장 신설 예정
1기 7차	1954. 04.20~ 04.23	1954~1956년 인민경제복구 발전3개년계획에 관해	− 전쟁으로 1,000개소의 병원 및 진료소 파괴 − 일제 보건기관이 국가 관리 산하로 이관 − 전쟁 전 평화적 경제건설의 5년 동안 소련의 인 조에 의해 경제 및 문화건설 등 모든 분야에서 커다란 성과 쟁취	− 의료봉사의 현저한 개선 사업 수행 − 군소제치와 큰 리해 의료기관 장설, 병상 수 (14.5%), 약국망 확장, 의약품 및 소득품 판매 현저히 증가 − 예방·위생방역시설 확장, 결핵전문병원 건설 − 중양소, 의한대한 건물 등 복구 및 신설
1기 8차	1954. 10.28~ 10.30	조선문화 평화 조성위한 제네바 회의 대표단 사업	− 모성 및 어린이를 위한 산원 등 확장 − 하행 전 고아도 화려하고 깨끗한 보건위생시설 이 갖추어진 환경 속에서 교육	언급 없음
1기 9차	1955. 03.09 ~03.11	인민경제복구 발전을 위한 과학 기술 간부의 대량 양성, 전반 적 초등의무 교육제 실시 준비	− 98개(4,130대 함메)의 병원 신설 및 복구 − 병원, 전문진료소, 종합진료소 등에서 수십만 명의 주민들 무료진료 − 노후도시, 사무원들 956,725건 위의 사회보험 및 사회보장에 의한 보조금과 연금 제공	− 보건시설 등의 건설에 전례 없는 방대한 신루투 자 예견
1기 10차	1955. 12.20~ 12.22	농촌경리를 발전 시킬 데 대해	− 1954년, 사회보험·사회보장에 의한 보조금과 상 금 등으로 약 99억 원 지출 − 317개 직종에 영양제 무상급여 − 병원들이 공장 내에 신설, 복구, 정비	언급 없음
1기 11차	1956. 03.10 ~03.13	주민지방자치세 에 관해	− 1955년내 병원 수는 12개소, 의료지료기관은 59개소, 의료일군은 35% 증가 − 국가예산으로 부담, 정충양 등 복구 확장 − 사회보험·사회보장의 혜택 더 많이 제공 − 4,800억명의 화장, 형제국가예산에서 유하	− 인민경제와 사회문화사업에 83.3%의 국가예산 배당으로 보건시설들이 급속히 확장

회의		날짜	주요 안건	실행 결과	향후 계획
1기 12차		1956. 11.05 ~11.09	소련방문 대표단 귀환보고, 소련 최고소비에트, 군축 관련 호소	− 기르기스공화국, 혁명 전에는 6개의 병원과 15명의 의사만 있었으나 현재 200여 개의 병원 및 450여개의 진료소와 2,500여 명의 의사들과 6,000여 명의 간호원 활동 − 1952년 소련은 식량(5만 톤)과 10억 루블 무상원조 제공	언급 없음
1기 13차		1957. 03.14 ~03.16	국가예산 집행결산 및 차기 예산에 관해	− 전쟁으로 파괴된 사회문화기관 급속 복구, 건설 − 사회보험·사회보장 사업도 확대 − 1956년 말 병원 침대 수는 1949년에 비하여 11,500대 증가 − 행제국가들로부터 많은 생산 기자재와 소비품 원조 − 운공총 등의 반당종파분자들의 오류로 사업에 결함이 많이 발생	− 국가예산의 증가로 보건, 문화기관의 건설과 시설 증가 및 근로자들은 사회보험·사회보장의 혜택 확대 − 1957년 원조 금에 감소 등으로 국가예산 집행에 긴장성이 있으므로 최대한의 증산과 절약 투쟁이 중할기 필요 − 건설 분야에서 분산성과 반반한 계획변동을 근본적으로 퇴치
2기 1차		1957. 09.18~ 09.20	내각 구성 (보건상 리병남)	− 전쟁 중의 과학원 창설, 전문적 연구사업과 하자 − 사회주의 국가에서 4천여 명의 유학생 학습	− 농촌의 사회주의 개조를 위해 농민들의 사상의 식과 생활관습 등 뒤떨어진 현상을 없애기 위한 농촌문화건설 추진, 특히 진료소 등 공동시설 과 문화주택 건설 − 소련 등의 발전된 기술을 적극 배우 수용
2기 2차		1958. 02.17~ 02.19	세계평화 유지 및 강화할 때 대한 소련 최고소비에 트 결정 및 소련 정부 제안에 관해	− 행제국가들의 원조를 옳게 이용 − 사회문화시책으로 보건, 사회보험, 사회보장 지원. − 노동자·사무원 176수 원이 해택 − 1957년에 외태치료기관 464개소, 54개소의 모성 유아보호기관 증가 − 황해남도, 1956년에 비해 침대수 52.3%, 농촌 간이지료소망 313.3% 장성 − 한 농어협동조합에는 5명의 의료일군이 일하는 진료소 설치해 무료치료 추진	− 화학공업 부문에서 합성의약품 등 각종 의약품 생산 증가를 위해 1,929배만 원 투자 − 외화 획득과 최대한의 절아이 절약, 수중원전 및 포장을 국제적 요구 제고 − 생지황, 간향 등 22종이 약조 재배, 약조를 대 대적으로 심어 국가에 이익, 조합·인들에게 좋은 보약 공급

회의	날짜	주요 안건	실행 결과	향후 계획
2기 3차	1958. 06.09~ 06.11	제1차 5개년계획 (1957~1961)에 관해	− 노동자·사무원에 대한 사회보험, 사회보장, 무상치료, 정·휴양 혜택 해마다 강성 − 도시와 농촌에 보건시설 복구 및 건설사업 대대적으로 전계 − 침대 총수는 1956년 말, 1949년에 비해 약 3배, 외래치료기관 수는 500개소 이상, 농촌 간이진료소망 현저히 확장 − 1957년, 1956년에 비해 침대 수 110%, 외래치료기관 134%, 모성·유아보호기관 좌석 수는 17배 강성 − 한 광산에 병원, 야간정양소 등을 건설해 행복한 생활을 누림 − 중요 지료예방기관들이 전문화되고 진단시설과 특수 전문과 시설들이 확장, 소련의 선진의학기술이 광범히 도입돼 의료방조 현저히 개선, 설적으로도 향상 − 1957년 말 현재 급성전염병(중악과 베일혜 제외)의 이병률은 1949년에 비해 1/4로, 그 사망률은 1/12로 감소, 천연두와 재귀열 근절, 장티푸스도 기본적으로 퇴치 − 소련, 중국 등 형제국가가 인민들의 방대한 기술, 경제적 원조는 3개년계획 실행완수의 중요한 담보	− 5개년계획기간, 병원 침대 수 1.5배 이상, 외래진료기관 수 3.5배 이상 증가, 리진료소 설치, 요양소 침대 수 현저히 증가 예정, 특히 어머니와 어린이에 대한 의료방조 더욱 강화, 도중앙병원을 비롯해 시·군병원 전체 침대 중 15~17%의 산과 및 소아과 침대 확보, 외래에서 소아과, 산과 현저히 확장 − 농업협동조합 자체 투자로 3,100여 개소의 군 병원, 산부종합보건소, 진료소 등 건설 − 5개년계획기간, 의사 수를 2.9배 이상 강성 − 의약품 생산을 5개년계획기간 7개로, 전쟁 전 생산에 비해 20배로 강성, 의약품에 대한 국내수요 기본적으로 보장 − 항생소 이약품 발전에도 국내 원료를 이용해 페니실린 생산 조직 및 공업화 − 한의학 발전을 위해 대학병원과 도중앙병원 등 규모가 큰 병원, 보건소에 한방과 확장 − 인심체배에 유리한 협동조합은 산포조합, 1961년부터 해마다 최소 1천만 원이 수입 − 인민약국망 230% 강성, 16개소의 진재약국 신설, 약국을 종 유통에 440% 강성 − 1958년부터 평의대 통신학부 설치, 함흥의과대 신병원, 평안남도중앙병원, 중앙미생물연구소 건설

회의	날짜	주요 안건	실행 결과	향후 계획
				- 인민보건사업 중 가장 우선적 위생사업을 전 인민적 운동으로 전개, 농촌에 우물 및 기타 위생조건을 전반적 개조, 매개 리에 농촌 진료소 설치, 금년 중에 농업협동조합 단위로 목욕탕 개설 - 전염병을 매개하는 유해동물 박멸사업을 군중적 운동으로 전개, 학교와 주민들 속에 위생지식 보급사업을 광범히 전개 - 디스토마 보균자에의 수천개소의 디스토마예방소 설치, 전 군중적 운동으로 중간 숙주(가재, 갈뱅이) 소멸 조직 - 예방약품 생산 확장, 예방검진사업 일층 강화 - 사회보장·사회보험 일층 강화
2기 4차	1958. 10.01~ 10.02	전반적 중등의무교육제 실시와 기술의무교육제 준비에 관해	- 11만3천 명의 학생들이 김일성종합대학을 비롯한 대학과 고등 및 중등기술전문학원에서 전문 가로 양성. 이외에도 단기 양성기관에서 수많은 일군들이 기술교육 이수	- 하교 신축 및 확장, 시설정비를 위한 인민운동 전개 - 배우면서 일하면서 배우는 기용을 토대로 1년에 40일씩 사회주의 건설주의 건설 참가
2기 5차	1959. 02.19~ 02.21	농업현물세에 관해	- 침대 수 1,937대, 외래기관 464개소 증설 - 사회보험, 사회보장, 정·중앙, 보건기관들을 통해 1956년보다 5천5백배나 많은 19(7)천5백5(6) 신만 원의 국가혜택, 1958년 사회보험으로 정·후 양을 받은 근로자 20만 여명 - 평양시, 21,600세대의 주택 건설, 병원 등 사회 문화시설 등 신설 확장	- 대외무역은 소련 등 사회주의 진영 국가 간의 국제적 분업에 기초한 경제적 협조를 바탕으로 하고 대외무역은 1년간 더 많은 사회주의 경제 토대를 더욱 공고히 하는 방향으로 추진 - 신료 등에 인삼을 비롯해 연초, 약초 등 각종 농산물과 토산물의 수출량의 풍부, 이를 수출품으로 생산 전문화하는 방안 모색

회의	날짜	주요 안건	실행 결과	향후 계획
			- 형제국 협조로 순천아스피린공장 등 조업 개시 - 산간오지에까지 의료시설 배치 - 외화 획득을 위해 수출품의 품종 확대와 가공품의 수출 증가	- 수출품의 질 제고를 위해 일군들에게 임군들에게 온체하는 수출품 생산에 대한 신비성 퇴치가 무엇보다는 중요, 수출품 생산을 앓어 놓고 어려운 것으로 인식하지 말 것을 당부
2기 6차	1959. 10.26~10.28	인민교육체계 개편에 관해	- 여성노동자들, 연 2주일 정기휴가, 77일의 산전산후 휴가, 산원에서의 무상치료 혜택 - 수건 명의 학생들과 아동들을 소련 등 형제국가들에 파견해 선진과학기술 배움 - 강제시와 노동자구에서 보편적으로 3개 고등기술전문학교 등 신설 - 해주의과대학 등 3개 고등기술전문학교 개설, 일제시대에 비해 5배나 되는 27만6천여 명의 학생들이 공부	- 인민교육체계 개편으로 세 세대들을 전면적으로 발전된 사회주의, 공산주의 건설자로 교육 및 교양할 수 있는 기반 마련 - 새로운 형태의 학교와 학교의 각종 기술학교 개교 - 새 인민교육체계를 개편하면서 인민학교 유지하며(4년), 중학교(3년), 기술학교(2년), 고등기술학교(2년), 대학교(4~5년), 연구원(4년)으로 이루어지는 유일적 교육체계
2기 7차	1960. 02.25~02.27	인민보건사업 강화에 관해	- 의사는 1944년에 비해 3.7배, 중등보건일군은 23.2배로 장성 - 치료예방기관, 1949년에 비해 1959년에는 326.2%, 침대 수는 437.6% 장성. 주민 1인당 외래 이용 회수는 1944년 대비 1956년 36.5배, 1959년에는 64.7배로 장성 - 위생문화사업은 문화혁명의 한 고리로 인민 자신들이 혁명적 과업, 사회주의 건설의 중요한 내용, 군중운동으로 전개한 결과 보급과 위생시설 개조에서 획기적 성과 - 도시에 위생방역소, 군병원에 방역과 설치, 이 기관들을 과학기술적으로 지도하는 위생연구소, 미생물연구소 설치	- 안전하고도 전반적인 무상치료제 전 지역에서 실시 - 1960년 내로 모든 리에 진료소 설치 완료 - 1961년 내로 전체 임산부, 무상 해산방조 - 1~2년 내로 도시·군에 소아과병원(소아과병동) 설치 완료 - 의료기관과 침대 수를 계속 확대 - 도시에서 의사담당구역제를 완성, 농촌에서 담당구역제 더욱 강화 - 의학과학 연구기관들을 확장, 의학연구사업 더욱 강화

회의	날짜	주요 안건	실행 결과	향후 계획
			− 예방·신행 방향 관철로 급성전염병과의 투쟁을 강화해 전염병 철저히 근절 − 전병 예방 및 효과적 치료를 위해 모든 수단 동원. 온천, 약수지에 정·휴양소 확장, 22,885대. 침대의 177개의 정·휴양소에서 1959년 33만 명 혜택 − 60여 개소의 야수, 온천에 대한 제1차 성분 분석을 완료, 생약 자원 개발을 위한 기초적 연구 진행 − 보건 관련 국가예산 지출 현저히 장성. 조선식료자·병원, 평남도중앙병원 등 3,360여 개의 치료예방기관과 3만1천여 대의 침대와 5천1백여 개의 외래과 설치 − 일제 때 2개의 의학전문학교가 현재 의학대학 4개, 3개 고등의학전문학교, 4개 의학전문학교 등으로 확대, 보건간부 많이 양성 − 미생물연구소 등 5개의 의학연구기관 창설. 통일적으로 지도하는 의학과학연구원 창설 − 평남도 문덕군, 여성들을 선발해 15일간 4차례 강습. 140명이 해산방조원 양성. 이들 통해 임산부의 96%가 해산방조 − 사회보험으로 노동자, 사무원들의 의료방조와 3세 미만 어린이들과 임산부들, 전염병 환자 등에 대한 무상치료 실시 − 전정 시기 결정 이후 최근에는 한방치료까지 무상으로 실시	− 예방약과 항생제 등 의약품을 국내산으로 충족, 제약공업 더욱 확장 및 발전, 생약의 채취 및 재배 관리사업의 강화 − 의료기구와 설비품 등에 대한 수요 충족을 위해 의료기구 등 생산시설을 확장 − 위생방역사업을 대중들의 적극적 참가 밑에 전개, 주민들의 생활환경을 위생문화적으로 건설, 농촌과 도시에서 목욕탕, 세탁소, 이발관 등 위생문화시설을 더욱 확장 − 도시 주민들에 대한 급수량 증대, 수질이 나쁜 일부 농촌의 상수도 시설 확장 − 대도시에 중앙난방시설 확장과 도시 및 산업지구의 하수도망과 정화시설 정비 확장 − 전염병과 장내 기생충 등의 퇴치 위한 전 군중적 운동 전개, 가까운 연간 내에 디스토마, 디프테리아, 소아지장중 등 근절 − 평범한 대중을 위생방역사업에 적극 참가시키기 위해 주민들 속에서 위생선전 계몽사업을 더욱 강화

회의	날짜	주요 안건	실행 결과	향후 계획
			- 한의학 계승 발전을 위한 일련의 대책이 강구돼 국가치료예방기관에 한방과 설치, 평양과 기타 도(道)에 한방병원 설치 - 해방 전 제약공장 전무. 현재 평양, 흥남, 라남, 순천제약공장 등 현대적 공장 건설. 1949년 86종(34만 원) 의약품 생산, 1959년 전쟁 전의 39배(175종 1,327만 원)생산, 금년에는 224종의 **의약품** 생산 - 이소니제드, 항결핵 비구맘, 감기약 아스피린 등 수입에 의존하던 의약품 국내에서 생산, 솔파구 아니진, 아스피린 등 수출 - 소련의 도움으로 원자재를 이용하는 방사선치료 및 도입해 암환자의 생명 구원, 자마이시슘을 도입해 100여 명 개안수술, 혈액 대용에 연구에 성공	
2기 8차	1960. 11.19~ 11.24	제1차 5개년계획 실행총화에 대해	- 농업협동조합, 진료소 등 문화후생시설을 건설해 국가가 지도 아래 자체로 경영 - 의료인 완비로 모든 노동자에게 무상치료 - 천리마작업반 혹은 2중천리마작업반경쟁을 쟁취한 작업반 852개. 이 운동으 공업부문 뿐 아니라 보건 등 경제와 문화의 모든 분야에서 급속히 파급 - 의학 등 민족경제 발전과 인민 복리증진에 기여할 긴급한 연구과제 남북 공동 해결 가능 - 남한에 평화건설 자재들 공급 가능, 적십자 의료대 파견해 전염병 환자 무료치료, 옷감도 어민이 참상을 보고, 구체에 필요한 양곡, 의류, 의료 등 제공 가능	- 남북이 힘을 단합해 과학, 문화, 교육, 보건 등 다양한 분야에서 커다란 발전을 위한 대책 제안. 더불어 생산의 기계화, 자동화 관련 문제와 의학, 농학, 수의축산 등 과화 분야에서도 공동으로 해결할 긴급한 연구과제 추진 - 급성전염병 예방 위해 남북의 방역일군들이 상설 연락기관을 설치, 더불어 의약품 등 관련 정보 교환이 필요

회의	날짜	주요 안건	실행 결과	향후 계획
2기 9차	1961. 03.23~ 03.25	국가예산 집행결산 및 차기 예산에 관해	- 입원 및 외래치료기관 현저히 증가, 위생방역기관의 물질적 토대 더욱 강화, 어린이를 위한 소아전문치료기관 현저히 장성 - 진료소 수 1958년에 비해 1.7배, 보건일군은 약 1.5배 증가 - 1960년에 무의리 완전 퇴치, 금년부터 모든 산모들에 무료로 해산방조 - 당의 정확한 보건정책과 인간생명을 위해 자기의 피와 살도 서슴지 않고 제공하는 붉은 의료집단의 특징으로 보건위생사업이 개선 - 교육, 보건기관들과 사무직장에서 천리마 기수들이 배출돼 자각적인 사회주의 건설자로 활동. 보건일군들이 사상의식이 크게 변해 붉은 보건 전사로 성장. 보건 각 부문에는 약 2만7천 명이 천리마작업반운동에 참가하고 있으며 그 중 41개 작업반이 맹아된 1,149명의 의료일군들이 천리마칭호 쟁취 - 중앙비료공장병원과 함흥의대병원 입군들이 발휘한 고상한 공산주의적 숭고함이 발양(인과 부로 일군 4천여 명의 눈보라치는 겨울에 산간벽지를 집집마다 찾아다니면서 많은인을 치료에 950여 명이 광병을 찾음) - 한의학의 발전으로 각 도·시·군에 한의병원 신설 확장돼 인민들에게 무상치료 - 예방사업을 치료사업에 선행시키는 방침에 따라 완강한 투쟁을 통해 전염병들이 근절 - 이병률, 사망률의 경감, 평균수명 일제시기보다 20년이나 장성	- 순천, 흥남, 함남, 평양제약공장을 보충 정비하며 페니실린 공장 조업으로 금년 페니실린 생산 예정 - 붉은 보건 전사로 단련, 금후 2~3년 내에 모든 현대적 의료기구들을 기본상 국내 생산으로 보장할 기술적 토대 구축 - 청산리정신, 청산리방법을 철저히 관철해 앙양된 보건일군들의 열의를 남김없이 발양시켜 보건사업에서 더욱 큰 혁신 기대 - 1961년 계획수행을 위해 외화문제 중요, 외화원천 적극 탐구, 개반해 외화 획득

회의	날짜	주요 안건	실행 결과	향후 계획
2기 10차	1962. 04.05~ 04.07	국가예산 집행결산 및 차기 예산에 관해 (토론 보건상 최창석)	－ 옥호동, 묘향산, 주을, 삼지연 등 정·휴양소 개선 및 확장으로 약 43만 명의 근로자들과 청소년, 학생들이 휴식 － 강선제강소에서는 사회보험제의 혜택으로 매년 3천여 명의 노동자, 사무원, 기술자들이 정·휴양 혜택 － 사회보장 대상자들에게 보다 안정된 생활을 보장하기 위해 지난해보다 127.8%로 장성된 각종 보조금 지불 － 1961년 입원치료기관(36개)과 외래치료기관(123개)이 증설, 침대 총수는 5,860대 장성, 무상치료의 혜택이 더 확대, 모성과 어린이의 건강보호사업도 일층 개선 － 포도말린공장, 페니실린공장 등 많은 화학공장들이 자체 기술, 설비로 건설, 기계 및 화학공업에 기초를 제약공업의 자립 토대 구축 － 의료기구공업 발전, 요도 높은 각종 의약품과 의료기구들을 자체 해결할 토대 마련 － 예방의학적 방조으로 노동과 생활환경에서 위생문화적으로 개선해 면모가 일신 － 보건일군들의 인간에 대한 지극한 사랑과 뜨거운 성의 어느 때보다도 높이 발양 － 1961년 6월 전국보건일군열성자대회 때 정성을 강조한 교시로 보건사업과 보건과학 분야에서 새로운 기세적 성과 달성 － 평의때 의료인들의 정성운데 발전, 중여과 유행성 감모 예방 등 새로운 과학적 성과 연이어 달성, 현대의학과학 발전에 기여	－ 국가예산 지출 증대로 근로자를 위한 무상 치료 봉사는 더욱 개선, 이를 위해 병원, 진료소, 산원을 더욱 확장 － 담당구역제 실시를 위한 준비사업 촉진 － 사회보험을 위한 지출 증대로 더 많은 노동자, 사무원들이 무료 정·휴양 혜택, 더불어 농업협동조합원들을 위한 장기 휴양도 확대 － 제4차 당대회 결정 방향에 따라 더 많은 나라와 평등, 호혜의 경제교류 나라들과의 경제교류 확대 － 6개 고지 점령을 위해 노력하는 근로자들과 인민들의 건강을 위해 중진시킬 중대한 임무 부과 1) 이사담당구역제를 앞당겨 실시하기 위한 준비 촉진 2) 위생문화사업을 한 제단 더 높이기 위해 적극적 노력 3) 새로운 과학적 성과들에 기초해 어린이들의 질환에 대한 결정적 대책 강구 4) 의학과학연구사업과 인민 건강보호증진사업에서 주체 철저히 확립 5) 동의학 유산 더욱 연구발전, 민간요법 이론적 체계화

회의	날짜	주요 안건	실행 결과	향후 계획
27기 11차	1962. 06.20~ 06.21	미군철수 위한 전민족투쟁 전개할 데 대해	- 1961년 수출에, 1959년 대비 138% 장성, 무역대상국도 사회주의 국가 외에 동남아시아, 아프리카, 미주 등 30여 개 나라로 확대	언급 없음
			언급 없음	
3기 1차	1962. 10.22~ 10.23	내각 구성 (보건상 최창석)	- 무상치료제 실시와 예방의학적 방침 관철로 근로자들의 건강은 증진되고 평균수명은 해방 전보다 20년 이상 연장 - 과학연구사업에 주체 확립 결과, 경대발전 - 정도은 세계적으로 높은 평가, 생물학과 동의학의 새로운 발전단계, 선조들의 과학유산을 현대 과학적으로 계승, 발전시킴 모범 - 동위원소와 중음파 등 최신 과학 성과들을 인민 보건사업에 도입하는 연구사업도 성과적으로 진행, 마이크로스 공생균의 발견과 각종 질병에 대한 새로운 치료법의 발명 등 많은 연구 성과를 달성 - 지방에 전문적인 농촌지도기관의 창설로 도시근군인 민위원회들이 보건사업 등에 힘을 집중하게 돼 더욱 원만한 사업 지도 가능 - 93개 대학에서 20만9천여 명의 간부 양성, 과학연구 기관은 20여 개에서 90여 개로 확장 - 200여 만 명의 여성들이 사회주의 건설 투쟁에 참여해 누부신 성과 달성, 특히 37,500여 명의 기사, 기수, 전문가들이 공업, 농업, 교육, 보건 부문에서 중요한 역할 - 여성들은 무료로 해산방조 혜택	- 1962년 대학 졸업생이 21,000여 명 배출, 1963년에는 32,000여 명에 달할 예정

회의	날짜	주요 안건	실행 결과	향후 계획
3기 2차	1963. 05.09~ 05.11	국가예산 집행결산 및 차기 예산에 관해	- 입원치료기관 31개, 외래치료기관 138개소 증설, 전국의 리·동에 보건기관망 조직 - 건설 부문에서 265개의 병원과 진료소 등 신설 확장 - 정·중앙소 확장. 1962년 44만여 명 혜택 - 인민의 건강을 위해 헌신하는 의료전사, 공산주의적 세 인간들이 양성 - 1956년까지 생산하지 못했던 유기화학제품과 각종 시약들 200여 종 생산 - 구성방직공장, 요양소 건설해 국가 및 공장·장, 중앙 혜택 확대 - 김책제철소, 영양제 공급, 국가 정·중앙소에서 사내비 지출 - 함흥의학대학에서 1년 동안 2배만여 원의 보건일꾼의료인들의 큰 정성으로 뇌혈렘 환자를 129일 동안 간호해 회복	- 시·군인민병원에 소아과 병동과 산원 증설 - 병원과 요양소의 침대 수는 1962년에 비하여 6,400대 증설 - 수십만의 근로자들이 국가부담으로 명승지 등에서 문화휴식 보장, 유급추가 혜택, 협동농장원들을 위한 동기휴양 지난해 대비 3.8배 이상 확대 - 함흥의학대학, 500대 침대 규모의 현대적 병원 신설 확장. 정통외과병원, 산원, 소아과병원 등 전문병원의 신설, 함흥시를 해방 18주년 기념일 전에 모범위생시로 구축 - 시·군병원들과 산업병원들의 물질, 기술적 토대를 강화해 제4차 당대회가 제시한 의사담당구역제를 전면적 실시를 앞당길 예정 - 동의하과 민간요법을 장조성으로 작용 - 여전히 낙자병인 각종 질환에서 지료예방사업에서 새 국면을 개척할 예정
3기 3차	1964. 03.26~ 03.28	협동농장의 경제토대의 강화와 농민들의 생활 향상을 위해	- 입원 및 외래치료기관과 병원 수 장성 및 농촌 리에 진료소 설치, 도시부터 두메산골까지 조직 의료기관에서 무상치료 - 막대한 보건사업비와 사회보험 및 사회보장사업에 기여해 국가예산 지출 - 44만 명의 근로자들이 정·중앙 혜택 - 환자의 아픔을 자기의 아픔으로 알고 환자에게 자기의 피와 살을 제공해 수많은 생명을 구한 붉은 보건전사 양성	- 농촌의 위생 조건 개선 위해 진료소 확장 및 안비, 유능한 일군이 더 많이 공급 예정 - 농촌에서도 도시와 마찬가지로 여성들에게 산전산후의 유급휴가 완전히 보장 - 농촌 진료소에 요구되는 의약품 무상 공급 - 협동농장농민들에게 의약품 무상공급 혜택 - 시·군병원과 리진료소 및 산원 체수 확장, 4천여 명의 의사 무상치료 일층 강화

회의	날짜	주요 안건	실행 결과	향후 계획
3기 4차	1965. 05.20~ 05.24	월남인민 지원 한일회담 문제	- 정략발견 후 정당계통에 관한 연구의 새로운 도전진. 정략연구원에 많은 재정적 지원. 비료소 등 의약은 현대과학으로서의 정연한 체계와 이론을 갖고 인류의 복리와 건강증진에 효과 있게 복무하게 됨	- 의약품, 특히 항생제 생산 급속한 증대 위해 유기합성, 약품공장, 항생소의약품공장 체물계 건설, 의약품 수요 국내생산 충족 - 50만 명에 달하는 노동자, 사무원, 농민, 하생이 명승지와 정·휴양소에서 휴식 혜택. 정략연구원에 약 3배 상승한 자금 지원
			- 노동자, 농민 등 정·휴양 혜택, 노동자에게 영양제 무상공급 - 황해남도, 전년 대비 1.2배에 달하는 보건사업비 지출. 병원 침대 수 124%, 이사 및 준의 수 128.7% 장성, 10여 개의 온천과 약수터들에 5개의 국가요양소와 16개소의 자체 요양소 신설, 무상치료, 군과 리에는 산파 침대 마련해 100% 해산방조	- 더 많은 의료방조 혜택. 수십만에 달하는 노동자, 농민, 사무원이 정·휴양소, 명승지들에서 국가부담 휴식 제공 - 예방의학적 방침 견지도 도시와 농촌에서 보건위생사업을 강력히 전개하여 이병율이 높으실병에 대한 치료방사업 주체를 위해 제정과 보장 - 의료과학기술 분야에서 주체를 철저히 확립하기 위한 노력으로 선조들의 고귀한 유산인 동의학 이론연구사업을 심화, 민간요법을 과학적인 실험과 임상학적 정험에 입각해 더욱 완성, 정약발견의 과학성과를 치료예방사업에 계속 도입해 건강에 기여
3기 5차	1966. 04.27~ 04.29	농업현물세 완전 폐지	- 함경남도 요덕군, 50여 종의 약초 원천 조사해 7배나 토을 제득, 지방산업공장에 원료 보장, 주민들의 세대 수입 현저히 장성 - 병원, 진료소, 요양소 확장, 의료봉사 개선 - 협동농장 농민들도 노동자들과 같이 무상치료, 정·휴양 등 각종 국가적 혜택	- 제약공업 부문에 필요한 자금 지출로 제약공장 확장, 새로운 의약품 생산능력 조성 - 20여 개의 병원 증설, 치료예방기관의 침대 수는 104%, 이사 수는 114% 장성 예정 - 사회보험, 사회보장 지출 증가로 근로자들에게 더 많은 보조금과 연금이 지불될 것이며 노동자, 사무원, 농민들의 휴양소에서 무료 휴식 보장

회의	날짜	주요 안건	실행 결과	향후 계획
3기 6차	1966. 11.22~11.24	전반적 9년제 기술의무교육 실시에 대해	- 생산 및 축적 과제를 미집행, 공업생산계획을 금액상으로 수행하는데 지수적 지표와 품종, 규격별 생산과 제외 설비 지표 수행에 낮은 관심 - 노력, 물자 낭비 등 결함, 비생산적 지출을 줄이기 위한 투쟁 미약	- 문화혁명을 적극 추진해 근로자들의 일반지식수준과 기술문화수준을 더욱 제고, 예방의학적 방침을 철저히 관철해 주민들의 건강을 더욱 증진 - 교육문화시책비의 지출에 많은 예산을 책정
3기 7차	1967. 04.24~04.26	국가예산 집행결산 및 차기 예산에 관해	- 양강도 풍서군, 군인민병원과 아동병동이 있으며 매개 리마다 진료소 설치돼 모든 군민들이 무상치료이 - 교육, 문화, 보건사업을 강화하고 인민들의 장성하는 사회문화적 수요를 원만히 충족하는데 거대한 성과 달성 - 보건, 사회보험, 사회보장사업을 강화하기 위해 적지 않은 국가 예산 지출 - 진료소 등 지료예방기관으로 촘촘히 의료봉사는 일층 개선되고 진료소 수많은 정·휴양소 건설	- 의약품 생산 확대를 위해 충남, 순천, 라남제약공장에 새로운 제약직장 건설 - 지료예방기관의 침해 수요 의사 계속 장성하고 의약품의 공급량 중대 예정 - 사회보험, 사회보장에 필요한 자금 지출로 인민들의 건강 증진과 근로자들의 일할 능력을 보장 - 사회주의 근로자들이 돈 없이 무상치료와 국가부담에 의한 정·휴양 등 수가혜택 제공
4기 1차	1967. 12.14~12.16	내각 구성 (보건상 리락빈)	- 모든 근로자, 무상치료 등 사회문화적 혜택 - 철저한 무상치료제 실시로 무상치수 보장 - 10만여 명의 의사, 기사, 기수, 전문가들이 보건 등 모든 부문에서 중요한 역할 담당 - 농민들도 노동자·사무원과 같이 무상치료와 정기적인 증가와 정·휴양 등 혜택 - 98개 대학과 9천여 개의 학교에서 260여 만 학생들이 무료로 교육, 특히 고등기술학교로 전체 대학생들은 국가장학금 혜택 - 1966년 1인당 국민소득은 500원, 1962년에 비해 1.2배 상승, 올해에는 580원 상승	- 인민들이 전반적 생활수준을 높이기 위해 상업 및 보건사업 개선 강조 - 보건시설을 발전시켜 생명보호 및 근로자들의 건강 더욱 증진 - 병원과 진료소들을 증설하고 더 많은 의료 일군들을 배치하며 의사들의 자질을 결정적으로 높여 의료봉사를 더욱 개선 - 예방의학적 방침을 확고히 견지하고 도시와 농촌에서 위생방역사업을 일상적으로 진행 - 현대의학과 함께 동의학을 발전시키고 민간요법을 이론적으로 체계화하는데 주목

회의	날짜	주요 안건	실행 결과	향후 계획
4기 2차	1969. 04.24~ 04.26	국가예산 집행결산 및 차기 예산에 관해	- 1966년에는 해방 전에 비해 사망률이 절반으로 줄어들었고 평균수명은 20년 연장 - 국가예산 지출을 근로자에 대한 전반적 무상치료 혜택 더욱 화대 - 오천, 약수 등이 인민들의 복리증진을 위하여 중요한 이용되고 온천물로 난방까지 보장케 생활 - 군인민병원을 비롯해 수백 매의 침매를 가진 여러 개의 료 병원과 수십 개의 산업 및 협동농장 진료소 건설 - 대화 출업 보건일군이 근로자의 건강 보장, 100% 해산방조, 완전하고 전반적인 무상치료 제공	- 의약품 생산을 발전시켜 함성약품의 품종을 화대하며 향생제 생산 더욱 증가 - 보건사업 발전과 국가적 무상치료제를 강화 위해 지난해 대비 1.1배의 국가예산의 침매수 자출 예정 - 치료예방기관들의 침매수 1.1배 장성 - 함성약품을 더 많이 생산, 공급 - 위생방역사업이 강화되고 의료봉사가 개선되며 근로자들의 건강은 더욱 중진 예정 - 예방의학적 방침을 철저히 관철해 당이 제시한 위대한 10대 장수 관철에 혁명적 대고조를 일으키고 있는 근로자들의 건강을 헌심적으로 담당
4기 3차	1969. 04.24~ 04.26	국가예산 집행결산 및 차기 예산에 관해	- 건강증진을 위해 예방의학적 방침 철저히 관철, 제보다 더 많은 자금 지출 - 병원 침매 수 활성 화대, 근로자들에게 전반적 무상치료의 혜택을 더 많이 제공 - 사미인민학교에 현대적 설비의 3층 교사에 꼬마 병원 설치	- 보건시설 대대적 증설, 침매 수 1.3배 화대 - 위생방역사업의 일층 강화 - 여러 가지 의약품을 더 많이 공급 - 아동병동 침매 수 2.4배 장성, 각종 영양제 더 많이 공급 - 사회보험과 사회보장 혜택 화대
4기 4차	1970. 04.20~ 04.23	국가예산 집행결산 및 차기 예산에 관해	- 기예의 국가자금으로 협동농장들에 진료소 등 각종 문화후생시설들을 건설 - 부유하고 문명한 사회주의 농촌에서 방지료에 대한 근심걱정 없이 생활 - 병원과 요양소들의 침매 수를 109% 늘이고 한 자들의 식사비를 현저히 높여 의료봉사를 개선 - 해 무상치료의 발전을 위해 많은 자금 투입	- 화학공업 부문에 지난해의 2.9배에 달하는 자금 투자, 제약공장 등 대규모 화학공장을 대대적으로 개건확장 예정 - 1.2배에 달하는 보건사업비 예건 - 병원 침매 수 1.2배, 시·군에 산원 등 전문 병동 중설, 특히 농촌 진료소 침매 수 2.1배 화대, 모든 농촌 의약소에 입약시설 구축 - 태아소 부문 아동병동 침매 수 2배 화대

회의	날짜	주요 안건	실행 결과	향후 계획
			– 병원, 진료소 수는 전년도에 비해 103.4%, 침대 수 121.5% 확대, 수많은 요양소 개설 – 1969년 의사 수 확대, 2개 의학대학 신설, 최신 설비를 갖춘 함흥의과대학병원 준공 – 인구에 비례해 많은 의료기관과 의료일군을 가진 선진적인 나라 전변 – 제약의료기구공업의 자립적 토대 임층 강화 – 예방의학적 방침 더 잘 관철, 전반적 무상치료제가 더욱 공고발전 – 사망률은 해방 전에 비해 37%로 저하	– 위생문화사업 다시 대대적 전개, 모범위생 군장조성운동 진행, 제5차 당대회 전에 모범위생군, 병 없는 리장조운동 적극 전개 – 보건 부문에서 천리마운동, 청산리운동 전개해 보건일군들이 더 충실히 복무, 지식을 결정적으로 높여 발전된 현대의학과학기술에 의거한 의료봉사 보장 노력 – 산원, 소아과병원, 아동병동 더 많이 전설, 그 관리운영 수준 결정적 향상
4기 5차	1971. 04.12~ 04.14	현 국제정세와 조국의 자주적 통일을 촉진을 위해	– 전문병원들과 병동들을 더 많이 전설 – 농촌 진료소들에 입원시설을 갖추는 사업 적극 추진, 제약공업을 발전시켜 전반적 무상치료제의 혜택 확대	– 화학공업 발전을 위해 2.8배 상승한 자금계획, 제약공장과 의료기구공장 개선 – 예방의학적 방침인 의사구역담당제 강화, 전문병원과 병동 더 전설, 특히 농촌 진료소 병원화 추진, 아동병동과 산원 적극 확대 – 예방치료기관과 침대 수 각 1.1배 장성

[부록 4] 사회주의 국가 적십자 의료단의 활동 개요

국가	활동 내역
〈중국〉	- 1951년 3월 19일 주립신을 대장으로 하는 1차 의료단 입북, 150명으로 구성 - 정전까지 50여 그룹의 6천여 명 참가
〈루마니아〉 총 7차례 파견 평안남도중앙병원 건설	- 1차(1951.04.~11.) 1951년 4월 27일 입북, 단장 추라이 이원(의학박사), 외과의사 7명·엑스레이 기사·13명의 간호원 등 22명 - 2차(1951.12.~) 외과의사 8명·내과의사 2명·간호원 9명·기타 4명 등 24명 - 3차(~1953.07.) 1953.07.08 환송연 뒤 귀국 - 4차(1953.06.~1954.06.) 단장 마린 꼰스탄찐 - 5차(1954.06.~1955.07.) 단장 베데우 꼰스탄찐, 의사 19명·간호원 9명·기타 5명 - 6차(1955.07.~) 단장 레비 에마누엘, 의사 26명·간호원 및 기타 14명 - 7차(1956.07.~1957.07.) 단장 프란께 오쓰까르(교수), 의사 등 12명
〈헝가리〉 총 8차례 파견 황해북도중앙병원 건설	- 1차(1950.07.~1951.08.) 1950년 7월 29일 입국, 단장 네멧쉬 아우렐, 부단장 미낼 웃도(부다페스트 의과대학 교수), 6명의 외과의사·1명의 내과의사·엑스레이 기사 1명·조수 2명, 3명의 간호원 등 15명 - 2차(1951.08.~1952.01.) 단장 쉬레위미 린뜨(의사) - 3차(1952.01.~1952.10.) 단장 야노쉬(의사) - 4차(1952.10.~) 단장 민체프 미하일(의사) - 5차(기간 미정) 단장 라파와리 마스로(의사) - 6차(1954.03.~1955.03.) 단장 히르쉴테르 이무레(산부인과 의사), 의사·렌트겐의사·간호원 및 기타 등 35명 1954년 3월 제6차 제1그룹, 7월 제2그룹 입국 - 7차(1955.03.~1956.02.) 단장 바가츠 티볼, 의사 8명·간호원 및 기타 성원 9명 등 18명 - 8차(1956.02.~1957.06.) 단장 세데르께니 야노시(의사), 의사 7명·기타 성원 등 11명
〈불가리아〉 총 4차례 파견 자강도중앙병원·평안북도중앙병원 건설	- 1차(1952.02.~1954.04.) 단장 미체브 등 47명, 평안북도 중심으로 2년간 활동 - 2차(1954.03.~1955.06.) 단장 미뜨로브, 저명한 외과박사 등 각 부분 전문의료인 51명, 신의주시 평안북도중앙병원에서 사업 추진 - 3차(1954.06.~1956.01.) 1954년 6월 제1그룹(단장 게라씸 게오로기예브 미뜨로브), 7월 제2그룹(단장 찌훌로브), 제2그룹 의사 14명·간호원 및 기타 인원 등 25명, 자강도중앙병원에서 사업, 3차 의료단 마지막 단원은 1956년 5월 5일에 귀국 - 4차(1956.05.~1957.03.) 단장 지미또르 마리노브

〈체코슬로바키아〉 총 6차례 파견 함경북도중앙병원 건설	– 1차(1952.05. 이전) 단장 독돌 얀 등 30명 – 2차(기간 및 내용 없음) – 3차(1953.03.~1954.05.) 단장 쁘라쟈크 – 4차(1954.12.~1956.01.) – 5차(1955.~1956.12.) 1956년 12월 3일 환송회 – 6차(~1957.12.) 1957년 11월 28일 청진시 환송회
〈폴란드〉 총 5차례 파견 함경남도중앙병원(함흥의학 대학병원) 건설	– 1차(1952.~) 20~30여 명 규모 – 2차(1953.12.~1954.08.) 단장 얀 오싸쯔끼, 47명, 8개월 간 활동 – 3차(1954.08.~) 단장 수하네끄 게오르그(외과의사), 전문 의사 33명·25명의 간호원 및 기타 인원, 함흥의과대학 병원을 중심으로 함경남도에서 활동 – 4차(1955.07.~1956.08.) 단장 쓰쩨판 흐멜렙쓰끼 – 5차(1956.08.~1957.08.) 1957년 7월 29일 함흥시청년회 관에서 환송회

출처 : 1950년부터 1960년까지 『로동신문』에 게재된 기사를 검토해 정리.

[부록 5] 대학 신입생 모집 요강에 나타난 대학 개요

년도	대학명 및 개수, 대학생수	의학대학 내용
1947- 1948	평양교원대학 / 정주교원대학 / 청진교원 대학 / 함남공과대학 등 총 6개, 6,200명	– 김일성대학 의학부 200명(의 학과 120명, 약학과 40명, 구강학 과 40명) – 함흥의과대학
1948- 1949	김일성종합대학 / 평양사범대학 청진교원대학 / 해주교원대학 / 신의주교 원대학 / 흥남공업대학 / 평양공업대학 / 원산농업대학 등 총 11개, 약 8천명	– 평양의학대학 150명(의학부(의 학과, 구강과), 약학부(약학과), 위 생학부(위생학과)) – 함흥의과대학 150명(의학부) – 청진의과대학 90명
1949- 1950	김일성종합대학 / 평양사범대학 평양야간교원대학 / 청진교원대학 해주교원대학 / 신의주교원대학 원산교원대학 / 흥남공업대학 평양공업대학 / 원산농업대학 국립음악학교 / 국립미술학교 등 총 15개, 약 16,800명(김일성종합대학 1,500명)	– 평양의학대학 – 함흥의과대학 – 청진의과대학(이후 학생 모집하 지 않다가 1956년도 신입생 모집 재개)
1953- 1954	김일성종합대학 / 김책공업대학 흥남공업대학 / 원산농업대학 평양사범대학 / 음악대학 미술대학 / 원산교원대학 외국어대학 / 신의주교원대학 청진교원대학 / 건설대학 등 14개	– 평양의학대학(의학부 의학과, 약학부 약학과) – 함흥의과대학(의학과)

1954-1955	김일성종합대학 / 김책공업대학 / 흥남공업대학 / 원산농업대학 / 평양사범대학 / 음악대학 / 미술대학 / 건설대학 / 강계교원대학 / 청진교원대학 신의주교원대학 / 송도정치경제대학 등 14개	- 평양의학대학(의학부 의학과, 약학부 약학과, 위생학부 위생학과) - 함흥의과대학(의학부 의학과)
1955-1956	김일성종합대학 / 김책공업대학 / 화학공업대학 / 원산농업대학 / 평양사범대학 / 건설대학 / 청진교원대학 / 신의주교원대학 / 송도정치경제대학 / 사리원교원대학 / 수의축산대학 / 외국어대학 등 14개	- 평양의학대학(의학부 의학과, 약학부 조제학과 및 제약학과, 위생학부 위생학과) - 함흥의과대학(의학부 의학과)
1956-1957	(1) 학부(과) 김일성종합대학 / 김책공업대학 / 화학공업대학 / 원산농업대학 / 수의축산대학 / 음악대학 / 미술대학 / 건설대학 / 평양사범대학 / 사리원교원대학 / 신의주교원대학 / 청진교원대학 (2) 음악·미술대학 예과 등 15개	- 평양의학대학(의학부 의학과, 약학부 조제학과, 위생학부 위생학과) - 함흥의과대학(의학부 의학과) - 청진의과대학(의학부 의학과)
1957-1958	(1) 본학부(과) 김일성종합대학(800) / 김책공업대학(1,190) / 화학공업대학(280) / 원산농업대학(695) / 수의축산대학(210) / 건설대학(385) / 평양사범대학(310) / 사리원교원대학(340) / 신의주교원대학(375) / 청진교원대학(380) / 해주교원대학(230) / 연극학교(80) (2) 대학 전문부 (3) 대학 예비과 (4) 통신학부 (5) 야간학부 등 18개(약 10,300명)	- 평양의학대학(420)(의학부 의학과(240), 약학부 조제학과(90), 위생학부 위생학과(90)) - 함흥의과대학(270)(의학과) - 청진의과대학(210)(의학과)
1958-1959	(1) 본학부 함흥·청진의과대학 / 사리원사범대학 / 원산교원대학 (2) 본학부, 통신학부 김일성종합대학 / 원산농업대학 / 수의축산대학 / 평양체육대학 / 신의주교원대학 / 청진교원대학 / 해주교원대학 (3) 본학부, 야간학부, 통신학부 김책공업대학 / 화학공업대학 / 건설대학 / 평양사범대학 등 20개	- 평양의학대학 본학부(의학과, 약학과, 구강학과, 위생학과) 통신학부(약학과) - 함흥의과대학 본학부(의학과) - 청진의과대학 본학부(의학과)

1959-1960	(1) 본학부 청진광산대학(4년) / 함흥동력대학(4년) / 평양기계대학(4년) / 평양체신대학(4년) / 평남기술교원대학(2년) (2) 본학부, 통신학부 평양수리대학(4년) / 평양운수대학(4년) / 혜산임업대학(4년) / 원산수산대학(4년) / 강계수의축산대학(5년) / 평양농업대학(수의축산학과 5년, 기타 4년) / 신의주교원대학(2년) (3) 본 학부, 야간학부, 통신학부 김일성종합대학(5년) / 김책공업대학(5년) / 함흥화학공업대학(5년) / 평양건설대학(5년) / 평양경공업대학(4년) (4) 본 학부, 전문부, 특설과, 예과 평양체육대학(경기반(2년), 사범반(4년), 전문부(3년), 예과(3년)) / 평양상업대학((4년), 특설과(2년)) / 평양미술대학((4년), 전문부 및 조각과(3년), 사범과(2년), 특설과(1년)) 등 37개	– 평양의학대학(약학과 4년, 기타 5년) 본학부(의학과, 구강학과, 약학과, 위생학과) 통신학부(약학과, 위생학과) – 함흥의과대학(5년) 본학부(의학과) 통신학부(의학과) – 청진의과대학(5년) 본학부(의학과) 통신학부(의학과) – 해주의과대학(5년) 본학부(의학과) – 통신, 야간, 특설학부 포함해 1,598명 입학
1960-1961	김일성종합대학 / 김책공업대학 / 함흥화학공업·동력대학 / 평양문학·상업·연극영화·평양사범·건설·운수·기계·체신·경공업·수리·농업·교원·법률대학 / 청진광산·교원대학 / 혜산임업대학 / 원산수산·농업·교원·경제대학 / 강계수의축산대학 / 체육·무용·미술·음악대학 / 사리원사범대학 / 신의주교원대학 / 해주교원대학 / 평남기술교원대학 / 국제관계대학 / 함흥·혜산·강계·순천·사리원2년제초중교원양성반 등 43개(총 78개 중 고등교육성 산하 대학만 모집)	– 특설학부 모집 의학은 준의, 조산원(전시 자격일군 포함)의 자격을 소유하고 2년 이상 현직 경험을 소유한 자 및 다년간 보건사업에 종사한 모범 일군들과 간호원들을 대상 – 의학대학에 4,500여 명 입학
1962-1963	신입생 모집 요강 게재 없이 이를 해설하는 기사 게재. 이는 대학이 93개(전체 학생 수 약 18만 명)로 늘면서 전체 게재가 어려웠기 때문	– 특설학부 모집 의학전문학교를 졸업하고 3년 이상 현직에서 모범적으로 일한 자 대상
1964-1965	97개 대학, 약 18만3천 명. 대학 본학부(야간 및 통신학부, 공장 및 농목장 지대에 설치한 대학 포함). 입합 대상은 고급중학교, 고등기술학교, 중등전문학교, 노동학원, 대학 예비과 졸업 및 동등학력 소유자로 각 부문에서 일하고 있는 현직 일군	– 의학대학 재직 간부반 입학 대상은 보건기관에서 5년 이상 종사한 부장급 이상 간부 재직자

출처 : 1945년부터 1970년까지 『로동신문』에 게재된 기사를 검토해 정리.

[부록 6] 학위 및 학직 수여 내역

일시 및 회의	수여 내역
1949.07. 국가학위수여위원회 제1차 학위논문 공개 심사회의	〈박사학위〉 리호림 평의대(열중독성 장기병변에 관한 실험적 연구) / 주성순 평의대(적혈구 대사병리에 관한 연구)
1949.11.22 국가학위수여위원회 제2차 학위논문 공개 심사회의	〈박사학위〉 박석련 평의대(제 환경기온하 섭씨 23도~35도 안정라 체시의 열수지) / 김인석 평의대(물리화학조건변화와 조직기능과의 관계에 대한 연구)
1949.11.29 국가학위수여위원회 제3차 학위논문 공개 심사회의	〈박사학위 및 교수학직〉 홍학근 평의대 병태생리학(송과선의 기능(松果腺의 機能) / 최응석 평의대 제2내과(소위 성홍열신염(所謂猩紅熱腎炎)에 관한 논문)
1952.04. 제6차 국가학위수여위 원회 회의	〈교수학직〉 량진홍 청진의과대학 학장 / 량철환 함흥의과대학 학장 〈부교수학직〉 리성숙 평의대 강좌장 대리 / 김후선 함흥의과대학 상급교원 / 김덕유 청진의과대학 강좌장
1952.09. 제7차 국가학위수여위 원회 회의	〈교수학직〉 도봉섭 평의대 약학부장 / 김량하 평의대 유기화학 강좌장 / 김시창 평의대 의학과 강좌장 / 박동렬 평의대 장기화학 강좌장 〈부교수학직〉 임문빈 평의대 정신과 강좌장 / 계훈홍 함흥의과대학 병리학 강좌장
1954.03. 국가학위수여 위원회	〈교수학직〉 평의대 리제복과 신성우
1955.11. 제2차 국가학위수여위원회 전원회의	〈의학학사〉 오천근 평의대 교원 겸 과학원 의학연구소 연구사(조선 법전에 지적된 연령들에서의 조선인 발육상태에 관한 연구) / 전정식 평의대 상급교원(인체 타액선의 조직 형태학적 연구) / 강원욱 평의대 상급교원(두묘 접종에 대한 면역학적 반응성의 변화에 있어서의 신경 계통의 의의) 〈부교수학직〉 강건여 평의대 교무 부학장 / 김영범 평의대 강좌장 / 리화경 평의대 상급교원
1956.03. 제1차 국가학위수여 위원회 전원회의	〈교수학직〉 기상룡 평의대 생화학 강좌장 겸 과학 서기장 / 김련희 평의대 내과 임상학 강좌장 / 한경순 군의학교 제1내과 강좌장 / 성주영 군의학교 외과학 강좌장 / 최희영 군의학교 위생학 강좌장 〈부교수학직〉 박동설 평의대 법의학 강좌 교원
1956.08. 제15차 국가학위수여 위원회 전원회의	〈의학학사〉 김현세 평의대 전염병 및 역학 강좌 교원 〈교수학직〉 리정복 함흥의과대학 내과학 각론 강좌장 〈부교수학직〉 정두현 평의대 생물학 강좌장 / 심학진 평의대 약학부장 / 임태희 함흥의과대학 내과 임상학 강좌장

1956.12. 제16차 국가학위수여 위원회 전원회의	〈의학학사〉 임두순 평의대 교원(조선산 **생약** 목통 및 통탈목의 이 뇨작용에 관한 실험 약리학적 연구) / 최도원 평의대 위생화학 강 좌장 〈부교수학직〉 김배준 평의대 학장 / 김원규 과학원 연구사(의학학사)
1957.09. 제18차 국가학위수여 위원회 전원회의	〈학사학위〉 김병무 조선인민군 고급군의학교 안이비과 강좌 장(급성 위막성 결막염의 임상적 연구) / 김락제 보건성 중앙미생 물연구소 독소부장
1958.09. 제3차 국가학위학직수 여위원회	〈학사학위〉 리포근 평의대 의학부 교원(중증, 난청, 농 및 농아의 독화 검사법과 그들의 독화 교육에 대한 고찰)
1959.07. 제3차 국가학위학직수 여위원회	〈학사학위〉 김세철 [인민군 안경량 소속 군부대] 군의 근무 대좌
1961.04. 제1차 총회	〈교수학직〉 주민순 조선인민군 군의 근무 대좌 / 리성숙 평 의대 부교수 / 임태희 함흥의학대학 부교수 〈부교수학직〉 리영구 함흥의학대학병원 기술부원장 / 배영 기 평의대 교무 부학장 / 리종두 평의대 내과 각론 강좌장 / 리유호 평의대 소아과 강좌장 / 김봉한 평의대 생리학 강좌 장 / 강원욱 평의대 미생물학 강좌장(학사) / 리포근 평의대 이비인후과 강좌장(학사) / 리용겸 평의대 렌트겐 강좌장 / 리시채 평의대 산부인과 강좌장 / 조호연 평의대 구강학 강 좌장 / 한세헌 함흥의학대학병원 원장 / 민병덕 함흥의학대 학 소아과 강좌장 / 오천근 함흥의학대학 법의학 강좌장(학 사) / 권태성 청진의학대학 외과 각론 강좌장 / 임두순 청진 의학대학 약리학 강좌장(학사) / 안경립·전주식·김진동·김윤곤 조선인민군 군의 근무 대좌 / 김세철·김병무 조선인민군 군의 군무(학사) / 정연창 의학과학연구원 생약화학 연구실장 〈의학 학사〉 리영구 함흥의학대학병원 기술부원장 / 김정옥 조선적십자병원 안과 과장 / 박경숙 의학과학연구원 미생물 연구소 연구사 / 현병근 조선인민군 군의 근무 중좌 / 최춘 현 함흥의학대학병원 부검 과장 / 리주경 조선인민군 군의 근무 상좌 〈약학학사〉 김득철 의학과학연구원 약학연구소 연구사
1962.01. 제4차 상무위원회	〈교수학직〉 김봉한 평의대 생리학 강좌장, 부교수
1963.10. 제8차 상무위원회	〈의학학사〉 리장남 [주우섭동지가 책임자로 사업하는 병원] 과장 / 리동규 [리용익 소속 군부대] / 리택선 함흥의학대학 교원 / 지봉수 평의대 교원 / 리동선 평의대 강좌장 / 리익환 [림대홍 소속 군부대] / 유숙근 의학과학연구원 미생물연구 소 연구사 / 김형준 함흥의학대학 교원 / 황석범 평의대 약 학연구소 연구사 / 박지원 청진의학대학 교원

1964.02. 제9차 상무위원회	〈의학학사〉 김영흡 평의대 교원 / 류영갑 조선인민군 군관 / 리충행 평의대 교원 / 김해철 보건성 중앙법의감정원 부장 / 리용익 조선인민군 군관
1964.03. 제11차 상무위원회	〈박사학위〉 평의대 강좌장인 리종두 부교수·임문빈 부교수· 리재복 교수
1964.06. 제12차 상무위원회	〈의학박사〉 안인환 의학과학원 미생물연구소 실장 〈의학학사〉 방진국 청진의학대학병원 의사 / 방근활 조선인 민군 군관 / 리명수 의학과학원 위생연구소 연구사 / 강우현 함흥의학대학 교원 / 장재환 청진의학대학 교원 / 김영섭 의 학과학원 위생연구소 연구사 / 리윤선 의학과학원 위생연구 소 실장 / 홍용준 청진의학대학 강좌장 / 홍승봉 조선인민군 군관 / 장정현 조선인민군 군관 / 황수봉 조선인민군 군관
1965.04. 제19차 상무위원회	〈생물학박사〉 경락연구원 박정식 연구소 부소장·권정도·김세 욱 연구실 실장·박인양 부원장 〈생물학학사〉 경락연구원 박철훈 연구실 실장·김석봉 연구 소 소장·장관수 연구사·김근호 연구실 실장 〈부교수학직〉 경락연구원 한호섭 연구사·최린 연구소 소장
1966.03. 제26차 상무위원회	〈약학학사〉 김희철 보건성 중앙약품검정소 화학부장 〈의학학사〉 황병렬 조선인민군 군관 / 리근배 청진의학대학 교원 / 김승종 개성시중앙병원 과장 / 김창환 조선인민군 군관
1966.05. 제27차 상무위원회	〈의학학사〉 리신도 평의대 강좌장 / 김종혁 함흥의학대학 강 좌장 / 고창섭 조선인민군 군관 〈약학학사〉 리득성 평의대 연구원 원장 / 김규섭 평의대 교원
1966.12.	〈의학학사〉 김슬국 보건성 미생물연구소 연구사 / 림춘학 보 건성 제1임상의학연구소 연구사 / 송정호 함흥의학대학 강 좌장 / 리병설 함흥의학대학 연구사 / 한홍삼 함흥의학대학 교원 / 최창남 중앙체육의료소 과장 / 윤재룡 조선인민군 군 관 / 리곽 경락연구원 연구사 / 리준배 남포시병원 과장

출처: 1945년부터 1970년까지 『로동신문』에 게재된 기사를 검토해 정리.

[부록 7] 나라별 체결 상품 유통 및 지불에 관한 협정 내용

체결 날짜 및 국가	협정 및 체결 장소	수출 물자	수입 물자
1955.03.03 동독	물질적 원조를 제공해 줄 데 관한 협정 / 1955년도 상품 유통 및 지불에 관한 협정 / 라이프치히	운모, 흑연, 광석 기타 공업원료	객차, 건설기계, 직조기계, 디젤원동기, 의료기구, 전화교환대 및 기타 기계들
1956.03.23 불가리아	1956년 상품 유통 및 지불에 관한 협정 / 평양	금속류, 마그네샤크링카, 광석류, 연초 및 기타 상품	케이블선, 전선류, 의약품 및 기타 상품
1956.03.24 체코슬로바키아	1956년 상품 유통 및 지불에 관한 협정 / 평양	유색금속, 광석류, 합금철, 아란담, 연초 및 기타 상품	기계류, 계기류, 전선류, 자동차, 의약품, 기타 상품
1956.11.03 루마니아	1957-1960년도 상품 유통 및 지불에 관한 장기 협정 / 과학기술 협조에 관한 협정 / 1957년도 상품 유통 및 지불에 관한 의정서 / 부쿠레슈티	각종 광석, 정광 및 합금철, 특수강 및 압연제품, 각종 유색금속, 각종 화학제품 및 연마제, 각종 유지작물, 각종 생활필수품	원유설비 및 제품, 기계기대 및 공업설비, 전기자재, 화학제품 및 의약품, 지류 및 직물, 생활필수품, 케이블, 강관, 금속제품
1957.02.13 체코슬로바키아	1957년도 통상 및 지불에 관한 협정 / 프라하	유색금속광, 강옥, 착유작물 종자, 담배 및 기타 물품들	기계 및 기구류, 전선, 의료기구, 화학제품, 직물 등
1957.03.23 헝가리	1957년 상품 유통 및 지불에 관한 협정 / 부다페스트	금속류, 화학제품, 견직물, 약초류, 유지 및 기타 상품	기계 및 실험기구, 전기 기계, 의약품, 라디오 등
1957.04.22 소련	1957년 상품 호상 납입에 관한 의정서 / 평양	흑연, 아연정광, 유색금속광, 선철, 합금철, 화학공업제품, 과실, 모피, 기타 상품들	공업설비, 자동차, 원유제품, 케이블, 관류, 화학 및 고무제품, 의약품, 과린산석회, 민화 등
1957.04.26 폴란드	1957년도 상품 유통 및 지불에 관한 협정 / 바르샤바	아연정광, 운모, 마크네샤크링카, 흑연 등	전동기, 광학 기자재, 의료기자재, 아연판, 기관차 및 차량 부속품 등
1957.12.10 이집트	무역 협정 및 지불 협정 / 평양	강재, 전기연 및 아연, 유안비료, 카바이드, 흑연, 마그네샤크링카, 산화연, 옥수수, 건어 및 염장어, 어간유, 인삼, 견직물 등	면사, 면직물, 인견사, 인견직물, 염료, 향료, 양모직물, 피혁 및 피혁제품, 린회석, 석고 및 기타.

체결 날짜 및 국가	협정 및 체결 장소	수출 물자	수입 물자
1958.01.09 소련	1958년도 상품 호상 납입에 관한 의정서 / 모스크바	흑연, 아연, 유색금속, 광석 및 정광, 합금철, 화학제품, 통조림, 사과 및 기타 상품들	공업설비품, 자동차, 흑색 및 유색금속의 압연제품, 파이프, 케이블선, 원유제품, 화학제품, 공업용 고무제품, **의약품**, 지류
1958.09.27 중국	1959-1962년 호상 중요 물자 공급에 관한 협정(장기무역협정)	철광석, 동, 흑연, 아연, 고속도강, 탄소공구강, 카바이드, **인삼**, 해산물	석탄, 목화, 면사, 타이아, 주석, 압연강재, 만암철, 유황, 마라찜, 석고
1958.12.01 베트남	1959-1960년 상품 유통 및 지불에 관한 협정 / 하노이	화학비료, 각종 동선, **약재** 등	린회석, 크롬광석, 주석 등
1959.12.25 불가리아	1960년도 상품 납입 및 지불에 관한 의정서 조인 / 평양	선철, 아연, 동, 흑연, 마그네샤크링카, 어류, 통조림 및 **의약품**	소방호스, 계기, 각종 기구, **의약품**, 시약 등
1960.01.20 베트남	1960년도 상품 호상 납입 및 지불에 관한 의정서 / 하노이	강철, 선철, 동선, **한약재**, 잎담배, 판유리	린회석, 크롬광석, 주석 및 기타 상품
1960.02.03 헝가리	1960년도 상품 교류 및 지불에 관한 의정서 / 평양	각종 유색금속, 카바이드, 시멘트, 유안비료, 화학제품, 어류 통조림, 한천 등 수산물 등	각종 선반부속, 자동차 부속들과 전기계기들 및 측정기들 그리고 **각종 의약품**들
1961.02.22 소련	1961년도 상품 호상 납입에 관한 의정서 / 1960년 12월 24일에 조인된 1961-1965년간 상품 호상 납입에 대한 협정에 상응해 체결 / 모스크바	아연, 비금속광물, 고품위강, 흑색금속, 압연제품, 카바이드, 사과, 마그네샤크링카, 금속 절삭 기대 및 기타 일부 상품들	각종 설비, 기계, 원유제품, 면화, 흑색금속, 압연제품, 화학제품, **의약품** 및 기타 상품들
1961.03.02 폴란드	1961년도 상품 유통 및 지불에 관한 협정 / 바르샤바	유색금속, 각종 광물, 흑연, **홍삼**, 드릴, 전동기, 수공예품, 기타 상품들	**의료기구**, 실험실 기구, 화물 자동차 및 트랙터 부속, 어군탐지기, 타이어, 화학제품 및 기타 상품들
1961.03.18 중국	1961년도 상품 교류에 관한 의정서 / 북경	자철광, 유색금속, 화학비료, 공작기계, 수산물, 과실, **인삼** 등	석탄, 조면, 텅스텐, 망간철, 타이어, 기계 설비, 화학원료 등

체결 날짜 및 국가	협정 및 체결 장소	수출 물자	수입 물자
1961.03.29 동독	1961년도 상품 교류 및 지불에 관한 의정서 / 베를린	마그네샤크링카, 유색금속, 화학제품, **홍삼** 등	방직설비, 선박용 디젤엔진, 기타 어업설비 등 기계제품, 필름자재, 화학제품 등
1961.06.29 폴란드	1962-1965년간의 상품 호상 납입 및 지불에 관한 협정(장기통상협정) / 1962-1965년간에 폴란드가 조선에 공장 일식 설비를 납입할 데 대한 협정 / 바르샤바	마그네샤크링카, 흑연, 활석분, 수연정광, 유색금속, 각종 기계와 기타 상품들	기계설비, 광산기계, 타이어, 화학제품, 염료 및 기타 상품 공장 일식 설비로서 아연공장, 류황공장, 유리공장, 압연유리공장, 아연제련공장, 주정공장, 레몬산공장 내폭 전동기공장, **의료기구공장**
1961.12.07 폴란드	1962년도 상품 유통 및 지불에 관한 의정서 / 평양	각종 기계, 공구강, 마그네샤크링카, 활석분, **홍삼**, 각종 일용품 및 기타 상품들	특수기계, 외륜, 합성고무, 타이어, 화학제품, 계기류 및 각종 부속, 기타 상품들
1962.01.05 불가리아	1962-1965년간의 통상 협정 / 1962년도 상품 유통 및 지불에 관한 의정서 / 소피아	기계류, 각종 특수강, 흑연, 전극, 경공업제품 및 대중 소비품 및 기타 상품들	기계류, 화학제품, **의약품**, 유색금속, 잎담배, 경공업제품, 대중 소비품 및 기타 상품들
1962.02.05 동독	1962년도 상품 호상 납입 및 지불에 관한 협정 체결 / 평양	마그네샤크링카, 마그네샤이트, 흑연, 활석분 등의 비금속광물, 유색금속, 화학제품 및 잎담배, 견직물, 궐련, **홍삼** 등	경메리야스 직기를 비롯한 방직설비, 선박용 디젤엔진, 어군탐지기, 각종 계기류 및 초석, 탄산소다, 살충제 등 화학제품과 필름
1963.01.19 동독	1963년 상품 호상 납입 및 지불에 관한 협정 / 베를린	마그네샤크링카, 유색금속, 흑연 및 기타 비금속광물, **홍삼**, 화학제품, 잎담배, 견직물 등	방직공업설비, 공업용 재봉기, 디젤엔진 감속기, 정밀 광학 측정기구, 살충제, 각종 필름, **의약품**, 탄산소다, 청하소다 및 기타 화학제품 등
1963.01.30 헝가리	1963년도 상품 호상 납입 및 지불에 관한 협정 / 부다페스트	공작기계, 공구류, 마그네샤크링카, 아연, 선철, 각종 화학제품, 담배 및 기타 상품들	기계류, 진공관, 체신기계, **의약품**, 알루미늄제품, 로프, 각종 기계 및 기타 상품들

체결 날짜 및 국가	협정 및 체결 장소	수출 물자	수입 물자
1964.02.24 체코슬로바키아	1964년도 상품 호상 납입 및 지불에 관한 협정 / 평양	공작기계, 각종 공구류, 형석, 유색금속, 선철, 고속도강, 구조용 합금강, 잎담배, 궐연 및 기타 상품들	기계설비, 자동차 및 공작기계 부속, 베아링, **의료 및 실험기구**, 케이블, 로프, 타이어, 염료 등
1964.10.05 베트남	1965년도 상품 유통 및 지불에 관한 의정서 / 하노이	화학제품, 각종 직물, **생약** 및 기타 상품들	린회석, 크롬광석, 글리세린, **생약** 및 기타 상품
1964.10.31 동독	1965년도 통상 및 지불에 관한 협정 조인 / 베를린	압연강재, 인발관, 시멘트, **홍삼**, 유색금속, 도자기, 잎담배, 궐연	선박엔진, 광학정밀기계, 각종 부속품, 각종 필름, 화학제품 등
1964.12.21 헝가리	1965년도 상품 호상 납입 및 지불에 관한 협정 / 부다페스트	공작기계, 공구류, 마그네샤크링카, 강재류, 유색금속, 화학제품, 면제품 및 기타 상품들	알루미늄제품, 로프, 각종 기계류, **의약품**, 통신기계설비 및 기타 상품들
1965.11.25 헝가리	1966년도 상품 유통 및 지불에 관한 협정 / 부다페스트	공작기계, 공구류, 애자류, 마그네샤크링카, 유색금속, 화학제품, 면제품, 기타 상품들	알루미늄제품, 로프, 각종 계기류, **의약품**, 통신 기계 설비와 기타 상품들
1966.02.05 동독	1966년도 상품 유통 및 지불에 관한 협정 / 베를린	각종 압연강재, 마그네샤크링크, 토상흑연, 잎담배, **홍삼**, 도자기, 각종 공구 등	화학제품, 디젤발전기, 광학계기를 비롯한 기계류, 필름, 합성고무, 타이어 등
1966.12.13 헝가리	1967년도 상품 유통 및 지불에 관한 협정 / 평양	공구류, 화학제품 및 일용제품들	알루미늄제품, 각종 계기류, 통신기계 및 **의약품** 등
1967.01.31 동독	1967년도 상품 유통 및 지불에 관한 협정 조인 / 평양	마그네샤크링카, 토상흑연, 흑색공구류, 화학제품, 잎담배, **홍삼**, 도자기, 기타 상품 등	선박디젤엔진, 광학계기, 알칼리비료, 합성고무, 타이어, 영화필름 및 사진재료, 화학제품 및 기타 상품
1967.05.13 싱가포르	무역협정 / 쌍방은 무역대표부를 설치하기로 합의 / 싱가포르	기계설비, 흑색 및 유색금속, 화학제품, 광물류, **홍삼 및 인삼제품**, 각종 해산물 및 기타	고무, 주석, 각종 유지류 및 기타

체결 날짜 및 국가	협정 및 체결 장소	수출 물자	수입 물자
1967.12.22 동독	1968년도 상품 유통 및 지불에 관한 협정 / 베를린	공작기계, 마그네사크링카 등 비금속광물, **홍삼**, 잎담배, 일용품들	각종 공작기계 및 부속품, 강심알루미늄선, 알칼리비료, 화학제품들
1967.12.30 헝가리	1968년도 상품 유통 및 지불에 관한 협정 / 부다페스트	공구류, 애자류, 광물류, 화학제품 및 일용품들	각종 측정계기, 알루미늄제품, 통신기계, **의료기구**, **의약품** 등
1968.11.19 헝가리	1969년도 상품 유통 및 지불에 관한 협정 / 평양	공구류, 마그네샤크링카, 각종 화학제품, 경공업제품 및 기타 상품들	각종 계기류, **의료기구**, 화학공업제품, 경공업설비 및 기타 상품들
1969.12.16 불가리아	1970년도 상품 유통 및 지불에 관한 의정서 / 평양	기계류, 비금속광물, 강재류, 경공업제품 등	각종 기계류, 화학제품과 **의약품** 등
1969.12.17 헝가리	1970년도 상품 유통 및 지불에 관한 협정 / 부다페스트	공작기계, 마그네샤크링카, 각종 화학제품, 경공업제품 및 기타 상품들	각종 기계류, **의료기구**, 경공업설비, 화학제품 및 기타 상품들

출처 : 1954년부터 1970년까지 『로동신문』에 게재된 기사를 검토해 정리.

[부록 8] 보건의료 관련 의사결정 내역

0.3	발표 날짜	의사결정 사항	기관	형식
1	1945.11.21	국가 및 사유기업소 등록에 대해	평남군경무사령부	명령 제6호
2	1946.01.07	전염병원 직제 공포에 관한 건	북조선임시인민위원회 보건국	포고 제6호
3	1946.01.07	검역소 직제에 관한 건	북조선임시인민위원회 보건국	지령 제41호
4	1946.03.14	제약허가에 관한 규정	북조선임시인민위원회 보건국	포고 제4호
5	1946.03.23	20개조 정강	북조선임시인민위원회	정강
6	1946.03.27	무면허의 의료업금지에 관한 포고	북조선임시인민위원회 보건국	포고 제5호
7	1946.04.01	북조선 각 도시 촌락 청소 미화 및 전염병예방에 관한 결의문	북조선임시인민위원회	결정 제6호

8	1946.05.25	위생검사원 규칙	북조선임시인민 위원회 보건국	지령
9	1946.05.25	인민소독소 직제	북조선임시인민 위원회 보건국	지령
10	1946.05.25	인민보건소 직제	북조선임시인민 위원회 보건국	지령
11	1946.06.24	노동법령 발포	북조선임시인민 위원회	법령
12	1946.07.01	제1기 방역령	평안남도 콜레라 방역비상위원회	명령 제1호
13	1946.07.03	제1차 위원회 결정서	평안남도 콜레라 방역비상위원회	결정서
14	1946.07.04	오물청소 규칙	북조선임시인민 위원회 보건국	지령
15	1946.07.08	고등의학기술자 양성에 관한 건	북조선임시인민 위원회	결정 제32호
16	1946.07.12	호열자(콜레라)방역에 관한 결정	북조선임시인민 위원회	결정 제41호
17	1946.07.29	콜레라방역에 관한 추가 결정	북조선임시인민 위원회	결정 제49호
18	1946.08.02	8.15해방 기념행사에 관한 결정서	북조선북조선임시 인민위원회 제6차 국부장회의	결정서
19	1946.08.03	청소에 관한 결정서	평양시인민위원회	결정서
20	1946.08.28	제2기 방역령 해제	평안남도 콜레라 방역비상위원회	포고 제22호
21	1946.09.20	서해안 어로 일부 해금	북조선 콜레라 비상대책위원회	지시
22	1946.09.28	사회보험료 납부절차규정	북조선임시인민 위원회	결정 제87호
23	1946.10.29	노동행정 당면 제 문제 결정	북조선로동부 주최 제2차 각 도 노동 부장·과장회의	결정서
24	1946.11.10	전염병 방역에 관한 결정서	북조선임시인민 위원회	결정 제109호
25	1946.12.19	노동자·사무원 및 그 부양 가족에 대한 의료상 방조 실시와 산업 의료시설 개편에 관한 결정서	북조선임시인민 위원회	결정 제134호

26	1946.12.19	사회보험법	북조선임시인민 위원회	결정 제135호
27	1946.00.00	전염병연구소 직제	북조선임시인민 위원회 보건국	명령 제8호
28	1947.01.07	나료양소 직제 공포에 관한 건	북조선임시인민 위원회 보건국	포고 제7호
29	1947.01.21	위생검사원 규칙 일부 개정 및 위생검사원 규칙 시행세칙	북조선임시인민 위원회	포고 제8호
30	1947.01.24	북조선의 인민보건을 침해하는 죄에 관한 법령	북조선임시인민 위원회	결정 제162호
31	1947.03.20	직업병 규칙	북조선임시인민 위원회 보건국	규칙 제2호
32	1947.03.24	사회보험료 수납법	북조선임시인민 위원회	법령 제18호 33번
33	1947.03.31	위생사업에 관한 결정서	북조선인민위원회	결정 18호
34	1947.03.31	의사 및 치과의사에 관한 규정	북조선인민위원회	결정 19호
35	1947.03.31	약사에 관한 규정	북조선인민위원회	결정 20호
36	1947.03.31	요양휴양사업 조직에 관한 결정서	북조선인민위원회	결정 21호
37	1947.04.08	약품 및 위생연구소 설치에 관한 결정서	북조선인민위원회	결정 27호
38	1947.04.14	사회보험법 일부 개정	북조선인민 위원회	법령 제22호
39	1947.05.21	위생검열원에 관한 규정 승인에 관한 결정서	내각	결정 제59호
40	1947.05.29	하계방역사업강화를 위한 결정서	북조선인민위원회	결정 제38호
41	1947.06.13	구급소 직제	북조선인민위원회 보건국	결정 제6호
42	1947.07.10	병원·암블라토리(의원) 및 폴리클리니크(진료소) 규정	북조선인민위원회 보건국	명령 제10호
43	1947.07.14	디스판셀(보건소) 규정	북조선인민위원회 보건국	명령 제9호
44	1947.07.18	학생지도 방침과 사회보험 실천을 위한 과업 결정	북조선노동당 평양시당 제50차 상무위원회	결정

45	1947.08.02	펠셀(조의사) 시험규정	북조선인민위원회 보건국	명령 제13호
46	1947.08.08	간이 암풀라토리(진료소) 및 간이산원 규정	북조선인민위원회 보건국	명령 제11호
47	1947.08.11	간호원 시험 규정	북조선인민위원회 보건국	명령 제12호
48	1947.08.12	산업의학연구소 규정	북조선인민위원회 보건국	명령 제5호
49	1947.08.23	야간의학강습소 규정	북조선인민위원회 보건국	명령 제15호
50	1947.08.23	결핵료양소 규정	북조선인민위원회 보건국	규칙 제5호
51	1947.08.29	보건일꾼의 의무와 권리에 관한 규정	북조선인민위원회 보건국	규칙 제5호
52	1947.09.01	**의약품**배급소 규정	북조선인민위원회 보건국	명령 제16호
53	1947.09.08	간호원학교 규정	북조선인민위원회 보건국	명령 제17호
54	1947.10.02	디스판셀 규정 중 일부 개정	북조선인민위원회 보건국	명령 제19호
55	1948.03.13	치료비 규정	북조선인민위원회 보건국	명령 제23호
56	1948.06.08	노동자·사무원에 대한 의료상 방조범위 확장에 대한 결정서	북조선인민위원회	결정 제149호
57	1948.10.02	전문학교·대학 졸업생의 직장취업 의무연한 설정에 관한 결정서	조선민주주의 인민공화국 내각	결정 제15호
58	1948.10.26	학위 및 학직 수여에 관한 규정	조선민주주의 인민공화국 내각	결정 제51호
59	1948.12.16	보건기관 직원의 봉급 개정에 관한 결정	조선민주주의 인민공화국 내각	결정
60	1949.02.12	약품에 관한 규정	보건성	규칙 제2호
61	1949.02.15	종두에 관한 규정	보건성	규칙 제2호
62	1949.03.11	하기방역 대책 결정	조선민주주의 인민공화국 내각	결정
63	1949.09.14	방역위원회에 관한 규정 및 방역위원회 개편에 관한 결정서	조선민주주의 인민공화국 내각	결정 제132호

64	1949.10.28	산원에 관한 규정	북조선인민위원회 보건국	규칙 제9호
65	1949.11.02	마약에 관한 규정	보건성	규칙 제10호
66	1949.11.05	검역소에 관한 규정	북조선인민위원회 보건국	규칙 제11호
67	1949.11.05	소독처 및 소독소에 관한 규정	북조선인민위원회 보건국	규칙 제12호
68	1949.12.29	사회보험료 수납법 개정에 관해	최고인민회의 상임위원회	정령
69	1949.12.30	위생검열원 관한 규정 시행세칙	보건성	규칙 제13호
70	1950.01.19	대학병원에 관한 규정	북조선인민위원회 보건국	규칙 제1호
71	1950.02.20	법의감정원에 관한 규정	북조선인민위원회 보건국	규칙 제3호
72	1950.03.15	보건성 **의약품**생산 연구위원회에 관한 규정	북조선인민위원회 보건국	규칙 제5호
73	1950.04.05	약품에 관한 규정 일부 추가에 관해	보건성	규칙 제6호
74	1950.04.10	정양소에 관한 규정	북조선인민위원회 보건국	규칙 제7호
75	1950.05.25	사회보험법 개정에 관해	조선민주주의 인민공화국 내각	결정 제114호
76	1950.11.20	전쟁으로 피해를 받은 전재민 및 피난민들을 구호하며 그들의 동기간 생활을 보장하기 위해	조선민주주의 인민공화국 내각	결정 제175호
77	1951.01.25	조국해방전쟁 시기에 있어 인민생활 안정을 위한 제 대책에 관한 결정서	조선민주주의 인민공화국 내각	결정 제187호
78	1951.08.30	국가사회보장에 관해	조선민주주의 인민공화국 내각	결정 제322호
79	1951.09.	인민들의 생활안정과 월동대책에 관해	조선민주주의 인민공화국 내각	결정 326호
80	1951.09.	위생방역사업강화와 동기방역깜빠니야 조직실시에 관해	조선민주주의인민 공화국 군사위원회	명령 제170호
81	1952.02.20	적의 세균 무기와의 투쟁 대책에 관해	조선민주주의인민 공화국 군사위원회	결정 제65호

82	1952.04.22	적들이 감행하고 있는 세균 만행과의 투쟁 대책을 일층 강화함에 관해	조선민주주의인민공화국 군사위원회	명령 제263호
83	1952.04.24	기술 일군들을 우대함에 관해	조선민주주의 인민공화국 내각	결정 제72호
84	1952.10.09	과학원 조직에 관해	조선민주주의 인민공화국 내각	결정 제183호
85	1952.11.13	전반적 무상치료제도를 실시할 데 대해	조선민주주의 인민공화국 내각	결정 제203호
86	1952.12.10	인민보건을 강화할 데 대한 결정	조선민주주의 인민공화국 내각	결정 제214호
87	1953.01.	유공자 및 그 유가족의 국가 사회보장에 관해	조선민주주의 인민공화국 내각	지시 제228호
88	1953.07.01	학위 및 학직 수여에 관한 새 규정	조선민주주의 인민공화국 내각	결정 제110호
89	1953.07.	인민학교, 기술전문학교 및 대학의 학제 개편	조선민주주의 인민공화국 내각	결정 제111호
90	1953.07.30	평양시 복구 재건에 관해	조선민주주의 인민공화국 내각	결정 제125호
91	1953.08.08	긴급 위생 방역 대책을 조직 실시할 데 관해	조선민주주의 인민공화국 내각	결정 제138호
92	1953.08.24	개성지구 민간 인삼포 운영에 관해	조선민주주의 인민공화국 내각	결정 제152호
93	1953.09.14	모성·육아 보호사업을 확장 강화할 데 관해	조선민주주의 인민공화국 내각	지시 제99호
94	1953.09.14	동기방역사업을 조직실시할 데 관해	국가비상방역위원회	명령 제14호
95	1953.10.	모성·유아 보호사업을 확장 강화할 데 대해	조선민주주의 인민공화국 내각	지시 99호
96	1953.11.18	강원도 인민들의 생활 안정 및 향상 대책에 관해	조선민주주의 인민공화국 내각	결정 제191호
97	1954.04.23	1954~1956년 인민경제 복구발전 3개년계획에 관해	최고인민회의 상임위원회	법령
98	1954.04.	정양소 및 휴양소를 증설 확충하고 그의 운영관리를 일부 개편함으로써 그 사업을 더욱 개선 강화할 데 관해	조선민주주의 인민공화국 내각	지시

99	1954.06.04	인민보건사업을 개선 강화할 데 관해	조선민주주의 인민공화국 내각	결정 제79호
101	1954.07.01	노동자, 기술자, 사무원들에 대한 의료상 방조를 강화할 데 대해	조선민주주의 인민공화국 내각	결정 제89호
102	1954.07.	장내성 전염병 및 식중독 예방사업을 일층 강화할 데 대해	국가비상방역위원회	결정 제9호
103	1954.08.	국가보험에 관한 기본 규정	조선민주주의 인민공화국 내각	결정 제107호
104	1954.09.	유행성 뇌염 예방 대책을 강화할 데 관해	국가비상방역 위원회	지시 제6호
105	1954.09.23	동기 위생방역사업을 조직 집행할 데 관해	국가비상방역 위원회	명령 제19호
106	1955.01.27	연구원(학사원)에 관한 규정을 승인할 데 대해	조선민주주의 인민공화국 내각	결정 제9호
107	1955.02.09	페디스토마 예방 및 치료 대책을 조직 실시할 데 관해	조선민주주의 인민공화국 내각	지시 제9호
108	1955.02.10	평양시 복구위원회 결정	평양시복구위원회	결정 제4호
109	1955.08.18	남반부에 유행하고 있는 유행성 뇌염을 미연에 방지할데 관해	국가비상방역 위원회	명령 제23호
110	1956.02.01	국가 공로자에 대한 사회 보장 규정 승인에 관해	조선민주주의 인민공화국 내각	결정 제10호
111	1956.02.15	국가 사회보험, 노동 보호 및 로동 규율 관계 사업에 대한 관리 기능을 조선직 업총동맹 중앙위원회에 부여함에 관해	최고인민회의 상임위원회	정령
112	1956.04.19	한의학을 발전시키며 한방 치료사업을 개선 강화할 데 관해	조선민주주의 인민공화국 내각	명령 제37호
113	1956.08.24	남북 조선 보건 당국 간에 방역 정보를 호상 교환할 데 관해	보건성	성명
114	1956.08.31	인민보건사업의 개선을 위해 위생방역사업을 전군 중적 운동으로 전개하며 보 건기관들에 대한 당적 지도 를 더욱 강화할 것을 결정	당중앙위원회 8월 전원회의	결정

115	1956.11.	노동자, 기술자, 사무원들의 임금개정에 관해	조선민주주의 인민공화국 내각	결정 제99호
116	1956.12.	1957년 인민경제발전계획에 대해	조선민주주의 인민공화국 내각	결정 제117호
117	1956.12.21	국가비상방역위원회를 위생방역위원회로 개편	조선민주주의 인민공화국 내각	결정 제118호
118	1957.03.23	국가 사회보험, 노동 보호 및 노동 규율 관계 사업에 대한 관리 기능을 노동성에 이관함에 관해	최고인민회의 상임위원회	정령
119	1957.04.	농촌 간이진료소를 농업협동조합에 이관	조선민주주의 인민공화국 내각	명령 제23호
120	1957.05.23	제약부문사업을 개선 강화할 데 관해	조선민주주의 인민공화국 내각	결정 제91호
121	1957.09.20	내각 조직에 관해 (보건상 리병남)	최고인민회의 제2기 제1차 회의	결정
122	1957.10.	인민들의 건강을 보호증진하며 축산업을 발전시키기 위해 제약부문사업을 개선 강화할 데 대해	조선민주주의 인민공화국 내각	결정 제91호
123	1958.02.10	국가 사회보험 및 노동 보호 관계 사업에 대한 관리 기능을 조선직업총동맹 중앙위원회에 부여함에 관해	최고인민회의 상임위원회	정령
124	1958.03.	인민경제발전 제1차 5개년(1957-1967) 계획에 관해	조선 노동당 제1차 대표자회	결정서
125	1958.05.04	위생사업을 군중적 운동으로 전개할 데 대해	당중앙위원회 상무위원회	결정
126	1958.05.19	위생사업을 전 인민적 운동으로 조직 전개할 데 관해	조선민주주의 인민공화국 내각	결정 제52호
127	1958.06.11	인민경제발전 제1차 5개년(1957-1961) 계획 법령	최고인민회의 제2기 제3차 회의	법령 채택
128	1958.06.	내각에서 원산, 함흥, 흥남시들의 복구건설사업을 보장할 대책을 강구	조선민주주의 인민공화국 내각	결정 제70호
129	1958.07.21	디스토마 예방치료 전문일군 및 중등보건일군 양성 사업을 보장할 데 대해	조선민주주의 인민공화국 내각	명령 제69호

130	1958.07.	농촌 경리의 사회주의적 개조사업과 농업 생산의 가일층 앙양 및 농촌 보건 문화 수준 제고를 위한 투쟁에서 우수한 성과를 달성하는 민청 단체들과 청년들을 표창할 데 관해	조선민주주의 인민공화국 내각	결정
131	1959.02.16	문화후생시설을 광범히 건설할 데 관해	조선민주주의 인민공화국 내각	명령 제7호
132	1959.03.02	공화국 내각에서 대학 및 전문학교를 신설 확장할 데 관해	조선민주주의 인민공화국 내각	결정 제19호
133	1959.08.31	지방공업체계를 확립하며 중앙 성(國)들의 기구와 관리 체계를 개편할 데 대해	조선민주주의 인민공화국 내각	결정
134	1959.10.23	보건상 리병남 동지를 그 직책에서 해임함에 관해	최고인민회의 상임위원회	정령
135	1959.10.31	위생문화사업에서 혁신을 일으킬 데 관해	조선민주주의 인민공화국 내각	명령 제51호
136	1960.02.27	인민보건사업을 강화할 데 관해	최고인민회의 상임위원회	결정
137	1960.05.19	최창석 동지를 보건상으로 임명함에 관해	최고인민회의 상임위원회	정령
138	1960.05.20	인민보건사업을 강화할 데 관해	조선민주주의 인민공화국 내각	결정 제31호
139	1960.11.24	인민경제발전 제1차5개년 (1957-1961)계획 실행 총화에 대해	최고인민회의 상임위원회	결정
140	1961.03.	대학 및 과학 연구 기관들에 박사원 및 과학 연구소들을 설치하며 연구원들에 특설반을 조직할 것을 결정	조선민주주의 인민공화국 내각	결정
141	1961.04.28	공훈의사칭호 및 공훈약제사칭호 제정 및 규정 승인	최고인민회의 상임위원회	정령
142	1961.08.	박사원에 관한 규정 승인	조선민주주의 인민공화국 내각	결정 제124호
143	1962.10.15	위생지도위원회 체계 폐지에 대해	조선민주주의 인민공화국 내각	결정 제58호
144	1963.11.05	의학과학연구원을 조선의학과학원으로 개편	조선민주주의 인민공화국 내각	결정 제73호

145	1964.02.25	우리나라 사회주의 농촌 문제에 관한 테제	조선로동당 중앙 위원회 제4기 제8 차 전원회의	채택
146	1964.03.	경락 계통의 연구사업을 확대발전시킬 데 대해	조선민주주의 인민공화국 내각	결정
147	1965.04.	생약생산을 급속히 발전시키며 생약의 보호관리 및 수매사업을 개선할 데 대해	조선민주주의 인민공화국 내각	결정 제24호
148	1966.09.	제약 및 의료기구공업부문의 지도체계를 개편할 데 대해	조선민주주의 인민공화국 내각	비준 제661호
149	1967.12.16	새 내각을 조직	최고인민회의 제4기 제1차 회의	채택
150	1968.10.22	공훈조산원칭호와 공훈간호원칭호를 제정함에 대해	최고인민회의 상임위원회	정령

출처 : 『로동신문』, 『조선중앙연감』, 『북한관계사료집 5』 등에서 보건의료 관련 의사결정 내용 정리.

[부록 9] 보건의료인 대상 훈장 및 메달 수여 현황

일시	수여 현황
1952.03.10	〈국기훈장 제3급〉 김리훈 함경북도방역소 과장, 리성구 함경남도중앙병원 과장, 전시은 보건성 위생방역국 부장, 한세헌 보건성 논술딴뜨(논술원) 등 4명 〈공로메달〉 강룡옥 보건성 제1특별병원 간호원장 등 72명
1952.06.19	〈공로메달〉 강서구 약품관리소 소장, 강히복 약품관리소 지도원, 고정사 보건성 운전사, 김일용 의학대학 강좌장 대리, 김의균 의학전문학교 교원, 김홍덕 보건성 부장, 리민태 약국장, 리옥히 특별병원 간호장, 리인수 의과대학 강좌장, 박근석 약품관리소 과원, 안수옥 적십자병원 펠셀, 윤은석 약국장, 정익룡 약품관리국 부장, 채규철 약국장, 한일훈 약품관리고 과장, 홍연 특별병원 약제사 등 16명
1953.10.28	〈노력훈장〉 김주화 남포제1병원 원장 〈국기훈장 제2급〉 량진홍 평의대 학장 등 4명 〈공로메달〉 430명
1954.06.13	〈국기훈장 제2급〉 루마니아 4차 의료단 단장 〈국기훈장 제3급〉 루마니아 4차 의료단 기술부 단장 등 4명 〈공로메달〉 루마니아 4차 의료단 30명
1954.10.	교정기구제작소 노동자들(세부 내용 없음)

1955.03.02	〈국기훈장 제3급〉 김동원 함경남도 흥남제약공장 기사장, 김시연 함경남도의약품관리소 소장, 리성숙 평의대 피부성병 강좌장, 민달용 평양의료기구공장 초자공, 정민택 평양제1특별병원 입원실 과장 〈공로메달〉 강계림 함경북도 주을영예전상자병원 간호장, 김관기 평안북도 신의주제약공장 초자 용해공, 김장희 평안북도 신의주제약공장 주사약공, 려병렬 평양의료기구공장 기계조립공, 리창현 평양의료기구공장 완성공, 배정기 함경북도중앙병원 식당 책임자, 백경보 평안북도 신의주제약공장 초자공, 설대길 평양의료기구공장 단야공, 신히춘 함경북도 청진제약공장 하조공, 정방우 함경북도 청진제약공장 기계 수리공, 조신환 평안북도 신의주제약공장 주사약직공장, 한덕한 함경남도 흥남제약공장 류마 제조공, 한순애 함경북도 청진제약공장 주사약공, 허진세 함경남도 흥남제약공장 약제사
1955.10.08	〈노력훈장〉 김송암 정부병원 원장
1956.09.17	〈노력훈장〉 김시창 평의대 외과 임상학 강좌장 교수, 방우용 보건성 34호 병원 원장 국기훈장 제2급 한세헌 함흥의과대학병원 원장 등 7명 〈국기훈장 제3급〉 김태규 함경북도위생방역소 소장 등 22명 〈공로메달〉 김광언 청진시제1인민약국장 등 78명
1956.10.15	〈노력훈장〉 다산모(多産母) 안택준 〈국기훈장 제3급〉 백기재 자강도 중앙병원 기술부원장 등 16명 〈공로메달〉 182명
1958.09.04	〈국기훈장 제3급〉 3명 / 〈공로메달〉 10명
1959.05.02	〈국기훈장 제2급〉 체코슬로바키아 공로자 7명 〈국기훈장 제3급〉 33명 / 〈공로메달〉 26명
1961.02.10	〈공로메달〉 곽병택 흥남제약공장 공무직장 전공, 라남제약공장 이스트직장 기계수리공, 순천제약공장 건설부 조립공 등 3명
1961.06.09	〈공훈의사〉 강호석 [최홍국 원장이 사업하는 병원] 한의사, 강흥대 함경북도 회경군병원 원장, 박영호 양강도 한방병원 한의사, 인민군 군무자 2명 등 총 5명 〈공훈약제사〉 오현권 의학과학연구원 약학연구소 소장 〈노력영웅〉 강하종 흥남비료공장병원 외과 과장, 김명준 [백기준 원장이 사업하는 병원] 외과 과장, 김정옥 조선적십자병원 안과 과장, 리용두 평안북도 삭주군 룡일리진료소 소장, 리영구 함흥의학대학병원 기술부원장, 신수경 황해남도 옹진군 삼산리진료소 소장, 안윤백 함경남도 신상군 관평리진료소 소장, 정성희 평의대병원 안과 과장, 최정심 강원도 회양군병원 조산원 등 9명
1961.06.09	〈국기훈장 제1급〉 김형준 흥남비료공장병원 원장, 리정복 평의대학 내과진단학 강좌 강좌장, 리호림 정부병원 원장, 신성우 의학과학연구원 부원장, 주성순 함흥의학대학 학장, 한복금 평안남도중앙병원 간호장, 한세헌 함흥의학대학병원 원장 등 10명 〈노력훈장〉 위동초 조선적십자병원 산부인과 과장, 임태히 함흥의학대학병원 내과 과장, 최응석 조선적십자병원 원장 등 5명 〈국기훈장 제2급〉 31명 / 〈국기훈장 제3급〉 79명 / 〈공로메달〉 470명 / 〈내각수상 표창장〉 105명

1961.10.06	〈국기훈장 제2급〉 김주용 순천제약공장 건설직장 전공, 류영규 순천제약공장 항생소연구실 실장, 백문기 순천제약공장 건설직장 조립공 등 3명 〈국기훈장 제3급〉 고병칠 순천제약공장 건설직장 미장공 등 10명 〈공로메달〉 강재중 순천제약공장 건설직장 목공 등 43명
1961.10.14	〈국기훈장 제2급〉 리종화 조선노동당 함흥시 함흥의학대학 초급당위원회 위원장 〈국기훈장 제3급〉 김덕유 함흥의학대학 부교수, 오천근 함흥의학대학 과학연구부장 등 8명 〈공로메달〉 김범종 함흥의학대학 자동차 운전사, 허우혁 함흥의학대학 강좌장 등 24명
1962.02.20	〈국기훈장 제3급〉 김두한 석암휴양소 소장 등 2명 〈공로메달〉 강순덕 송도원휴양소 위생원 등 33명
1962.03.23	〈국기훈장 제3급〉 김정준 황해남도 신원군 운양리진료소 소장 등 8명
1962.08.24	〈노력영웅 및 국기훈장 제1급〉 박천호 평안남도중앙병원 뇌신경외과 과장
1963.03.18	〈국기훈장 제3급〉 리봉근 주을휴양소 아차공
1963.09.27	〈국기훈장 제2급〉 김배준 평의대 학장 〈국기훈장 제3급〉 계대순 평의대 상급교원 등 21명 〈공로메달〉 김호전 평의대 보일러공 등 35명
1963.12.17	〈국기훈장 제2급〉 리태형 평의대병원 제1외과 과장 등 2명 〈국기훈장 제3급〉 림윤식 평의대병원 기술부원장 등 20명 〈공로메달〉 리옥선 평의대병원 제1내과 간호원 등 38명
1964.05.08	〈노력영웅 및 국기훈장 제1급〉 문봉명 임업성 산하 지구병원 원장
1965.02.27	〈공로메달〉 김성관 해주의학대학병원 의사 등 4명
1966.04.16	〈공훈의사〉 리동건 조선의학과학원 동의학연구소 연구사 등 4명 〈국기훈장 제1급〉 김동국 해주의학대학병원 원장 등 12명 〈로력훈장〉 권태옥 평안남도중앙병원 의사 등 15명 〈국기훈장 제2급〉 김진수 평의대 강좌장 등 37명 〈국기훈장 제3급〉 강태권 평양시제1병원 의사 등 223명 〈공로메달〉 강세문 청진의학대학병원 과장 등 29명
1968.05.11	〈노력영웅 및 국기훈장 제1급〉 신성우 천리마함흥의학대학병원 2중 천리마정형외과 과장
1970.08.31	〈국기훈장 제2급〉 2명 / 〈국기훈장 제3급〉 32명 / 〈공로메달〉 131명 〈김일성 표창장과 선물〉 조춘숙 황해북도의약품관리소 노동자, 최인덕 평양남산병원 약국 창고장
1970.11.30	〈로력훈장〉 2명 / 〈국기훈장 제2급〉 14명 / 〈국기훈장 제3급〉 128명 / 〈공로메달〉 228명 〈김일성 표창장과 선물〉 사세원 평안남도 온천군위생방역소 소장 등 3명

출처 : 1945년부터 1970년까지 『로동신문』에 게재된 기사를 검토해 정리.

[부록 10] 보건의료와 관련해 『로동신문』에 게재한 비판 내용

no.	기사 게재일	보건의료기관	비판 내용
1	1954.02.01	청진시 중앙병원	접수시간이 의료인의 상황에 따라 수시로 변경. / 의료인들은 환자에 대한 봉사성이 부족하고 안일한 사업 태도를 보임.
2	1954.03.07	주을탄광 진료소	의사 1명, 간호원 2명 배치 하지만 진료는 일주일에 3일에 불과. / 의료인들은 방역사업 또는 상급병원 회의 참석 등으로 수시로 휴진을 하고 노동자들의 치료를 등한시함. / 약포지가 없는 환자에게는 약을 주지 않는 등 불친절함.
3	1954.03.07	신곡병원	엑스레이 투시 결과 폐결핵 진단. 의사는 쉬라고만 할뿐 약을 주지 않음. 2차 진료때는 기계 고장으로 확실한 진단을 하지도 못함. 병세가 나쁘다고 말만하고 대책을 세워주지 않음. 진단서 발부도 거부.
4	1954.05.10	강동군 제1진료소 내과	대규모 학생들의 진료에서 형식적, 또한 신중함 없이 날림으로 진찰. / 의사는 학생들에게 폐결핵, 심장비대라고 선언. 학생들은 학교를 그만둘 것을 고민할 정도로 스트레스를 받았으나 곧 회복. / 짧은 거리의 왕진 요청도 거절. 무슨 병인지도 모르고 약을 주어 병이 더욱 악화되기도 함.
5	1954.08.23	개천탄광병원	의술을 높이려는 노력이 부족, 노동자들의 치료사업을 대충진행. 오진으로 1개월 이상 작업을 하지 못하게 함.
		대흥군 인민병원	긴급수술을 요하는 환자에게 2시간 후에 수술하겠다고 약속한 뒤 고통을 호소하는 환자의 요구를 62시간이나 무시하고 방치. 결국 상처가 더욱 악화.
		평양의학대학 병원	환자 접수를 오전반, 오후반으로 나누어 진행하며 접수할 환자수를 게시해 놓았으나 그 수만큼 접수표를 주지 않음. 또한 접수표는 순차를 무시하고 안면이 있고 친한 사람에게 분배해 질서를 지키지 않음.
	1954.08.23	동평양 진료소	오후 1시까지 접수한다고 규정해 놓고도 12시 경이 되면 접수를 끝냄. 또한 분초를 다투는 구급환자도 접수를 거부.
6	1954.11.13	혜산군 제1인민병원	의사는 아스피린 4g, 루미나트 0.6g을 처방했으나 병원 약국에서는 아스피란 2g, 루미나르 0.3g 투약.

7	1955.03.17	김보하 동무가 사업하는 병원	국가에서 지급하는 물자를 의료인들이 낭비해 환자들이 불편을 겪음. / 부식물 보관과 연료 관리를 부실하게 해 부식물 30~40%를 폐기처분했고 난방을 하지 못해 환자들에게 혜택을 원만히 제공하지 못함.
8	1955.09.23	함경남도 신상군 제1병원	준의는 날씨가 나쁘거나 아침에 기분이 언짢으면 출근 하지 않음. 출근을 해도 왕진을 절대 하지 않고 위급환자가 왕진을 청해도 아침 출근시간까지 기다리거나 재차 요청하면 화를 내며 문을 닫아버림.
9	1955.11.26	함경북도 경원군 훈융리 간이진료소	왕진요청에 원장은 '병원이 비었다', '외래환자가 많다', '정리사업이 바쁘다'는 등의 핑계를 대며 5차례나 거절.
10	1956.07.07	교통성중앙병원	안면과 정실에 따라 환자를 진료.
11	1956.07.28	명천군 제1인민병원	구급환자를 진찰한 뒤 적절한 치료대책을 세워주지 않음.
11	1956.07.28	황해제철소 종합진료소	부당한 구실을 대며 노동자의 부양가족 치료를 거부.
12	1956.08.11	요덕군 제1병원	일부 안면 있는 사람들에게만 고가의 의약품을 무원칙적으로 제공.
13	1956.08.20	황해남도 강령군 제1병원	퇴근시간 무렵에 구급환자가 방문해 진찰을 요청했으나 퇴근시간이 지났다며 다음 날 오라고 함. 간청을 했으나 무시하고 의사는 퇴근.
13	1956.08.20	황해북도 황주군 인민약국	치료용 위생재료는 환자에게 판매해야 하지만 안면관계로 친한 사람과 내무서와 같이 힘 있는 기관을 골라 판매.
14	1956.09.28	경성군방역소	방역소에 백일해 백신이 왔다는 소식을 듣고 찾아갔으나 약이 없다고 함. 방역소에서는 안면을 보고 투약해 심각한 환자에게 차례가 오지 않음.
15	1956.10.18	함흥의대병원	자신이 담당해야 할 맹장염 수술을 대학 졸업생에게 맡겨 사고를 냄. 이에 대해 비판을 받은 이후 추가 비판이 두려워 환자 진료에 요령을 부리며 계속 회피.
16	1956.11.15	황해북도 곡산인민약국	의약품 보관을 철저히 하지 않아 오염된 의약품을 판매.
17	1956.12.26	평안남도 덕천스레트공장 진료소	환자들의 대합실이 따로 없을 정도로 진료소 환경이 불비. 환자들은 밖에서 차례를 기다려야 함. / 방안에 틀어박혀 있다가 11시, 12시가 다 돼야 진료소를 오픈. 환자들은 병을 고치러 왔다가 오히려 병을 얻을 지경. / 청진기도 대보지 않고 대충 진료하고 환자 진술에 의해 약만 주고 돌려보냄.

18	1957.02.25	함경북도 화대군 제1병원	환자의 접수를 안면을 보고 진행. 또한 병원 의사들이 위생방역사업을 위해 마을을 방문한 의사에게 환자 진료를 청했으나 얼굴을 찡그리며 마지못해 따라나섬. 하지만 청진기도 대보지 않고 환자를 대충 보고는 인사도 없이 가버림.
		평안남도 중앙병원	급한 환자를 자동차에 싣고 가 치료할 것을 요구했으나 환자 도착 40분 후에야 자기 볼일을 본 의사가 느린 동작으로 치료에 착수해 환자는 피를 많이 흘려 위급한 상태에 빠짐.
19	1957.09.05	신북청 영예전상자병원	환자성원협의회에서 환자에 대한 봉사성이 부족한 점을 비판받은 한 의사는 자기를 비판한 환자의 병이 호전되지도 않았으나 보복적으로 퇴원시킴. / 위급한 환자가 발생했으나 일직의사가 개인적 일로 자리를 비워 혼란을 가져옴.
20	1957.11.22	평안북도 염주군 제1병원	원장은 안면 있는 사람들에게는 특별한 관심을 가지고 병을 치료하며 국가가 공급한 고가의 의약품도 자기 것인 양 처방. 하지만 일반 환자들에게는 극히 불손하게 대함. / 위급한 아기를 안고 새벽에 병원을 찾은 어머니를 숙직의사가 진료를 계속 미뤘으나 날이 밝자 위생날이라 내원환자를 보지 않는다며 다음 날 오라고 돌려보냄. / 병원약국의 조제원은 처방전을 없애버리고 고가의 의약품을 시장에 판매.
21	1959.04.18	순천군 자산리진료소	진료소 문은 항상 잠가두고 환자가 자유롭게 방문하는 것이 어려움. / 모든 상처에는 덮어놓고 옥도정기(요오드탕크)를 발라줌. 매번 같은 가루약을 주면서 또 오라는 것이 유일한 치료 방법.
		본궁화학공장 병원	아이를 안고 온 어머니는 소아과 과장이 대충 진단하고 감기로 판정해 홍역 같으니 다시 봐달라고 부탁하자 자기를 무시한다고 욕을 하면서 돌려보냄. 이후 아이는 홍역으로 진단.
22	1959.09.19	강서군 약수리진료소	1개월에 약 15일은 진료소 문을 닫음. 문을 여는 날도 오후에는 위생방역 지도를 간다며 외래 환자를 진료하지 않음. / 의약품도 위를 보호하는 건위제나 주고 주사는 핑계를 대며 놓아주지 않음.

23	1959.11.22	강원도 천내군 화라노동자구 진료소	별다른 이유도 없이 치료를 중단하고 되돌려 보내는 폐단이 많음. 또한 위급환자들에 대한 왕진도 잘 응하지 않음.
		곽산군 제1병원	의료인들은 환자들의 말을 귀담아 듣지 않고 무책임하게 치료해 그 회복을 지연시킴. 환자들에게 짜증을 많이 냄.
		평안남도 중앙병원	환자의 호소를 심중히 듣지 않고 진단을 내리며 육안으로 보고 대충 처방.

출처 : 1954년부터 1960년까지 『로동신문』에 게재된 기사를 검토해 정리.

참고문헌

1. 국내문헌

가. 단행본

C.W.밀스, 김흥명 역, 『마르크스주의자들』, 서울 : 한길사, 1982.

Gerhard A.Ritter, 전광석 역, 『복지국가의 기원』, 서울 : 법문사, 2005.

N.A.세마쉬코, 신영전·신나희 역, 『소련의 건강보장』, 서울 : 건강미디어
　　　협동조합, 2017.

V.George·N.Manning, 고용복 편역, 『사회주의와 사회정책』, 서울 : 정
　　　음문화사, 1989.

국사편찬위원회, 『북한관계사료집 5』, 서울 : 국가편찬위원회, 1987.

국사편찬위원회, 『북한관계사료집 76』, 서울 : 국사편찬위원회, 2014.

국토통일원, 『북한최고인민회의자료집 제1집』, 서울 : 국토통일원, 1988.

국토통일원, 『북한최고인민회의자료집 제2집』, 서울 : 국토통일원, 1988.

김광운, 『북조선 실록』 1·2·14·17·23, 서울 : 코리아 데이터 프로젝트,
　　　2018.

김광운, 『북한 정치사 연구 I』, 서울 : 선인, 2003.

김성보, 『남북한 경제구조의 기원과 전개』, 서울 : 역사비평사, 2000.

김연철, 『북한의 산업화와 경제정책』, 서울 : 역사비평사, 2001.

김창엽, 『건강보장의 이론』, 서울 : 도서출판 한울, 2009.

문옥륜 등, 『북한의 보건체계와 의료보장제도 연구』, 서울 : 의료보험관리
　　　공단, 1989.

문옥륜, 『북한의 보건의료제도 분석』, 서울 : 국토통일원, 1989.

박진·이유수, 『남북한사회보건제도의 비교 및 통합방향』, 서울 : 한국개발
　　　연구원, 1994.

박형우, 『남북한 보건의료 3』, 서울 : 아주남북한보건의료연구소, 2003.

박후건, 『북한 경제의 재구성』, 서울 : 도서출판 선인, 2015.

변종화 등, 『남북한 보건의료 비교연구—북한실태를 중심으로』, 서울 : 국토
　　　통일원, 1989.

변종화 등, 『남북한보건의료제도 비교연구』, 서울 : 한국보건사회연구원,
　　　1993.

서동만, 『북조선사회주의 체제성립사 1945~1961』, 서울 : 선인, 2005.

서동만저작집간행위원회, 『북조선 연구 서동만 저작집』, 서울 : 창비, 2010.

송두율, 『소련과 중국』, 서울 : 한길사, 1990.

송두율, 『역사는 끝났는가』, 서울 : 당대, 1995.

스티븐 엔디콧 등, 『한국전쟁과 미국의 세균전』, 서울 : 중심, 2003.

신희영 등, 『통일 의료 : 남북한 보건의료 협력과 통합』, 서울 : 서울대학교
　　　출판문화원, 2017.

아서 뉴스홈·존 아담스 킹스베리, 이미라·신영전 옮김, 『붉은 의료』, 서울
　　　: 건강미디어협동조합, 2017.

윤창열 등, 『남북한 의료제도의 통합 및 활용방안에 관한 연구』, 서울 : 한
　　　국한의학연구원, 1998.

이재봉, 『이재봉의 법정증언』, 서울 : 도서출판 들녘, 2015.

이종석, 『북한—중국관계: 1945~2000』, 서울 : 도서출판 중심, 2000.

이종석, 『조선로동당연구』, 서울 : 역사비평사, 1997.

이종찬, 『서양의학의 두 얼굴』, 서울 : 도서출판 한울, 1992.

이철수, 『김정은시대 북한사회복지:페이소스와 뫼비우스』, 서울 : 도서출판
　　　선인, 2020.

이철수·이일학, 『남북한보건의료 7 : 북한보건의료법제—원문과 해설』, 서
　　　울 : 계축문화사, 2006.

장명봉 편,『2015 최신 북한법령집 Ⅱ』, 서울 : 북한법연구회, 2015.

전영선,『북한의 문학예술 운영체계와 문예 이론』, 서울 : 역락, 2002.

조성은 등,『연구보고서 2018-36 : 남북한 보건복지제도 및 협력 방안』,
　　　서울 : 한국보건사회연구원, 2018.

중앙일보 특별취재반,『비록 조선민주주의인민공화국』상·하, 서울 : 중앙
　　　일보사, 1992.

최규진,『한국 보건의료운동의 궤적과 사회의학연구회』, 서울 : 한울엠플러
　　　스, 2016.

최명해,『중국·북한 동맹관계』, 서울 : 오름, 2009.

통일교육원 교육개발과,『북한지식사전』, 서울 : (주)늘품플러스, 2016.

통일연구원,『독일지역 북한기밀 문서집』, 서울 : 도서출판 선인, 2006.

프란시스 후쿠야마, 이상훈 역,『역사의 종말』, 서울 : 한마음사, 1997.

한국외국어대학교 연구산학협력단,『근대문화유산 신문잡지분야 목록화 조
　　　사 연구 보고서』, 서울 : 문화재청 근대문화재과, 2010.

한림대학교 아시아문화연구소,『북한경제통계자료집 1946·1947·1948년
　　　도』, 서울 : 한림대학교 출판부, 1994.

황나미 등,『북한 보건의료 현황과 대북 보건의료사업 접근전략』, 서울 : 한
　　　국보건사회연구원, 2008.

황상익,『1950년대 사회주의 건설기의 북한 보건의료』, 서울 : 서울대학교
　　　출판부, 2006.

나. 연구논문

강진웅, "1950-1960년대 국가형성기 북한의 생명정치와 사회주의 주체 형
　　　성",『사회와 역사』, 제98집, 학국사회사학회, 2013.

강진웅, "국가형성기 북한의 주체 노선과 노동통제 전략의 변화",『사이間
　　　SAI』, 제17호, 2014.

강호제, "북한의 기술혁신운동과 현장 중심의 과학기술정책", 서울대학교 대학원 이학박사학위논문, 2007.

김근배, "'리승기의 과학'과 북한사회", 『한국과학사학회지』, 제20권 제1호, 한국과학사학회, 1998.

김근배, "과학과 이데올로기의 사이에서: 북한 '봉한학설'의 부침", 『한국과학사학회지』, 제21권 제2호, 한국과학사학회, 1999.

김근배, "북한 함흥의과대학 교수진의 구성, 1946-48: 사상성과 전문성의 불안한 공존", 『의학사』, 제24권 제3호, 대한의사학회, 2015.

김영훈, "북한 농업농촌의 변화 : 협동농장을 중심으로", 『북한농업동향』, 제12권 제3호, 2010.

김옥주, "북한 의학잡지 연구−1950년대 『인민보건』을 중심으로", 『의학사』, 제11권 제2호, 대한의사학회, 2002.

김주희, "남북한 보건의료관계법규 비교분석", 『간호행정학회지』, Vol.4 No.2호, 한국간호행정학회, 1998.

김진숙, "북한 '약학부문사업'과 보건의료 연구", 북한대학원대학교 박사학위논문, 2012.

김진혁, "북한 전염병사 연구(1945-2000)", 『연세의사학』, Vol.20-No.2, 연세대학교 의과대학 의사학과, 2017.

김진혁, "북한의 위생방역제도 구축과 '인민'의식의 형성 : 1945~1950", 『한국사연구』, 167호, 한국사연구회, 2014.

김진혁, "재북(在北)의사의 식민지·해방 기억과 정체성 재편(1945~1950)", 『역사문제연구』, 제34호, 역사문제연구소, 2015.

김진혁·문미라, "사회주의 진영의 북한 의료지원과 교류(1945-1958)", 『의학사』, 제28권 제1호, 대한의사학회, 2019.

김태훈, "의학 이데올로기에 맞선 사회의학의 도전 : 질병의 책임, 자본주의에 묻다", 『오늘보다』, 제16호, 2016.

김홍석, "북한보건의료제도에서 무상치료제의 함의", 고려대학교보건대학원 석사학위논문, 2010.

노경덕, "유럽 역사의 맥락과 러시아 혁명: 100주년을 맞아 러시아 혁명 다시 보기", 『시대』, 제53호, 2017.

문경태, "체제전환에 따른 러시아와 중국의 의료보장 개혁 비교", 숭실대학교대학원 사회복지학과, 박사학위논문, 2010.

문미라·신영전, "용정의과대학(龍井醫科大學)의 설립과 운영", 『의학사』, 제26권 제2호, 대한의사학회, 2017.

문옥륜, "남북한 보건의료체계의 비교 고찰", 『보건학론집』, 제30권 1호, 1993.

민기채, "북한 복지체제의 성격 변화에 관한 연구-김일성, 김정일, 김정은 시대 비교", 『비판과 대안을 위한 사회복지학회 학술대회 발표논문집』, 사회복지학회, 2014.

박영자, "북한의 '생체정치(bio-politics)': 신체 통제와 규율화를 중심으로", 『현대북한연구』, 제7집 3호, 북한대학원대학교, 2005.

박인화·문옥륜, "남북한 보건의료통합의 방향과 정책과제", 『보건사회연구』, Vol.14 No.1, 보건사회연구원, 1994.

백준기, "정전 후 1950년대 북한의 정치 변동과 권력 재편", 『현대북한연구』, 2권 2호, 북한대학원대학교, 1999.

신영전·김진혁, "최응석의 생애: 해방 직후 보건의료체계 구상과 역할을 중심으로", 『의학사』, 제23권 제3호(통권 제48호), 대한의사학회, 2014.

신효숙, "북한사회의 변화와 고등인력의 양성과 재편(1945~1960)", 『현대북한연구』, 8권 2호, 북한대학원대학교, 2005.

엄주현, "『김일성저작집』을 통해 본 북한의 보건의료 인식과 체계의 구축", 북한대학원대학교 석사학위논문, 2014.

예대열, "해방이후(1945~1950) 북한 경제사 연구의 현황과 과제", 『사총』, Vol.86, 고려대학교 역사연구소, 2015.

이규식, "의료에 대한 이념과 정책", 『보건행정학회지』, 제17권 제3호, 보건행정학회, 2007.

이기동, "북한의 노동당 규약 개정과 권력구조", 『국방연구』, 제54권 제1호, 국방대학교 국가안전보장문제연구소, 2011.

이기영, "소련과 동구 사회주의 국가간의 무역상품 구조분석", 『슬라브연구』, Vol.6 No.1, 외국어대학교 러시아연구소, 1990.

이시연, "북한 원조의 정치 경제학 : 1950년대 소련·중국·동유럽 사례", 이화여자대학교 대학원 북한학 박사학위논문, 2018.

이정철, "북한의 경제 발전론 재론: 1960년대 경제조정기제의 변화를 중심으로", 『현대북한연구』, 5권 1호, 북한대학원대학교, 2002.

이정철, "사회주의 북한의 경제동학과 정치체제", 서울대학교대학원 정치학 박사학위논문, 2002.

이종석, "북한 주둔 중국인민지원군 철수에 관한 연구", 『세종정책연구』, 2014-19, 세종연구소, 2014.

이종석, "중·소의 북한 내정간섭 사례연구 8월 종파사건", 『세종정책연구』, 제6권 2호, 세종연구소, 2010.

이창희, "북한의 1945~1960년 중공업 우선 발전전략에 대한 재고찰", 『통일정책연구』, 22(1), 통일연구원, 2013.

전현수, "해방 직후 북한의 국가예산(1945~1948)", 『한국사학보』, 제28호, 고려사학회, 2007.

전현수, "38선 확정에서 남북정상회담까지④ 소련의 북조선 독자정권 구상과 토착 공산주의자들의 반발", 『신동아』, 11월호, 2005.

조수룡, "북한 역사상 제1대 사건, 1956년 8월 전원회의", 『내일을 여는 역사』, 74호, 내일을여는역사재단, 2019.

조수룡, "북한의 전후 복구 3개년계획(1954~56) 수정과 1955년 봄 식량 위기", 『한국민족운동사연구』, 97, 2018.

조수룡, "전후 북한의 사회주의 이행과 '자력갱생' 경제의 형성," 경희대학교 대학원 사학과 박사학위논문, 2018.

하태규, "참여계획경제의 대외경제관계 모델 연구", 『한국사회경제학회 학술대회 자료집』, Vol.2014 No.봄, 한국사회경제학회, 2014.

허윤정·조영수. "해방 직후 북한 의학교육의 형성: 1945~1948", 『의학사』, 제23권 제2호, 대한의사학회, 2014.

황상익·김수연, "해방 전후부터 정부 수립까지(1945-1948년)의 북한 보건의료", 『의사학』, 제16권 제1호, 대한의사학회, 2007.

다. 기타

국립중앙도서관 해외한국관련기록물, 「함흥의과대학」 리력서

국립중앙도서관 해외한국관련기록물, 「청진의과대학」 리력서

국사편찬위원회, 우리역사넷 「신편한국사 근대 52권」 (온라인)

국사편찬위원회, 「평양의학대학」 교직원리력서

국사편찬위원회, 한국사데이터베이스 「일제침략하 한국36년사 1」 (온라인)

국사편찬위원회, 한국사데이터베이스 「국사관논총 제11집」 (온라인)

「통일부 북한지식사전」 (온라인)

「한국민족문화대백과사전」 (온라인)

「e-나라지표」 (온라인)

「The Library of Congress, Biographies of Soviet Korean Leaders」

(온라인)

『세브란스병원 웹진』, 2012.9월호 (온라인)

『동아일보』, 1946.08.13.

『신동아』, 2005년 11월호.

『약업신문』, 2001.06.26.

『통일뉴스』, 2002.03.22.

2. 북조선문헌

가. 저작집

김일성, 『김일성저작집 2』, 평양 : 조선로동당출판사, 1979.

김일성, 『김일성저작집 3』, 평양 : 조선로동당출판사, 1979.

김일성, 『김일성저작집 4』, 평양 : 조선로동당출판사, 1979.

김일성, 『김일성저작집 7』, 평양 : 조선로동당출판사, 1980.

김일성, 『김일성저작집 10』, 평양 : 조선로동당출판사, 1980.

김일성, 『김일성저작집 15』, 평양 : 조선로동당출판사, 1981.

김일성, 『김일성저작집 20』, 평양 : 조선로동당출판사, 1982.

김일성, 『김일성저작집 21』, 평양 : 조선로동당출판사, 1983.

김일성, 『김일성저작집 25』, 평양 : 조선로동당출판사, 1982.

김일성, 『김일성저작집 35』, 평양 : 조선로동당출판사, 1987.

김일성, 『김일성저작집 44』, 평양 : 조선로동당출판사, 1996.

김일성, 『회고록 세기와 더불어 계승본 8』, 평양 : 조선로동당출판사,
       1998.

나. 단행본

과학·백과사전출판사, 『정치사전 1』, 『정치사전 2』, 평양 : 과학·백과사전

출판사, 1985.

과학·백과사전출판사, 『조선전사 24』, 평양 : 과학·백과사전출판사, 1981.

김삼복, 『장편소설 인간생명』, 평양 : 문학예술출판사, 2013.

김양선, "사회주의 농촌 건설에서의 지역적 거점", 『근로자』, 1964년 7호.

김 일, "조선 민주주의 인민 공화국 인민 경제 발전 7개년(1961~1967) 계
　　　획에 대해", 『근로자』, 1961년 9호.

김종항, "우리 나라에서의 기술 인재 양성 사업에 대해", 『근로자』, 1962년 7호.

김창호, 『조선교육사 3』, 평양 : 사회과학출판사, 1990.

김철영, "우리 나라 사회주의 농촌 경리 발전에서의 집약화", 『근로자』,
　　　1964년 8호.

도상록, "우리 나라에서의 사회주의 건설과 기초 과학의 발전", 『근로자』,
　　　1964년 18호.

로명준, "초대 보건상 리병남", 『금수강산』, 1994년 9호.

로성국, "제1차 5개년 계획 기간에 있어서의 축적과 소비", 『근로자』, 1958년 4호.

림이철, 『삶의 보금자리』, 평양 : 평양출판사, 2009.

백과사전출판사, 『광명백과사전 5』, 평양 : 백과사전출판사, 2010.

백과사전출판사, 『조선대백과사전 18』, 평양 : 백과사전출판사, 2001.

보건부 김일성동지보건사상연구실, 『위대한 수령 김일성동지의 보건령도
　　　사』, 평양 : 과학백과사전종합출판사, 1990.

보건성, 『인민보건 2』, 평양 : 인민보건사, 1949.

보건성, 『인민보건 4』, 평양 : 인민보건사, 1949.

보건성, 『인민보건 3』, 평양 : 인민보건사, 1949.

보건성, 『인민보건 6』, 평양 : 인민보건사, 1949.

보건성, 『인민보건 8』, 평양 : 조선의학사, 1957.

북조선인민위원회보건국, 『쏘련參觀記(3) 쏘련의保建』, 평양 : 조소문화협

회중앙본부, 1947.

승창호, 『인민보건사업 경험』, 평양 : 사회과학출판사, 1986.

신영빈, "우리 나라 사회주의 건설의 대고조와 완충기", 『근로자』, 1960년 4호.

장　석, 『김정일시대의 조선, 오늘과 래일』, 평양 : 평양출판사, 2002.

전대영, "사회주의농촌건설에서의 군의 역할", 『근로자』, 1967년 11호.

조선중앙연감편집위원, 『조선중앙연감』 1948~1970년, 평양 : 조선중앙통
　　　　신사, 1948~1970.

주녕하, "선거운동의 의의와 당의 당면과업", 『근로자』, 창간호, 1946.

지면식, "인민 보건 사업 발전의 새로운 단계", 『근로자』, 1960년 3호.

최창권, "전당적, 전군중적 운동으로 지방공업을 더욱 발전시킬데 대한 경
　　　　애하는 수령 김일성동지의 교시를 철저히 관철하자", 『근로자』,
　　　　1970년 14호.

최창석, "경락 계통의 발견은 현대 생물학과 의학에서의 일대 혁명이다",
　　　　『근로자』, 1963년 24호.

최창석, "우리 당 보건 정책의 위대한 승리", 『근로자』, 1961년 17호.

편집위원회, 『조선약학 2014년 제2호』, 평양 : 의학과학출판사, 2014.

하앙천, "우리 나라에서 문화 혁명의 가일층의 촉진을 위해 제기되는 몇 가
　　　　지 문제", 『근로자』, 1958년 10호.

한대영, "우리 나라 경제 발전에서의 완충기", 『근로자』, 1959년 12호.

한천일, "인민의 복리의 부단한 증진은 인민 민주주의 사회의 특징이다",
　　　　『근로자』, 1955년 8호.

홍순원, 『조선보건사』, 평양 : 과학·백과사전출판사, 1981.

홍승은, "도시와 농촌 간의 경제적 련계에서 지방 공업이 노는 역할", 『근로
　　　　자』, 1964년 12호.

다. 기타

『로동신문』 1945년부터 1970년까지.

『로동신문』, 1973.05.18. / 2016.01.23. / 2016.05.08.

『민주조선』, 1946.12.04. / 1947.03.12. / 1947.06.07. / 1947.09.19. /
    1948.01.24.

『민주청년』, 1949.07.02.

「조선말대사전」(온라인)

3. 외국문헌

Grielen, S. J., Boerma, W. G. W., & Groenewegen, P. P., "Unity
    or Diversity? Task profiles of general practitioners in
    Central and Eastern Europe", *European Journal of Public
    Health*, 10(4), 2001.

Kleczkowski BM, Roemer MI, van der Werff A. "National health
    systems and their reorientation towards health for all: guidance
    for policy-making", *World Health Organization*, 1984.

Kornai Janos, The Socialist System : the political economy of
    communism, U.S.A. : Princeton University Press, 1992.

Michael Kaser, HEALTH CARE IN THE SOVIET UNION AND
    EASTERN EUROPE, U.S.A. : WESTVIEW PRESS, 1976.

Stephen White, John Gardner, George Schopflin, and Tony Saich,
    Communist and Postcommunist Political Systems: An
    Introduction, London : Macmillan, 1990.

저자소개

엄주현

- (사)어린이의약품지원본부 사무처장
- 북한학 박사
- 북한대학원대학교 북한학 석사 졸업
- 동국대학교 북한학 박사 졸업
- 2002년부터 평양 어린이영양관리연구소, 대동강구역병원, 철도성병원, 만경대어린이종합병원 등 대북 보건의료 협력 사업 책임자로 50회 이상 북측 방문

논문 및 저서

- 북한 보건의료체계 구축 과정 연구
- 『김일성저작집』을 통해 본 북한의 보건의료 인식과 체계의 구축
- 『경제연구』 분석에 기초한 남북 협력 방안 연구
- 북한 의약품 생산체계의 형성과정에 대한 고찰
- 조선의 의학 학술지를 통해 본 북한의 보건의료 이해, 공동 집필
- 한국 감옥의 현실 : 감옥 인권실태 조사보고서, 공동집필